Talking with Patients

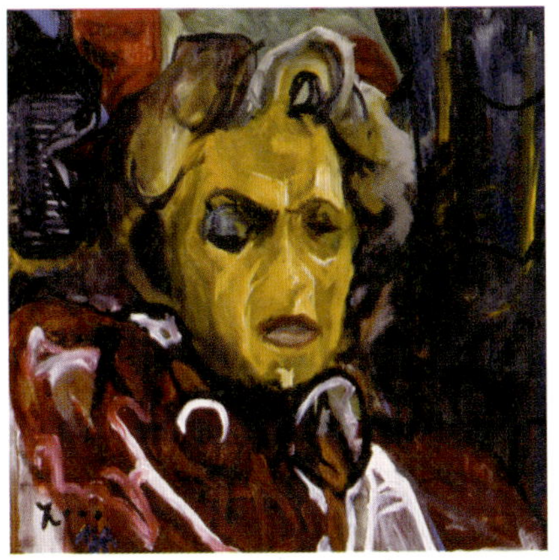

환자와의 대화

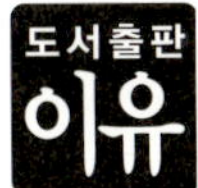

도서 출판
이유

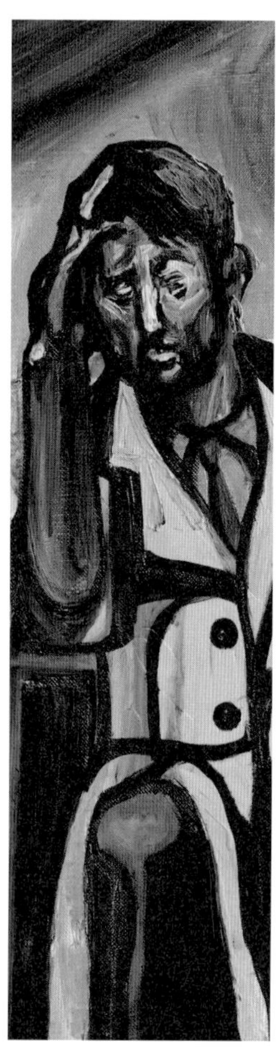

환자와의 대화

ⓒ 도서출판 이유, 2007

지은이 | 브라이언 버드
옮기이 | 이무석
그린이 | 이성수
펴낸이 | 김래수

초판 인쇄 | 2007년 10월 10일
초판 발행 | 2007년 10월 15일

기획/편집 책임 | 정숙미
북디자인 | N.com(822-7123)
분해/제판 | 성광사(2272-6810)

펴낸곳 | 이유
주소 | 서울특별시 동작구 상도1동 780-2 종현빌딩 3층
전화 | 02-812-7217 팩스 · 02-812-7218
E-mail | eupub@hanafos.com
출판등록 | 2000. 1. 4 제20-358호

ISBN 89-89703-78-5 03180

Talking with Patients

환자와의 대화

스위스의 정신과의사, 폴 투니어 박사님은 현대인이 귀머거리들 같다고 했다.
남의 말을 듣는 귀가 먹어 버렸다는 것이다. 모두들 남의 말을 듣지는 않고 자기 말만
한다.
마음을 통하지 못하니 답답하고, 그래서 목소리는 점점 더 커진다. 싸우듯이 악을 쓰
지만, 결국 좌절감만 쓸쓸하게 남는다.

마음의 불통은 우울증이나 정신병의 원인이 된다. 소위 신경성 두통이나 고혈압 같
은 병을 일으키기도 한다.
그러나 대화를 통해서 마음이 통하게 되고 이해가 되면, 치유가 일어난다.

*

나를 찾아왔던 한 40대 부인은 우울증이 심했다.
자살하려고 수면제를 모으고 있었다. 핸드백 속에 수십 알의 수면제가 있었다. 나는 걱정이
됐다. 남편을 불러서 이 사실을 알렸다. 남편의 반응은 뜻밖이었다.
"그 사람이 우울증이라구요? 그럴 리가 없어요. 오늘 아침에도 애들 도시락 싸주고 집안 청
소도 다 하던데요(?), 밥도 잘 먹고요. 그리고 집사람이 우울할 이유가 없어요. 제 자랑 같아
말씀드리기 주저됩니다만, 저는 모범적인 남편이에요. 월급 꼬박꼬박 갖다 주지, 정확한 시
간에 퇴근하지, 성생활도 규칙적으로 해주고 있어요. 집사람이 우울증이라니 이해가 안 되
네요."
남편은 부인의 겉모습만 알고 있었다. 도시락 싸주는 것, 밥 먹는 것, 성생활 하는 것 등…….
그것도 아내의 행동을 구경꾼처럼 건성으로 보고 있었다. 식사하는 것 하나만 관심을 갖고
보았더라도, 부인이 전보다 식사량이 형편없이 줄어서 체중이 지난 석 달 사이에 4킬로그램
이나 빠진 것이 보였을 것이다.
남편의 의무적이고 형식적인 태도가 부인을 숨막히게 했다. 부인은 뭔지 모를 지루함과 외
로움에 시달려야 했다. 인간은 관계를 통해서만 살아갈 맛을 느낀다. 관계의 단절은 인간에
게 있어서는 고통이다. 의무적이고 사무적인 관계는 올바른 부부 관계가 아니다.
부인이 남편에게 기대했던 관계는 정적인 관계였다. 그러나 남편의 태도는 사무적이었다.

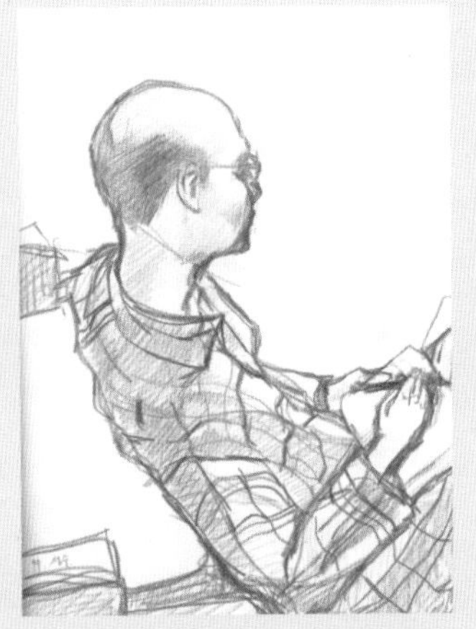

사무적인 관계는 배신감을 준다. 배신감은 분노를 동반한다.

부인은 남편이 미웠다. 그러나 미워할 이유를 찾을 수 없었다. 모범적인 남편을 미워하는 자신을 나쁜 아내라고 생각했다. 죄책감을 느꼈다. 자학적이 되었다. 죄책감이 우울증을 일으켰다. 나는 남편에게 부인의 마음을 설명해 주었다. 그리고 부인을 이해하기 위해서 대화를 해보라고 권했다. 성실한 남편은 대화에 대한 책도 구해서 읽었고 부인을 이해하려고 노력했다. 그 후 부인은 달라진 남편에게 감사했다. 우울증도 호전되었다.

본서 《환자와의 대화》는 환자들의 심리를 이해하고, 환자와의 대화의 기법을 배우기에 아주 좋은 책이다. 특히 환자와 대화를 잘하고 싶은 의학도나 간호사들에게 유용한 책이다. 환자와의 대화를 다룬 책이지만, 환자뿐만이 아니고 인간 심리의 심층을 흥미롭게 보여주고 있다. 저자인 버드 박사가 정신분석가이기 때문이다.

이번에 출간을 준비하면서, 삽화와 이에 대한 설명을 넣어서 읽기 쉽게 편집했다.
이웃의 마음을 이해하고 좋은 관계를 맺고 싶은 분들에게 도움이 되기를 바란다.
본서를 만드느라 수고해 주신 이유출판사의 정숙미 선생님께 감사한다.

2007년 9월
전남대병원 연구실에서
옮긴이, 이무석

이번에 책을 쓰면서 나는 두 가지 생각을 하게 되었다.

《환자와의 대화》 첫 판을 내고서 많은 사람들로부터 애정어린 관심·비판·조언이 담긴 편지들을 받게 되었고, 그것을 읽을 때마다 처음 펴낸 책에 덧붙여야 할 것들이 많다는 것에 적지않게 놀랐다. 그 놀람은, 덧붙여야 한다고 생각되었던 많은 것들 가운데 무엇에 대해 이야기를 해야 더 많은 사람들에게 구체적이고 실질적인 도움이 될 것인가에 대한 끝없는 고민으로 이어졌다. 그 고민 끝에 이번에는 첫 판에 수록되지 않았던 수술 환자, 알코올 중독자, 정신착란 증세가 있거나, 정신적·신체적으로 문제가 있는 환자와의 대화에 관한 내용을 새로이 덧붙였다. 또 불안해 하는 환자나 의사·화를 내는 환자·우울증 환자에 대한 내용들을 더 보완하였으며, 성(性)에 관한 대화와 사춘기 자녀를 둔 부모들과의 대화에 관한 내용도 추가하였다.

새 판을 준비하면서 생각해야 했던 또 한 가지는 그동안 발달해 온 의학계의 변화를 놓고 볼 때 과연 '환자와의 대화가 아직도 유용한가?' 라는 것이었다.

그동안 새로운 의술이 개발되고 새로운 의료 문화가 생겨나면서 의학계에도 많은 변화가 일어났다. 이러한 변화가 앞으로도 계속되어 지금보다 더 좋은 의약품이 개발되고, 컴퓨터 사용이 날로 급증해 가다 보면 의사와 환자 사이에서 '대화' 라는 것이 전혀 필요없는 날이 올지도 모른다. 나아가 새로운 진단법이 생기고, 치료비 지불도 환자가 의사의 얼굴을 보며 직접 지불하는 방법이 아닌 새로운 지불 수단으로 바뀌게 되고, 환자가 한 인간으로 만나지지도 않고 사회보장번호로 통하는 몰개성화의 시대가 온다면, 대화는 오히려 거추장스러운 것이 될는지도 모른다. 하지만 이것은 가상일 뿐이다.

그렇다면 미래의 환자와의 대화는 어떤 모습일까?

아주 먼 미래에 아무리 좋은 약이 개발되고 어떤 사회제도가 형성된다 할지라도, 진료실에서의 가장 기본적인 것은 역시 환자와 의사와의 대화라고 나는 믿는다.

모든 대화의 목적은, 말을 통해 최상의 효과를 얻어내자는 것이다. 따라서 최선을 다하되, 가장 짧은 시간에 가장 많은 것을 얻을 수 있는 대화 기법의 필요성을 어느 세대에든 아무도 부인하지 못할 것이다.

일상의 대화로는 안 된다. 그건 처음부터 효과적으로 만들어진 것이 아니다. 일상의 대화는 오히려 상반되는 두 가지 기능을 동시에 하도록 되어 있다. 다시 말해서, 일상적인 대화는 한 문장 안에서 형식적일 수도 있고, 어떤 것을 감출 수도 드러낼 수도 있다. 즉, 일상의 대화는 오히려 분명한 것을 애매하게 만들거나 또는 표현할 것은 감추고 감출 것은 표현하는 등의 이율배반성을 가지고 있다. 직설적인 대화란 있을 수 없다. 사업이나 정치를 하는 데 있어서는 이러한 이중성을 구사하는 능력에 따라 성패가 결정된다. 진실을 거짓으로 말하고 거짓을 진실로 말할 줄 아는 능력은 사회생활을 하는 데 대단히 중요하다. 이런 자기방어적 대화술은 이미 우리가 '알파벳' 을 배우기 훨씬 전부터 습득하고 있는 것이며, 이로 인해 우리가 이처럼 복잡한 사회에서도 잘 살아갈 수 있는 것이다.

그러나 환자와의 대화는 아주 다르다. 현대의 과학과 기술을 인간생활에 적용하는 데는 새로운 대화술이 필요하다. 혼란스러움만 가중시키는 일상적인 대화술은 버려야만 한다. 보다 솔직하게 있는 그대로를 이야기하는 것이 필요하다.

환자는 일상의 대화법을 쓸지도 모른다. 그러나 의사는 대화 속에 숨어 있는 의미를 이해할 수 있어야 하고, 또 환자의 말을 듣는 것이 아니고 그 환자의 마음을 들을 수 있어야 한다.

이 책의 독자들은 의대생·일반 의사·간호사·사회사업가들이 대부분이었고, 보건단체나 사회복지기관에 종사하는 많은 사람들, 그리고 변호사·목사·교사, 그 외에도 많은 사람을 만나는 각계 각층의 사람들에게서도 이 책을 통해 얻은 바가 많다는 편지를 받았다. 특히 이 책을 통해 환자와의 대화 요령을 배웠고, 그 원칙을 이해하고 나서 환자를 치료하는 데 대화가 얼마나 중요한가를 깨닫게 되었다는 많은 의과대학생들의 편지는 내게 깊은 감명을 주었다.

이 책을 통해 어떻게 하면 환자의 개인적인 특성들을 존중해 주면서, 보다 더 사실적이고 솔직한 대화를 할 수 있는가 하는 문제에 대한 해답을 찾게 되기를 바라며, 환자와 보다 나은 대화의 방법들을 알기 위해 애쓰는 사람들에게 많은 도움이 될 수 있기를 희망한다.

Brian Bird

아버지는 내 어린 시절, 종종 산책을 할 때나 여행을 하거나 늦은 저녁식사를 할 때,
아버지가 연구하고 계신 정신세계에 대한 얘기를 해주시곤 했다.
사람의 생각과 기억이 그 사람의 삶과 선택에 어떤 영향을 미치는가 하는 것이 주된
내용이었는데, 다소 깊고 진지했던 주제의 얘기도 아버지의 맛깔스러운 표현력이 더
해지면 어렸던 나에겐 동화가 되었다.
그것은 마치 벽장 속의 마술 나라처럼 아무도 모르는 어떤 진실에 접속되는 환희 같
은 것이었다고 기억한다.

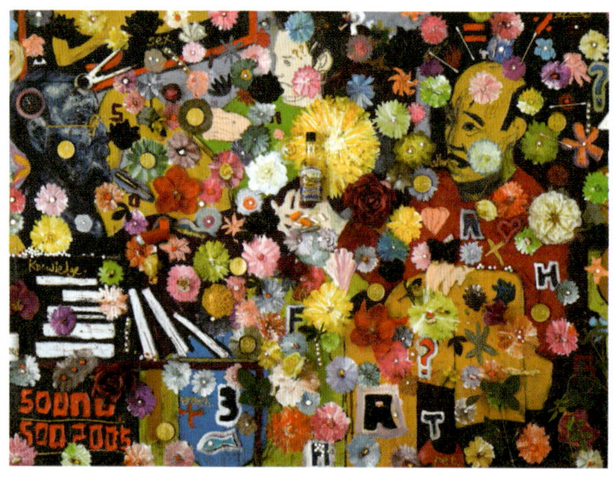

이제 장성한 한 예술가가 된 나에게 성장 과정 속의 아버지의 영향은 다분히 심리적
이고 상징적인 성향으로서 내 작품세계를 통해 묻어 나오고 있다.
그런 내 작품에 대해 깊은 애정과 관심을 보이며 다분히 정신분석학적인 해석을 들려
주시는 아버지의 모습을 보며, 매번 언젠가 저서를 내시면 꼭 삽화를 그려드리겠다
고 다짐하였는데 이제야 작은 성의를 보일 수 있게 되어 뿌듯함과 영광스러움을 함께
느끼고 있다. 아니 복잡하게 생각하지 않아도 아버지의 저서(번역서)에 화가 아들이
삽화를 그리는 것은 자연스러우리만큼 필연적인 일이라고 생각한다.

갤러리 드맹에서, 이성수
(＊편집자 주 : 화가 이성수 님은, 옮긴이의 둘째아들이다)

c o n t e n t s
환자와의 대화

| PART · Ⅱ | 어린이 환자와의 대화 |

성인 환자와의 대화

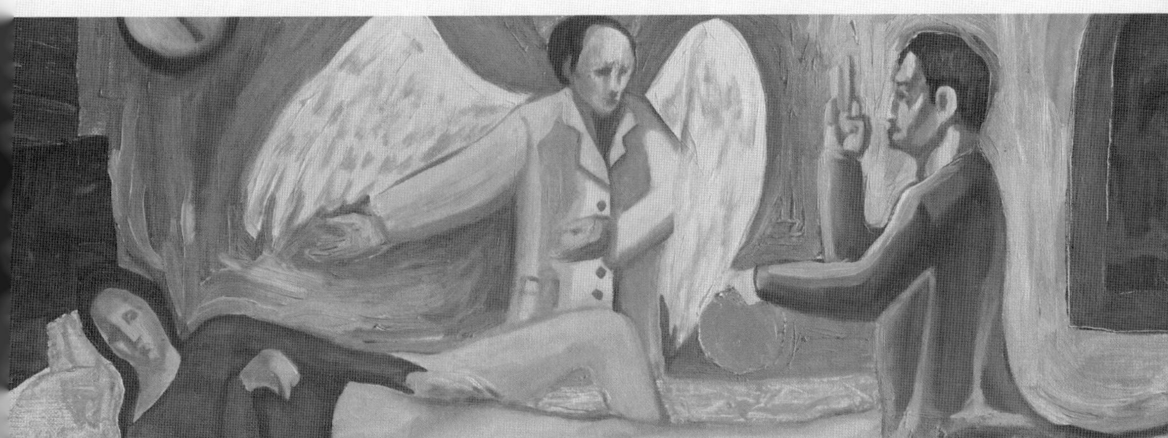

아픈 사람들 대부분은 육체적 고통보다 훨씬 더 크고 깊은 마음의 상처를 안고 있다.

이 마음이 치료되어야 비로소 완전한 치료라고 할 수 있다.

마음의 치료에 가장 효과적인 것이 바로, '대화'이다.

아픈 사람과 대화를 할 때, 환자가 미처 깨닫지 못한 아픔의 근본 원인을 찾기 위해 침착하고 사려깊게

생각해야 한다. 환자와의 대화는 건강한 사람들과의

대화와는 무척 다르고, 까다롭다. 그러나 대화를 통해 환자의 아픔을 치유하려는

의지가 뚜렷하다면 당신이 병원에서 직접 환자를

치료하는 사람이든지, 단지 그들을 보살피고 돌봐주는 사람이든지에 관계없이

당신은 훌륭한 대화를 할 수 있다.

대화의 목적
- 병의 증세는 패배의 부산물 -

General Aims and Objectives

　대화를 하는 데 있어서 가장 중요한 것은 우선, 그 목적이 분명해야 한다는 것이다. 즉, 환자와의 대화를 통해서 병의 증세를 찾아내어 그 병의 성격과 발생된 경과 등을 알아내는 것이 대화의 일반적인 목적이라고 할 수 있다. 경우에 따라서는 대화가 쉽기도 하고 어렵기도 하며, 때로는 불가능할 수도 있겠지만, 이렇게 하는 것이 좋은 출발이 될 수 있다.

　하지만 증세를 진단하는 것은 시작에 불과하며, 병을 이해하는 데 그다지 큰 도움이 되지는 못한다. 어떤 질환이든지 – 신체적이든, 정신적이든 – 아무 이유없이 그냥 생기지는 않는다. 병이란 환자가 그것을 미처 막아 내지 못했기 때문에 생기는 것이므로, 병의 증세는 패배의 부산물이다.

　따라서 환자와 대화를 할 때는 표면상의 증세보다는 오히려 인간으로서의 그 환자 전체를 파악하는 데 역점을 두어야 한다. 즉 그의 장점이나 단점, 인생을 살아온 경험 등 광범위한 측면에서의 이해가 필요하다. 환자의 병을 완전히 이

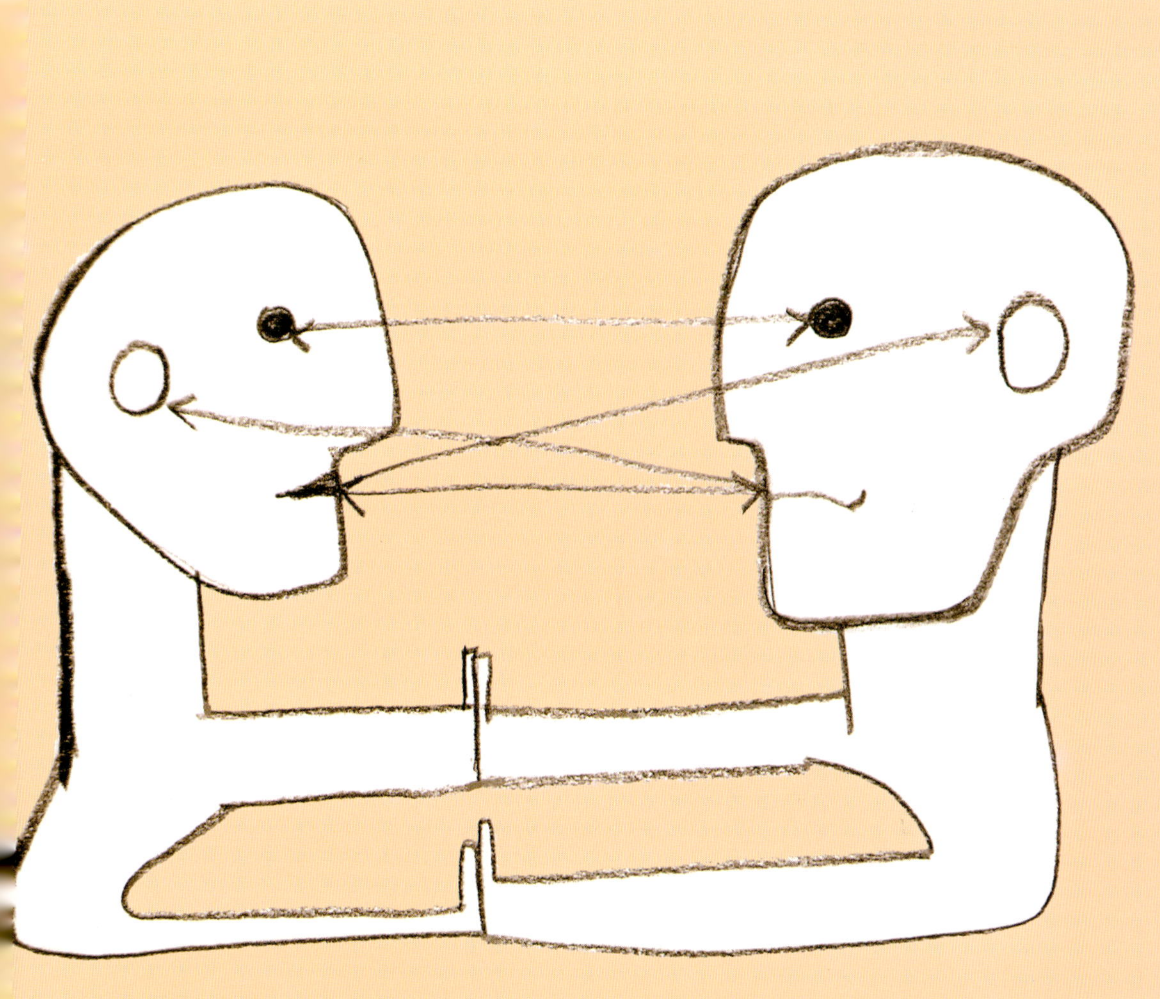

의사 소통은 견제이자 합의이다. 특히 환자와 대화를 할 때는 표면상의 증세보다는
오히려 인간으로서의 환자 전체를 파악하는 데 역점을 두어야 한다.
대화의 목적은, 상대방을 깊이 이해하는 것이다.
위궤양으로 10년을 고생하던 환자가 있었다. 수술은 성공적이었다.
완쾌되었으나 얼마 후 자살기도를 했다. 대화를 통해서 알게 된 것은, 그에게
위궤양이 필요했었다는 것이었다. 그는 의존적인 사람이었다. 위궤양을 핑계로 무거운 인생의 책임을
피하며 살 수 있었다. 위궤양은 인생의 지팡이 같은 것이었다. 이런 속마음을 모르고 수술 후
주위 가족들은 그에게 "완쾌되었으니 책임을 다하라."고 요구했다.
그에게는 너무나 벅찬 요구였다. 결국 우울증에 빠졌고, 자살을 기도했다.
누군가 그와 깊은 대화를 나눴더라면……!

해하려면 우리가 알아야 할 것이 많다. 발병 직전에 환자에게 무슨 일이 일어났으며, 또는 어떤 병균이 침입했는지 등의 최근의 일을 알아야 함은 물론이고, 또 그가 병의 예방을 위해 어떤 노력을 해왔으며, 발병 초기에 어떤 대책을 썼으며, 나아가 어떤 시점에서 무슨 이유로 그 방어기제가 무너졌는지 등의 내력도 모두 알아야 한다.

이런 과정 중에서 발병의 직접적인 원인을 알아내는 일은 물론 중요하며, 환자를 대하면서 제일 먼저 알아야 할 사실이다. 그리고 그것은 그리 어려운 일은 아니다. 어디까지나 응급처치에 불과할 뿐, 근본적인 대책이 될 수는 없다.

입원 후 며칠째, 원인을 알 수 없던 중년 부인의 병명이 드디어 심한 영양실조로 판명되었다. 그래서 적절한 식이요법과 약물요법으로 치료는 성공적으로 진행된 것처럼 보였다. 그러나 불행하게도 근본적인 문제에 대해서는 아무런 생각도 미치지 못하고 있었다.

즉, 무엇 때문에 이 환자가 그토록 오랫동안 적절한 식사를 할 수 없었던가에 대한 문제이다. 이것을 모르고서는 이 질환을 완전히 이해했다고 할 수도 없으며, 따라서 근본적인 완치를 기대할 수 없음은 자명한 일이다. 비록 지금의 증세가 호전되어 퇴원하더라도, 돌아가면 환자는 또 똑같은 식사를 할 것이고, 얼마 후 병은 반드시 재발하기 마련이다.

근본적인 대책이 없이 나타나는 증세만의 치료로 퇴원했다가 병이 또다시 재발, 또는 악화되는 경우에는 앞의 예에서뿐만이 아니고, 병원에서 흔히 경험하는 일이다.

자살기도 환자도 흔한 예 중의 하나다. 창문으로 뛰어내리는 사람, 동맥을 끊는 사람, 수면제를 먹는 사람 등 자살은 여러 가지 방법으로 시도된다. 응급실로 실려올 때, 거의 사경을 헤매는 환자도 있고, 멀쩡한 환자도 있다. 그러나 의사는 가능한 모든 방법을 다해 상처받은 생명을 건지는 것이 급선무다. 응급실에서는 이런 경우를 대비해서 최신 장비나 기술로 적절한 조치가 취해진다. 그 결과, 대부분의 경우 치명적인 환자도 기적적으로 소생하곤 한다.

자, 여기까지는 잘 되어왔다. 그러나 정말 문제는 지금부터다. 즉, 응급처치로 생명을 건졌다고 판단되는 순간부터, 환자에 대한 관심이 멀어져 가는 데 문제가 있다. 생리적인 기능만 회복되면, 의사도, 보호자도, 심지어 환자 자신까지도 마치 완치나 된 것처럼 생각하여 퇴원을 서두른다. 여기에 중대한 과오가 있다. 자살 행위라는 것은 근본적인 불안정 상태의 한 증세이며, 신호라는 사실을 잊어서는 안 된다. 이것은 아주 중요한 사실이지만, 누구나 쉽게 잊어버릴 수 있는 일이다. 왜냐하면, 자살기도로 인한 상처 자체를 병으로 취급하기 때문에, 이것만 나으면 완쾌된 것이라고 생각하기 때문이다.

자살 행위가 보다 심각한 병의 한 증세에 불과하다고 오해를 하는 데는 또 다른 이유가 있다. 자살기도 그 자체가 드러나 보이는 병이나 상처의 회복 후에 일시적이나마 완전히 치료가 된 듯한 모습을 볼 수 있기 때문이다. 자해 행위는 단순히 우발적으로 일어나지는 않는다. 자해 행위란 고의적인 것이며, 죄의식에서 비롯된 자신에 대한 합리화된 공격이다. 자신에 대한 공격은 형벌로 간주되고, 일단 처벌이 가해지면 환자의 죄의식이 그만큼 약해진다. 따라서, 그의 일시적인 우울증이나 자해하고자 하는 충동도 사라져 버린다.

그러나 이것만으로 증세가 호전되었다고 낙관하는 것은 금물이다. 중요한 것은 환자를 자살기도의 상황으로까지 몰고 간 근본적인 원인을 찾아, 환자로 하여금 이에 대한 적절한 조치를 하게 하는 일, 이것이야말로 빠뜨릴 수 없는 중요한 작업이다. 치료가 여기까지 이르지 못하면 완전한 치료라고 볼 수 없으며, 그렇게 서둘러 한 응급처치도 아무런 의미가 없게 된다.

이러한 예를 모두 얘기하려면 끝이 없다. 때로는 심각하고, 응급한 문제들도 그 원인은 전혀 엉뚱한 곳에, 그리고 아주 하찮은 일에서 출발하는 수가 있다. 보이지 않는 이 문제가 해결되지 않는 한, 휴화산처럼 언젠가는 다시 폭발할 위험을 가지고 있다. 병 뒤에 숨은 병, 이것이 진짜 병이다. 그러나 이것을 찾아내는 일이 언제나 쉬운 것은 아니다. 그것은 자유롭고 기술적인 대화를 통해서만 가능하다.

환자의 병력을 조사하면서 또 한 가지 주의해야 할 점은, 언제 무슨 병을 앓았다는 것을 아는 것만으로는 아무런 의미가 없다는 것이다. 중요한 것은 그런 질환들이 환자의 삶과 성격에 어떠한 영향을 미쳤으며, 또 환자가 그때그때 어떻게 대처했으며, 더 나아가 그것을 어떻게 이용했는가 하는 것까지도 알아야 한다는 점이다. 많은 경우, 한 가지 병은 다음의 새로운 병을 유발하는 직접적이거나 간접적인 원인이 될 수 있다. 이렇게 병이 연발하면 환자의 방어기제는 그만큼 약화된다. 반대로, 어떤 환자는 병을 앓은 후에 오히려 다른 병에 대한 면역이 생겨 더 강해지기도 하며, 또 의지력을 길러 앞으로 닥칠 역경을 잘 이겨낼 수 있는 튼튼한 방어력이 생기기도 한다.

이럴 수만 있다면 병이 반드시 나쁜 것만은 아니다.

자녀가 여섯 명이나 있고, 남편은 알코올 중독자인 어느 부인은 오랫동안 요통에 시달려 왔는데, 검사 결과 자궁육종으로 판명되어 수술을 해야만 했다. 부인의 동의 아래 수술은 비교적 간단히 이루어졌다. 그러나 수술 후 환자의 상태가 호전되기는커녕, 지속적인 요통과 수술 부위의 통증 때문에 더욱 더 악화되었다. 그런데 부인은 자신의 병 때문에 특별히 고민하는 것 같지는 않았고, 오히려 회복이 늦는 것에 만족하는 듯 보였다. 의사는 그녀의 힘든 가정생활에 대한 이야기를 듣고 나서야, 부인의 회복이 늦어지는 이유를 이해할 수 있었다. 부인에게 병은 힘든 현실을 피할 수 있게 해주는 고마운 것이었다. 부인의 가정환경이 원만했다면, 보다 쉽게 회복할 수 있었을지도 모른다. 의사가 환자의 가정환경을 충분히 알지 못하고, 그 중요성을 인식하지 못했다면, 환자의 회복이 지연되는 이유를 결코 이해하지 못했을 것이다.

환자가 피부염이나, 위궤양, 알레르기와 같은 만성 질환들로 오랜 세월 동안 시달리다 보면, 이러한 것들은 차차 환자의 생활 전반에 중요한 위치를 차지하게 된다. 이런 환자를 치료할 때는, 그 병이 환자의 생활에 어떠한 영향을 미치고 있으며, 또 어떤 구실을 하고 있는지에 대해서까지도 완전히 이해하고 있어야 한다. 그렇지 않는 한, 치료는커녕 오히려 그 병을 더욱 더 악화시킬 수도 있다. 병을 치료하여 증세만을 없애 버린다는 것은 지금까지 유지해 온 그나마의 균형을 깨뜨리는 것일 수도 있고, 환자의 신체적·정신적 평형이 완전히 깨져서 본래의 병보다 더욱 심각한 부작용이 생길 수도 있다.

한 예로, 오랫동안 위궤양을 앓았던 환자의 경우를 살펴보자.

    이 환자는 위 절제수술을 받아 극적으로 회복되었다. 10년만에 처음으로 고통을 느끼지 않게 되었다. 그러나 놀랍게도 이 환자는 심한 우울증에 빠져 자살을 기도하기에 이르렀다. 그러나 주치의가 좀 더 생각이 깊었더라면, 이런 놀라운 일은 생기지 않았을런지도 모른다. 지난 10년 동안 그는 위장병과 함께 살아왔다. 직장에서, 가정에서, 사회생활에서, 어떤 어려운 문제가 생기면 위장병을 핑계로 해결하려고 했고, 또 대개의 경우 그렇게 할 수도 있었다. 기분이 나쁘거나, 사람들과 만나고 싶지 않거나, 일과 관련된 모임에 가고 싶지 않을 때, 혹은 괜히 불안하거나 화가 났을 때, 어떤 경우이든 간에, 그는 그 기분 나쁜 이유를 캐보기도 전에 모든 것을 위장병 탓으로 돌려버렸다. 이러한 일이 수년 간 계속되어 왔고, 위장병은 그에게 훌륭한 지팡이 역할을 해왔던 것이다. 수술이 성공하여 모든 증세가 깨끗이 사라져 버리자, 결과적으로 그는 무방비 상태에 놓이게 되었다.

    성공적인 수술로 인해 위장의 상태는 완전히 좋아졌다. 따라서 그의 가족과 친구들은 그가 싫건, 좋건 간에 이젠 모든 것을 해줄 수 있을 것이라고 기대하게 되었다. 그러나 그런 일들은 너무나 신경이 많이 쓰이기 때문에 그는 하고 싶지 않았다. 이전에는 피할 수 있었지만 이제는 핑계가 없어졌다. 그렇게 가기 싫어하던 처가에도 꼼짝없이 가야 했다. 이제는 위장병도 변명이 안 되니 그토록 가기 싫은 처가라도 갈 수밖에 없었다. 위장병이라는 오랜 친구를 잃었으니 이젠 누구도 그를 이러한 곤경에서 구해줄 수 없게 되고 말았다. 결국 그는 우울증에 빠져 자살을 시도하기에 이르게 되었다.

만약 의사가 이 환자의 성격·생활 그리고 위장병과의 관계를 제대로 이해만 했더라도, 그리고 수술 전이나 후에 이를 환자에게 이해시킬 수만 있었어도 자살까지 시도하는 불행은 막을 수 있었을 것이다. 이 경우 환자와 진지하고 깊이 있는 대화가 이루어져 문제점을 밝히고, 그러한 문제점을 위장병과 연관지어 왔다는 것을 이해할 수만 있었다면 자살까지 해야 하는 불행은 막을 수 있었을 것이다.

환자와 대화를 하는 또 하나의 목적은, 그 환자의 질병 패턴을 이해하여, 이후에 나타날 증세를 예측하고, 가능하면 그 증세를 치료하는 것이다. 즉, 질병을 초래하는 환경적인 요소를 파악하면, 그 병의 재발을 막을 수도 있다.

열두 살 먹은 한 소년이 캠프에 간 첫날 기관지염을 일으켰다. 결국 이틀 동안 누워 있어야만 했고, 때문에 캠프 기간 내내 재미없게 보낼 수밖에 없었다. 병력을 살펴보니 전에도 이런 적이 두 번이나 더 있었고, 거기에는 어떤 일정한 패턴이 있음을 알 수 있었다. 이 소년의 경우, 캠프에 가야만 한다는 불안감이 신체적인 저항력을 약화시킴에 따라 저항기제를 손상시켜 기관지염이 발병하게 된 것으로 보였다. 캠프가 시작되기 전에, 소년은 캠프에 가는 것에 대해서 불안해 하지도 않았고, 그렇다고 흥분하고 있는 것도 아니었다. 그저 아무런 관심도 보이지 않았다. 이런 태도는 그 또래의 소년들에게서는 쉽게 찾아볼 수 없는 것이었다. 대부분의 아이들은 캠프에 가기 전에 흥분으로 들뜨기 마련이다. 결국, 이 소년은 흥분이나 불안감을 억제하는 것이 너무 힘들어서, 감염에 대한 저항력이 약화되고 발병하게 된 것이다. 불안감을 표현하는 것도 힘들지만, 그 불안감을 숨기는 것은 더욱 어려운 일이다.

이 소년의 경우, 이러한 결론이 옳다는 것이 입증되었다. 그 소년이 다음 캠프를 계획할 때에도 무관심한 척하자, 그 나이 또래라면, 그런 일에 대해서 흥분하고 걱정하는 것이 당연한 것이라고 이야기해 주었다. 소년은 처음에는 이를 부인하더니, 이러한 감정들이 나쁘지 않다고 되풀이하여 지적해 주자, 마침내 자신의 감정을 자연스럽게 표현하게 되었다. 출발하기 전까지, 소년의 주요 관심은 오로지 캠프에 쏠렸다. 잠을 설치고 자세한 계획을 세우는 한편, 계속 불안해 하였다. 그러나 일단 캠프가 시작되자, 잘 적응하여 건강하고 즐겁게 지냈다. 이 소년은 학교 선생님에게 다음에는 휴가를 떠나기 전에 함께 계획을 세우자고 부탁하면서 이렇게 덧붙였다.

"의사 선생님이, 제가 흥분을 솔직하게 표현하지 않으면, 병에 걸릴 거라고 했어요. 엄마에게 얘기하면 화를 내시거든요. 그러니까 선생님과 함께 이야기하게 해주세요."

따라서 의사가 환자의 생활과 명백하게 관련 있는 문제만 이야기하는 것은 옳지 못하다. 환자의 생활과 아무 관계가 없다는 것이 분명해질 때까지 모든 사실들을 중요하게 여겨야만 한다. 하나의 사실을 다른 사실과의 관계 속에서 생각해 볼 때에만, 그 진정한 의미가 파악될 수 있기 때문이다.

넓은 시야로 환자를 보고, 심지어 환자가 잊고 있는 것이나 사소한 불평 등에도 관심을 갖고, 다른 사실과 연관시켜 생각해야만 중요한 사실을 알 수 있게 된다. 대화에서 이러한 목적을 달성하기 위해서는 무엇보다도 기술적인 요령을 습득해야만 한다. 어떤 이는 쉽게 배우고, 또 어떤 이는 어렵다 못해 아주 불가능할 수도 있다.

의대생에게 실험이나 청진술 등을 가르치는 것도 중요하지만, '환자와 효과적인 대화를 하는 요령'을 가르친다는 것도 이에 못지않다. 의대생들이 환자와 함께하는 대화 요령을 잘 알지도 못하면서 환자와의 대화를 성공적으로 이끌어 낼 수 있으리라는 기대는 위험하다.

진정한 대화는 누구나 쉽게 잘 할 수 있는 것이 아니기 때문이다.

대화의 기법
- 대화는 인간적 기술 -

Specific Technical Points

　환자와의 성공적인 대화를 위한 요령이나 기술은 여러 가지로 이야기할 수 있다. 대개의 경우에는 너무 분명하기 때문에 따로 설명할 필요가 없기도 하지만, 그렇다고 그리 간단하고 쉬운 것만도 아니다.

　대화를 하는 데 필요한 몇 가지 요령을 살펴보자.

❶ 대화를 하는 시간은, 15분보다 1시간이 더 좋다. 물론 5분보다는 15분이 훨씬 좋은 것은 말할 것도 없다.

❷ 환자와의 대화는, 조용하고 아늑한 분위기에서 이루어져야 한다. 복잡한 복도나, 여러 사람이 함께 있는 병실은 피하는 것이 좋다.

❸ 전화나 노크 소리가 대화를 방해해서는 안 된다. 간호사나 외부 사람들에게 대화에 방해하지 않도록 요구하는 것을 꺼리는 의사들이 있는데, 면담시간만큼은 환자의 전유물이며, 오직 환자만을 위한 시간임을 명심해야 한다.

❹ 의사의 진지하고 인간적인 태도가 절실히 요구된다. 의사는 진지해야 하며, 진정으로 환자를 걱정하고 도와주려는 태도와 그 일을 수행하는 데 인간적인 기쁨이 넘쳐야 한다. 감정도 없는 대상에게 하듯이 기계적인 질문만 던진다면 대화로 얻을 수 있는 좋은 결과를 기대하기가 어렵다.

❺ 눈은 대화에서 중요한 구실을 한다. 서로가 이해할 수 있는 바탕 위에서는 눈으로 하는 대화가 말보다 더 진실할 수 있다. 하지만 잊지 말아야 할 것은 눈을 통해 알아낸 것이, 의사나 환자의 말과 관련이 있을 때에만 도움이 된다는 것이다. 의사는 환자의 섬세한 감정의 움직임을 조용한 눈으로 관찰할 수 있어야 한다. 표면상 태연한 듯한 환자의 심층 감정 상태를 정확히 파악할 수 있는 것도 역시 눈의 역할이다. 걸음걸이, 손짓, 앉거나 서 있는 모습, 얼굴의 표정 등에서 그런 환자의 감정 상태를 잘 읽을 수 있다.

❻ 대화에서 또 한 가지의 요령은 환자를 진찰하는 동안에도 자연스럽게 대화를 계속하는 것이다. 어떤 의사는 한 번에 두 가지 일을 하는 것을 좋아하지 않기 때문에, 진찰시 환자가 조용히 해주기를 바란다. 그것이 좋다면 그렇게 할 수도 있다. 그러나 대개의 의사들은 환자를 진찰하는 동안 자연스럽게 주고받는 대화 속에서 치료에 중요한 힌트를 얻어 내는 수가 많다.

❼ 대화를 통해 진정으로 환자를 이해하고자 한다면, 의사는 말을 잘 하기보다는 잘 들을 줄 알아야 한다. 사실 대화의 목적은 환자가 이야기하게 하고 의사는 그것을 듣는 것이다. 의사가 말을 계속하고 있는 한, 환자는 이야기를 할 수가 없다. 따라서 말을 적게 할수록 현명한 의사다. 의사는 환자가 이야기를 계속할 수 있게만 하면 된다.

그렇다고 환자만 이야기하게 하고 의사는 돌부처처럼 침묵만 지키면 된다는 것은 물론 아니다. 어떤 환자는 말이 잘 이어지지 않아 계속 거들어 주어야 하는가 하면, 또 어떤 환자의 이야기는 너무 두서가 없기 때문에 중간중간 정리를 해주어야 할 때도 있다.

물론 이야기하기를 좋아해서 환자에게는 말할 기회를 거의 주지 않는 의사도 있다. 이보다 더 나쁜 경우는, 환자가 자신이 듣기 싫은 이야기를 할 때 간섭하고 방해하는 것이다. 이럴 때 환자의 이야기를 가로막거나 또는 화제를 슬쩍 다른 방향으로 바꾸기도 한다. 더욱 큰 문제는 이런 방해가 너무나 자연스럽게 이루어지기 때문에 의사 자신도 스스로의 행동을 의식하지 못한다는 것이다.

　의대생의 실습시간에 일어난 일이다. 환자와의 문진(問診)을 맡은 학생이 불과 몇 분도 안 되어 이야기를 끝내고는, 특별한 소견이 없다고 보고했다. 이 환자의 경우, 한쪽 손·발이 마비되어 있었는데 이 학생은 이렇게 명백한 사실조차 알아내지 못했던 것이다. 교수가 좀 더 자세히 이야기해 보라고 권했으나, 학생은 여전히 특별한 것을 찾아낼 수 없었다고 보고했다.
　며칠 후 교수는 학생의 아버지가 최근에 한쪽 손·발이 마비되어 병중에 있다는 것을 우연히 알게 되었다. 그제서야 그 학생이 왜 그 환자와 자세한 이야기를 할 수 없었는지가 명백해진 것이다. 자신의 마음속에 있는 고민과 비슷한 환자의 증세를 이야기한다는 것이, 그 학생에게는 너무 힘들었던 것이다.

　가끔 환자가 슬쩍 지나치면서 하는 이야기 속에 중요한 의미가 숨어 있는 경우가 있다. 비록 사소한 일이라고 하더라도, 그것을 다른 것과 연관지어 생각하면 아주 중요한 의미가 내포되어 있는 것을 알 수 있다. 우리는 흔히 환자와의 대화에서, 중요한 의미를 지닌 사항을 감지하지 못하는 경우가 있다. 이는 우리가 그 중요성을 모르고 있기 때문에 생기기도 하지만, 그보다는 흔히 의사들이 자신의 문제로 인해 거의 무의식적으로 그런 이야기를 피하려는 데서 그 원인이 비롯되는 경우가 많다.

　의사가 한 환자에게 물었다.
　"언제부터 그런 증세가 시작되었습니까?"
　환자가 의사의 이 질문에 대답했다.
　"글쎄요. 어머님이 돌아가신 지가 두 달이 되었고, 어머님이 돌아가신 지 1주일 후부터 이 증세가 시작되었으니, 대략 두 달쯤 된 것 같군요."
　의사는 잠시 혼자 생각을 하더니, 다시 물었다.

"직업이 무엇입니까?"

누가 들어도 환자의 증세가 모친의 사망과 연관이 있을 것 같은데도 왜 의사는 화제를 다른 방향으로 돌렸을까? 아마 그 자신도 이유를 모르고, 또 화제를 돌렸다는 것조차 의식하지 못했는지도 모른다. 모친의 사망이 이 의사에게 무언가 불안을 일으키게 한 것임에 틀림없다.

환자가 말하는 내용을 의사 자신의 문제와 연관시키지 않을 수는 없다. 그리고 어떤 이야기는 의사 자신의 입장과 너무 똑같아서 도저히 그 이상 계속 듣고 있을 수가 없게 된다. 이것은 의사도 직업인이기 전에 인간이기 때문이다. 의사가 직업을 수행함에 있어, 개인의 감정을 누르고 이성적이려면, 무엇보다 자신의 감정 상태를 솔직히 인정하고, 또 자신의 개인적인 문제가 자기의 일에 어떻게 작용하고 있는가를 분명히 이해하고 있어야 한다.

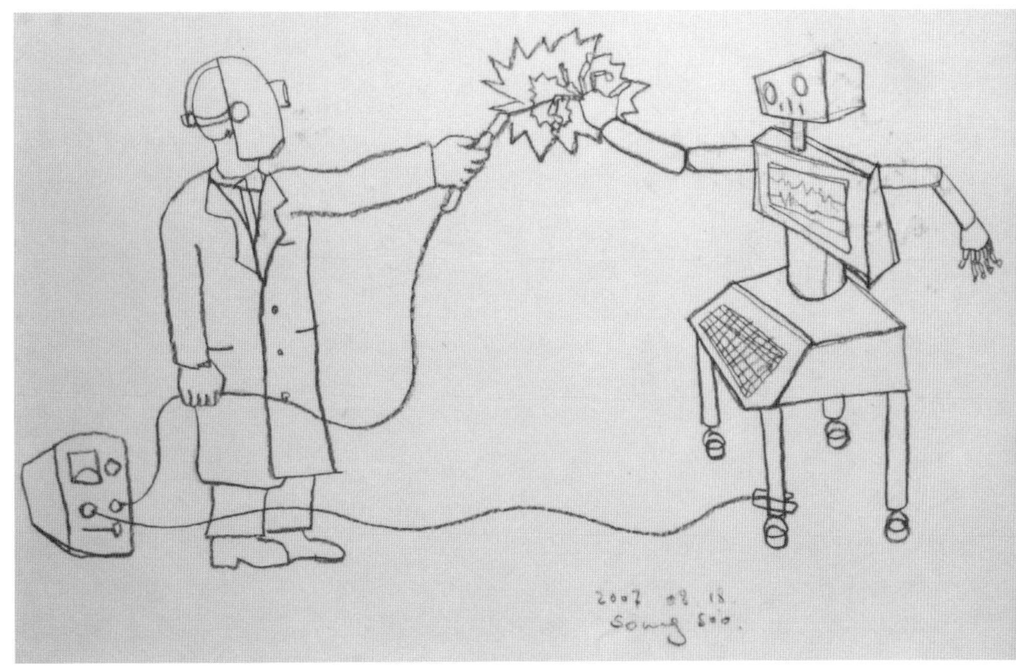

환자를 단지 일정한 틀에 맞추거나 기계적인 패턴에만 맞춰 진료하는 의사의 표현이다.
환자의 아픔과 마음을 이해하려고 하기보다는 환자를 기계적인 상호작용을 하는 하나의 물질로 이해한다.
이는 의학적 메커니즘만 보았을 뿐이지, 육체적·정신적·심리적으로 아픈 환자는 보지 못한다.

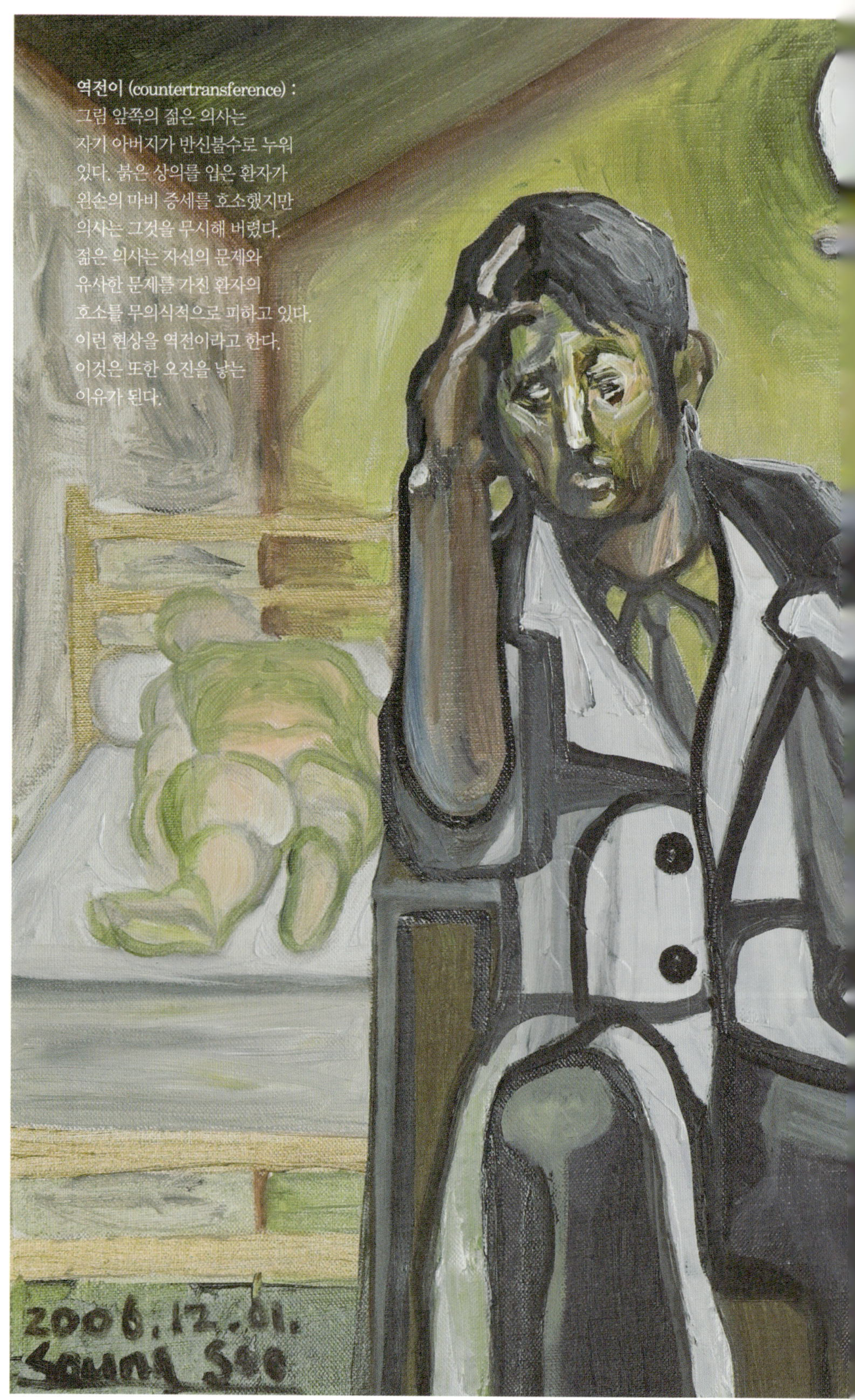
역전이 (countertransference) :
그림 앞쪽의 젊은 의사는
자기 아버지가 반신불수로 누워
있다. 붉은 상의를 입은 환자가
왼손의 마비 증세를 호소했지만
의사는 그것을 무시해 버렸다.
젊은 의사는 자신의 문제와
유사한 문제를 가진 환자의
호소를 무의식적으로 피하고 있다.
이런 현상을 역전이라고 한다.
이것은 또한 오진을 낳는
이유가 된다.

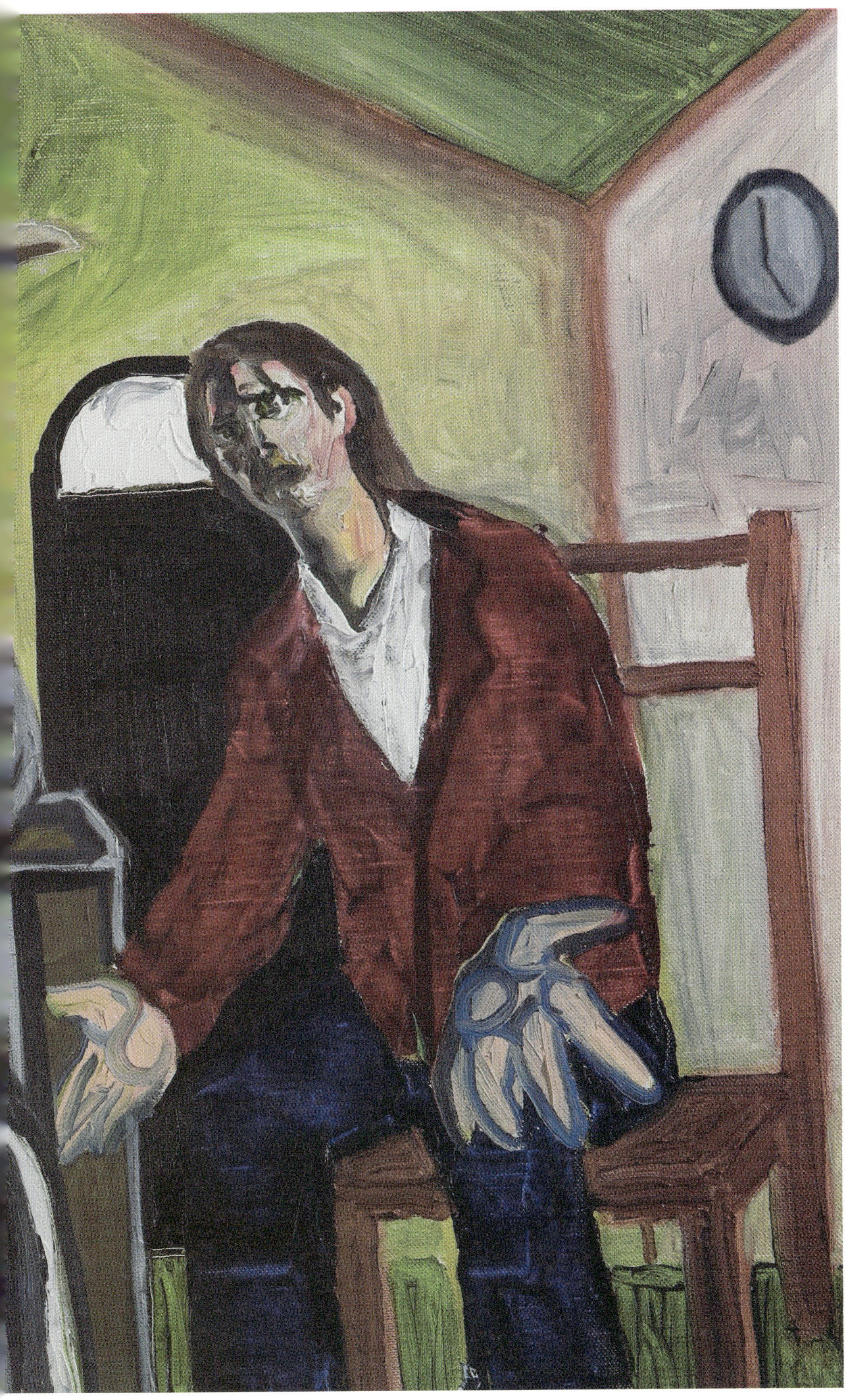

환자의 이야기를 경청하는 데 방해가 되는 또 한 가지 사실은, 환자가 말한 모든 내용을 어떤 일정한 틀에 맞추려 하거나, 또는 기계적으로 어떤 패턴을 따르려는 태도이다. 환자의 이야기를 듣고 있는 동안은 다른 어떤 일도 해서는 안 된다. 생각하는 자체도 일이라면, 생각도 하지 않는 것이 좋다. 그저 이야기에 몰두하기만 하면 된다. 질문을 어떻게 해야 한다는 것을 미리 염두에 두고 시작할 필요도 없다. 어디서든 환자가 시작하는 데서 출발하고, 또 그가 가는 곳으로 따라만 가면 된다. 다만, 환자로 하여금 여러 가지를 두루 이야기하게 하고, 때로는 되물어서, 의사가 그를 이해했다는 기분이 들게만 하면 된다.

환자가 말하는 것을 전부 진단의 근거로 삼으려고 애쓰지만 않아도 환자의 이야기를 듣는 것이 수월해진다. 환자가 이야기하는 모든 것에서 의미를 캐려고 애쓰는 것은 부담스러울 뿐만 아니라 아무런 도움도 되지 못한다. 환자의 말에 약간만 신경을 쓰는 것은 괜찮다. 그러나 의사가 환자의 말에 지나친 걱정을 하거나 신경을 쓰게 되면 의사 자신을 피곤하게 만들어 오히려 역효과를 가져온다.

또한 기억해야 할 것은, 지나친 욕심이나 과열로 인해서 환자와 시비를 할 필요도 없고, 혼자 힘으로 환자의 모든 병을 완치시켜야 한다는 강박관념도 버려야 한다는 것이다. 그리고 때로는 환자를 위로한다는 것이 오히려 증세를 악화시킬 수도 있다. 환자로 하여금 안심하고 의사의 손에 자기를 맡길 수 있도록 해주기만 하면 된다.

아울러 대화중에 환자가 보는 앞에서 기록에 열중하는 것은 피하는 것이 좋다. 환자가 말한 몇 가지 사실을 잊어먹고 기억하지 못한다고 해서 큰 문제가 생기거나 그리 심각한 일이 생기는 것은 아니다. 환자와 대화한 내용을 차트에 기록으로 남기는 것보다 의사의 마음속에 남겨두는 게 더 중요하기 때문이다.

그리고 서두르지 않아야 한다. 환자가 머뭇거리거나 주저하는 것 자체가 때로는 진단적으로 가치가 있다. 본격적인 이야기를 할 수 있도록 마음의 여유를 주는 것은 언제나 필요한 부분이다. 시간이 모자라면 다음에 다시 오게 해서 이야기를 계속할 수 있게 하면 된다. 때로는 두 번째 방문에서 첫번째와는 아주 딴판으로 중요한 이야기가 나올 경우가 있기 때문이다.

의사는 환자에게 병에 대한 자세한 설명을 해주려고 너무 성급하게 서둘거나, 또는 어떻게 하라는 충고를 해줄 필요는 없다. 환자가 질문해 오더라도, "아직은 잘 모르겠다."고 솔직하게 이야기를 하는 것이 어설픈 충고를 하는 것보다 훨씬 더 환자의 신뢰를 얻을 수 있다.

증세가 어떻게 시작해서 어떤 경로를 밟아 진행되었는가를 자세히 아는 것은 진단상 대단히 중요하다. 그 경로를 추적할 때는 증세에서 출발하여 거슬러 올라가는 것이 좋다. 가능하다면 '그래서요?', '그 전에는 어땠나요?' 등의 질문을 하여 환자가 자유롭게 대답할 수 있도록 해야 한다. 때로는 자세한 질문보다 막연한 질문이 더 많은 정보를 얻을 수 있다. "바늘에 찔린 듯이 아팠나요?" 라고 묻기보다는 "어떻게 아팠나요?" 라고 묻는 편이 낫다. 너무 구체적인 질문은 환자로 하여금 의사가 원하는 대답을 유도한 테두리 안에서만 생각하게 하므로 좋지 않다. 융통성이 있고 폭넓은 질문은 문진(問診)상의 요령이다.

예를 들어 어떤 환자가 가슴에 통증이 와서 잠을 깼다고 호소할 때, 의사가 "어떤 통증이었나요?"라고 묻는다면 그는 국소(局所)의 통증 자체만을 이야기하는 것에 그쳤을 것이다. 반면 "어땠어요?" 라고 좀 막연하게 질문하면, 환자는 '무서워 어쩔 줄 몰랐다' 는 이야기에서부터 시작하여, 통증 발작의 여러 가지 상황까지를 상세하게 이야기해 줄 것이다.

'예' 또는 '아니오' 만으로 대답할 수 있는 질문을 피하는 것도 성공적인 대화에 도움이 된다. "성질이 급한 편이신가요?"라고 잘라 묻는다면, 그는 간단히 "아니오." 라고 대답해 버릴 것이다. 그와는 달리 "성격이 어떠신가요?" 라는 질문에는 자신에 관한 이야기를 예까지 들어가며 자세하게 말해줄 것이다.

의사의 말은 정확하고 분명해야 한다. 위의 경우처럼 때로는 애매한 듯한 이야기를 할 수도 있으나, 그것은 분명한 목적이 있어서 계획적으로 말한 것이다. 이런 특수한 경우를 제외한 대부분의 경우, 의사의 말이 환자에게도 분명히 그런 뜻으로 전달되었는가를 확인해야 한다. 지시를 내리거나 치료 방향을 제시할 때에는 특히 그 정확성이 중요하다. 환자가 의사의 지시를 엉뚱하게 알아들을 수도 있기 때문이다. 사실 의사가 무슨 이야기를 했느냐는 것보다 환자가 어떻게 알아들었는지가 결과적으로는 더 중요하다.

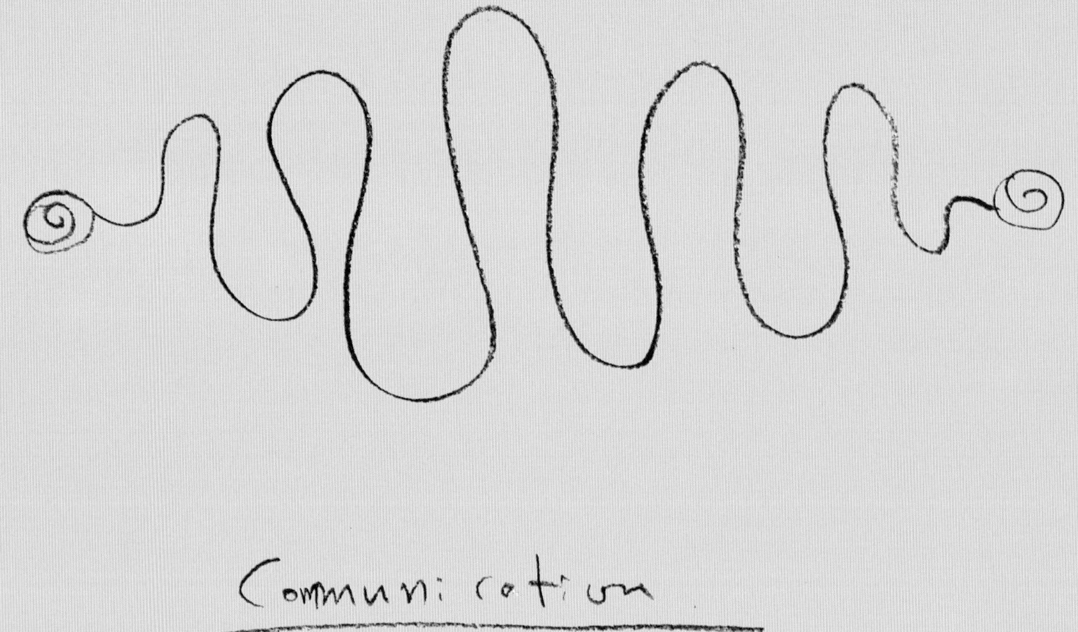

대화를 단순화한 기호.
모든 소통의 본 모습은 두 객체의 연결이다.
예컨대, 왼쪽 끝에 의사가 있다면 오른쪽 끝에는 환자가 있다.
대화에 성공할 때 비로소 치료도 성공한다.

　의사가 환자에게 물을 많이 마시라고 이야기하는 것도 여러 가지로 해석될
수가 있다. '많이'란 한 주전자도 될 수 있고 한 컵으로도 들릴 수 있다. "체중
을 많이 줄이시오.", "과로하지 마시오.", "휴식을 좀 취하시오.", 또는 "곧 한
번 더 오시지요." 하는 말은 의사가 흔히 하는 말이지만 듣는 환자에 따라 받아
들이는 그 정도는 천차만별이다. 의사가 지시를 내릴 때는 환자가 정확히 알아
들을 수 있게 '무엇을, 얼마만큼' 하라고 구체적으로 말해야만 효과를 기대할
수 있다.

　반대로 의사도 환자가 무엇을 의미하는지 확실히 알아야만 한다. 그저 그러
려니 하는 어림짐작으로 넘어가서는 안 된다. 환자가 "맥주를 좀 마십니다."라
고 말을 할 때, 의사 자신의 주량을 기준으로 미루어 짐작해서는 안 된다. 또 맥
주를 마신다고 할 때 환자가 말한 맥주는 다른 주류를 뜻할 수도 있는 것이다.

　비슷한 예로 "조금 걱정이 돼요.", "각혈을 좀 했어요.", "체중이 좀 줄었어
요."라는 말을 할 때 그 양의 정도가 분명히 측정될 수 있는 수치(數値)로 계산
되어져야 한다. 의사와 환자는 같은 말을 써도 그 의미가 다를 수 있고, 쓰는 말
이 아예 다를 수도 있기 때문에, 환자가 쓰는 말에 대한 정확한 이해가 필요하
다는 것을 염두에 두어야 한다.

　이외에도 대화를 원활하게 하는 요령들은 많을 것이다. 그러나 대화의 요령
이라고는 하지만, 어떤 의사에게는 전혀 도움이 되지 않는 것도 있다. 좀 심한
농담도 적절히 구사하여 원활한 대화를 할 수 있는 의사가 있는가 하면, 어떤
경우는 아주 어색한 이야기를 해서 환자로 하여금 큰 오해를 하게 해서 대화는
커녕 싸움으로 번질 수도 있다. 따라서 대화의 요령을 습득하는 데서 그치는 것
이 아니고, 자기의 개성에 맞게 적절히 구사할 수 있는 방법까지 스스로 연구해
야 한다.

　따라서 대화의 요령은 의사 자신이 적절하게 활용하지 않으면 쓸모가 없다.
대화의 요령을 습득하는 것만으로, 대화를 잘 할 수 있다고 믿는 것은 어리석은
일이다. 의사의 판단력이 자신의 기술이나 지식뿐만이 아니라 환자의 내면세
계, 환자의 불안과 공포, 비애와 분노, 고통과 고뇌, 희망과 기대 등과 공감할

수 있어야만 대화의 요령은 제 구실을 하는 것이다. 그리고 표면상의 차원을 넘어 내면까지 볼 수 있는 통찰력을 기르고, 많은 내용을 잘 정리해서 일관성 있게 이해하는 의사의 능력도 물론 중요하다.

앞에서 얘기한 사항들을, 의사가 모두 갖추어야 한다는 것이 지나친 요구이기는 하다. 환자와의 대화는 의사가 해야 할 다른 일들처럼 힘겨운 것이다. 환자와의 원활한 대화를 위하여 정확히 요구되는 것이 무엇인지를 한 마디로 잘라 말하기는 어렵다. 내가 말할 수 있는 것은 좋은 의사가 되기 위해서는 여러 가지 자질이 필요하다는 것이다. 이러한 자질 중에서 몇 가지는 앞에서와 같이 일일이 나열할 수도 있겠지만, 정확히 '이것이다' 라고 말할 수 없는 것도 있다. 결국 그에 대한 해답은 정의할 수 있는 어떤 자질들을 열거하는 것이 아니고, 정의할 수 없는 그 무엇인가를 찾음으로써 가능해지는 것이 아닐까? 내 생각으로는, 그 자질이란 바로 "의사다움"이다.

여기서부터는 "의사다움"의 특징에 대해서 이야기해 보겠다.

'의사답다는 것' 과 '의사답지 못하다는 것' 을 구별해 주는 한 가지는 도움을 청하러 온 환자를 대하는 의사의 태도이다. 환자가 도움을 청할 때, 이에 대한 의사의 반응이란 특별한 것이다. 그것은 지식을 초월하는 것이며, 인간의 생명에 대한 특별한 책임감이 요구되는 것이며 – 이런 책임감은 의사 자신에 대한 거의 교만할 정도의 자신감을 바탕으로 한다 – 환자 치료의 오랜 전통으로부터 발전되어 온 것이라고 할 수 있다.

인간 생명에 대한 애정 넘치는 책임감이란 그리 쉽게 가질 수 있는 것이 아니다. 의대생은 의학 지식과 기술의 연마에도 바쁘겠지만, 의사다워지는 데 필요한 자질들을 갖추기 위해서는 건강과 질병을 대하는 특별한 감정 및 기술, 그리고 기교를 배우고 발전시키는 데 주력해야 한다. 그런데 이런 것들은 가르치고 배운다고 얻을 수 있는 것은 아니다. 시간이 지나고, 경험이 많아지면서 의사는 '의사다워지는 것(becoming a doctor)' 이다. 학교에서 좋은 성적을 얻었다고 하더라도, 결코 의사답지 못할 수도 있다. 선량한 마음과 의도만으로는 충분하지 않다. 한 의과대학생이 환자에게 인정 많고, 친절하며, 치료에 사려

깊고 열성적일 수는 있지만, 의사답지 못할 수도 있는 것이다.

무엇보다도 '의사다워진다는 것' 은 의사라는 지위에 대한 자신감을 갖는 것이다. 환자를 직접 치료할 때, 의대생이 대학에서 배운 것들을 활용하려면, 의사다워지기 위해서 필요한 것들, 즉 자신이 특별한 일들을 할 수 있는 능력과 권위를 가지고 있다는 - 언뜻 듣기에 교만해 보이는 - 자신감을 가지고 있어야 한다. 물론 학위·전문의 자격증·개업 허가증 등 공식 서류가 이런 권위를 객관적으로 인정해 주지만, 이러한 서류가 의사다움까지 입증해 주는 것은 아니다. 의사의 마지막 권위라고 할 수 있는 '의사다움' 은 내면에서 우러나는 것이다. 스스로 의사로서 합당한 소신이나 자신감 등을 가져야만 한다.

의사들은 자신들이 특별한 일을 하는 특별한 직업에 종사하는 사람이라는 생각을 갖고 있어야 한다. 평범한 사람은 평범한 일을 하게 마련이다. 오직 특별한 사람들만이 평범하지 않은 일을 한다. 의사들이 특별하다는 것은 바로 이런 의미에서이다. 의사들이 보통사람보다 지능이나 능력이 뛰어나기 때문에 특별한 것은 아니다. 의사가 특별한 것은 사람을 치료하는 의사라는 특별한 역할을 부여받았기 때문이다. 이것은 의사들을 칭찬하거나 과대평가하려는 것은 물론 아니다. 다만 의사로서의 됨됨이 중에서도 꼭 갖추어야 하는 하나를 설명하려고 애쓰고 있을 뿐이다.

명심해야 할 것은, 다른 사람이 했다면 형·사법적인 것은 물론이고 도덕적·사회적 규준까지 어기게 되는 일을 의사들이 수행한다는 점이다. 의사가 이러한 비정상적인 일을 정상적인 일인 것처럼 행할 수 있는 것은, 자신은 물론이고 다른 사람들까지도 의사를 특별한 존재로 보기 때문이다. 이러한 생각을 토대로 하지 않고서는 고통스럽고 위험 부담이 큰 의사의 직분을 제대로 수행할 수도 없고, 환자의 몸이나 마음을 마음대로 움직일 수도 없을 것이다. 보통사람들은 이런 일을 결코 잘하지 못한다. 즉, 의사만이 사람의 몸에 위험한 칼을 댈 수 있고, 위험할 수도 있는 약을 먹으라고 할 수 있을 뿐만 아니라, 위험한 시술을 받게 하고, 생사가 달린 선택을 할 수 있다. 의사가 이런 특수한 일을 할 수 있고 더 나아가 별다른 불안을 느끼지 않고 효과적으로 수행하려면, 자신을 이런 일을 할 수 있는 구별된 직업인으로 인정할 수 있어야 한다.

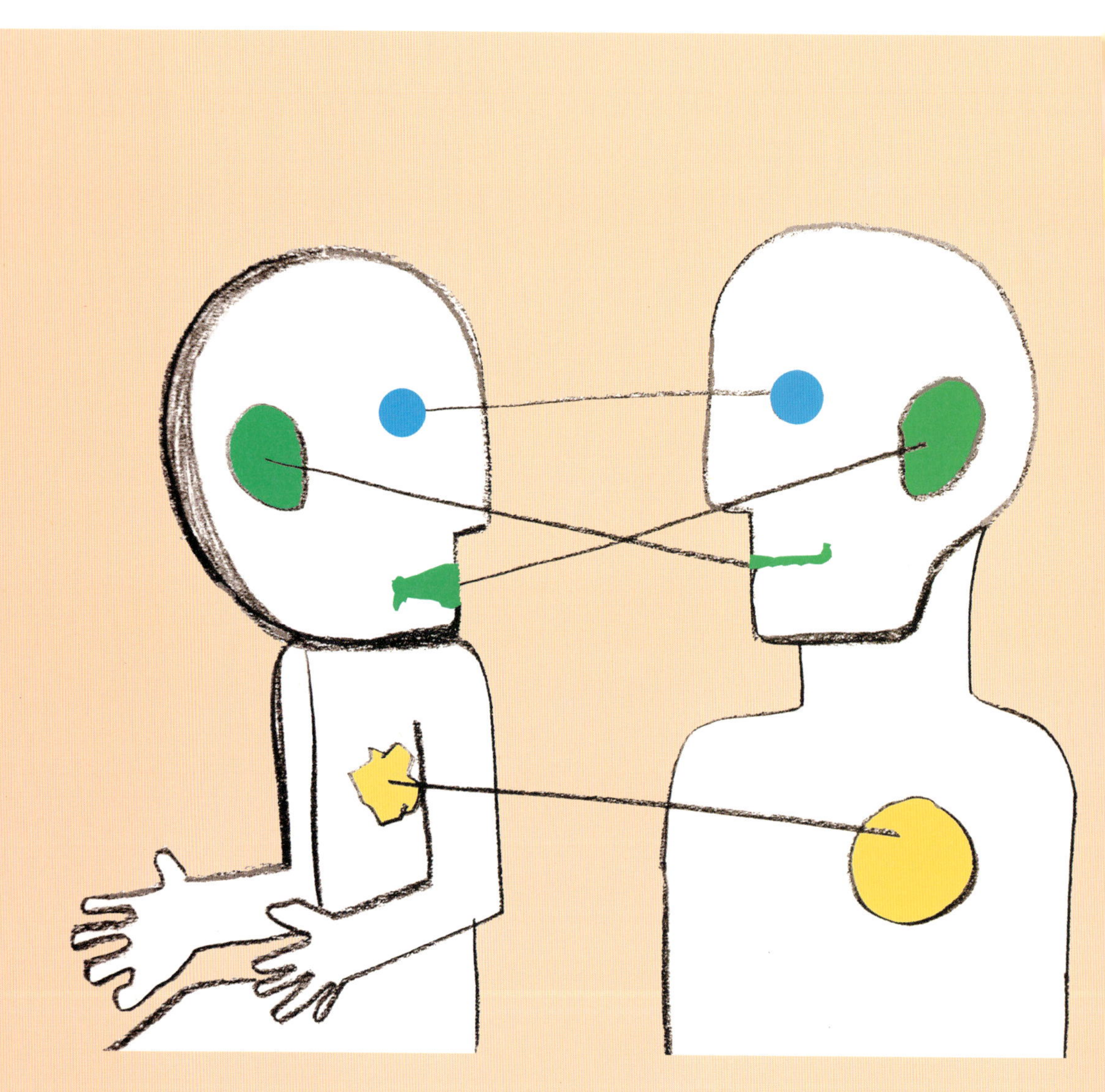

대화의 통로는 다양하다.
눈에서 눈으로, 입에서 귀로, 귀에서 입으로 그리고
마음에서 마음으로 통한다. 수준 높은 대화는, 마음이 통하는 대화이다.

하지만 이 역할을 받아들이는 것이 언제나 가능한 것은 아니다. 어떤 의사들은 자신이 일반인과 다르게 생각되어지는 것을 싫어한다. 그들은 한편으로는 의사의 특수성을 인정하면서도 '의사 선생님'이라고 불리는 것에 대해 불편해한다. 어떤 의사들은 의사의 역할과 함께 부과되는 책임감이 두려워 남들과 다르게 취급되는 것을 싫어한다. 또 다른 의사들은 특별하다는 역할을 문자 그대로 받아들이기 때문에 이를 회피하려고 한다. 의사의 역할이 환자를 치료한다는 것을 넘어서서, 다른 사람보다 더 훌륭하다는 것을 보장해 주는 것은 아니라는 것을 이해하지 못하는 것이다. 다른 사람과 구별되어지는 의사의 역할이, 의사나 환자 모두에게 필요하다는 것을 알지 못한다.

어떤 의사들은 이러한 의사의 역할을 자기 자신도 받아들이지 못할 뿐만 아니라 다른 의사들이 그러는 것도 견디지 못한다. 이런 의사들의 주장에 따르면, 환자들은 의사와 동등하게 취급되어야 하며, 소비자인 환자가 치료 방법도 결정해야 된다. 소비자 자신이 무엇을 소비해야 할지 결정한다는 것이 옳다고 생각될 수도 있다. 그러나 의사에게는 환자를 치료하는 과정에서 큰 책임감이 따르므로, 자신을 다른 사람이 일반적으로 할 수 없는 일을 환자에게 행할 수 있는 예외적인 사람이라고 생각하는 것도 필요하다. 의사가 자신이 환자의 삶 속에 깊숙하게 개입함이 정당하고 적절하다는 거의 교만에 가까운 신념을 가질 때, 환자와의 대화술을 포함한 모든 의술이 최상으로 발휘될 수 있다.

'의사다움'이 훌륭한 의술을 펴는 데 결정적으로 공헌하기 때문에, 의사나 환자 모두 그 의사다움이 발휘될 수 있도록 도와주어야 한다. 의대 교육이나 의료계에서 일어나고 있는 많은 변화들이 '의사다움'을 발휘해 나가는 데 필요한 조건들을 제거해서는 안 된다.

꼭 의사가 아니더라도 의료와 관련된 전문직에 종사하는 사람들의 수가 증가하고 있고, 이들이 환자들을 위해 하는 일 또한 매우 중요하다. 그러한 전문직에 종사하는 사람들도 앞서 말한 '의사다움'과 유사한 태도를 환자를 향하여 가질 수 있게 훈련받을 수 있는 기회가 주어져야 한다.

간호사·호스피스·사회사업가·심리학자들도 의사와 함께 일하건 독자적으로 일하건, 자신이 하는 일에 대한 특별한 권위를 의식하고 있을 때, 그리고 그

권위와 함께 요구되는 막중한 책임을 주저없이 받아들일 때, 환자를 위해서 최상의 일을 할 수 있다. 어떤 직종은 이런 태도를 이해하거나 실천하는 것이 비교적 쉬울 것이다. 반면 어떤 직종은 환자와 직접 대하는 일이 거의 없거나 책임질 만한 부분이 있지 않아서 환자나 질병에 대해 앞서 얘기한 '의사다움'의 자세를 이해하거나 실천하는 데 어려움을 느낄 수도 있을 것이다.

불안한 환자
－ 환자의 불안은 위험 신호 －

The Anxious Patient

환자와의 대화에서 꼭 염두에 두어야 할 가장 중요한 것은, 모든 환자는 불안하다는 사실이다. 따지고 보면 환자뿐 아니라 우리 모두가 불안하다고 느끼는데, 그 불안이란 우리에게 위험을 알려주는 마음의 신호이다.

위험 신호라는 의미에서 보면, 불안은 통증과도 같이 없어서는 안 되는 아이러니컬한 것이다. 무슨 어려운 문제가 시작되거나 또는 생길 것 같은 예감이 들면, 우리 마음은 곧 여러 가지 형태의 불안에 휩싸인다. 그래서 불안의 정도나 그 형태에 따라 우리 몸에 시시각각으로 일어나고 있는 문제의 심각성을 파악할 수 있게 해준다. 이러한 불안은 신체적 질환에서도 비롯되고, 스트레스나 갈등 등의 심리적 요인, 또는 환경으로 인한 마찰이나 위험에서도 생긴다. 이러한 경고 신호 때문에, 다가오는 위험에 대비해 그 위험으로부터 우리를 보호해 주는 것이 불안의 기능이다.

이렇게 보면, 불안의 기능은 아주 긍정적인 것 같지만, 사실 그렇지만은 않다. 현실적으로 불안의 기능은 그리 완벽하지 못하며, 우리를 위협하고 있는 위험을 제거하는 데 그 불안이 아무 역할도 할 수 없을 때 특히 그러하다.

위암(胃癌) 진단을 받은 환자의 경우를 생각해 보자.

암은 아직까지도 완치의 방법을 찾지 못한 의학적 숙제이다. 화재경보는 끌 수 있지만, 이런 암 때문에 생기는 불안은 어떻게 할 수가 없다. 그래서 병도 불안도 달리 처리할 수 없는 이런 경우에, 우리는 차선책을 택한다. 두 가지 모두를 정신적으로 제거하는 것이다. 즉, 아예 생각을 하지 않거나, 다른 방향으로 생각하거나, 혹은 대수롭지 않은 것처럼 생각하는 것이다. 또는 병으로부터 불안을 분리시켜 그다지 치명적이 아닌, 해결이 쉬운 문제로 바꿔 처리하기도 한다. 예를 들어 치유될 수 없는 병을 걱정하는 대신, 깨진 창문, 녹슨 차(車), 재정 문제, 심지어 어지러운 세계 정세 등을 걱정하면서 병에 대한 불안으로부터 도피하고자 한다.

신체적인 병의 증세를 이와 같이 왜곡, 부인하거나 다른 문제로 전이시키고 나면 마음은 훨씬 편해진다. 그러나 이러는 동안, 병의 증세는 아주 달라져서 의사가 전혀 엉뚱한 오진(誤診)을 할 수도 있게 된다. 위암 환자가 불안을 느낀 나머지 위장의 증세는 이야기하지 않고, 잠이 안 와서 병원에 왔다고 이야기한다면, 진단이 어떻게 될 것인가?

불안한 환자를 진찰할 때는 불안이 어디서 출발했는지를 정확하게 알아야만 병의 증세를 올바르게 파악할 수 있다. 불안하지 않다고 우기는 환자일수록 사실은 더 불안할 수도 있다. 환자의 불안은 자신의 병이나 또는 죽음에 대한 걱정 때문만은 아니다. 의사가 실력이 있는지, 자기를 좋아하고 치료에 최선을 다해줄 것인지, 또는 자기가 의사를 좋아할 것인지 등 여러 가지 이유가 뒤범벅되어 불안해 한다.

불안은 사실 그가 현재 앓고 있는 병 자체 때문만은 아니다. 불안은 그 개인의 오랜 역사를 토대로 이해되어야 한다. 크고 작은 병을 앓을 때마다 거기에 대처하는 그 나름대로의 특수한 방법이 형성되어 간다. 그래서 어떤 사람은 타박상, 베인 상처, 중병, 감기, 두통, 복통과 심지어 심한 발열까지도 무시해 버린 채 일을 계속한다. 반면에 가볍게 손가락을 베거나 콧물이 조금 나거나 머리가 조금만 아파도 고통스러워하며 자리에 눕는 사람들도 있다. 어떤 환자는 작은 불행에도 큰 일이나 난 듯 펄펄 뛰다가, 막상 중병(重病)이 생기면 오히려 담담해지기도 한다.

위장 천공(胃腸穿孔)으로 인해 복막염이 되었는데도 자기는 신경성이라고 우기는 사람이 있는가 하면, 불안으로 인해 빨리 뛰는 심장을 불치의 심장병으로 고집하는 환자도 있다. 속으로는 불안해 하면서도, 겉으로는 오히려 담담해 하는 환자도 있고, 너무 불안한 나머지 정신착란 증세를 보이는 환자도 있다. 그러므로 환자 개인의 특징이나 개성을 제대로 모르면서 그 증세의 정도를 정확히 판단하는 것은 아주 힘들다.

환자 개인마다의 불안의 역사를 이해만 한다면, 별것도 아닌 증세를 가지고 마치 죽을 병이라도 걸린 것처럼 두려움에 떠는 환자를 쉽게 이해할 수 있을 것이다. 몇 방울의 코피가 흐른다고 입원까지 하며 죽는다고 아우성치는 환자를 꼭 엄살이라고 해야만 할 것인가? 그에게는 어릴 적 코뼈가 부러져 수술까지 해야 했던 쓰라린 경험이 있다는 사실을 안다면, 그의 지나친 불안에 동정이 갈 것이다. 몇 방울의 코피가 몇 년 동안 잠잠했던 불안에 다시 불을 지른 셈이다. 혹은 까맣게 잊었던 어릴 적의 기억을 되살렸는지도 모른다. 환자가 어이없는 반응을 보일 때는 그의 과거의 경험을 자세히 물어야 하는 이유가 여기에 있다. 이와 같이, 환자가 이유없이 불안해 하는 까닭은 오래 전 일의 영향 때문이며, 과거에 비슷한 상황에서 보였던 반응을 되풀이하고 있는 것은 아닌가 의심해 보는 것도 한 가지 좋은 방법이 될 수도 있을 것이다.

불안한 환자와의 대화에서 또 한 가지 큰 문제는 환자의 불안이 의사에게 전달된다는 사실이다. 그래서 우리는 환자가 불안해 하지 않기를 은근히 바라고 있다. 일단 환자가 불안해 하면, 아무것도 걱정할 것이 없다는 말을 하고 싶어진다. 환자를 불안하게 하는 것이 무엇인지 밝히지도 않고, 불안하다는 말조차도 하지 못하게 가로막으면서 진정시키고 위로하려고만 든다. 불안한 환자에게 불안해 보인다고 말을 해서 나쁠 이유가 있단 말인가? 긴장하고 겁에 질려 말문마저 막힌 환자에게 보이는 그대로를 이야기해 보자. 그는 깊은 한숨을 쉬고는 사실 자기는 불안해서 어쩔 줄 모르겠다고 말하면서, 한결 마음이 가벼워진 상태에서 자신의 다음 이야기를 계속할 수 있게 될 것이다.

복잡한 외과 병원에서 있었던 일이다.

위험한 수술을 기다리는 환자가 있었는데, 의사들은 환자를 안심시키느라 무척 친절하고 진지했다. 아무 걱정할 것이 없고, 주사만 한 대 맞고 푹 자고 나면 모든 것은 끝난다고 거듭 이야기했다. 그런데 그 환자는 너무 불안해서 아무 말도 들리지 않는 듯했다. 다른 의사들도 이것을 알고 되풀이하여 두려워할 것이 없으니 안심하라고 하였다.

그때 과장이 나타났다. 젊은 의사들을 제치고 환자에게 다가가서 악수를 청하더니, "당신은 지금 너무 겁을 집어먹고 있군그래." 하고 거침없이 말했다. 이 말을 듣고, 환자는 참았던 울음을 터뜨리며 그 의사에게 매달렸다. 그는 환자의 어깨에 손을 얹은 채 한참 동안 말이 없었다. 그러자 그때의 침묵은 그가 할 수 있는 어떤 말보다 더 큰 효과가 있었다. 잠시 후 "자, 그럼 내일 아침에 봐요." 하고 웃으며, 그는 병실을 떠났다.

그제서야 환자는 안정을 찾은 듯했다. 처음으로 의사의 지시를 이해하고 따를 수 있게 되었다.

이것은 정말 감동적인 장면이었다. 외과의사로서는 예외적으로 친절한 일이었다. 그러나 이것은 단순한 친절만은 아니다. 어쩌면 그 과장은 친절한 사람이 아닐는지도 모른다. 비록 감동을 주지는 못했지만, 친절하고 진지했던 것은 젊은 의사들이었다. 여기에 중대한 의미가 있다. 친절 이상의 의미, 그것은 과학적인 합리성이다. 과장은 그 환자가 걷잡을 수 없이 표현조차 할 수 없는 불안 때문에 듣지도 보지도 말하지도 못하고 있다는 것을 알아차렸다. 이때의 최선의 처방은 친절만이 아니라, 환자의 불안을 인정하고 그것을 표현하게 하는 것이었다.

환자의 불안은 우선 의사가 인지해 주어야 한다. 환자는 자기가 불안해 하고 있다는 것을 의사가 이해해 주는 것만으로도 한결 안심이 되는 것이다. 그리고 난 다음에, 환자로 하여금 자기 불안을 표현할 수 있도록 도와주어야 한다. 그 래야 불안이 발산될 수 있다. 표현하지 못한 불안을 털어놓고 이야기하는 것은 때로는 신기한 효과를 가져다준다. 표현되지 않는 이상, 불안이 몰고올 위험은 무한하다. 그러나 이것이 말로 표현되면 불안의 정체가 분명해지고, 위험의 한 계가 명확해진다. 그렇게 되면, 불안은 의사나 환자가 파악할 수 있는 대상이 되고, 따라서 그 위험은 대폭 줄어든다. 물론 이러한 것은 항상 그런 것은 아니 고, 일반적인 상황을 이야기하고 있는 것이다.

환자의 불안을 지적하여 이야기하게 하라. 때로는 그 불안의 원인은 어이없 는 것일 수도 있고, 엉뚱한 환상에서 출발한 것일 수도 있다. 몸이 허약하면 마 음도 약해져서, 마치 어린이들의 공상 같은 이야기를 들려줄지도 모른다. 자신 의 병에 대해 어처구니없는 생각을 하고 있는 경우도 있다. 그러나 이를 시정하 려고 너무 성급하게 환자의 말을 가로막아서는 안 된다. 썩은 음식을 먹었을 때 는 그것이 다 배설될 때까지 기다린 후 신선한 음식을 먹이는 것이 순리요, 순 서인 것과 마찬가지라고 할 수 있을 것이다.

이를 위하여 의사가 해야 하는 역할이 있다. 즉, 모든 환자는 불안할 것이라 는 사실을 염두에 두고, 불안이 다양하게 나타나는 것을 꿰뚫어 볼 수 있는 통 찰력이 의사에게는 필요하다. 불안은 우선 그 말 자체부터 여러 가지 다른 이름 으로 불린다. 초조, 긴장, 걱정, 공포, 현기증 외에도 여러 가지 다른 불안한 상 태로 표현된다. '가만히 앉아 있을 수가 없다', '잠이 오지 않는다', '먹을 수가 없다', '마음을 진정할 수가 없다', '제정신이 아니다' 등등 여러 가지로 표현 된다. 환자들이 이러한 말을 하면, 의사들은 환자가 불안해 하지 않는다고 생 각하는 경향이 있다. 그러나 불안은 이런 모든 것들을 다 포함한다.

불안은 물론 신체적인 증세로도 나타난다. 이런 경우, 불안보다 신체적인 증 세를 다루는 것을 손쉽게 생각하는 의사는, 신체적인 증세에만 관심을 국한시 키기도 한다. "언제나처럼 또 왼쪽 머리가…….", "이렇게 숨이 막혀오면 누워 야 한다.", "저녁만 먹으면 고개를 들 수 없다.", "갑자기 설사를 한다.", "언제 나처럼 거기가 아프다.", "소화가 안 된다.", "어지럽다.", "그것만 보면 메스꺼 워진다.", "한 시간에도 몇 번씩 소변을 본다." 등의 좀 괴상한 증세를 호소할 때는, 그 밑바닥에 불안이 깔려 있음을 명심해야 한다.

대개의 환자들은 자신의 증세가, 어떤 특별한 불안감을 조장하는 상황에 대한 반응이라는 것을 알고 있으며, 그러한 증세는 자기에게만 일어나는 독특한 것이라고 생각하는 경향이 있다. "책만 들면 두통이 일어난다.", "그곳에만 가면 배가 아프다.", "받아쓰기를 하거나 혹은 물건을 살 때마다 숨이 차다.", "교회만 가면 기침이 난다."는 등의 이러한 증세의 원인을 잘 알고 있다고 자기 나름의 신통한 처방을 갖고 있기도 하며, 대개 일정한 경로를 밟아 호전된다. 이런 경우에도 신체적인 이상이 있는지를 확인해야 함은 당연한 일이지만, 이러한 증세의 밑바탕에 불안이 자리하고 있다는 사실을 염두에 두지 않는 한, 아무리 검사를 해도 제대로의 옳은 진단은 나오지 않는다.

그렇다고 이러한 증세들을 단순히 신경성이라고 처리해 버리는 것도 잘못되기는 마찬가지다. 어떤 환자들은 신경성이라는 말에 굉장히 불쾌해 하며, 그렇지 않다고 부인하거나, 심하면 "내가 돌았단 말이오?" 라는 말을 하고 화를 내며 진찰실을 나가 버리기도 한다.

이러한 신체적 증세는 불안의 표현이며, 이 불안을 일으키게 하는 특수한 원인을 우리에게 설명해 주고 있다. 스트레스를 주는 상황에 대한 신체적인 반응을 의사에게 털어놓는 것은 곧 환자가 그러한 상황에 대하여 불안을 느낀다는 것을 나름대로 이야기하고 있는 것이 아닐까? 아내와 화투를 칠 때마다 두통이 생긴다는 남편에게는 이렇게 말해주는 것이 좋다.

"이야기를 듣고 보니 부인과 화투놀이를 하는 것이 몹시 신경이 쓰이는 모양이군요. 그래서 두통이 오는 것 같은데, 거기에 왜 그리 신경이 쓰이는지를 알아야 두통을 근본적으로 치료할 수 있을 것 같습니다."

즉 부인과의 화투놀이 → 불안 → 두통의 심리적 역학 관계를 이야기해 주는 것이 낫다. 단순히 신경성 두통이라거나 긴장성 두통, 혹은 불안 때문에 생기는 두통이라고 이야기하는 것은 환자에게 혼란만 줄 뿐이지 별로 도움이 되지 못한다. 사실 이런 증세는 불안 그 자체 때문에 오는 것은 아니다. 불안을 대신해서 나타나는 증세이고, 현실적이고 정체를 밝힐 수 있는 문제에서 비롯된 것이다. 그러므로 긴장이나 불안을 지적하는 것만으로 충분한 것이 아니고, 그 현실적인 문제를 찾아내는 것이 중요하다.

불안은 흔히 신체적인 행위로 나타나기도 한다. 손톱을 물어뜯거나, 손을 비비거나, 발을 떨거나, 머리를 긁적거리는 등의 신체적 행위로부터 과식이나 과음, 담배를 연달아 피운다거나 또는 필요없는 물건들을 많이 사들이는 사회적인 행동에 이르기까지, 불안은 여러 가지 행위로 위장된다. 이런 행위를 하는 환자들은 자신이 스스로도 불안하다는 것을 알고 있다. 의사는 환자에게 이런 불안을 이해시키고 이야기하게 함으로써, 그들을 불안하게 만드는 갈등의 요인을 찾아낼 수 있어야 한다.

불안은 또한 다른 감정을 숨기기도 한다. 이유없이 짜증을 내거나 공격적이고, 욕을 하거나, 아니면 다른 사람들의 화를 돋우는 것은 무엇인가 그를 불안하게 하는 요인이 작용하고 있다는 증거다. 환자에 따라서는 아주 솔직히 자기 본래의 밑바닥 감정을 털어놓기도 한다.

시험 때만 되면 괜히 놀고 있는 동생이 미워져서 싸우게 된다거나, 남편의 귀가시간이 늦기만 하면 애꿎은 가정부를 들볶고, 또 걱정거리가 생기면 물건을 마구 사들이거나, 돈을 마구 쓰고, 주위 사람과 말다툼을 하고, 옷을 아무렇게나 입고, 누구도 먹을 수 없는 음식을 만드는 등 주변 사람을 화나게 하는 일을 하는 환자들도 있다. 겁이 나면 갑자기 온몸이 얼어붙어 말은커녕 꼼짝도 하지 못하는 환자도 있다.

위험에 대한 이러한 반응은 그 사람의 수동적인 무력감과 능동적인 공격성 사이에 존재하는 갈등의 표현이다. 이런 갈등이 때로는 사람을 완전히 마비시키기도 한다.

한 젊은 부인이 진찰실에 들어온 순간 섬뜩한 기분마저 들었다. 웃옷의 단추는 목까지 꼭꼭 채워져 있었고, 모자는 헬멧처럼 푹 눌러 쓴 채였다. 검정테 안경도 눈을 보호하기 위해 쓴 것 같았다. 손에는 장갑이 끼워져 있었고, 핸드백은 누가 뺏어갈까 봐 꼭 끼고 있었다. 발은 바닥에 꼭 붙이고, 부동자세로 앉아 있었다. 웃음은 물론이고, 표정도 눈 하나 깜박이지 않았다.

묻는 말에만 아주 짧게, 그것도 겨우 대답할 뿐 다른 말은 한 마디도 하지 않았다.

왜 왔느냐는 물음에는 "문제가 좀 생겨서……."라고 짧막하게 답할 뿐이었다. 무슨 문제냐고 묻자, "우리 결혼이……." 하고 말할 뿐이었다. 결혼생활이 어떠냐고 다시 묻자, 그 부인은 "도대체 무엇을 알고 싶으냐?"고 반문해 왔다. 그 순간 나는 숨이 꽉 막혀옴을 느낄 수 있었다. 그녀의 대답은 외모만큼이나 적개심에 가득차 있었고, 표정은 냉정했다. 그 부인이 나를 거부하고 있다는 생각이 들었다. 나 역시 그 부인이 마음에 들지 않았고, '이럴 바에야 차라리 오지나 말 것이지.' 하는 생각도 들었다. 어떻게든 빨리 끝나서 다시는 오지 말아 주었으면 하는 생각이 들었다.

그러나 다음 순간, 난 내 자신이 중대한 과오를 저지르고 있음을 알아차렸다. 내 마음에 이런 싫은 감정이 일어난 것이 곧 이 환자를 이해할 수 있는 계기가 된 것이다. 이것이 바로 이 환자의 문제요, 이 때문에 나를 찾아왔을 것이라는 생각이 들었다. 단추를 꼭꼭 여민 환자의 차림새부터가 어느 누구도 자기 마음에 다가서지 못하게 접근을 막고 있었다. 용기를 내서 나를 찾아오기는 했지만, 그 이상의 이야기를 하는 것은 죽는 것보다 더 싫었는지도 모른다.

완전무장한 병사에게 정면으로 도전하는 것은 어리석은 일이다. 그 부인이 불안해 하고 있으며, 의사인 내가 가할 수 있는 공격으로부터 자신을 보호하려고 한다는 것을 생각하면, 상처를 주는 질문으로는 대화를 현명하게 이끌 수 없을 것 같았다.

내가 태도를 바꿔 고향이 어디냐고 물었더니, 별 주저없이 자기 고향을 이야기했다. 그러자 난 내가 그곳으로 수학여행을 갔던 이야기며, 또 거기 사는 아는 사람들에 대해서도 이야기하였다. 듣고만 있던 환자도 몇 마디 거들기 시작했고, 한참 동안 우리는 그의 고향에 대해 스스럼없이 많은 이야기를 하게 되었다. 몇 분 후 그토록 냉정하게 얼어붙었던 환자의 몸과 마음이 풀리고 있음을 느낄 수 있었다. 장갑과 안경을 벗고, 단추도 몇 개 더 풀고 나서, 마침내 편한 자세로 앉아 있었던 것이다. 그때서야 "자! 원점으로 되돌아가서……."라는 말을 하면서 나를 찾아온 이유를 물었다. 그녀는 그래야 될 것 같다며 가볍게 웃었다.

곧바로 사실에 접근하는 것이 더 바람직하다고 생각하는 사람들은 이런 방법을 시간낭비라고 할지도 모른다. 그러나 위의 환자의 경우, 분명히 시간낭비는 아니었다. 이 환자가 내게 보여준 처음의 행동도 확실한 하나의 사실이었다고 볼 수 있기 때문이다. 10여 분이라는 시간 소비는 환자의 긴장을 풀어주는 데 필수적인 것이었다. 그것은 단지 그러한 시간을 보낸 후에야 비로소 환자가 이야기를 할 수 있었다는 것보다, 오히려 그런 태도로 이 환자가 가지고 있는 문제점 중 하나를 알 수 있었던 때문이다.

즉, 심한 불안에 대처하는 그녀의 독특한 방법뿐만 아니라 자신을 방어하려고만 하는 그 환자의 태도가 다른 사람을 얼마나 화나게 하고 짜증스럽게 했는지를 알게 해준 것이다. 이것을 알지 못한 상태에서는, 누구도 이런 환자를 참아낼 수가 없을 것이다. '입 좀 열라'고 고함을 지를 수는 없지 않은가! 이것이 바로 중요한 진단적 소견이다. 그리고 이 소견은 그녀의 결혼생활을 이해하는 데 결정적인 도움이 되었다.

이들 부부 간에는 싸움이 잦았다. 그럴 때마다 이 부인은 얼어붙어 말도 하지 못하고 걷지도 못하게 되어 버렸다. 남편이 따질수록 점점 더 얼어붙기만 할 뿐이었다. 이것은 방금 전 내게 보여준 반응이었을 것이다. 그럴 때, 남편은 점점 더 화를 내고, 부인을 때리기도 하고, 가구를 부수거나 집을 뛰쳐나가 버리기도 한다. 남편이 화를 내는 심정을 충분히 이해할 수 있을 것 같았다. 조금 전에 나도 당했으니까.

이 환자와의 만남은 나에게 좋은 경험이 되었다. 환자가 불안해 할 때 의사를 대하는 태도는, 그의 사회생활이나 가정생활에서도 똑같은 양상으로 나타난다는 것을 확인시켜 준 것이다. 환자가 불안해 할 때 의사에게 보여주는 또 하나는 필요 이상으로 말이 많아진다는 것이다. 의사가 이것을 어떻게 알 수 있느냐는 때로 어려울 수도 있다.

그러나 대부분의 경우 의사 자신의 반응을 가만히 생각해 보면 쉽게 알 수 있다. 그만하라고 말리고 싶거나, 지루하거나 답답한 기분이 들 때, 또는 무슨 이야기인지 종잡을 수 없어 고개가 갸우뚱거려질 때면, 일단 불안한 환자와 대화하고 있다고 생각해도 좋다. 그렇다고 그만하라고 소리치라는 것은 아니고, 이쯤 되면 환자가 하는 말보다 오히려 불안에 대해 더욱 주의를 기울여야 할 시기임을 명심해야 할 필요가 있다.

대기실에서 나를 본 순간부터 환자의 끝없는 넋두리는 시작되었다. 그 환자의 이야기는 잠시도 그치지 않았고, 천천히 하는 법도 없었다. 그의 전 생애를 다 들은 듯한 기분에 나는 얼떨떨하기만 했다. 했던 이야기를 되풀이하기도 하고 필요없는 이야기까지 곁들이면서, 끈질기게 그러나 제법 유쾌한 어조로 그의 이야기는 끝날 줄을 몰랐다. 그런데도 나는 아직 그가 무엇 때문에 왔는지조차도 모르고 있었다. 시간이 되자, 그는 일어나면서 훨씬 속이 후련해졌다며 고맙다고 했다. 그는 다음에 다시 오겠다고 했고, 나는 그러라고 했다.

다음 시간도, 세 번째 시간도 마찬가지였다. 이젠 그의 이야기를 가로막지 않으면 안 되었다. 나는 그가 그렇게 많은 이야기를 했지만 아직까지 여기에 온 이유조차 모르고 있다고 솔직하게 털어놓았다. 그는 여전히 즐거운 어조로 이렇게 실컷 이야기라도 하고 나니, 기분이 상당히 좋아졌다고 했다. 그것이 사실일 수도 있다. 그러나 나는 계속해서 그가 기분이 좋아진 이유라면 아마 그것은 자기 불안과 여기에 온 이유를 잘 감출 수 있었기 때문일 것이라고 지적했다. 이 말에, 그는 껄껄 웃더니 자신도 이상하게 생각하고 있었다는 것이었다. 그러나 그가 웃음을 그쳤을 때 비로소 아무 할 말이 없다는 것을 알게 되었다. 그리고 흐르는 침묵 속에서 갑자기 자신이 불안하다는 것을 알게 되었다. 잠시 후, 그는 아주 정색을 하더니 그제서야 자신의 문제를 털어놓기 시작했다.

왜 진작 말리지 않고 그렇게 시간을 낭비했느냐고 묻는다면, 나도 할 말이 없다. 그러나 한 가지 분명한 것은 이야기를 하지 않고서는 못 배기는 압력이 너무 강해서, 성급히 막으려 들면 얻는 것보다는 잃는 것이 더 많았을 것이라는 사실이다. 그렇게라도 불안을 이겨낼 수 있다면, 얼마 동안은 그렇게 두는 것도 좋을 것 같았다. 그래야만 내가 그의 방어무기를 뺏지 않을 것이라고 안심을 시킬 수 있을 듯했다.

또한 그 환자가 자신을 방어하기 위해서 어떤 행동을 취하는가를 지켜보는 것은 치료에 아주 큰 도움이 되었다. 즉, 그 불안으로 인해 직장에서 그에게 어떠한 문제가 생길 것인가를 알 수 있었다. 직장 동료들은 이 환자가 공격적이고, 주위 사람들을 지겹게 만들고, 말이 너무 많다고 했다. 물론 그들은 이 환자가 그렇게 쉴 새 없이 말하는 것이 불안을 감추기 위한 방편임을 알지 못했던 것이다.

불안을 숨기는 또 한 가지 방법은 의사의 말을 가로막는 것이다. 이것이야말로 답답하기 그지없는 일이다. 환자가 계속해서 말을 가로막으면, 낭패감이 들기도 하는데, 이럴 때면 환자가 고의로 이런 행동을 하는 것은 아닌지 의심하게 된다. 어떤 환자들은 아주 지능적으로 그런 행동을 하기 때문에, 의사들도 처음 얼마 동안은 모른 채 당하기 일쑤다. 말도 많이 하지 않는다. 때로는 의사가 말하기를 기다리는 것처럼도 보인다. 그러다가 의사가 말을 하려고 하거나 또는 입을 열려고 하는 기미만 보여도, 이런 환자는 틀림없이 먼저 무슨 말을 하기 시작한다. 몇 번을 똑같이 당하고 나면 화도 나고 정말 답답해진다. 참다 못해 의사도 말을 하기 시작하면, 환자의 목소리만 더 높아질 뿐 그치질 않는다. 이러기를 얼마 동안 계속하면, 의사의 질문은 허공에 뜬다. 아무런 대화가 이루어지질 않는다. 물론 환자에 따라서는, 처음 얼마 동안은 이러다가 차차 긴장이 풀리면 더 이상 이런 방법을 쓰지 않는 경우도 있다.

그러나 어떤 환자는 막무가내이다. 이럴 때는 말싸움만 계속할 것이 아니라, 직접적으로 환자를 가로막고 환자가 지금까지 무슨 일을 하고 있었는가를 지적해 주어야 한다. 그리고 의사가 무엇을 물을지에 대해 두려운 나머지, 의사의 말문을 가로막고 있다는 것도 말해 주어야 한다. 또한 더욱 효과적인 방법은, 환자의 말을 가로막고 나서, 그가 지금 무슨 말을 하고 있는지를 물어보는 것이다. 이런 질문은 환자 스스로 자신의 행동을 돌아보게 하는 계기도 되고, 또 그것이 바로 그들이 불안할 때 쓰는 상투적인 수단이라는 것을 이해시키는 데도 도움이 된다.

불안에 대항하는 또하나의 방법은 놀랍게도 불안을 일부러 노출시키거나 과장한다는 것이다. 이들은 만나는 사람마다 붙잡고 늘어지면서 자신이 얼마나 불안하며, 어떤 걱정거리가 있고, 또 얼마나 많은 고민이 있는가 등을 귀찮을 정도로 장황하게 늘어놓는다. 어쩌면 좋겠느냐고 묻기도 한다. 그러나 이것은 따지고 보면 적의에 찬 행동이다.

이런 환자와 의미 있는 대화를 하려면 그러한 적개심에 대한 충분한 논의가 되지 않으면 안 된다. 어떤 경우에도 끝없이 되풀이되는 불안의 넋두리를 다 들어줄 필요는 없다. 그런 이야기가 새로운 사실이나 어떤 결론을 이끌어 내기 위한 것이든지, 아니면 똑같은 사실을 새로운 각도에서 보는 것이 아니라면, 더 이상 들을 필요가 없다. 불안을 공격적으로 과장해서 나타내는 경우도 있다.

한 중년 신사는 대기실에서 계속 걸어다니면서 너무 불안해서 앉아 있을 수가 없다고 하였다. 진료실에서도, 의자에 채 앉기도 전에 일어서서 이야기를 해도 좋으냐고 물었다. 내 대답은 기다리지도 않고, 그는 방을 빙빙 돌기 시작했다. 너무 불안해서 도저히 앉아 있을 수가 없노라고 몇 번을 되뇌이면서, 뚜벅뚜벅 아주 위협적인 걸음걸이로 내 의자 뒤로도 돌아다녔다. 그런데 이상하게도 불안하다는 것은 말 뿐이지, 그에게서 불안한 기색을 찾을 수가 없었다. 불안한 것은 오히려 내 쪽이었다. 앉은 채로, 그가 걸어다니는 것을 한참 동안 쳐다보는 일이 어색하기도 하고, 오히려 불쾌하게 느껴지기도 했다. 이대로는 대화도 될 것 같지 않았다.

내가 "나도 같이 좀 걸을까요?" 라고 말하면서 의자에서 벌떡 일어났다. 내가 일어선 순간, 환자의 태도가 갑자기 변했다. 그는 부들부들 떨더니 의자로 가서 앉았다. 그제서야 그가 불안에 떨고 있다는 것이 확실해졌다. 이제 그는 나를 위에서 내려다볼 수도 없게 되었으므로 나에 대한 방어기제를 상실한 셈이다. 불안은 그래서 폭발한 것이다. 그의 이런 방어기제를 분석해 보면, 그가 두려워하고 있는 것이 무엇인가를 알 수 있다. 그는 남으로부터 지배를 받거나, 수동적이 되거나, 또는 이용이나 당하지 않을까 하는 불안으로 가득차 있었던 것이다.

환자에 따라서는 자기가 무서워하고 있는 사람을 정면으로 공격해서 자신의 불안을 위장하는 경우도 있다. 나와 이야기를 시작한 지 채 몇 분도 못 되어 몹시 화를 냈던 환자가 있었다. 주먹을 불끈 쥔 채 휘두르며 고함을 치면서, 교묘한 질문으로 자신을 괴롭히지 말라고 했다. 그러고는 가만히 앉아 당할 수만은 없다고 했다. 그는 정말로 일어나서 나가 버렸다. 나는 너무 놀랐지만, 의자에 계속 앉아 있을 수밖에 없었다.

결국 일 분도 못 되어 돌아와서 내게 한다는 말이, "내가 돌아오기는 했지만 당신 마음대로 나를 여기에 있게 할 수는 없어요!" 라고 했다. 나로서는 극도의 불안 상태에 있다는 것 외에는 그 환자에 대해서 구체적으로 아는 것이 없었기 때문에, 그를 안심시키려고 하지는 않았다. 그 대신, 어깨를 으쓱하고는 "당신을 괴롭히는 것이 무엇인지 우리 함께 이야기해 봅시다.”라고 말했다.

환자는 자기가 무서워하고 있는 사람을 정면으로 공격하면서, 자기의 불안을 위장하는 수도 있다. 의사가 두려울 때에 직접 그 의사의 면전에서 공격하기도 하고, 또는 의사 모두를 공격하기도 한다. 자기를 치료한 그 전 의사들은 엉터리라느니, 아무것도 모른다느니 또는 오진을 해서 환자가 죽기까지 했다는 등으로 빈정대면서 신랄하게 비판을 한다.

의사를 공격하는 한 가지 교묘한 방법으로는, 의사를 마치 친구처럼 대하며 의사도 자신을 환자라기보다는 친구로 대해주기를 바라는 것이다. 남자 환자들은 그야말로 시원시원하다. “말씀 낮추시죠. 그래야 나도 형이라고 부르지요.”, “형, 어느 학교 나왔어요?”, 또 “아, 선생님도 테니스를 좋아하시는군요. 어느 클럽 소속이세요?” 하는 식이다. 이런 환자들은 자신과 의사의 관계를 의사와 환자로서의 관계보다는 사회적인 관계로 만듦으로써 의사에 대한 두려움을 없애려고 한다. 극장표나 테니스 공을 사올 뿐만 아니라, 같이 술을 한 잔 하자고 권하기도 한다.

여자 환자도 마찬가지지만, 다만 그 접근 방법이 좀 다를 뿐이다. 이들은 의사의 용모에 대해 특히 민감하다. 모성애를 발휘하기도 하고, 오빠처럼 대하기도 하고, 은근히 데이트 상대로서의 환상을 갖기까지 한다. 의사의 건강을 염려해서 안색이 좋지 않느니, 또는 머리 기름을 바르라는 등 여성다운 걱정이나 충고를 해서 주객이 바뀐 느낌을 줄 때도 있다. 손수건이나 장갑을 만들어 오기도 하고, 인삼이나 꿀 같은 것을 가져오기도 한다.

한번은 한 여자 환자가 집에서 만들었다는 과자를 가져왔다. 나는 지극히 담담하게 고맙다는 말만 했다. 그러나 마음속으로는 이 선물이 의미하는 바를 생각하느라고 미심쩍어하는 표정을 지었음에 틀림없다. 내 표정을 지켜보던 환자는 화가 났으면서도 농담조로 던진 말이 걸작이었다.

“선생님, 그 과자 속에 독약이 든 건 아니니까 안심하세요.”

과자 그 자체는 긍정적인 감정을 전달하는 반면, 이 말 속에는 적대감이 들어 있었다. 중요한 것은 이 말 속에는 환자가 의사를 두려워하지 않으려고 애쓰고 있다는 점이다.

앞서 말했듯이 어떤 여자 환자들은 의사에 대한 두려움을 없애려고, 암암리에 혹은 공공연하게 의사를 데이트 대상으로 삼고자 한다. 이 때문에 종종 연애사건이 발생하기도 하는데 이야말로 의사로서 해서는 안 될 일이다. 만약 환자들이 의사의 권위를 떨어뜨리려고 한다면, 그것은 환자가 겁에 질리고 불안해서 자신의 병을 감추려고 애쓰고 있다는 것을 의미한다. 어떤 형태로든지 의사가 환자의 유혹에 넘어가서 그들을 친구처럼 대하게 된다면, 의사와 환자 모두 심각한 문제에 부딪치기 쉽다.

한 중년 여인이 비교적 경미한 질환 때문에 입원해 있다가 히스테리를 일으킨 경우가 있었다. 나를 만날 수 있도록 주선을 해준 그녀의 주치의에 따르면, 그 부인은 수년 동안 여러 질환을 앓아왔지만 그리 심각한 것은 아니었고, 여러 분야의 전문의들에게 치료를 받아왔다. 그는 "이 환자를 진료하기가 쉽지는 않겠지만, 지금까지 힘들게 살아왔고 결혼생활도 불행해 참 안 됐으니 잘 부탁한다."고 했다. 그리고 나서 조금 망설이더니, 오히려 강조하는 투로 "정말 불쌍한 여자이고 가난하기도 하여 치료비를 받지 않기로 했다."고 덧붙였다.

이런 이야기를 듣고 그 환자를 만났는데, 너무 유쾌해 보이고 아무 걱정도 없어 보여 무척 놀랐다. 그 환자는 명랑하고 총명했고, 나를 만나서 반가운 듯했다. 그녀는 곧바로 앓아 왔던 질환과 진료해 준 의사들을 열거하기 시작했다. 놀랍게도 그 의사들이 마치 친구나 되는 듯 거리낌없이 그들의 이름을 불렀는데, 그 의사들도 역시 환자의 이름을 불렀던 모양이었다.

한 20분쯤 계속하게 내버려 두었다가 내가 그녀의 말을 가로막고 "몹시 속상해 한다고 들었는데, 전혀 그렇게 보이지 않는군요." 라고 말했다. 이 말을 듣고 갑자기 태도가 바뀌더니, 단도직입적으로 한 의사와의 연애사건 때문에 속상하다고 말하였다. 물론 이야기중에도 그 의사의 이름을 친구같이 불렀고, 목소리에는 서글픈 애정이 담겨 있으면서도 원망과 경멸감도 느껴졌다. 환자는 그 의사를 천박하고 비열하다며 몹시 경멸했다. 자신을 유혹하고 나중에는 바보 취급을 했다는 것이다.

그래서 이용당했다는 느낌마저 든다고 덧붙였다. 그 의사와의 관계는 1년 이상 계속되었는데, 어느 날 갑자기 의사가 일방적으로 관계를 끊었다. 그 여자 환자는 진료 시간이 끝날 무렵 내 손을 잡고 (물론 내 이름을 부르며) 아주 고맙다고 했다.

다음에 만났을 때, 그 의사와의 관계는 이미 몇 년 전에 끝났다는 것을 알게 되었다. 이 말을 듣고, 나는 이제 와서 지난 일 때문에 고통을 받는 이유가 무엇이냐고 물었다. 이 질문에는 당황했던지 그녀가 아무 말도 하지 않았다. 대신 그동안 앓아 왔던 신체적 질환들을 열거하기 시작했다. 그런데 그 이야기를 하는 동안에도 여전히 자신을 치료한 의사들이 친구나 된 것처럼 이름을 부르면서 말했다. 마침내 나는 말을 가로막고 그녀에게 물었다.

"항상 친구인 양 의사들의 이름을 부르고 있는 것을 알고 있나요?"

그러자 그녀가 이 말에는 당황하여 얼굴을 붉히더니, 내가 자신의 이름을 부르지 않는 것을 보고 자기가 내 이름을 부르는 것도 원하지 않으리라 짐작했다고 애교스럽게 말하는 것이었다. 그리고는 목소리가 변하더니 내가 자기를 좋아해 주기를 바란 것이 잘못이라고 하였다. 결국 나는 중요한 의사요, 자신은 환자에 불과하지 않느냐고 했다.

내가 계속 입을 다물고 있었더니, 몇 분 후에 자기가 의사들을 친구처럼 부르는 것이 왜 잘못이냐고 물었다. 나는 잘못이라는 것이 아니라, 그런 행동이 뜻하는 바를 알고 싶을 뿐이라고 하였다. 그녀는 얼굴을 찡그리더니 사실 자신도 그 점이 궁금하다고 하였다. 그녀도 원하는 것이므로 내 짐작을 이야기하였다. 즉, 항상 이름을 부르며 친구인 양 의사를 대하는 것을 보면, 의사를 적극적으로 유혹하고 있는 것이 아니냐고 말했다. 그 이야기를 하는 동안 그 여자 환자는 몹시 당황하는 기색이더니, 사실은 지금도 또 다른 의사와 관계를 갖고 있다고 하였다. 이 새로운 관계 때문에 별로 마음이 편치 않았는데, 이는 스스로 생각해 보아도 자신이 먼저 그 의사를 유혹했고, 지난번 의사와의 관계에서도 그런 것 같다는 생각이 들기 시작했기 때문이었다. 의사들과의 긴밀한 관계에 이런 또 다른 동기가 숨어 있었다는 것을 깨달으니 너무 두려워 정신과의사의 도움을 청하게 되었다고 했다. 그녀 자신도 무슨 이유로 의사와 거듭 이러한 관계에 빠지게 되는 것인지 알고 싶어했다.

내가 다른 정신과의사에게 소개시켜 주겠다고 하니, 애교를 부리면서도 진지하게 내 도움을 받고 싶다고 했다. 즉 새로 만날 정신과의사를 유혹하지 않으려면 어떻게 해야 하는지 알고 싶다는 것이었다. 이에 대해 나는 정신과의사를 만나자마자 그동

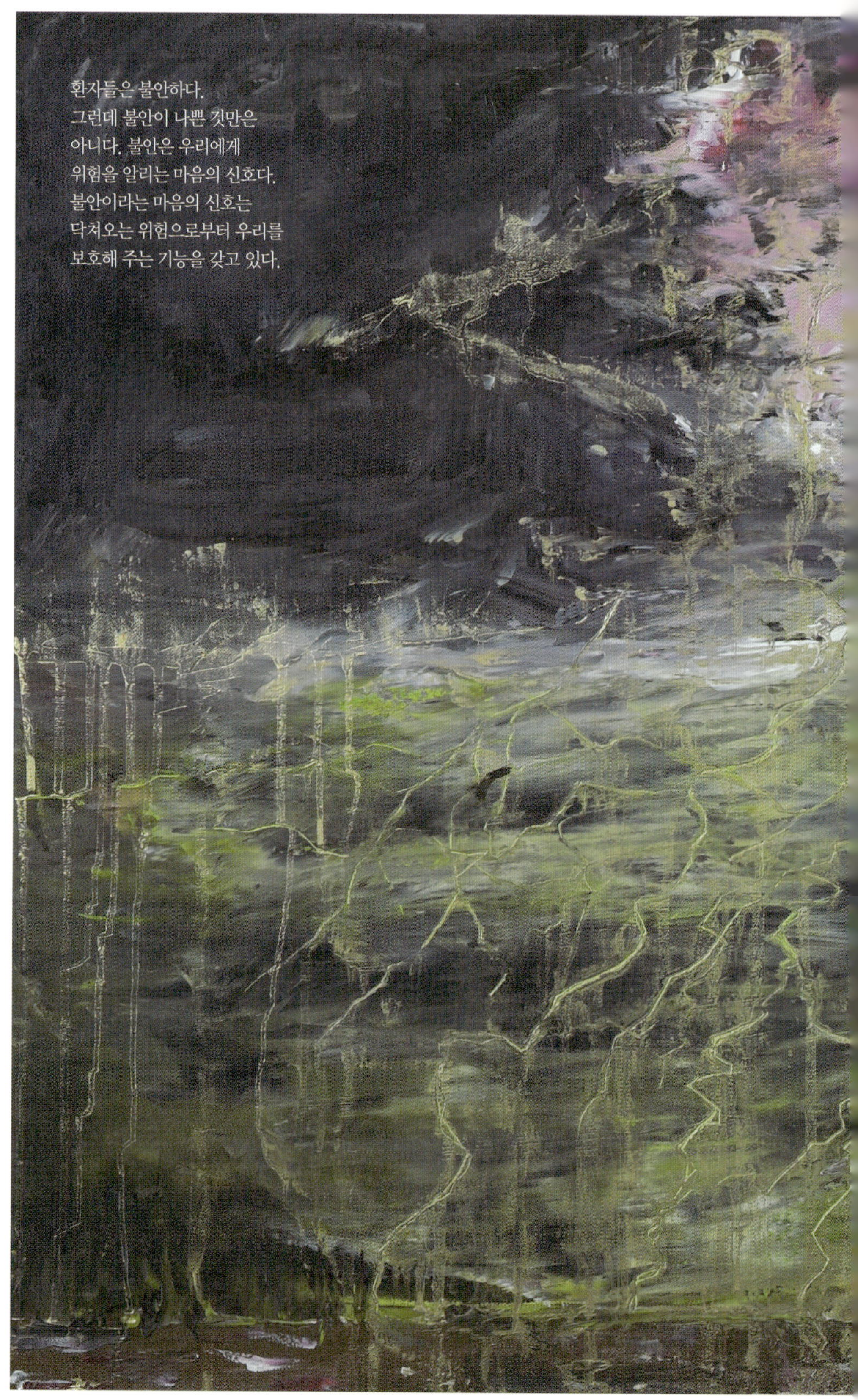

환자들은 불안하다.
그런데 불안이 나쁜 것만은
아니다. 불안은 우리에게
위험을 알리는 마음의 신호다.
불안이라는 마음의 신호는
닥쳐오는 위험으로부터 우리를
보호해 주는 기능을 갖고 있다.

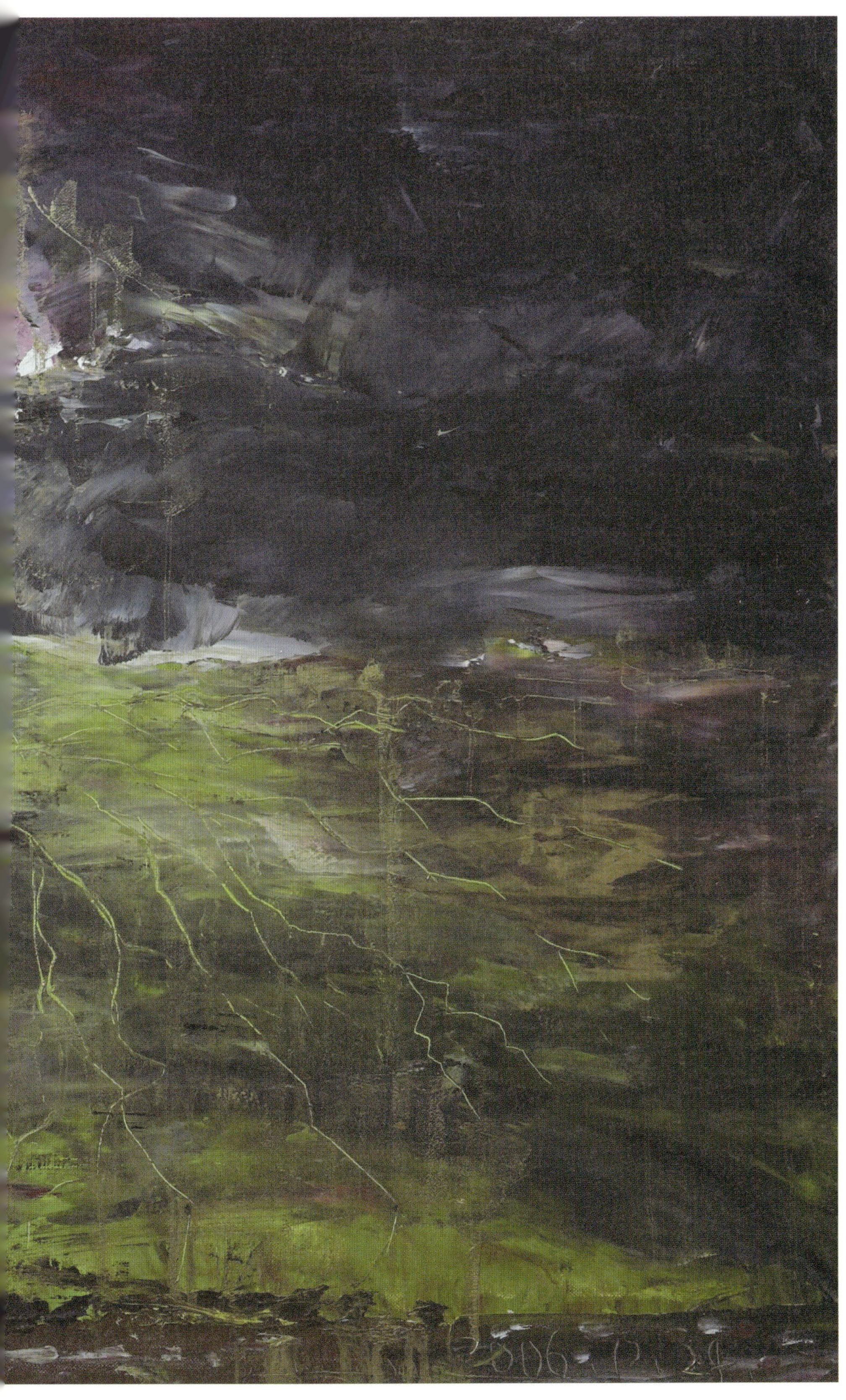

안의 연애사건을 이야기하고 자신이 먼저 유혹했으며, 지금도 그를 유혹하게 될까 봐 두렵다는 이야기를 하라고 충고해 주었다.

후에 그 여자 환자를 맡은 정신과의사는 물론 환자에 대한 문제를 극비로 하였다. 하지만 나는 그녀가 내 충고를 받아들였는지 궁금했고, 그 결과가 어땠는지 알고 싶은 것이 솔직한 심정이었다.

불안에 대해서 할 말은 아직도 많다. 불안의 성격과 신비를 잘 알고 있으면 환자와의 대화에서 많은 것을 알아낼 수 있을 뿐만 아니라, 사람들의 행동에 대해서도 좀 더 폭넓게 이해할 수도 있다. 불안이란 일반적으로 아주 중요한 역할을 하므로 여기서 논의된 불안한 환자에 대한 사항은 모든 환자에게 적용된다.

지금까지 이야기한 불안 외에도 불안의 요인이나 표현 형태는 환자에 따라, 또는 그때 사정에 따라 천차만별이다. 그러나 이런 불안의 기전이나, 또 수수께끼와 같은 그 정체를 잘 이해한다는 것은 그 환자의 전부를 이해하는 데 결정적인 요인이 된다는 것을 강조해 둔다. 사실, 모든 질환의 밑바탕에는 불안이 깔려 있으므로, 여기서 이야기한 불안한 환자와의 대화에도 그 중요성이 적용된다는 것을 유념해 두기 바란다.

04 불안한 의사
- 의사의 적 역시, 불안 -

The Anxious Doctor

환자의 불안, 또는 환자의 불안한 이야기 자체가 의사마저 불안하게 만드는 경우가 있다. 의사도 인간인 이상, 환자가 갖는 모든 감정을 그대로 느낄 수 있다. 어떤 의사들은 이러한 불안감을 견디지 못하고 환자의 진료를 아예 포기해 버리는 경우도 있다.

의사는 흔히 사용하는 방어기제에 따라 나름대로의 방법으로 불안을 해소할 수 있을 것이다. 하지만 불행히도 불안을 피할 수 있는 기적적인 방법은 없다. 그런데 환자는 의사보다 더 불안해 하고 겁을 먹을 특권(?)이 있다. 하지만 의사는 환자 앞에서 자신의 불안을 드러내서는 안 된다. 그럼에도 어떤 의사들은 환자 앞에서 자신이나 가족에 관한 이야기를 하면서 불안을 털어놓는다. 불안하고 고통스러운 것은 환자만이 아니라는 것을 안심시키려는 의도로 그렇게 말할 수도 있을 것이다. 그러나 실제로 큰 도움은 안 되고, 오히려 환자의 말을 막아 버리는 결과가 될 뿐이다. 불안한 의사는 환자의 말 끝마다 자신도 그와 비슷한 증세가 있다고 맞장구를 친다.

어느 여자 환자가 진찰실을 나서면서 돈을 낼 사람은 자기가 아니라 의사라면서, 자기가 만약 생리 때마다 배가 아프다고 했더라면 그 의사는 무엇이라고 했을까 하며 웃기도 하였다.

예를 들어, 환자가 오이만 먹으면 소화불량이 된다고 할 때, 의사는 자기도 그렇다고 말해서는 안 된다. 환자와 같은 증세를 발견하면, 흥미롭고 자신이 느끼는 불안을 다소나마 없앨 수는 있겠지만, 이는 현명한 의사로서 바람직하지 못하며 환자 치료에도 나쁜 결과를 초래할지 모른다.

그렇다면 불안한 의사는 어떻게 해야 할 것인가?

첫째, 환자를 대하기가 너무 불안해서 진료에 지장이 있을 정도라면 그가 해야 할 일은 분명하다. 환자를 보지 말아야 한다. 환자를 직접 진료하지 말아야 한다. 환자와 대화를 나누지 않아도 되는 다른 과를 선택해야 한다는 말이다.

둘째, 이와 같이 항상 불안을 느끼는 심각한 경우가 아니고 어떤 특수한 경우에만 약간 불안하다면, 우선 그 경우가 어떤 것인가를 잘 분석하여 가급적 그 상황을 피해야 한다. 남자 환자나 여자 환자, 부자나 가난뱅이, 젊은이나 노인, 학력이 높은 경우나 낮은 경우, 수동적이거나 공격적인 경우…… 등 어떤 환자를 만날 때 가장 불안한가를 우선 알아야 한다. 혹은 어떤 특수 질환과 관계가 있는가, 수술을 해야 하기 때문인가, 알코올 중독 때문인가, 폐병 전염이 두려워서인가…… 등을 자세히 알아야 한다. 적잖은 의사들이 마치 알레르기처럼 특수한 환자나 특수 질환에 특히 불안을 느낀다.

특수한 몇 가지 경우에만 불안해진다면, 다음에는 가급적 그러한 불안을 야기시키는 상황을 적당히 피하거나 혹은 다른 적절한 방법으로 적응을 하는 것이 좋다. 여러 종류의 환자와, 그에 따른 다양한 진료 방법으로 경험하게 되는 안정과 불안에 대한 반사 작용이라고나 할까!

의사들은 전공과를 선택할 때부터 그들의 인간성과 직업성의 상호 관계를 잘 적응시킨다. 우리가 흔히 생각하는 것과는 달리, 전공과의 선택은 적성이나 기

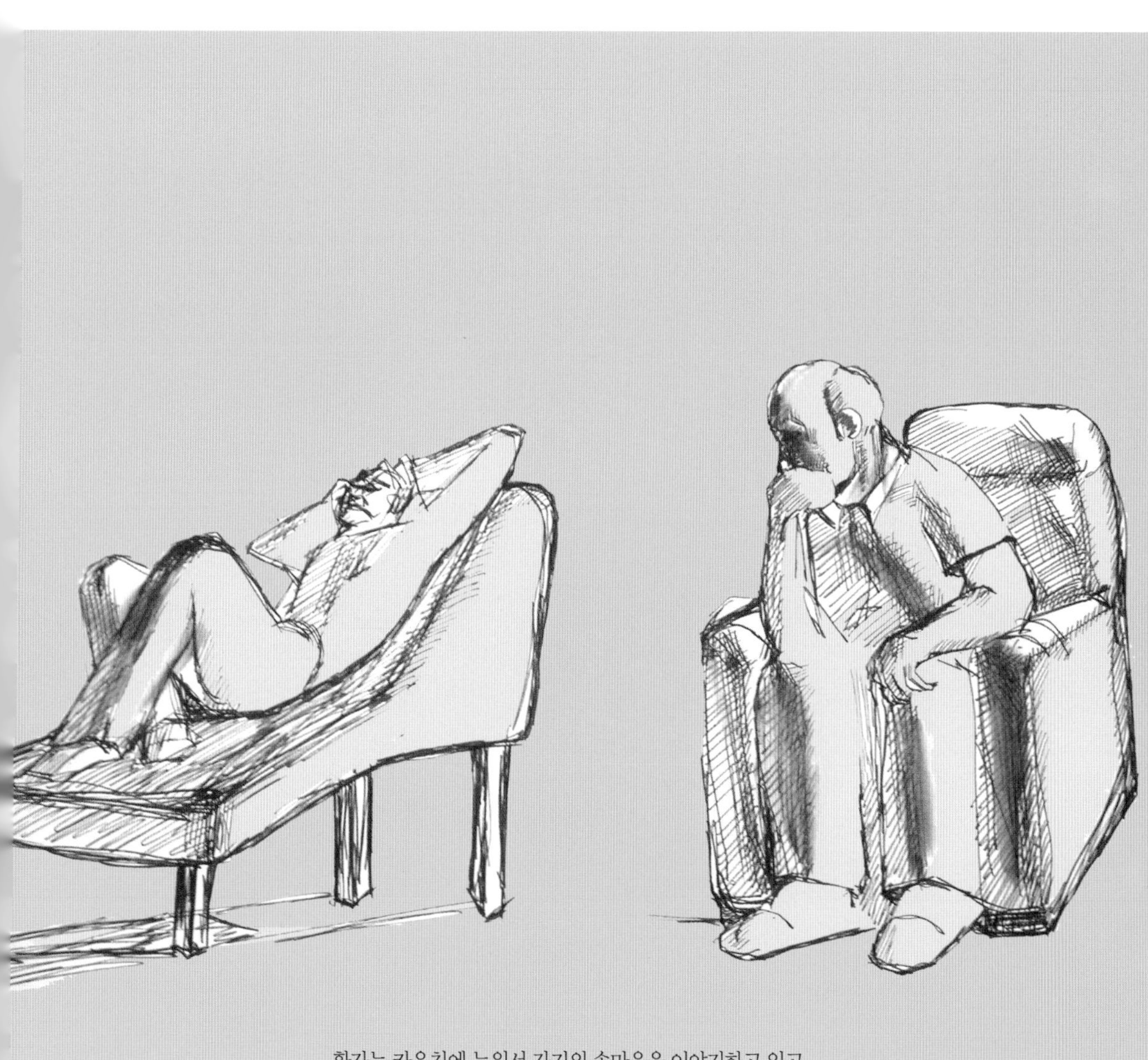

환자는 카우치에 누워서 자기의 속마음을 이야기하고 있고,
의사는 환자의 머리맡에 앉아 듣고 있다.
환자와 대화를 나누는 중에 의사도 불안을 느낄 때가 있다.
특수한 경우 즉, 여자 환자를 볼 때마다 불안하다거나
남자 어른을 볼 때마다 불안하다면 자기분석을 통해서
원인을 이해할 필요가 있다. 이런 대화 불안이 너무 높은
의사는 정신과의사보다는 외과를 택하는 것이 좋다.
환자와 대화를 할 때, 의사는 자신의 생각과 마음을 비우고
환자의 이야기에 집중하려고 노력해야 한다.

술보다 오히려 그의 성격이나 과거의 개인적인 경험들이 더 중요한 영향을 미친다. 이러한 선택들은 의과대학에 들어가기 전부터 이루어지기 시작하여 대개 졸업 전에 결정된다. 그들은 불안하게 하거나, 성취감을 얻지 못할 것 같은 전공과를 피한다. 예를 들어, 누군가가 자신이 하는 일을 지켜보는 것이 싫은 의대생이라면, 외과를 선택하지 않을 것이다. 또 닫혀진 문 뒤에서 환자와 단둘이 있을 생각만 해도 진땀이 난다면, 정신과의사가 되지 않는 것이 낫다. 생사를 책임져야 하는 부담감이 싫다면, 고도의 기술과 노력을 요구하기는 해도 생명과 직결되지 않는 전공과를 선택하고 싶을 것이다. 사회활동에 적극적이고, 여러 사람을 만나기를 좋아하는 개방적인 사람이 환자와 접촉하지 못하는 전공을 선택한다면, 불안해서 자신의 일에 만족하지 못할 것이다.

이러한 여러 가지를 잘 고려하여, 대부분의 의사들은 자신의 성격과 잘 맞고 적어도 불안감을 주지 않는 전공과를 선택하려고 애쓴다. 하지만 일부 의사들은 여러 가지 불안을 야기시키는 일을 선택하기 마련이다. 스스로의 전공과 선택에 문제가 있었음을 깨닫는 즉시, 보다 편안하게 일할 수 있는 과로 바꾸는 경향도 있다. 그러나 어떤 의사들은 이를 시도조차 하지 않고 계속 불안한 상태에서 진료를 계속하게 된다. 어쩌면 그나마 찾아와 주는 환자가 있다는 사실을 고마워한 나머지, 전공을 바꾸는 위험을 무릅쓸 용기가 없는지도 모른다. 또 경험이 부족한 의사들은, 환자를 치료하는 일은 불안을 초래하기 마련이라고 자위하면서, 시간이 흐르면 괜찮아질 것이라고 자기최면을 걸 수도 있다. 그러나 시간이 지난다고 해서 모든 것이 호전되는 것은 아니다.

어떤 의사는 불안하게 하는 환자를 피하는 대신, 일부러 찾아나서기도 한다. 그들은 두려워하는 대상에 직면하여 문제를 해결하고자 하는 적극적인 사람이라고 할 수 있다. 피해 달아나기보다 정면으로 도전하는 자세이다. 피가 두려울수록 외과 계통을 택하고, 죽음이 두려울수록 중환자실 근무를 자청한다. 그런데 이런 방법으로 성공하는 예는 그리 흔치 않다. 거칠고 난폭한 자신의 성격을 고치고 싶다는 이유로, 섬세하고 유연한 기술을 요하는 전공과를 선택하기도 한다. 이런 의사들은 경탄의 대상이다. 이들은 자신의 선천적인 성격에 맞서 저항하고 있다고나 할까? 물론 이런 의사들이 성공하는 경우도 있다. 죽음과 질병에 맞서 싸우는 그들의 확고부동함은 다른 의사들에게 귀감이 될 수도 있다. 그러나 이런 식으로 불안에 접근해서는 문제를 피할 수가 없다. 환자를 치료하는 능력은 뛰어날지 모르지만, 성격은 변하지 않아 예전처럼 불안하고 불편한 것은 마찬가지다.

불안을 좀 더 다른 방향으로 처리하는 의사도 있다. 그들은 불안을 야기시키는 환자나 상황을 피하지 않고 운명론자처럼 참고 견딘다. 심각하게 걱정하는 것이 의사의 임무라고 생각하며 당연시한다. 시달림을 당하면 당할수록, 부담이 커지면 커질수록 스스로를 대견하게 생각하는 것이다. '이게 얼마나 힘든 일인가?' 라는 은근한 자부심을 갖는 재미도 누린다.

여러 가지 이유로 인해 많은 의사들이 불안을 고스란히 감수할 뿐, 거기에 대한 근본적인 대책을 강구하려 들지는 않는다.

의사의 불행이 여기서 시작하는 경우가 가끔 있다.

첫째, 의사들은 불안하기 때문에 의학적 지식이나 기술을 적절히 발휘하지 못하게 된다.

둘째, 계속되는 불안 때문에 의사가 해서는 안 될 일을 하고 만다. 지치고 잠도 못 자고 초조한 것을 이겨내기 위해 술을 마시고 마약을 쓰기도 한다.

얼마나 많은 의사들이 불안과 혼자 싸우다 이런 엄청난 비극을 맞아야 했던가. 정신과 동료의 도움을 구할 수 있었다면 상황은 더욱 좋아졌을 것이다. 불안한 의사가 정신과 환자가 된다는 것이 어려운 일이기는 하지만.

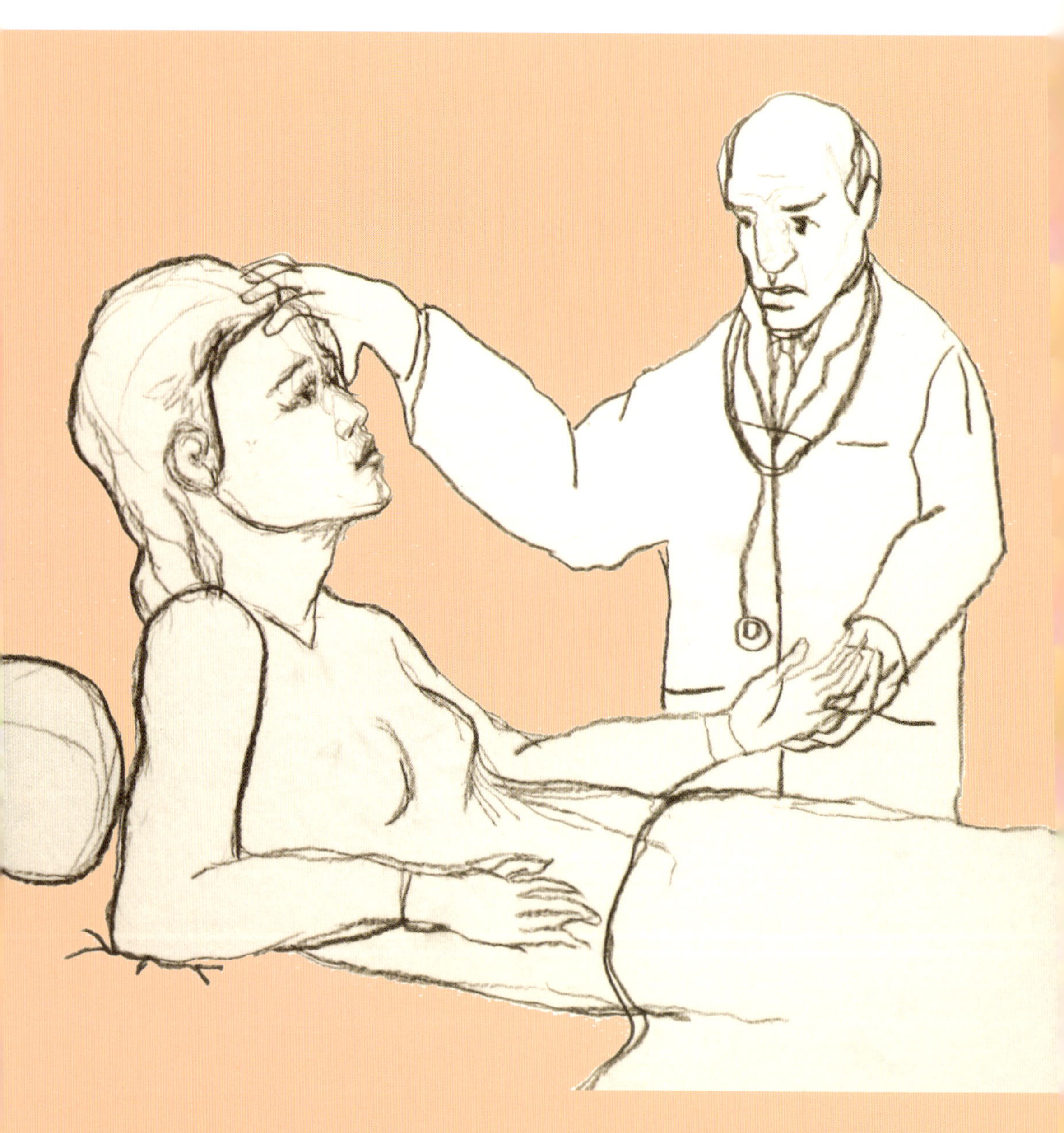

영국 속담에 "살아있는 한, 희망은 있다"라는 귀중한 말이 있다.
환자에게 있어서 의사는 희망이다. 의사의 한숨이나, 비관적인
태도는 환자를 불안에 떨게 하고 때로는 절망감을 준다.

화가 난 환자

The Angry Patient

정신과의사의 어렵고도 힘든 일 중의 하나가 화난 환자와 대화하는 것이다.

괜히 트집을 잡거나 오해를 하거나, 무조건 반대로만 나가거나, 또는 정면으로 화를 내는 환자를 대할 때마다, 의사의 반응은 여러 가지다. 고운 말로 타이르기도 하고, 같이 화를 내거나 야단을 치기도 한다. 또 어떤 의사는 환자의 성난 말투나 제스처 등을 완전히 무시하고 마치 아무 일 없는 것처럼 평범하게 대하기도 한다. 의사의 성격이나 그때의 상황에 따라 여러 가지 반응이 있을 수 있으나, 중요한 것은 그 환자가 무엇 때문에 그렇게 화가 났는지를 알아내는 일이다.

우선 화가 난 환자에게 주저하지 말고 그가 화난 것같이 보인다고 말하는 것이 낫다. 확실치 않으면, 그를 염려하는 입장에서 화난 일이 있느냐고 물어야 한다. '화났다'는 표현이 지나치다고 생각되면, '기분이 좀 상한 것 같은데', '기분이 언짢아 보이는데', '무슨 할 말이 있어 보이는데' 등 환자에 따라 적절한 표현을 찾을 수 있을 것이다. 여하튼 환자가 의사 때문에 화가 났다고 하더라도, 그것이 세상의 종말이라도 되는 듯한 인상을 주지 않도록 해야 한다. 그렇다고 농담을 하거나 가볍게 넘기라는 말은 아니다. 신중히 다루되, 다만 죽고 살고 하는 그런 심각한 문제는 아님을 상기시켜야 한다.

때때로 환자들은 아주 하찮은 일에도 화를 낸다. 아마 그는 의사의 생김새가 싫어서 그럴지도 모른다. 의사가 너무 젊거나 너무 늙어서 그럴 수도 있다. 무엇 때문이든, 화가 났다면 거기에는 분명히 이유가 있다.

화난 이유를 찾아내고 그 의미를 분석하여 효과적인 해결방법을 강구하기 위해서는 화난 것에 대한 기본적인 지식부터 알아야 한다. 우선, 화가 난다는 것은 병적인 것이 아니다. 그리고 그것은 누구나 흔히 경험하는 일이며 누구든 화가 날 때가 있기 마련이다. 따지고 보면 화난 것이 사실인데도, 이렇게 말하면 화를 버럭 내며 부정하려 드는 사람이 있을 것이다. 그래서 화를 낸다는 것보다는 우리 모두에겐 화를 낼 수 있는 가능성을 가지고 있다는 것이 훨씬 부드러운 표현이 된다. 이런 완곡한 표현에도 불구하고 반대 의견이 있을 수 있다. 절대로 화를 내지 않는 사람도 있다는 것이다. 하지만 이들은 자신이 화가 났다는 것조차 모르고 있을 수도 있고, 거기에 대한 외적인 증거가 없을 수도 있다. 이 경우는 절대 화를 내지 않는 것과는 거리가 멀다. 따라서 모든 사람은 화를 낼 가능성이 있으며, 또한 누구나 화를 낼 수 있다고 보는 것이 옳다.

특히 건강과 질병을 놓고 생각할 때, 화를 좀 다른 측면에서 이야기할 수 있다. 인간생활의 모든 경우에 화난 감정이 직접적으로나 간접적으로 관여하고 있다. 어떤 경우에도 화가 난 감정이나 사고, 행동을 배제할 수는 없다. 태어나서 죽을 때까지, 우리 삶의 모든 일은 화나는 것과는 밀접한 관계를 가지고 있다. 결국 우리가 하는 모든 일의 동기는 '화'라고 할 수 있다. 너무 독선적이라고 비판하는 사람들도 많을 것이다. 인생의 모든 즐거운 순간순간마다 분노가 도사리고 있다는 이야기인가? 행복한 일에 종사하고 다른 사람들과 행복한 순간을 나눌 때는 어떠한가? 기쁨이 넘칠 때도 있고, 조용하게 안정된 시간을 보낼 때도 있지 않았는가? 하는 일에 성공해서 만족스러웠던 경험은 무엇이란 말인가? 이것도 저것도 아니라면, 만족스러운 성행위의 경우는 어떠한가?

물론 분노의 감정이 섞이지 않은 순수한 행복의 순간들도 많다. 내가 여기서 분명히 해두고 싶은 것은, 환자가 하는 어떤 행동이나 말 속에도 분노의 요소가 자리잡고 있다는 것을 항상 잊지 말라는 점이다.

나는 여기에서, 죄악시되고 있는 분노를 옹호하려고 한다. 분노는 죄가 아니라 보호기구이다. 분노는 공포만 있을 때보다 우리를 보호해 주는 힘이 되어준다. 공포나 불안은 위험을 알려주는 신호일 뿐, 그 자체가 우리를 보호해 줄 수 있는 행동을 하지는 못하기 때문이다. 방어나 공격을 위해 필요한 힘은 역시 분노를 통해 생긴다. 화가 나면 공격적이 되고 우리를 보호하기 위해 효과적인 행동을 하게 된다.

다음은 화를 내는 이유에 관한 것이다.

불안의 원인과 마찬가지로, 화를 내는 원인도 때로는 현재의 여건에서는 전혀 생각할 수 없는 경우도 있다. 화를 낸다는 것도 어릴 적부터의 경험을 통해서 만들어진 것이다. 불안한 환자에 대한 논의를 할 때는 대부분의 인간 행동을 지배하는 원칙인 과거사를 고려해야만 한다. 어떤 문제가 생겼을 때, 불안한 반응을 보이는 것은 과거의 경험과, 과거에 어떻게 반응했는가에 근거를 두고 있다.

분노의 경우에도 이것은 그대로 적용된다. 분노 역시 그 개인이 살아온 인생의 산물이다. 태어나서부터 자라는 동안의 성장 과정을 통해 사람마다 어떤 일에 대해서 특히 민감한 반응을 보인다거나, 화를 낼 때 남과 다른 일정한 형태를 갖는 개인적인 특성을 띠게 된다. 의사가 이래라저래라 하고 지시하는 데 대해 화를 내는 환자가 있는가 하면, 반대로 자세한 지시를 해주지 않는다고 화를 내는 사람도 있는 것은 바로 이런 이유 때문이다. 이것은 두 사람의 어릴 적부터의 경험이 서로 다르기 때문에 생긴 차이이다. 어디 그뿐인가? 어떤 환자들은 존중하는 듯한 겸손한 태도로 대해주지 않으면 속상해 한다.

좀 개인적인 질문을 하면 너무 따진다고 화를 내고, 또 하지 않으면 관심이 없다고 화를 내는 환자도 있다. 조금이라도 기다리게 하면 의사가 자신을 무시한다고 화를 내는 환자도 있다. 이렇게 같은 일에도 화를 내는 사람이 있는 반면,

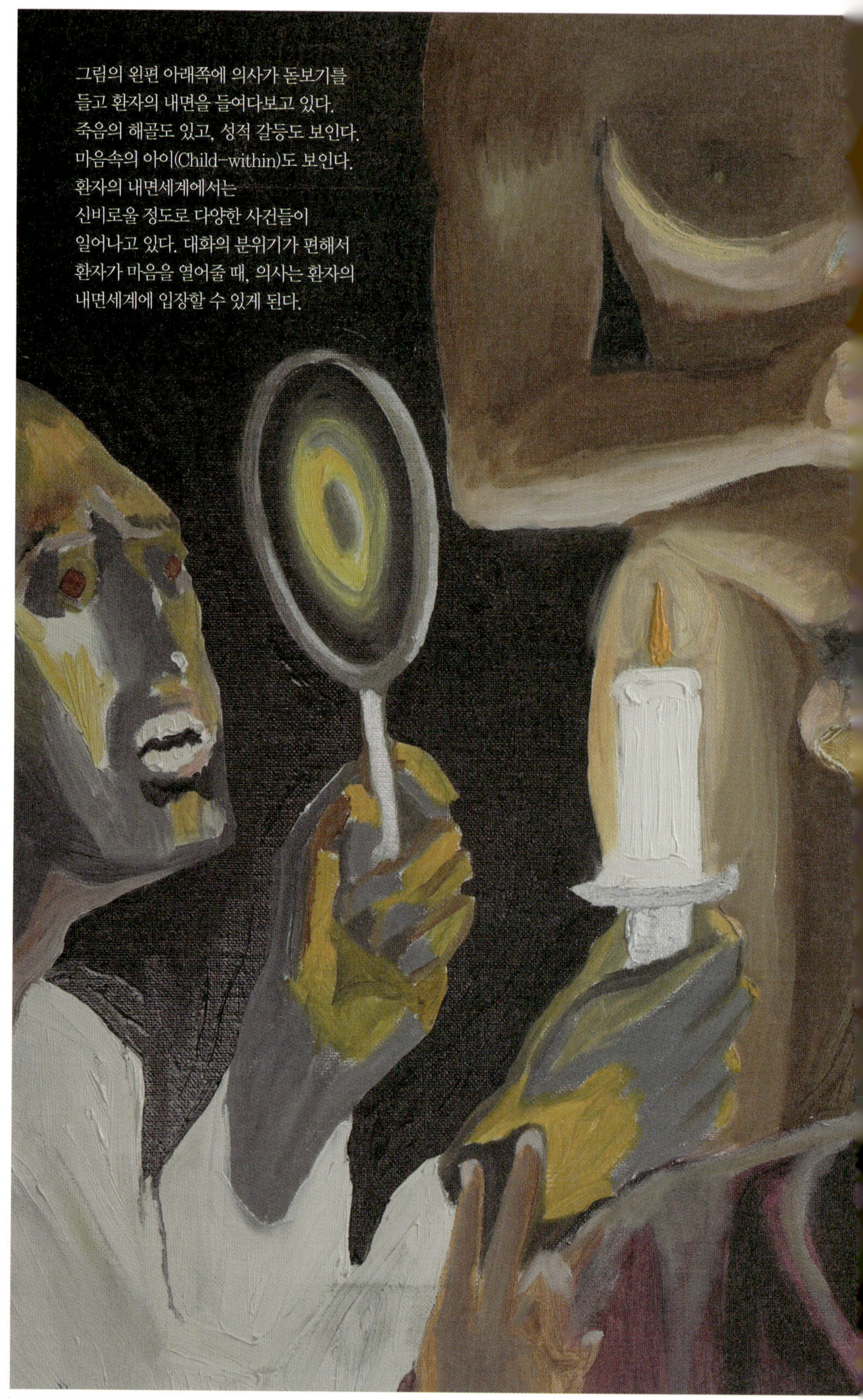

그림의 왼편 아래쪽에 의사가 돋보기를
들고 환자의 내면을 들여다보고 있다.
죽음의 해골도 있고, 성적 갈등도 보인다.
마음속의 아이(Child-within)도 보인다.
환자의 내면세계에서는
신비로울 정도로 다양한 사건들이
일어나고 있다. 대화의 분위기가 편해서
환자가 마음을 열어줄 때, 의사는 환자의
내면세계에 입장할 수 있게 된다.

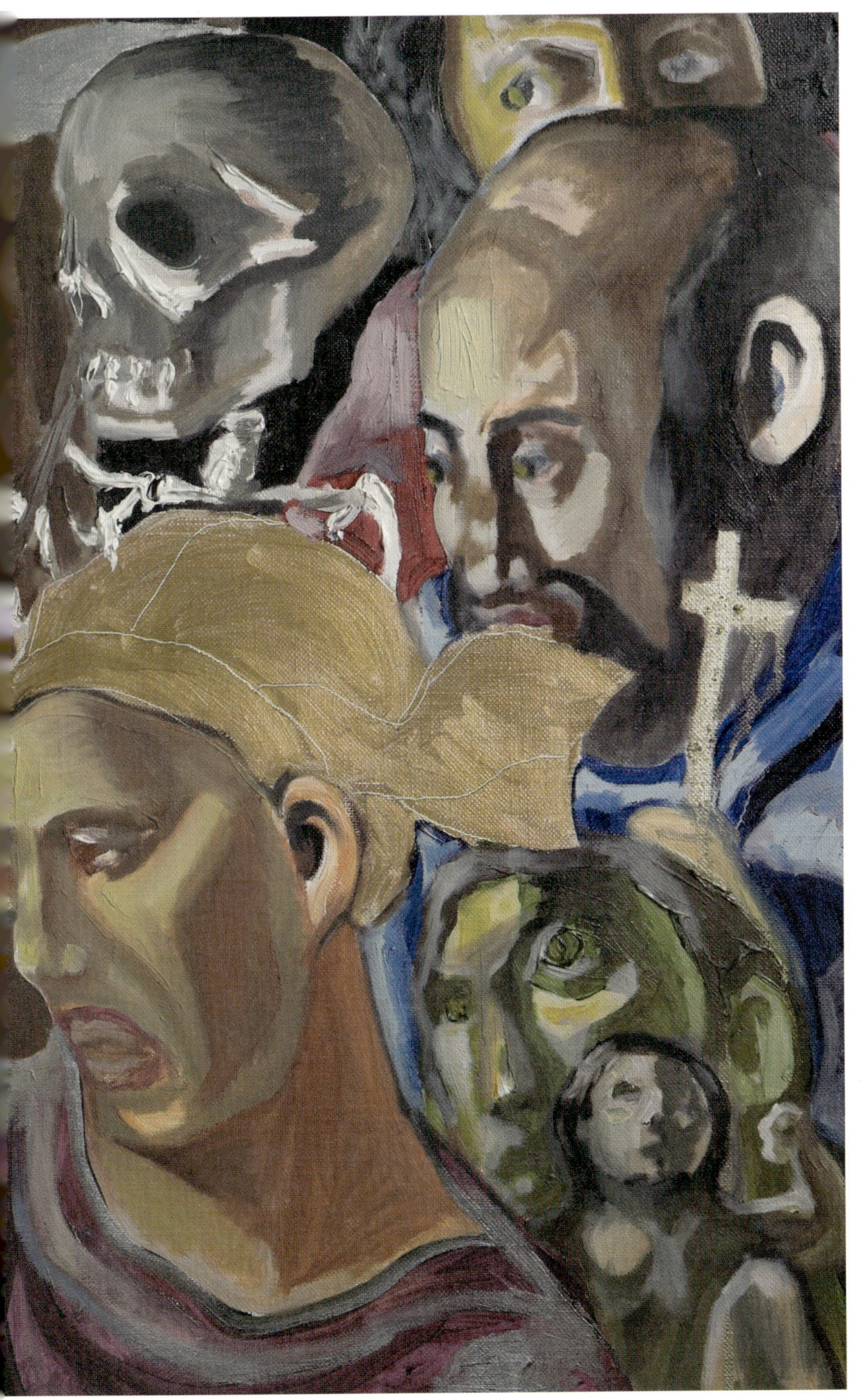

화를 내지 않는 사람도 있고, 또 화를 내는 데도 그 표현 방법이 각양각색이다. 이런 상반된 반응이 생기기까지는 그 사람의 어릴 적부터의 경험이 많은 영향을 미치고 있는데, 불행히도 의사들은 그 점에 관한 한 별로 알 길이 없다. 따라서 환자가 화를 낸다는 것은 의사의 말이나 태도보다는 그의 어릴 적 경험에서 비롯된다고 생각해도 좋다.

또 화를 내는 양상도 이와 마찬가지로 과거의 경험을 통하여 형성된다. 어떤 환자는 말보다 행동으로 나타낸다. 머리를 쥐어짜거나, 책상을 치거나, 볼멘소리로 아주 짧게 대답하는 직선파도 있다. 아니면 짐짓 웃어넘겨 버리거나, 자세를 똑바로 고쳐 앉거나, 혹은 점잖게 목소리를 바꾸는 등의 곡선파도 있다. 아니면 행동의 변화는 거의 없고 말로만 화를 내는 환자는, 목소리를 높여 따지거나, 고함을 치거나, 빈정대기도 하고, 또 아주 반대로 일체 입을 열지 않는 함구파도 있다.

환자가 왜 화가 났으며, 또 자신이 화가 난 감정을 어떻게 표현하는가를 아는 것보다 더 중요한 것은 그가 화가 난 원인이 현재에 있는 것이 아니고 과거에 있다는 것을 명심하는 일이다. 눈앞에 있는 의사에게 화를 내는 것은 그 의사가 환자의 과거 속에 살아 있는 어느 누군가를 연상(聯想)시키고 있기 때문이다. 새로운 의사를 만나러 가는 것과 같이 위협적인 상황이 닥치면, 환자는 과거를 회상하게 되고 현재와 비슷한 상황에서 경험한 감정들과 반응을 되풀이하는 것이다.

이러한 사실에 비추어 보면, 환자가 화를 내면서 적대감을 보일 때, 그 원인은 의사가 아니라 환자에게 있다는 것을 확신할 수 있다. 물론 의사가 잘못해서 환자의 화를 돋우는 경우도 있을 수 있다. 그러나 이런 경우에도 의사에게는 다만 환자를 화나게 했던 과거의 어떤 사람을 연상시킨 죄밖에 없다.

분노의 근원이 이러함에도 많은 의사들은 그것이 곧 자기의 잘못인 양 생각하고, 모든 환자들로부터 존경을 받아야지 결코 화를 내게 해서는 안 되는 것으로 생각하고 있다. 거듭 강조하지만, 이것이야말로 잘못된 생각이다. 화를 낸다는 것은 어떤 면에서는 좋은 일일 수도 있다.

왜냐하면 분노는 흔하면서도 중요한 감정이므로, 환자가 의사에게 불만이나 분노를 드러내지 못한다는 것은 바로 그 의사에게 문제가 있는 것이다.

화에 대한 또 한 가지 원칙으로는, 그 원인이 먼 과거에 있기보다는 최근에 혹은 현재 어떤 사람에 대한 분노가 의사에게 전이된다는 사실이다. 환자는 새로운 상황에 맞닥뜨릴 때마다 반복된 행동 패턴을 보여주고 있다. 처음 온 환자가 이전 의사들이 치료를 잘못했느니 또는 불친절했느니 하는 불평을 할 때, 분명히 알아두어야 할 점은 그 환자의 그러한 감정이 지금의 당신에게도 작용하고 있다는 것이다.

그리고 더 나아가서, 환자들의 이러한 불만이나 분노가 의사의 잘못이 아니라 환자의 과거의 경험에서 비롯된다는 것을 이해할 수 있다면, 당신은 이 환자를 성공적으로 치료할 수 있을 것이다. 의사인 당신이 이 점을 명심하지 않으면 환자 치료에 대한 모든 것을 놓치는 셈이다.

이런 원칙을 염두에 둔다면, 환자가 화를 낸다는 것은 때로는 유익할 수도 있다. 우선 그에게는 숨겨온 오랜 감정을 폭발시킬 수 있는 기회가 되고, 또 의사 입장에서는 환자에 대하여 많은 것을 알 수 있는 직접적인 계기가 되기 때문이다. 환자가 아무리 자신에 대한 설명을 잘 하더라도, 그가 직접 보여주는 행동이나 태도만은 못하다. 환자를 잘 이해하려면 그가 던지는 말보다 의사에 대해 즉각적으로 보여주는 행동이나 태도를 잘 관찰해야 한다.

몇 해 전 내가 보청기를 사용하고 있을 때였다.

한 중년 부인이 처음 진찰실에 들어와 나를 쳐다본 순간부터 사사건건 화난 얼굴로 시비를 걸었다. 이야기를 하면 맹렬히 반박했고, 입을 다물고 있으면 아무 말도 하지 않는다고 비난했다. 처음에는 영문을 몰라 어리둥절하였으나, 곧 나는 그가 내 보청기에 대하여 신경을 쓰고 있다는 것을 눈치챘다.

그래서 내가 청각에 이상이 있는 것에 신경이 쓰이는지를 조심스럽게 물어보았다. 그녀는 금세 얼굴 표정이 일그러지더니 감정에 복받쳐, 항상 다투기만 해서 사이가 좋지 않았던 동생이 귀머거리였다고 대답했다.

동생에 대한 분노가 보청기를 통해 나에게로 전이된 것이다. 이것을 계기로 자신과 가족에 대하여 많은 이야기를 할 수 있었다.

이와 비슷한 상황이, 두통을 호소하던 여자 환자에게서도 일어났다.

　　그녀의 두통은 남편이 심장병을 앓고 난 후부터 시작되었다.

　　내가 냉정하다느니, 자신에게 말할 기회도 주지 않고, 자기를 귀찮게 여기며 싫어한다는 등의 공연한 불평을 늘어놓았다.

　　(솔직히 나도 이 부인을 좋아하기는 어려울 것 같았다.)

　　한참 후 나는 이렇게 말했다.

　　"당신은 남편의 심장병 때문에 무척 신경과민이 되어 있고, 특히 당신 자신처럼 다투기를 좋아하는 사람에겐 병든 남편에게 더 신경이 쓰일 것이며, 더구나 이렇게 성질이 급해서야 아주 힘들겠어요."

　　이 말을 듣고 환자는 자기의 못된 성질 때문에 남편도 괴로웠을 것이라는 이야기를 했으며, 남편에게 심장병이 있다는 것을 안 이후에는 더 이상 바가지를 긁을 수 없게 되었다고 했다. 이 가족의 주치의는 더 이상 남편의 신경을 거슬리지 않도록 조심해야 하고, 그렇지 않으면 생명이 위험할 것이라고 경고했다. 이렇게 되고 보니, 그 여자 환자는 남편에 대한 분노를 나에게로 전이한 것이 분명했다. 즉 남편에게 더 이상 화를 낼 수 없으니, 내가 목표물이 된 셈이다.

　　그보다 더 중요한 것은, 그의 이런 화풀이를 통해 그가 남편에게 어떻게 했으리라는 것을 짐작하고도 남음이 있게 해준 것이다. 이런 화풀이는 그녀에게 있어 화를 참는 것이 얼마나 어려운 일이며, 또 남편의 심장병을 악화시킬까 봐 얼마나 두려워하고 있는지를 잘 보여주었다.

다른 메커니즘을 보여주는 분노의 예가 있다.

　　한 남자가 부인의 충고를 듣고 나를 찾아왔다.

　　부인은 그가 술을 너무 많이 마시고 가족에게 무관심하다며 의사와 이야기를 해보라는 충고를 했다는 것이다. 환자는 첫번째 진료 시간에는 오지 않았고, 두 번째 진료 시간에는 간신히 오긴 했는데 약속시간이 지나서였다. 그는 시작부터 나를 공격해왔다. 주차하기가 왜 이렇게 어렵느냐, 진료실을 찾기도 어렵다, 자기는 매우 바쁘기 때문에 한가하게 오래 앉아 있을 수 없다는 등의 불평만을 잔뜩 늘어놓았다.

　이 남자의 경우, 죄책감이 커서 내가 자신을 몰아세울까 봐 겁을 내고 있었다. 즉 아내의 강요에 못이겨 나를 만나러 왔으니, 내가 자신의 나쁜 점을 잘 알고 있으리라 생각한 모양이었다. 더욱이 첫 약속을 지키지 않은 데다 두 번째 약속까지 늦은 것도 잘못이었다. 내가 화를 내며 꾸짖을 것이 불보듯 뻔하지 않은가?

　따라서 그는 무의식적으로(또한 오래된 패턴에 따라) 나보다 먼저 공격의 자세를 취한 것이다. 좀 더 자세히 분석해 보면, 이 환자는 자기 자신을 내 머릿속에 있을 선입견에 맞추었다. 그가 생각하기에 내가 취할 것이라고 생각되는 행동을 그가 먼저 취한 것이다.

　이 상황을 파악하자, 나는 그에게 이렇게 말했다.

　"아마도 내가 당신을 비난하고 심하게 나무랄 것으로 생각하는 모양이군요. 누가 당신을 비난하는 것을 참을 수 없고, 또 그로 인해 죄책감을 느낀 적은 없나요?"

　결국 그는 내가 냉혹하게 대하지 않으리라는 것을 알고 난 후에야 긴장을 풀고 이야기를 할 수 있었다.

　분노는 어떤 원인에서 비롯된 불안을 은폐시키고 그 불안에 대한 방어를 할 수 있게 한다. 적대감을 보이는 환자에게 몹시 불안해 보인다고 이야기함으로써 내면의 감정을 살펴볼 수 있게 한다. 환자가 의사에 대해 쏟아 놓는 온갖 거북한 이야기를 가만히 앉아서 듣고 있기란 여간 어려운 일이 아니다. 그러나 그런 식으로 환자의 화가 풀리고 나면, 아주 좋은 치료적 관계가 성립되는 수도 있다. 의사를 신뢰하고 협조하는 선물을 얻게 되는 셈이다. 싸운 후 친한 사이가 되는 것은 사회생활에서도 흔히 있는 일이다. 그렇다고 지나치게 무례한 환자의 태도를 참고 있으라는 것은 아니다. 화가 난 것과 모욕을 주는 것은 틀리기 때문이다. 의사를 모욕하게 내버려 두는 것은 환자를 위해서나 의사를 위해서나 바람직한 일이 못 된다.

　이와 비슷한 경우로, 현재 진료를 받고 있는 의사에게, 이전에 치료를 받았던 모든 의사들에 대해서 화를 내고 그들에 대한 지나치게 모욕적인 험담을 하는 환자들도 있다. 의사들이 모두 완벽하고 윤리적인 것은 아니므로, 의사로서 들기 거북한 이야기도 있고 또 의사 자신에게도 문제가 있을 수 있는데, 환자들이 이런 의사들을 마주하게 되면 분노하게 된다.

그러나 염두에 두어야 할 것은 이런 환자가 하는 말은 대부분 사실이 아니라는 것이다. 비록 진실을 이야기한다고 하더라도, 환자는 의식적으로든 무의식적으로든 의사의 반응이 분명하기를 바란다. 즉, 환자 자신의 말에 동의하든지 아니면 자신이 욕을 해대고 있는 그 의사들을 옹호해 주기를 바란다. 그러나 의사로서는 어느 입장을 취하든 좋을 것이 없다. 그래서 아무 말도 하지 않고 있으면 이것 또한 환자의 기분을 언짢게 만든다. 이럴 때는, 그 의사나 그가 행한 치료법에 대해서 많은 것을 알고 싶어하니 원하는 대로 이야기를 해보라고 권하는 것이 좋다. 이렇게 되면 어느 편을 드는 것도 피할 수 있고 문제의 핵심에도 접근할 수가 있을 것이다.

자신의 분노에 대한 사람들의 반응이 변하고 있다는 것도 고려해 볼 가치가 있다. 최근 들어 분노는 더욱 공공연하고 적극적인 것이 되었으며, 두 종류의 상이하면서도 중복되고 연관된 방법으로 표출되고 있다. 그 하나는 행동적인 반면, 다른 하나는 지적이며 자신이 믿는 바를 위해 목소리를 높이는 것이다. 첫째의 경우, 개인이나 집단 폭력 상태가 크게 증가하는 것처럼 직접적인 행동으로 분노를 표출한다. 살인 행위도 계속 증가하는 추세이다.

이와 같이 극단적인 폭력이 어떤 결과를 초래할 것인지, 그 의미는 무엇인지에 대해 아직 결론을 짓기는 어렵다. 분노가 표출되는 두 번째 방법과 결합할 가능성도 보인다. 두 번째는 처음 방법보다 지적이며 의견의 표현에 주력하여 분노를 건설적인 일의 원동력으로 사용하는 경우이다.

물론 지금 내가 말하고자 하는 것은 거의 전세계적으로 번져나가는 항의 시위와 충돌에 관한 것이다. 항의 시위는 항상 분노를 주축으로 한다. 물론 때때로 항의 자체가 공공연하게 분노를 표출하고 폭력적이 되기도 하지만, 그렇지 않고 외적으로 예의 있게 분별력이 있어 보이더라도 내적인 분노가 없다면 효과적인 항의가 이루어질 수 없다. 즉각적으로 분노의 감정을 맛보지 않고는 어떠한 항의도 반대파에 대해서 영향을 미치거나 적대세력을 이길 수 없다.

그리하여 일반적으로 항의를 받아들이고 사회가 항의 시위를 삶의 방식인 양 인정하는 것을 볼 때, 자신의 분노의 일부나마 표현하는 방법에도 큰 변화가 있었다는 생각을 하게 된다. 그리고 이전에는 우리의 분노를 어떻게 했었는지 의아해지기조차 한다. 아마도 지금 우리가 현상황에 도전하고 변화시키기 위하여 분노를 이용하듯이, 예전에도 직접적으로 아니면 보다 은밀하게 그 당시의 상황을 유지하는 데 분노를 이용했을 것이다. 생각해 보면 시간이 지남에 따라 사회 상황의 재정비가 이루어지면, 우리는 분노를 활용하는 방법도 재조정하여 그러한 새로운 상황을 새로운 현상태로 확립시키는 데 이용할 것이다.

지금과 같이 항의가 보편화된 것은 젊은이들이나 흑인들이 오래 계속되어 온 특정한 인종적 불평등을 시정하기 위하여 분노에 차서 결사적으로 저항한 것이 그 시발점이다. 하지만 곧 항의의 분위기는 확산되어 갔다. 즉 거의 모든 단체와 대다수의 개개인들이, 항의는 모든 인간의 기본적인 권리임을 깨달았다. 다만 무시되거나 포기되고 아니면 잠재적인 상태였을 뿐이었다.

그리하여 단체마다 개인마다 이 권리를 행사하기 시작했다. 진보파와 보수파, 극좌파로부터 극우파, 빈부 노소, 평범한 시민과 고위 관리 할 것 없이 모두 소리 높여 자신들이 믿는 바를 표현하기에 이른 것이다. 의견의 차이에서 시작하여 그 움직임은 점차 조직화된 항의로 발전하였다. 또한 의문을 제기하고 면밀히 조사하고 도전하는 권리, 심지어 도가 지나치다 싶은 질문을 할 수 있는 권리로까지 진행되었다.

이와 같이 면밀한 조사의 대상 범위가 점점 넓어져 멀지않아 어떤 성역도 있을 수 없게 되었고, 어느 것도 적극적이고 분노에 찬 추적의 손길을 피할 수 없게 되었다. 이 사회에서 당연시되고 있던 모든 문제들이 그 도전 대상이 되었다. 이제까지 조사의 대상이 된 적이 없었던 매너, 의식, 관행, 관습 특히 법률 따위 등에 대한 의문을 제기하고 해답을 요구하였다.

몇 년 전까지만 해도 조사와는 아무 상관도 없고 조사하는 것이 오히려 무례하다고 여겨졌을, 폐쇄되고 성역시되어 왔던 사회제도와 관습에까지 예리한 조사의 손길이 미치고 있다.

보다 적극적이고 개방적인 방법으로 분노를 표현하게 된 변화가 우리 개인에게 영향을 미쳤다는 것을 모든 사람이 인정하려고 하지는 않지만, 우리 대부분은 전선에 선 운동가들이 이룩한 일들을 아주 대단하게 생각한다. 운동가들이 제시했던 의문점이야말로 바로 우리들이 묻고 싶어했던 것이다. 결국 이러한 항의 시위가 광범위하고, 모든 정치적·사회적 단체에 광범위한 영향을 미쳤던 것은 모든 사람이 관심을 가질 만한 분야가 포함되어 있었기 때문이다.

자신의 견해와 일치하지 않는 것에 반대할 수 있는 권리는 사회적 제도 그 자체에까지 확산되어 갔다. 그 결과 확립된 제도나 관행에 속해 지금까지 그러한 관행과 관습을 가장 열렬히 지지해 온 사람들이 자신의 제도나 관행에 정면으로 도전하기 시작했다. 이런 추세는 정부, 산업, 노동, 교회, 다양한 전문직 단체 등을 총망라하여 자기 성찰의 계기를 마련하였고, 결과적으로 주요한 개혁을 이루게 되었다.

장기적으로 가장 광범위한 효력을 가질 수 있는 것은 이러한 내적인 항의이다. 이와 관련하여, 개개인이 자기 성찰을 더욱 자유롭게 할 수 있게 되었으며 인간은 자기 자신과 스스로 당연시해 온 스타일이나 입장을 평가해 볼 수 있는 능력이 있다는 것도 새삼스럽게 확인했다. 한 집단이 다른 집단에 대응하여 항의하기 위해서 시작한 것이 자기 성찰로 발전한다면 그 궁극적인 결과는 바람직할 것이다.

분노와 때로는 거친 항의에서 시작하여 진리를 향한 새롭고 개방적인 추구를 위한 기초를 만드는 것, 그것이 우리가 희망하는 것이다. 철학적인 진리가 아니라 실용적인 진리, 곧 현재 인류에게 최상인 것을 추구하는 것이다. 짧은 시간에 엄청나게 성장한 현대의 과학적·기술적·심리적 지식에 비추어 볼 때, 어떤 관습·관행·법·도덕·태도 그리고 어떤 형태의 사회제도가 인류에게 최상인가를 찾아내야 한다.

이러한 분노에 찬 결단력으로 진리를 추구한다는 것은 다음과 같은 의의가 있다.

즉, 우리는 한 사회적 시대에서 다른 사회적 시대로 넘어가는 전환점에 있으며, 새로운 사회 형태는 짐작조차 할 수 없지만 평화롭게 발전해 가리라는 것이다. 이를 위해서는 인류가 가진 거대한 지식도 중요하지만, 지금 진행되고 있는 내적 투쟁·자기 성찰·자기 평가 들도 필요하다.

역사적으로 살펴볼 때, 사회의 커다란 변화 뒤에는 인류의 분노가 있었다. 대부분의 경우, 이 분노는 폭력적으로 나타나 예기치 않았던 혼란스러움을 초래하고 수년의 회복 단계를 거쳐 완전한 변화가 이루어진다. 지금 우리가 경험하고 있는 변화는 평화롭게 진행된다고 할 수 있을지도 모르겠다. 그 변화가 폭력적으로 이루어졌든 혹은 평화적으로 이루어졌든, 분노가 집결되어야만 현 시점의 문명을 명료하게 재평가할 수 있는 결단력이 생긴다.

형식적인 위원회, 연구 평가 따위가 사회의 변화를 간파할 수는 없고 사회에 영향을 미칠 수도 없다. 사회에서 제일 먼저 요구되는 것은 인류의 삶을 진보시키고 최상의 것으로 추구하고자 하는 자발적 다수의 결단력이다. 두 번째로는 사실 우리가 가진 것이 무엇이며 과학적, 기술적 발달에서 얼마나 진보했고 현존하는 자원을 활용하는 인류의 사회적 능력이 얼마나 향상되었는가를 탐구하려는 결단력이다.

의학 분야에서도 의사가 하는 모든 일과 세밀한 진료 방법까지 연구되고 있으며, 끊임없이 새로운 도전을 받고 있다. 이는 의료계도 사회의 모든 분야와 마찬가지로 속속들이 파헤쳐지고 있기 때문이다. 의료계 전체가 조직화된 조사와 도전을 정면으로 받아들여야 할 뿐만 아니라, 의사 개개인도 환자들의 날카로운 평가를 피할 수 없다.

환자 자신들은 더욱 더 많은 것을 알려고 한다. 병의 진단·예방·치료에 얼마나 진척이 있었는지 알고 싶어하며, 담당 의사가 최상의 진료를 해주고 있는지도 궁금해 한다. 비밀로 간주한다든지, 당연시하고 넘어가는 일은 이제 불가능하다. 따라서 환자가 의사에 대해서 사적(私的)으로나 공적(公的)으로나 알고 싶어하는 것도 놀라운 일이 아니다. 또한 자기만이 환자로부터 도전받고 있다고 자기 환자들만 탓할 필요도 없다. 이런 식의 도전은 우리 시대에 흔히 있는 일이다.

물론 의사도 사람이고 다른 모든 사람들과 마찬가지로 반대 의견을 표시할 권리가 있다. 샅샅이 파헤쳐지고 있는 사회제도의 구성원으로서, 공격의 대상만이 되는 것이 아니고 자신의 의견을 표현할 수 있는 권리도 있다. 지금과 같이 중요한 시점에, 인류를 위해서는 그들도 권리를 행사하여 옳다고 생각하는 바를 위해 목소리를 높여야 한다.

이러한 권리는 박탈될 수 없으며 공격하는 자만의 것이 아니라 공격당하는 자의 것이기도 하다. 권리란 모든 방향으로 작용할 수 있고 모든 사람에게 속한다. 변화의 시대에 변화의 결과가 바람직하게 되려면 모든 사람이 자신의 의견을 피력할 수 있어야 한다. 따라서 의사는 환자, 동료 의사, 일반 대중과 대화할 때 자신의 의견을 이야기할 권리와 의무가 있다.

분노를 숨기고 있는 환자

The Patient With Hidden Anger

　분명히 화가 났는데도 표현하지 않거나, 심지어 화난 것조차도 느끼지 못하는 환자와 대화를 한다는 것은 무척 어렵다. 화가 났을 때 화난 감정을 그대로 표현하는 환자보다, 스스로 참으면서 화를 숨기는 환자가 오히려 더욱 힘들다. 그것은 첫째, 잠자는 사자를 깨우기를 주저하는 것이 인간의 심리이고, 또 다른 이유는 환자 자신도 스스로의 분노를 인정하는 것을 싫어하기 때문이다. 그러나 화가 난 듯한 환자를 대할 때는 그것을 솔직히 표현할 수 있도록 하는 것은 대단히 유익하다.

　왜냐하면 어떤 감정이든 아주 강렬한 감정이 표현되지 않은 채 숨겨져 있으면 논리적 사고나 이성적 행위를 방해하게 되고, 그 결과 의사의 진단이나 치료에도 지장을 초래하기 때문이다. 때로 이런 감정은 너무나 깊숙이 자리하고 있어서 의사의 힘으로도 어찌할 수 없는 경우가 있긴 하지만, 경우에 따라서는 몇 마디 말만으로도 기적적으로 싹 가시는 경우가 있다.

외과의사가 의뢰한 부인 환자가 있었다.

환자에게 방광경(膀胱鏡) 검사를 해야겠다고 아무리 설명을 해도 도대체 환자가 알아듣지를 못한다는 것이었다. 수시간 동안 설명을 하고 그림까지 그려서 보여주었지만, 환자가 진료를 받지 않겠다고 거부하는 것도 아니면서 도무지 의사의 말을 이해하지 못하는 것 같다는 것이었다. 물었던 말을 또 묻고, 의사가 했던 말을 까맣게 잊어버리기도 하고, 남편에게는 의사가 신장을 떼내야 한다고 이야기했다는 등 횡설수설까지 하니, 아무래도 정신 질환이 있는 것 같다고 했다.

그 여자 환자의 행동으로 보아 그럴 가능성도 배제할 수는 없었다. 그러나 내가 보기에는 환자의 이런 행동은 그럴 만한 이유가 분명히 작용하고 있었다. 만약 환자가 그 의사를 의도적으로 혼란시키려고 했다면, 그 환자의 행위는 정신병적이기보다는 지극히 정상이며 논리적이라는 것이다. 다시 말해서 그 환자는 화가 나 있었으나 그것을 직접적으로 표현하지 못하고 이런 엉뚱한 방향으로 나타낸 것이었다. 검사를 하지 않겠다고 화를 낸 것이나, 의사를 혼란시켜 검사를 하지 못하게 한 것이나 결과적으로는 같은 것이다.

내가 그 환자를 보았을 때까지도 그녀는 아직도 화가 풀리지 않은 것 같았다. 그러나 내가 그것을 지적한 순간, 그녀는 온몸이 꼿꼿해지면서 겁을 먹은 표정으로 바뀌었다. 나는 즉각적으로 내가 말을 잘못한 것을 뉘우쳤다. (어떤 사람들에게는 화가 난 것 같다는 말을 듣는 것이 큰 모욕이요, 인신공격이 될 수도 있다. 화를 낸다는 것을 질이 나쁜 도덕적 죄로 여기는 듯했다.) 나는 곧 말을 바꾸어, 그 전의 외과의사들과 언짢은 일이 있었던 것 같다고 말했다.

이 말이 그 환자의 말문을 열게 하였고, 한 외과의사가 기분 나쁘게 대했던 이야기를 자세하게 털어놓았다. 그리고 그 방광경 검사(膀胱鏡 檢査)에 대하여 화가 났었음을 순순히 인정했다. 여기서 중요한 것은, 환자가 그 당시 외과의사에게는 전혀 화를 내지 않았으며 또 자신이 화가 난 것도 느끼지 못하고 있었다는 사실이다. 대신, 그녀는 의사에 대해 무엇인가 석연찮고 의심이 가기 시작했다. 그리고 한 특정 의사에 대한 불신을 모든 다른 의사에게 전이시키면서도, 환자 자신은 이러한 불신마저도 의식하지 못하고 있었다.

그녀는 분노를 행동으로 표현했다. 그녀가 보여준 혼란과 당혹감이 바로 그것이었다. 효과는 완연했다. 그녀는 그 의사를 괴롭히고도 남음이 있었다. 나와의 대화를 통해서 비로소 그녀가 얼마나 화가 났는지를 스스로 의식하게 되었으며, 그러한 감정이 충분히 발산된 후에 그녀는 다시 이성을 되찾아 검사를 받을 수 있게 되었다.

이러한 예들은 임상에서 흔히 경험한다. 정상적인 지능을 가진 환자가 의사의 지시를 이해하지 못하거나 잘 따르지 못할 때는 이러한 숨어 있는 강렬한 감정, 특히 분노 때문이 아닌지를 일단 의심해 볼 필요가 있다.

이와는 좀 다른 형태로 나타나는 숨겨진 분노는 오히려 격한 분노라고 표현하는 것이 나을지도 모르겠다. 흔히 청년들의 내부에서 용솟음치는 이 격한 분노는, 그들의 과격한 행동이나 심각한 인간적 문제를 통해 엿볼 수 있다. 있는 그대로 표현되기도 하지만 억압되고 은폐된 경우도 많다.

대개 이런 격한 분노는 두 가지 형태로 폭발한다.

첫째, 자제력을 잃고 폭력의 형태로 나타나는 경우이다.

이런 공격들은 자연 발생적으로 나타나는 수도 있고, 충동적으로 갑자기 폭발할 수도 있고, 때로는 계획된 경로에 따라 주도면밀하게 이루어지는 경우도 있다. 어떻게 발생하였건 공격의 목표는 부모, 부모 역할을 하는 어른이나, 또 부모상을 가진 사회 구성 요소이다.

둘째, 다행히도 젊은이들이 끓어오르는 분노를 잘 다스려서 이를 건설적인 방향으로 발산하는 경우이다.

격한 분노가 이런 식으로 표출만 된다면, 이것이야말로 굉장한 힘이 될 수 있다. 젊은이만 가질 수 있는 깊은 우정·신의·자선, 그리고 정의사회를 외치는 데모까지도 포함하여, 인류를 위한 순수한 봉사정신의 바탕을 이루는 강력한 힘이 된다.

이상의 두 가지 표현양식은 폭력과 평화라는 아주 상반된 양식 같지만 사실은 그렇지가 않다. 폭력적인 방법과 평화적인 방법은 서로 통합되고 교체된다. 따라서 부모가 자식이 시위에 가담하고 소위 운동권에 속하는 것을 아무리 반대한다고 하여도, 젊은이들이 극한 분노를 표출하는 한계가 여기까지인 것은 다행한 일이다. 즉, 이 한계를 넘어 폭력적으로 되는 것은 그리 먼 일이 아니다.

여하튼, 이런 격한 분노를 표현하는 젊은이들은 건설적이든 파괴적이든 두 가지의 뚜렷한 방향으로 나타나기 때문에 쉽게 알 수 있다. 그러나 이런 분노는 사회 문제로써 다루어지기 때문에 의사의 진료실과는 좀 거리가 멀다.

그런데도 의사를 찾아오는 젊은이들의 경우는, 대개 이들의 분노가 표현되지 않은 채 억압되거나, 표현이 되더라도 그 분노가 곧 자신을 향한 것이 특징이다. 결국 분노가 자신을 향해 폭발할 때는, 신체적·정신적으로 자신을 파괴하는 무서운 병의 원인이 된다. 대개의 경우 그것은 자해나 자살로 나타난다.

따라서 젊은이가 뚜렷한 이유없이 실패를 거듭하거나, 사고를 자주 당하거나, 자기 파괴의 행동을 보일 때는, 심각하게 분노하고 있을지도 모른다고 보아야 한다. 젊은이가 어떤 변명을 하든, 또 어떤 증세를 보이든지 간에 그것은 곧 숨은 분노의 표현이라는 점을 기억해야 한다.

젊은이들의 이런 분노를 정확히 진단한다는 것은 대단히 중요하다. 이들은 분노에 차 있기 때문에 언제나 폭탄을 안고 있는 위험한 상태에 있다. 그들은 때로는 비굴하게도 보이고, 무엇인가를 두려워하는 것처럼 보이기도 한다. 어디론가 방황하는 듯한 결단력도 없고, 누군가가 이끌어 주기를 기다리는 듯한 그런 표정이다. 무엇인가를 두려워하고 있는 듯하다. 그렇다. 그들은 정말 두려움에 떨고 있다. 이들이 가장 두려워하고 있는 것은 다름 아닌, 자기의 내부에 존재하는 활활 타오르고 있는 분노 그 자체이다. 언젠가 폭발할지도 모를 자신들의 분노를 억제하지 않으면 안 되는 긴장 속에 하루를 보내고 있다. 한번 폭발하는 날이면 그들의 이성은 완전히 자제를 잃고, 어쩌면 살인이라도 저지를지 모르는 그러한 자신을 잘 알고 있기 때문에 두려운 것이다. 그들이 무서워하고 있는 바로 그런 일들을 분노가 폭발하면 서슴없이 해치울 가능성이 높기 때문이다.

이와 같이 내부로 향한 억압되고 격한 분노에 시달리는 환자들은 다루기가 굉장히 어렵다. 숨겨진 분노는 여러 가지 은밀한 형태로 표현되기 때문에, 의사가 면밀한 관찰력을 가지고 환자의 은폐된 분노를 인정하지 않는 한 그냥 지나칠 수도 있다. 겉으로 보기에는 바보 같기도 하고, 어딘가 넋이 나간 것 같고, 또는 양처럼 순하게 보인다고 있는 그대로만을 생각했다가는 언젠가 깜짝 놀랄 일을 당하게 된다. 온순하던 아이가 갑자기 변해 손가락을 자르거나, 자동차 사고를 내거나, 자살을 기도하거나, 이유없이 사람을 해치기도 한다. 가출을 하고, 학교에서는 낙제를 하고, 나쁜 친구를 사귀고, 술·담배를 할 뿐만 아니라, 성병까지 옮겨오고, 임신을 하기도 한다.

가족들을 당황하게 하고 실망시키는 이런 일들은 어떤 형태로 나타났든, 그들의 분노의 표현이요 동시에 그 분노를 억제하려는 수단으로 간주해야 한다. 그런 행동은 아직 전초전이다. 정말 분노가 폭발하면, 그때는 물불을 가리지 않는 폭군으로 변하고 사람을 죽이는 일까지도 서슴지 않게 될 것이다.

분노를 억제하는 또 하나의 방법은 아파 버리는 경우이다. 정상적인 건강한 젊은이에 비해 뚜렷한 이유없이 아프기를 잘한다. 두통·소화불량 등 신경성으로 오는 여러 증세도 있고, 때로는 심각한 우울증에 빠지기도 한다. 정말 어쩔 줄 모르는 절박한 상황에서 병원을 찾아온다. 무엇을 해야 할지도, 어디로 가야 하는지도 모르는 상태이다. 목적도 없고 야심도 없으며 삶과 죽음에 대한 의문으로만 가득 차 있다. 많은 젊은이들이 이와 비슷한 이야기를 흔히 하지만, 이런 이야기가 너무나 오래 계속되면, 이 젊은이가 두려워하면서 격한 분노에 사로잡혀 있을지도 모른다는 의심을 해보는 것이 옳다.

젊은이 내면의 분노를 인지한 것만으로는 문제를 반밖에 풀지 못한 셈이다. 나머지는 분노를 안 이상 어떻게 처리하느냐는 문제이다. 가장 이상적인 방법을 말한다면, 의사는 환자와 함께 그의 내적인 갈등과 격심한 분노에 관하여 이야기함으로써, 환자 스스로가 자기 내부의 분노를 인정하고 무언가 해결책을 찾을 수 있게 하는 일이다. 그러나 실제로 이것이 얼마나 힘든 일인가를 임상가들은 잘 알고 있다. 그렇다고 환자를 그냥 내버려 두어서는 안 된다. 자기 힘에 벅차면 최선을 다해 정신과의사와의 면담을 주선해 주어야 한다.

사실 이러한 억압된 분노는 특히 심인성 질환(心因性 疾患)의 근원이 될 수 있으므로, 그 원인을 찾아 적절한 대책을 강구하지 않는 이상 근본적인 치료는 기대할 수 없다. 그 중요함을 강조하기 위하여, 이 책의 다른 장에서도 숨은 분노 때문에 비롯되어 일어나는 여러 가지 특수한 임상 질환에 대해 논의하였다. 이런 환자들에게 내재하고 있는 분노가 보편적이라는 것은 심인성 질환 환자를 다룬 내용에서 이미 밝혔다. 이런 환자들의 이야기를 주의깊게 들으면, 분노를 수반하는 갈등을 쉽게 찾을 수 있다.

우울증도 억압된 분노에서 비롯된 경우가 가장 많다. 나는 우울증 환자에게 있어서 분노야말로 가장 접근하기 쉬운 감정이라고 하였다. 이는 증세가 그다지 심각하지 않은 경우, 분노란 의사가 가장 손쉽게 발견할 수 있는 감정이자 환자와의 대화를 통하여 우울증을 이해하고 회복하는 데 중요한 역할을 한다는 의미이다. 외과 수술 환자의 경우에도 내면에 분노가 도사리고 있음은 여러 장에서 이미 얘기한 바 있다.

죽음을 앞둔 환자의 경우에도 분노는 빼놓을 수 없는 중요한 문제이다.

07 의사를 화나게 하는 환자

The Patient Who makes The Doctor Angry

화난 환자도 문제지만 의사를 화나게 만드는 환자도 또한 어려운 문제이다.
의사에게는 가끔 이런 싫은 환자도 찾아온다. 예를 들면, 의사 자신이 강한 반
감이나 편견을 가지고 있는 반사회적인 성격의 환자들이다. 민주당 의사에게
공화당 환자가 오는 정도의 단순한 관계도 있지만, 훨씬 심각할 수도 있다. 이
들은 괜히 트집을 잡고 시비를 걸고 따지고 하여, 아무리 화를 참을래도 참을
수 없게 만든다. 이쯤 되면 이성적이고 치료적인 대화는 장벽에 부딪친다.

사기꾼, 도둑, 건달, 성적(性的)으로 문란하거나 또는 가족에게 몹쓸 짓을 한
환자를 만날 때면, 의사이기 전에 인간적인 감정이나 편견 때문에 객관적으로
진찰하고 자유롭게 대화하기가 어려워진다. 이런 일 때문에 의사의 감정이 너
무 악화되면 환자의 진료에까지 영향을 미친다.

물론 의사라고 해서 도덕적이나 사회적인 문제에 있어서 일체의 자기 주장을
모두 버릴 수는 없다. 이상적인 의사는 편견이 없어야 하는데, 이것은 어떤 문

제에 대해서도 의견을 갖지 말라는 이야기는 아니다. 하지만 진찰실에서 의사와 환자의 관계를 놓고 볼 때에는 문제가 달라야 한다. 환자가 무엇 때문에 찾아왔든, 환자로서 찾아온 이상 우리는 모든 편견을 초월하여 엄정한 입장에서 진료에 임해야 한다. 정 그것이 어려우면(사실 어려운 경우가 많다), 다른 의사에게 치료를 의뢰할 수도 있다.

이와는 달리, 의사에게는 뚜렷이 미워할 외적인 명확한 이유도 없는데 괜히 싫은 환자가 있다. 건달도 아니고 깡패도 아니다. 꼭집어 싫은 이유는 댈 수 없지만 어쨌든 싫고, 짜증스럽고, 화가 나는 환자가 있을 수 있다. 사람인 이상 다른 사람을 미워할 수도 있다. 그러나 그것은 어디까지나 미워할 만한 이유가 있을 때에 한한다. 아무런 이유도 없이 사람을 미워하게 될 때에는 바로 자기 스스로에게 문제가 있는 것이다.

어쨌든 이유도 없이 환자를 싫어했기 때문에 의사로서의 죄책감이 따른다. 이러한 죄책감 때문에 의사에 따라서는 이를 보상하기 위해 그 환자에게 더 잘해 주고, 다른 환자에 비해 더 많은 신경을 써주고, 최선을 다하려고 노력한다. 싫은 감정을 억누르고 그를 좋아하려고 안간힘을 쓰거나, 시간이 지나면 나아질 것이며, 환자를 싫어한다고 해서 치료의 효력이 달라지지는 않을 것이라고 자위하기도 한다.

그러나 불행히도 의사의 노력에도 불구하고 결과는 신통치가 않다. 싫어하는 이유가 의사 자신의 개인적인 문제이기 때문이다. 의사 내부에 있는 무엇인가가 적대감을 일으키고, 환자들을 분노의 대상으로 삼고 있는 것이다. 대개 이런 경우는 의사 자신의 과거 경험에서 싫어하던 사람이 있어서 지금의 환자가 그 미운 사람으로 무의식의 연상(聯想)이 되는 경우이다.

이러한 연상은 의사 자신의 무의식 깊숙한 곳에서 이루어지기 때문에, 그 자신이 알지도 못하고 따라서 아무리 그 환자를 좋아하려고 해도 마음대로 되지 않는다. 아무런 이유도 없이 환자가 싫을 때는 좋아하려는 노력은 헛수고로 끝나는 수가 많다. 따라서, 이런 환자야말로 다른 의사에게 치료를 받도록 알선해 주는 것이 최선의 방법이다.

지나치게 친절한 환자

The Overly Affectionate Patient

환자나 의사의 분노는 그것이 겉으로 드러나 있거나 숨겨져 있거나에 상관없이, 대화 자체에 장애가 되는 것은 사실이다. 하지만 적대적인 환자보다 더욱 어려운 경우는, 의사를 우러러보면서 지나치게 친절한 환자이다. 사실 의사를 존경하고 부드럽고 친절하게 반응하는 환자의 경우가 치료의 성공률이 더 높다는 것은 인정한다. 그러나 이런 순진한 감정이 때로는 맹목적인 애정이나 성적인 집착으로 이유없이 발전하는 경우도 있다.

적대적인 환자에 대하여 논의되었던 점이 여기서도 똑같이 적용된다. 즉 환자로부터 분에 넘치는 칭찬을 받았을 때, 의사는 환자를 훌륭하게 치료했기 때문이라고만 생각해서는 곤란하다. 칭찬을 액면 그대로 받아들여서는 안 된다. 그 칭찬의 일부는 다른 의사를 향한 것인데, 환자 내부에서 비롯된 이유들 때문에 현재 당신에게 전이된 것일 수도 있다.

예를 하나 살펴보자.

몇 번밖에 온 적 없는 여자 환자가 어느 날 나에 대한 칭찬을 쉴 새 없이 늘어놓았다.

"제가 보기엔 선생님이 우리 나라에서 가장 훌륭하고 믿을 만한 의사인 것 같아요."

그녀는 이런 이야기를 하면서 좀 부끄러워하는 것 같았지만, 나름대로 아주 진지해 보였다.

환자가 지나친 친절이나 칭찬을 할 때 의사들은 흔히 당황하는 경우가 많다. 액면 그대로 받아들이고 흐뭇해 할 수도 있고, "별 말씀을 다 하십니다." 하고 부정하는 의사도 있을 것이고, 때로는 농담으로 받아넘기거나, 심지어는 못들은 체 슬쩍 넘어갈 수도 있다. 여하튼 좀 겸연쩍은 기분이 들므로 가급적이면 빨리 화제를 바꾸려 하게 된다. 가능한 한 지나친 칭찬으로 인한 어색한 상황에서 벗어나려고 한다.

앞서 말한 여자 환자의 경우, 의사라면 여러 가지 궁리를 할 수밖에 없다. 즉, 칭찬을 받아들일 것인가, 부인할 것인가, 그도 저도 아니면 농담으로 넘길 것인가 하고 말이다. 하지만, 그 여자 환자의 태도가 너무도 진지했기 때문에 농담을 하거나 부인하기는 어려웠다. 그렇다고 그 칭찬을 그대로 받아들이는 것도 역시 쉽지는 않았다. 그만한 칭찬을 받을 만한 일을 한 적이 전혀 없었던 까닭이다.

이 환자의 경우, 어떻게 해야 할 것인가?

이런 경우에 적절한 과학적인 해결 방법이 있다. 그런 칭찬을 하는 데는 무언가 이유가 있다. 아마 누구에게도 말하지 못할 비밀을 이야기하기 위한 예비공작일는지 모른다. 그 부인은 상당히 불안했기 때문에 내가 뛰어난 의사라고 믿고 싶어했다. 그래서 나는 환자에게 무언가 꼭 내게 말하고 싶은 것이 있는지를 물었고, 나의 예상은 적중했다.

역시 그 환자는 내게 하고 싶은 이야기가 있었는데, 고통스러울 정도로 남에게 말하기 힘든 것이었다. 결혼 전 임신중절을 한 경험이 있는데, 그에 대한 죄책감이 컸다. 그러나 그 이야기를 어느 누구에게도 할 수가 없었다. 그래서 그녀가 처음 본 의사에게 전국에서 가장 유명한 의사라고 칭찬한 것은 사실 그의 비밀을 이야기하기 위해서였고, 그래야만 의사가 자기의 비밀을 지켜줄 것이라고 생각했기 때문이었다. 또 환자 스스로 담당 의사를 유명의(有名醫)라고 믿어야만 자신이 받는 치료가 더 권위 있고 훌륭하게 느껴질 것이기 때문이다.

또 다른 예가 있다.

내가 상당히 젊었을 때 한 여자 환자가 내게 참 다정하고 친절하다고 말한 적이 있
었다. 그런데 어찌나 애매한 어투로 이야기했던지, 그 순간 기쁘면서도 동시에 혼란
스러웠다. 그러나 곧 나는 굉장히 실망하고 동시에 상당히 안도감을 느꼈다. 왜냐하
면 그 여자 환자가 말하기를, 내가 그 여자의 할아버지를 생각나게 한다는 것이었다.

의사를 상대로 지나친 호감을 표현하는 것은 심각한 신체적 질환을 가진 환
자들에게서 흔히 발견된다. 이들의 경우 자기 의사가 제일이라고 생각하지 않
는다면, 치료 과정이나 우울 등을 견뎌내지 못하기 때문이다. 이 경우, 누가 나
쁘다고 할 것인가? 중요한 점은 이러한 감정이 환자 자신의 필요에 따라서 발
생한다는 것이다.

더욱 일반적인 경우는, 신체적 치료 후나 어떤 고통스러운 비밀을 토로한 후
에 의사를 도에 넘치게 우러러보는 것이다. 이 경우, 환자는 그 의사를 신뢰하
기를 잘했다고 스스로 재확신하게 된다. 이때 의사가 환자의 이러한 반응을 인
지하고, 그 의미를 간파한다면 그다지 당혹스럽지 않을 것이고 환자의 감정도
곧 정상적인 상태로 회복하기 마련이다.

여자 환자들은 의사를 남자로서 좋아하게 되어 선정적이 되고, 때로는 성적
으로 유혹을 하는 경우도 있다. 그것은 환자 자신의 생각에서 우러나온 것이
지, 결코 의사의 용모나 혹은 남자로서의 매력 때문에 그런 것은 아니다. 의사
로서의 사회적 지위, 명예, 아버지와 같은 인상, 신통한 마법사……. 이러한 것
들은 특히 히스테리성 질환을 앓고 있는 여성들에겐 좋은 사랑의 대상물이 된
다. 어떤 경우이든 이러한 환자들의 심리 상태를 받아들인다는 것은 의사의 윤
리(倫理)를 제쳐 놓고라도 도대체 치료가 되지 않는다는 것을 분명히 해두고
싶다.

앞에서 언급한 것과 같이 의사가 환자의 애정표현의 대상이 될 때, 대개의 경
우 의사가 눈치를 챘을 즈음에는 이미 때가 늦어 좀 불쾌한 수습이 불가피하게
된다. 이런 일이 생길 것 같으면 미리 그 싹을 잘라 버려야 한다. 이런 일이 일어

날 것 같은 신호를 발견하기는 어렵지도 않다. 어떤 의사들은 스스로가 은근히 환자를 자극하거나 일부러 모르는 체하여, 끝내 순수한 의사와 환자의 관계를 깨뜨리는 바람직하지 못한 상황을 만들기도 한다. 바보가 아니면 환자가 보여 주는 여러 가지 일들이 무엇을 의미하는가를 알 수 있다.

일반적으로 환자가 의사에 대한 사적인 이야기를 많이 하면 의심해 보아야 한다. '잘 생겼다', '외국배우 같다' 등의 칭찬뿐만 아니라, '피곤해 보인다', '건강해 보인다', '즐거워 보인다', '슬퍼 보인다', '걱정스러워 보인다' 등의 관심은 수상한 징조다. 별 것도 아닌 것을 가지고 너무 자주 찾아오는 환자, 자꾸 검사를 해달라고 조르는 환자, 분명하게 선정적인 행동을 하는 환자 등은 모두 경계해야 할 환자들이다. 물론 섹스 문제를 너무 거리낌없이 이야기하는 환자도 요주의 대상이다. 이상하게도 어떤 의사는 한번도 이런 사고가 없는가 하면, 또 어떤 의사는 여러 번 사고를 저지르는 것을 보는데 이간 아마 환자보다 의사 스스로가 초래한 일이라고 보는 것이 옳을 것이다.

의사에 대한 애정 표현이 늘거나 과장되는 징조가 보이면, 가능한 한 신중하게 사무적인 태도로 환자를 대해야 하고 농담 따위는 피하는 것이 좋다. 적대감의 경우와 마찬가지로, 이런 경우에도 환자는 자신의 감정을 표면으로 드러내야 한다고 주장하고 싶겠지만(이것이 바로 정신과의사들이 환자를 치료하는 법이 아닌가), 이때는 고도로 능숙한 기술이 요구되므로, 일반적으로 권할 만한 일은 아니다.

그러나 적극적이고 공공연하게 접근해 오면 의사는 무엇인가를 이야기해야만 한다. 많은 의사들이 이런 경우를 피하기 위하여 흔히 하는 일들이 있다. 즉 진료실에서 나간다든지, 간호사를 부르거나 농담으로 넘기는 수가 많다. 이러한 방법보다 효과적인 방법은, 의사에게 느낄 수 있는 그러한 감정은 치료해 주고 도와주는 사람에 대한 것이며 믿음과 감사의 마음도 관여하고 있다고 이야기해 주는 것이다. 이는 익히 일어날 만한 감정의 움직임이므로 조금도 부끄럽게 여길 일은 아니다. 그러나 의사는 이 관계에서 과학자로서의 역할을 분명히 해야 하며, 환자의 접근이나 입에 발린 칭찬에 반응을 보여서는 안 된다. 어떤 환자들은 화를 내고 항의를 하려 들기도 할 것이다. 그 정도가 너무 지나치다 싶으면, 동료 정신과의사의 충고를 구하는 것이 현명하다.

의사가 치료인으로서의 역할에 충실하지 않았기 때문에, 이런 문제를 해결하고자 하는 시도가 실패로 돌아가는 경우도 있다.

갑자기 한 여자 환자가 아주 상냥하게 자기 아파트로 저녁 초대를 하였다. 물론 의사는 환자와의 관계를 직업적으로 국한시켜야만 한다고 생각했기 때문에 그 초대를 정중히 거절하였다. 그러자 그 환자는 곧 기분이 상하여 울면서, 자기가 형편없는 사람이어서 초대를 거절하는 것이냐고 따지듯이 물었다. 마음이 약한 의사는 그녀를 안심시켜야만 했다.

"그게 아닙니다. 내가 당신을 치료한 의사만 아니었더라도 기꺼이 초대에 응했을 것입니다."

이것은 참으로 솔직한 이야기 같지만, 곧 의사는 자신이 그 환자를 부추기는 발언

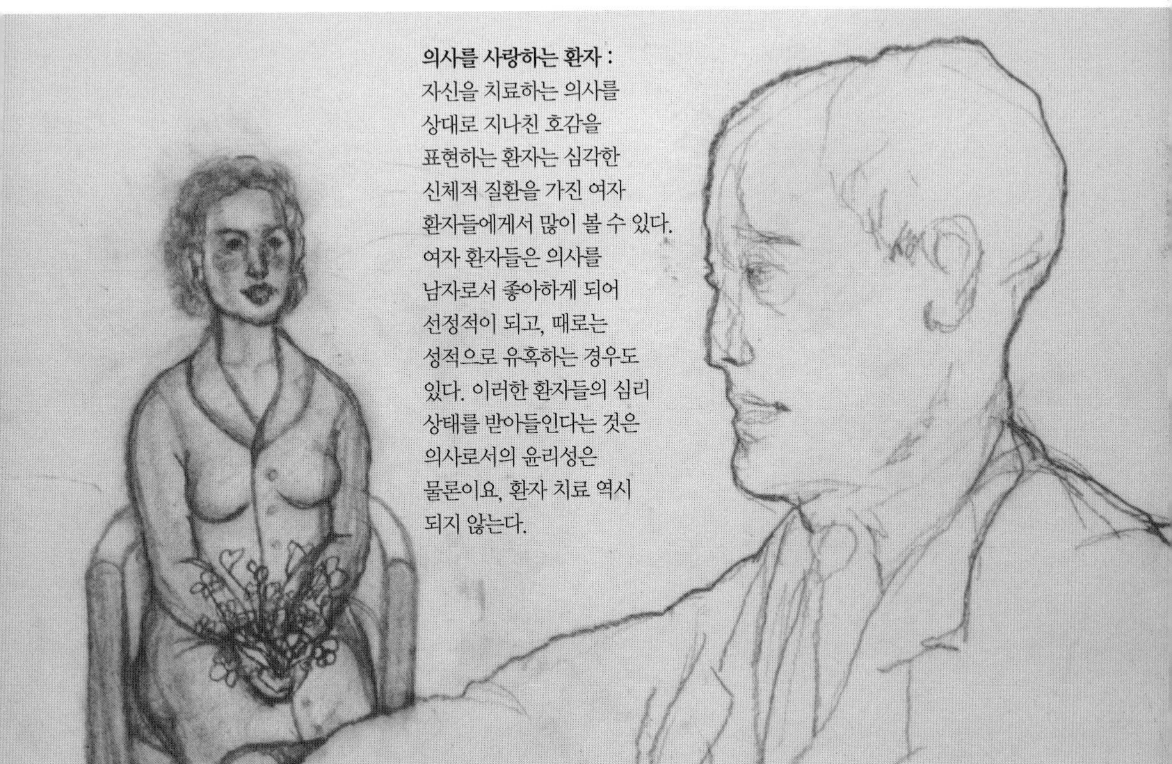

의사를 사랑하는 환자 :
자신을 치료하는 의사를
상대로 지나친 호감을
표현하는 환자는 심각한
신체적 질환을 가진 여자
환자들에게서 많이 볼 수 있다.
여자 환자들은 의사를
남자로서 좋아하게 되어
선정적이 되고, 때로는
성적으로 유혹하는 경우도
있다. 이러한 환자들의 심리
상태를 받아들인다는 것은
의사로서의 윤리성은
물론이요, 환자 치료 역시
되지 않는다.

을 했다는 것을 알게 되었다. 며칠 후 그 여자 환자로부터 전화가 왔다. 자기는 다른 병원으로 옮겨서 이제 선생님은 나의 의사가 아니니 자연스럽게 만나고 싶다는 것이었다. 그 환자는 너무 진지했고, 의사는 끝없는 곤경에 빠지게 되었다.

위의 경우와는 좀 다른 예로, 환자와 연애 사건을 벌렸지만 이를 변명할 만한 명확한 이유가 있는 경우를 살펴보자.

나와 친분이 있는 40세 된 의사가 어느 날, 만나고 싶다고 전화를 걸어왔다. 스케줄이 꽤 복잡했으므로 일 주일쯤 후에 만나면 어떻겠냐고 물었다. 그랬더니 그는 다짜고짜 자신이 환자와 사랑에 빠졌다고 말했다. 그의 말에 나는 깜짝 놀랐고, 이 정도의 일이라면 당장 만나야겠다고 생각했다.

그 로맨스의 출발은 그리 특별한 것도 아니었다. 그 친구가 수 년 동안 주치의를 맡고 있던 어느 부부가 있었는데, 결국은 남편이 암에 걸려 죽고 말았다. 그 부인은 충고와 위로를 필요로 했으며, 그 의사에게 점점 더 의지하게 되었다. 처음에는 주로 치료에 관한 문제가 논의되었지만, 점점 더 개인적인 내용까지도 이야기하게 되었다. 그 부인의 방문이 잦아지고 결국 성적인 관계로까지 발전하였다.

여기까지 이야기하고 그 의사는 이야기를 잠시 멈추더니, 간결하게 그의 행동이 보여준 윤리적·도덕적 잘못과 그의 행동에 대한 이유들에 대하여 이야기했다. 그는 윤리적 문제를 피해갈 수 없다고 털어놓았다. 그도 물론 환자와 관계를 갖는 것은 비난 받을 만한 일이라는 것을 잘 알고 있었다. 더욱 중요한 것은 그 자신이 얼마 전까지만 해도 환자와 연애 사건을 벌리는 의사들을 경멸해 왔다는 사실이다. 따라서 아무리 노력해도, 변명도 할 수 없고 죄책감을 느낄 수밖에 없는 일을 저질렀다는 생각을 떨쳐 버릴 수 없었다.

도덕적 문제는 윤리적 문제보다는 수월했던 모양으로, 그의 행동에 대하여 어느 정도 만족스러운 변명을 찾아내기에 이르렀다. 처음에는 그도 남편을 잃은 불쌍한 환자와의 사심없는 관계가 심각한 관계로 발전해 간 것에 놀라지 않을 수 없었다.

더욱 그 의사를 당황하게 한 것은, 자신이 행복한 결혼생활을 하고 있으며 성공적이고 만족스러운 인생을 누리고 있다고 생각해 왔던 사실이다. 처음의 이런 감정이 누그러지자 자기의 삶, 결혼, 의사라는 직업에 대하여 많은 생각을 하게 되었다. 결국은 지금까지와는 다른 생각을 하게 되었으며, 그가 보기에는 자신의 행동도 이해될 수 있었다.

그는 의대생이었을 때 결혼했는데, 당시 그의 아내는 19세에 불과했다. 공부에만 몰두하는 학생이었던 그는 사회적 즐거움을 추구하는 데 취미도 없었을 뿐만 아니라, 그럴 만한 시간적·경제적 여유도 없었다. 남편만큼이나 선량했던 아내도 집안을 돌보면서, 동시에 아르바이트도 하면서 아무런 불평도 없이 지냈다. 이제 와 회고해 보니, 그런 생활은 음침하고 너무도 시야가 좁은 것이었다. 하지만 그 당시에는 기꺼이 그런 생활을 감수했고, 앞으로 경제적 여유가 생기면 인생을 즐기겠다는 희망에 힘입어 아무런 불평도 없었다. 결국 돈을 벌기는 했지만 그다지 즐거운 일은 생기지 않았다. 의사가 되어서도 의대생일 때와 마찬가지로 일만 열심히 하고 다른 데에는 전혀 관심을 쏟지 않았다.

그의 아내도 마찬가지였다. 그의 이야기에 따르면, 그는 이전과는 다르게 살고 싶었으나 아내는 전혀 그럴 필요를 못 느끼고 있다고 했다. 그는 아내가 외모에도 좀 더 신경을 쓰고, 집도 근사한 것으로 마련하고, 휴가도 멋진 곳에서 지내기를 바랐지만, 그것은 단지 마음뿐이었다.

여기에서 말을 멈추더니, 그 의사는 애인인 젊은 미망인에 대하여 이야기하기 시작했다. 그 여자에 대한 이야기를 시작하자 그의 태도는 이전과는 다르게 변했다. 상체를 일으키고 눈빛이 빛날 뿐만 아니라 목소리에서는 생기마저 돌았다. '그녀는 무엇이든 최고'라고 칭찬이 그칠 줄 몰랐다. 그녀는 활달하고 명랑하며 정열도 있고 성적 매력도 있다고 했다. 특별히 그녀와의 성 관계는 너무 훌륭하여 그제서야 자신과 아내와의 관계가 만족스럽지 못하다는 것을 깨달았다는 것이다.

자신의 삶이 너무도 무미건조하기 때문에 이런 연애 사건에 말려들게 되었다고 다시 한 번 말하고 나서는 또다시 이야기를 멈췄다. 나는 몇 분쯤 기다리다가 "나를 보자고 한 이유가 도대체 무엇이냐?"고 물었다. 그의 대답은 전화로 말했듯이, 자신이 사랑에 빠진 것 같다는 것이었다.

그런데 그는 처음부터 사랑에 빠진 것은 아니고, 내게 전화하기 며칠 전에야 깨달았다는 것이다. 사랑에 빠진 자신을 발견한 것이 연애 사건 자체보다 더 그를 놀라게 했고, 두렵게 만들기도 했다. 이제서야 그는 지금까지 한번도 사랑에 빠져본 적도 없었고, 그런 감정을 가져본 적도 없음을 알았다. 이런 깨달음이 있기 전에 그 부인과의 성생활은 즐겁기는 해도 삶의 중심이 될 정도는 아니었다. 이제 그가 매사를 제치고 몰두하게 된 것은 사랑에 빠진 애인과 갖는 성관계뿐이었다.

그야말로 심장이 뛰고 머리가 빙빙 돌고 얼굴이 화끈거리는 정도였다. 모든 순간을 그녀와 함께 보내고 싶어했다. 같이 있지 못할 때는 전화라도 해야 직성이 풀렸다. 이제 그녀와의 관계는 그의 삶에 있어서 가장 열렬한 경험이 되고 말았다.

그가 잠시 말을 멈추자 나는 다시 찾아온 이유를 이야기하자고 제안하였다. 이 질문에는 대답하지 않고, 그녀와 하루빨리 결혼하고 싶다고 했다. 그에게 기다림이란 불가능이었다. 그는 벌써 그녀에게 청혼했고 그녀도 그것을 받아들인 상태였다. 그의 아내에게도 모든 것을 털어놓고 이혼을 요구하였다.

여기서 그가 다시 말을 멈추었고, 나는 그가 왜 나를 만나러 왔는지 알 것 같으며 내가 그의 외도를 말려주길 바라는 것은 아닌지를 물었다. 그는 그것을 원하는 것 같지는 않아도, 기분이 개운치 못한 것은 사실이라고 말했다. 무엇보다도 자신이 환자였던 그녀와의 감정이 너무 열렬한 것, 그리고 이에 지나치게 몰입하는 반응 자체도 놀랍고 불안하다고 했다. 이런 식의 행동은 그답지 않았다. 그는 이런 상황에 대해 몹시 혼란스러워서 내가 이해를 도와주기를 바라고 있었다.

나 역시 혼란스럽기는 마찬가지였고, 일의 내막을 잘 몰라서 더 상세한 상황을 알아내야만 했다. 그는 한번도 자녀들의 이야기를 꺼낸 적이 없었는데, 의도적으로 이야기를 피하는 것은 어딘가 마음에 걸리는 게 있기 때문일 것이므로, 나는 그에게 자녀들도 이 일에 대하여 알고 있느냐고 물었다. 자녀들은 모르고 있다고 했으므로 그에게 자식들의 이야기를 들려 달라고 했다.

더 이상 재촉할 필요도 없이 몸을 앞으로 숙이고 얼굴이 빛나며 목소리도 달라져, 그토록 끌리는 애인인 여자 환자의 이야기를 하던 식으로 열아홉 살 된 딸에 대한 이야기에 몰두하였다. 그런데 그 의사의 딸과 애인 사이에는 생기발랄함, 쾌활함, 심지어 성적인 매력까지 유사점이 많았다. 나는 열아홉 살인 그의 딸이 아내가 결혼할 때의 나이와 같다는 생각도 하게 되었다. 더욱 중요한 점은 그 딸이 학교를 그만두고 집에 돌아오게 된 때가 의사가 연애사건을 시작한 무렵과 일치한다는 사실이다. 그는 딸이 집에 돌아온 것을 아주 기뻐하는 듯했고 그의 말에 따르면 딸이 많이 달라져 이제 숙녀가 되었다고 했다.

이 이야기를 듣는 동안, 나는 의사 자신이 딸을 향한 감정과 애인을 향한 감정 사이의 유사성을 조금이라도 간파하고 있는지 의심스러워졌다. 다시 말해서 딸에 대해 가지고 있는 정당하지 못한 끌림을 피하기 위하여, 애인에게 몰두하는 것이 아닌가 하는 점이다. 또한 내가 그 의사에게 이 점을 지적해 주어야 하는지가 고민이었다.

잘 생각해 보니 나를 만나러 온 자체가 의사 자신이 상황의 일부나마 짐작하고 있음을 말해준 듯했다. 그래서 나는 그 의사에게 딸과 애인을 향한 감정이 유사하다는 것을 알고 있느냐고 물었다. 그는 조금 당황해 하면서 딸과는 아무 일도 없었다는 대답으로, 오히려 나를 놀라게 하였다. 결국 그는 내가 이야기하는 바를 이미 알고 있었고, 내가 지나치게 비약하고 있지나 않을까 염려하였던 모양이다.

나는 서둘러 내가 그런 지나친 생각을 하고 있는 것은 아니고, 단지 아버지들이 매력적으로 성장한 딸에 대하여 미묘한 감정을 갖는 것은 이해할 만하다고 하였다. 그는 계속 당황해 하면서도 이 말에도 일리가 있다고 인정하였다. 항상 딸에게 유난히 가까운 애정을 느껴오기는 했지만, 몇 달 전 딸이 집으로 돌아오기 전까지는 딸을 여자로 느껴본 적이 없었는데, 이제는 어엿한 숙녀가 되었기 때문에 딸이 집에 있는 것이 기쁘면서도 왠지 어색하다고 했다.

우리는 여기까지만 이야기하였다. 그도 나도 더 이상 이 문제를 거론하고 싶지 않았다. 그는 꽤 안도감을 느끼는 모양이었다. 어느 정도 상황이 파악되었고 철저한 이해를 위해서는 정신과의사의 상당한 도움이 필요함을 깨달았기 때문인 것같다. 정신과의사의 도움으로 딸과 아내와 미망인 애인에 관한 뒤엉킨 감정의 실타래를 풀 수 있으리라고 생각한 것이다. 물론 자신을 향한 스스로의 감정도 뒤돌아보아야 할 것이다.

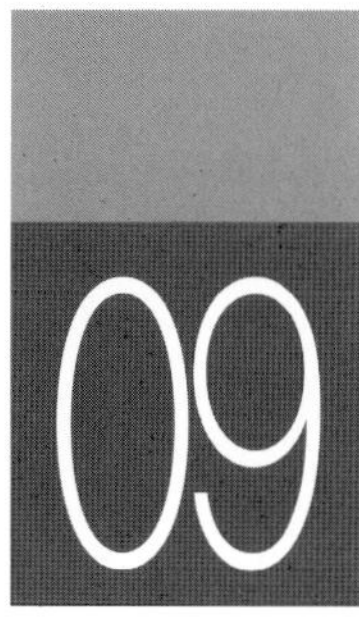

충고를 요구하는 환자
–불필요한 충고는 금물!–

The Patient Who asks for Advice

환자가 의사를 찾아올 때는 치료를 받는 것은 물론이고 적절한 충고도 함께 들고 싶어한다. 사실, 치료 자체가 충고나 지시를 하는 행위이기도 하다. 그래서 충고를 주고받고 하는 것은 진료실에서 언제나 있는 일이다. 그러나 가끔 환자들의 질문이 너무 엉뚱할 수가 있어서 좀 다른 방법으로 처리해야 할 필요가 있다.

"간질이 유전병입니까?", "암은 고통스럽지요?", "사촌끼리 결혼해도……." 등 이런 종류의 질문은 끝이 없다. 그러나 질문의 내용 자체는 그리 중요한 것이 아니다. 중요한 것은 왜 그런 질문을 하게 되었느냐는 배경이다. 이런 질문은 대개 아주 엉뚱하게, 아닌 밤중에 홍두깨식으로 별로 중요하지 않은 것처럼 지나는 말로 슬쩍 물어온다.

"이건 별로 중요한 이야기는 아니지만…….", "그런데 참…….", "그냥 궁금해서 물어보는데……." 등 서두는 이렇게 마치 아무 일도 아닌 것처럼 시작한다. 때로는 남의 이야기처럼 하는 경우도 있다. "제 사촌이 알고 싶어하는데, 암은 유전됩니까?", "친구가(아니면 옆집 사람이) 알고 싶어하는 건데……." 하는 식이다. 중요하고 심각한 질문일수록 별로 신경 쓰이지 않는다는 듯이 표현한다. "세상에 정말 바보같은 이야기를 들었어요. 암환자와 함께 있으면 전염이 된다나요.", "내 친구녀석은 겁이 많은 놈이죠. 이놈은 생각하기를 돈을 만지면 온갖 병들이 전염된다는 거예요."

이러한 모든 질문이나 말 중에 한 가지 분명한 것은 그 속에는 공통적으로 불안이 자리잡고 있으며, 불안하기 때문에 이런 질문을 통해 은근히 불안을 표현한다는 것이다. 의사들은 아무것도 아닌 듯 묻는 질문 속에 숨어 있는 환자들의 불안을 읽을 수 있어야 한다. 그리고 그것은 진지하고 심각하게 다루어져야 한다. 농담처럼 한다고 해서 농담으로 듣고 넘어갈 일이 결코 아니다. 이 모든 것들은 환자가 개인적인 문제를 안고 있다는 단적인 증거이다. 따라서 그 질문이 나오게 된 배경을 충분히 이해하지 못하는 이상 섣불리 즉각적으로 대답해서는 곤란하다.

예를 들어 "선생님, 제 친구가 그러는데요. 암이 유전된다는데, 그렇지 않지요?" 하고 물어왔을 때, 우리 반응은 즉각적으로 – 마치 친구와 환자 사이의 다툼을 해결이나 할 양으로 – "아니오, 유전되지 않습니다." 하고 말하기 쉽다. 그러나 어떠한 경우에도, 의사는 이러한 즉각적인 대답을 해서는 안 된다. 이 질문 뒤에는, 사실 이 환자가 암에 대해 걱정을 하고 있다는 의미가 숨어 있다. 아마 그는 자기 나름대로 암이라고 여겨지는 증세를 느끼면서도, 차마 겁이 나서 말을 하지 못하고 있는지도 모른다. 이 경우에 이러한 질문은 곧 걱정의 표현이라는 것을 고려해야만 한다. 이럴 때 의사가 할 수 있는 최상의 대답은 "무슨 걱정이 있는 모양이죠?", "왜 갑자기 그런 질문을 하게 되었죠?", "좀 더 자세히 이야기해 보세요." 하고 슬슬 이야기를 끌어내는 것이 좋다.

이런 질문은 예기치 못할 뿐 아니라, 환자들이 성급한 대답을 요구하기 때문에 더욱 어렵다. 막연하고 가상적인 질문을 던져 놓고 그 이상의 설명도 하지 않은 채 대답만 요구한다. "제가 들은 이야기인데요. 불치병의 환자들에게 때로 치사량의 아편주사를 놓는다던데요?", "허약한 아이에게 과격한 운동을 시키면 늑막염이 오지요?” 하는 식이다. 이런 질문이야말로 그가 왜 묻는지를 알기 전에는 함부로 대답을 해선 안 될 성질의 것이다.

첫번째 질문의 경우, 이 환자의 모친이 암으로 누워 있는데, 혹시 자기가 염려하는 그런 일이 일어나지나 않을까 걱정하고 있는지도 모른다. 두 번째 질문도 마찬가지로, 이 환자의 자녀가 체육시간에 마라톤을 하고 난 후, 늑막염을 앓았다고 판단하여 학교를 상대로 소송이라도 할 생각이었는지 모른다.

성(性)생활이나 부부 사이의 문제에 대하여 의견을 물어올 때는 특히 신중해야 한다. 아무리 하찮게 생각되는 질문이더라도 언제나 복잡한 의미를 내포하고 있기 마련이다. 이런 질문을 받을 때, 의사로서 꼭 지켜야 할 일은 다음의 세 가지 사항이 분명해질 때까지는 어떠한 충고도 해주어서는 안 된다.

❶ 지금까지 이 문제에 대해서 가족, 친구나 목사 또는 다른 의사들이 이 환자에게 어떠한 충고를 해주었나? 또 책은 어떤 것을 읽었나?

❷ 누가 뭐라고 말했든지, 무엇을 읽었든지에 상관없이 객관적으로 환자 자신이 어떤 것이 가장 옳다고 믿고 있는가?

❸ 문제 해결을 위한 그의 계획이 무엇인가? 역시, 무슨 충고를 들었든 무엇을 읽고 또 무엇을 믿고 있든 상관없이, 또 더 중요한 것은 의사가 지금 어떤 충고를 하든 상관없이, 그 환자의 계획이 무엇인가를 알아야 한다.

스무 살 난 총각이 외래 진찰실을 찾아와 아주 간단한 질문을 던졌다.

“자위행위가 해롭습니까?”

의사는 서둘러 대답했다.

“해롭긴, 아무 일 없어.”

환자는 그대로 돌아갔다. 그러나 다음 날 그 환자는 면도칼로 동맥을 그어 응급실로 실려왔다. 한참만에 정신을 차린 그 환자와의 대화에서, 의사는 그 환자가 자위행위에 대한 심한 갈등으로 고민해 왔다는 것을 알 수 있었다. 즉, 그 환자는 그것이 나쁜 것이라고 믿고 있었으면서도 스스로를 억제할 수 없었다. 부모도 자위행위는 몸에 해로울 뿐더러, 심하면 정신이상을 초래할지도 모른다고 했다. 목사도 이는 죄이며 이에 대한 벌을 감수해야 할 것이라고 위협하였다. 이유야 달랐지만, 주위 모든 사람의 말을 종합하면 자위행위는 나쁜 것이므로 하지 말아야 한다는 결론이었다.

여러 가지 서적을 뒤졌으나 명백한 해답은 없었다. "해롭지 않다. 정신이상이 된다든가 병에 걸린다든가 하는 말은 모두 사실이 아니다. 그러나 역시 자제하는 편이 낫다."는 이야기뿐이었다. 그래서 그는 전문의사를 찾게 된 것이다. '해롭지 않다'는 의사의 한 마디가 그를 더욱 혼란스럽게 했다. 자위행위의 강박적 욕구, 죄책감, 불안감 등의 뒤범벅 속에 그의 혼란은 극도로 치달았다. 아무런 해결 방안이 없었다. 그의 자살기도는 예방할 수 있었다. 그의 간단한 질문 속에 내포되어 있는 복잡한 의미를 가지고 있다는 것을 의사가 이해할 수만 있었다면…….

또 다른 예가 있다.

젊은 남녀가 찾아와 그들이 결혼을 해도 괜찮겠느냐고 물었다. 즉, 남자 측에선 가족 중의 여러 사람이 정신 질환의 병력이 있고, 또 여자 쪽에서도 바로 친조모가 현재 정신 질환을 앓고 있다는 것이다. 그래서 그들은 만일 결혼하면, 앞으로 태어날 아이에 대해 걱정하고 있었다. 이야기를 듣고 보니, 그들은 결혼을 하지 않는 것이 좋겠다고 판단되었다. 또 결혼을 하더라도 아기를 갖지 않는 것이 좋을 것 같았다. 어쨌든, 냉정한 의학적 입장에서는, 그러한 충고를 한다는 것은 논리적임에 틀림없다.

하지만 그런 충고를 하기에는 무엇인가 마음에 걸리는 것이 있어서 그들 자신에 대해서 좀 더 캐물었다. 당혹스럽게도 그들은 이미 결혼을 했고, 더구나 부인은 이미 임신중이었으며 누가 뭐라 해도 이미 아이를 낳을 결심을 굳힌 상태였다. 이렇게 되고 보니, 상황은 완전히 달라졌다. 만약 내가 성급하게 논리적인 그 충고를 해주었더라면, 허공에 뜬 싱거운 이야기가 될 뻔했다.

가끔 사람들은 충고를 따르기에는 이미 늦은 상태에서 충고를 구하기도 하고, 또 때로는 무슨 충고를 하든, 그들의 길을 확고한 상태에서 조언을 듣고 싶어하기도 한다. 따라서 그들이 나아가고자 하는 방향과 다른 충고는 언제나 틀리기 마련이다. 이 경우의 충고는 옳건 그르건 간에, 결국 그들의 혼란만 더 야

기시키고, 그들의 결정사항에 회의만 가져와서 오히려 실패할 확률만 높여주
게 된다.

결혼, 아기, 취직 등에 대해 의견을 물어올 때는, 당신의 충고가 그들의 결정
에 무슨 영향을 미칠 것이냐고 되물어보는 것도 나쁘지 않다. 놀랍게도 '아니
오' 라는 대답을 흔히 듣게 될 것이다.

남에게 충고를 해준다는 것은, 그리고 나에게 충고를 받으러 온다는 것은, 많
은 사람들에게는 큰 즐거움이요 자신에게는 칭찬으로 받아들이기 때문에, 충
고의 유혹을 뿌리치기란 여간 어려운 일이 아니다. "꼭 선생님께만 이 문제를
여쭙고 싶습니다." 라고 애원할 때 어찌 이를 뿌리칠 수 있으랴! 그리고 이러한
환자의 이야기가 사실이기도 하다. 의사는 그의 지식과 경험, 사회적 지위나
인격, 어느 모로 보나 좋은 충고를 줄 수 있는 위치에 있으며 또 충고를 해야 한
다. 하지만 반드시 이미 지적한 사실들을 다 파악한 연후에라야 한다.

한 걸음 더 나아가, 다른 사람들의 충고와 상치되는 것은 아닌가에 대해 확인
을 해볼 필요가 있다. 상반되는 의견이야 어차피 있을 수 있지만 그러나 무엇이
상반되는가를 알고 넘어가야 할 일이다. 또 의사는 환자가 그의 충고를 분명히
이해하고 있는가를 반드시 확인해야 하며, 끝으로 자기 충고를 따를 가능성이
조금은 있어야 한다.

불필요한 충고는 차라리 하지 않는 편이 낫기 때문이다.

10 우는 환자
- 눈물이 나쁜 것만은 아니다 -

The Patient Who Cries

눈물은 생각보다 많이 환자와의 대화를 방해하는 경우가 있다. 더불어 환자의 눈물에 약한 의사가 의외로 많다. 환자가 우는 것을 보면 못 견디는 의사들은 환자가 울면 울지 않게 하려고만 애쓰게 된다. 환자 자신도 눈물이 나면 이야기를 못하니 의미 있는 대화는 완전히 불가능하다.

눈물을 보이는 것이 과연 나쁜가?

환자가 눈물을 흘리면 무엇 때문에 의사마저 안절부절하는지 나로서는 이해하기가 어렵다. 의사가 환자를 울린 것도 아니다. 의사가 그를 불행하게 만들거나 또는 병들게 만들지도 않았다. 환자는 그들의 사랑이나 분노처럼 자신의 개인적인 문제 때문에 눈물을 흘리는 것이며, 의사가 책임을 져야 할 필요는 없다. 흔히 사람들은 눈물이 저절로 그치지 않는다고 생각하고 있다. 대부분의 의사들은 환자가 울면 어떻게든 즉시 울음을 그치게 하려고 전전긍긍한다. 하

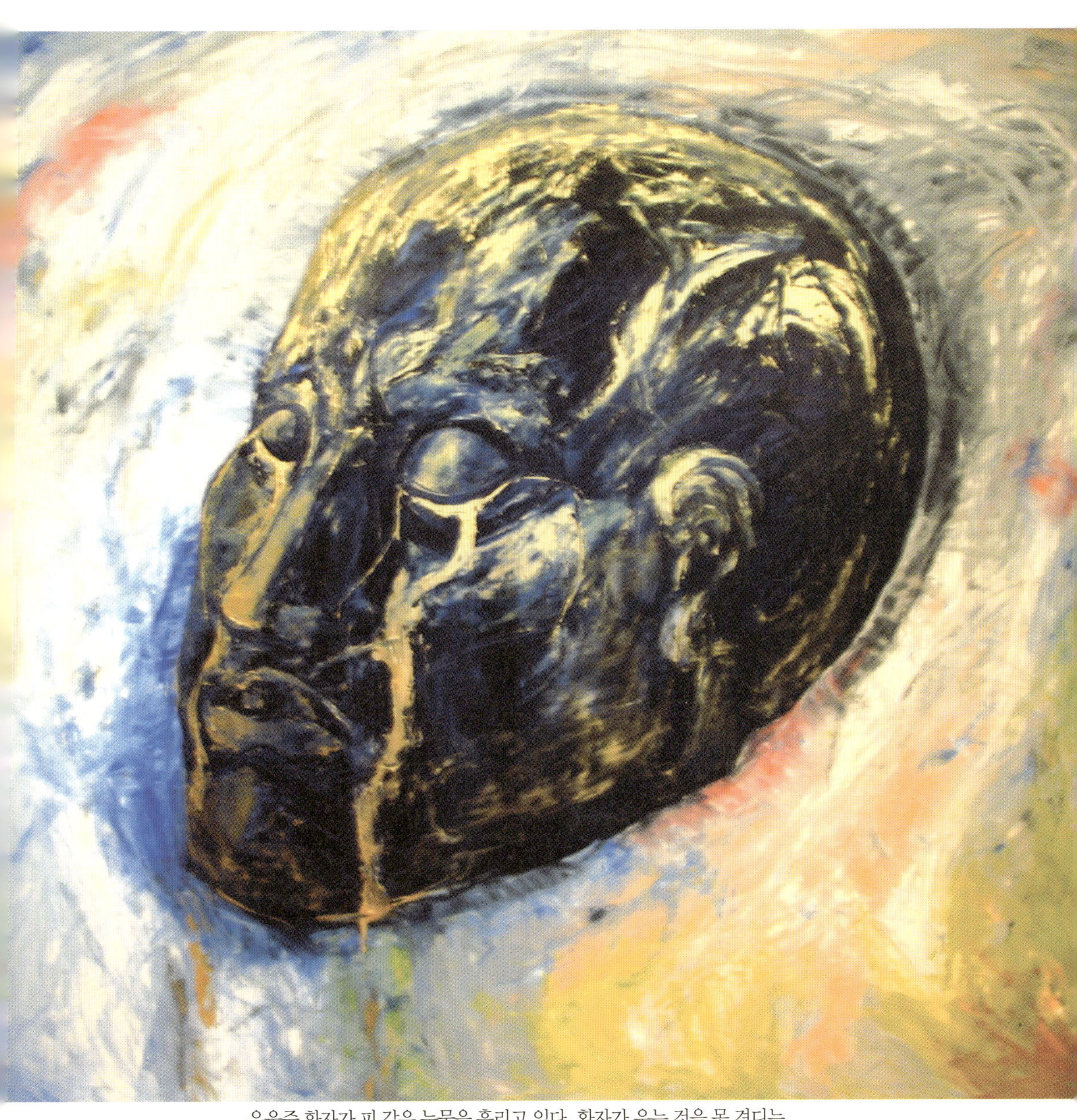

우울증 환자가 피 같은 눈물을 흘리고 있다. 환자가 우는 것을 못 견디는
의사들이 있다. 그런 의사들은 우선 환자를 울지 않게 하려고 애쓴다.
그러나 눈물이 반드시 나쁜 것만은 아니다. 눈물을 그치게 하려고 애쓰지 말고
슬픈 마음을 털어놓고 이야기하도록 도와주는 것이 좋다.
우선 환자의 슬픔을 충분히 이해하는 것이 중요하다.
그 다음에 의사는 적절한 충고를 할 수 있다. 이해하기도 전에
위로의 말부터 한다면 환자에게 무시당할 수도 있다.

지만 분명한 사실은 의사가 말리지 않아도 눈물은 그친다는 것이다. 오히려 너무 빨리 그치는 것이 안타깝다.

환자가 울고 싶어하면 울게 내버려 두는 편이 더 낫다. 조용히 앉아 지켜보며 실컷 울도록 한다. 물론 이는 어려운 일이고 어떤 의사들은 도저히 참지 못할 수도 있다. 그러나 그 효과는 대단하다. 실컷 울고 난 뒤 환자는 오히려 마음 가볍게 내면의 이야기를 할 수도 있고, 어떤 환자의 경우는 이때에만 대화가 가능할 수도 있다. 따라서 환자가 운다고 급히 서둘러 위로하지 않아도 된다. 오히려 환자에게 우는 것도 괜찮다고 확신시켜 주는 편이 낫다. 특히 남자 환자의 경우는 더욱 그렇다. 많은 환자들이 울고 난 후 부끄러워하고 당황하기도 하지만, '으레 그러려니……' 하고 생각하면 된다.

또 한 가지 눈물에 대하여 짚고 넘어갈 것은, 눈물에는 현저하게 유혹적인 면이 있기 때문에 상당히 주의해야 한다는 점이다. 눈물은 지켜보는 사람의 동정심을 불러일으키고 위로하고 따뜻하게 보살펴 주어야겠다는 생각을 들게 한다. 더 나아가 팔에 안고 달래주고 싶은 마음도 생긴다. 이것은 매우 순수한 반응으로 우는 아이를 달래주고 싶은 어머니의 심정과 비슷하지만, 오래지 않아 성적(性的)인 감정으로 발전할 가능성도 있다. 너무 갑작스럽게 예고도 없이 감정의 변화가 일어나므로 의사들도 스스로의 행동을 통제하지 못하고 의사로서 해서는 안 되는 일을 하게 된다.

따라서 환자의 눈물 때문에 마음이 흔들리면 조심해야 한다. 너무 냉담할 필요도 없겠지만 적어도 객관적인 태도를 유지해야만 한다.

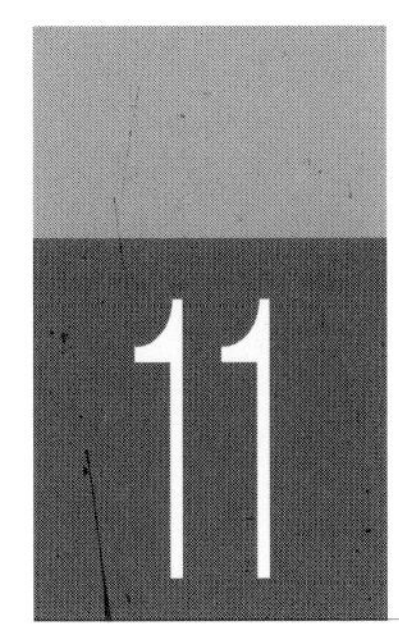

배우자를 잃은 환자
- 정신 건강에 필요한 애도(哀悼) 반응 -

The Bereaved Patient

가족이나 가까운 친지를 잃은 지 얼마 안 된 환자와 대화를 하는 일은 비교적 쉬운 편이다. 이러한 환자들을 대할 때 한 가지 명심해야 할 것은, 상실감의 고통을 겪도록 한동안 그냥 내버려 두어야 한다는 것이다. 그들은 슬픈 사람이다. 슬픔을 애도할 수 있는 기회를 주어야 한다는 것은 당연한 이치이다. 의학적으로도, 죽거나 혹은 다른 이유로 사랑하는 사람을 잃었을 때는 애도 반응이 일정한 과정을 밟아 진행되는 것으로 밝혀져 있다.

우리 머릿속에서는 어떤 정신적 과정이 일어나게 되는데, 이러한 과정들이 바람직하게 이루어지려면 시간이 필요하다. 애도의 시간은 치유의 시간이며, 밟아야 하는 과정들은 비록 괴로워도 모두 훌륭한 치료제인 것이다.

죽음이란 한 사람의 삶의 끝이다. 그러나 남아 있는 사람들에게는, 그는 완전히 죽은 것이 아니고 아직 살아 있다. 죽었다는 것을 정신적으로 이해하고, 받

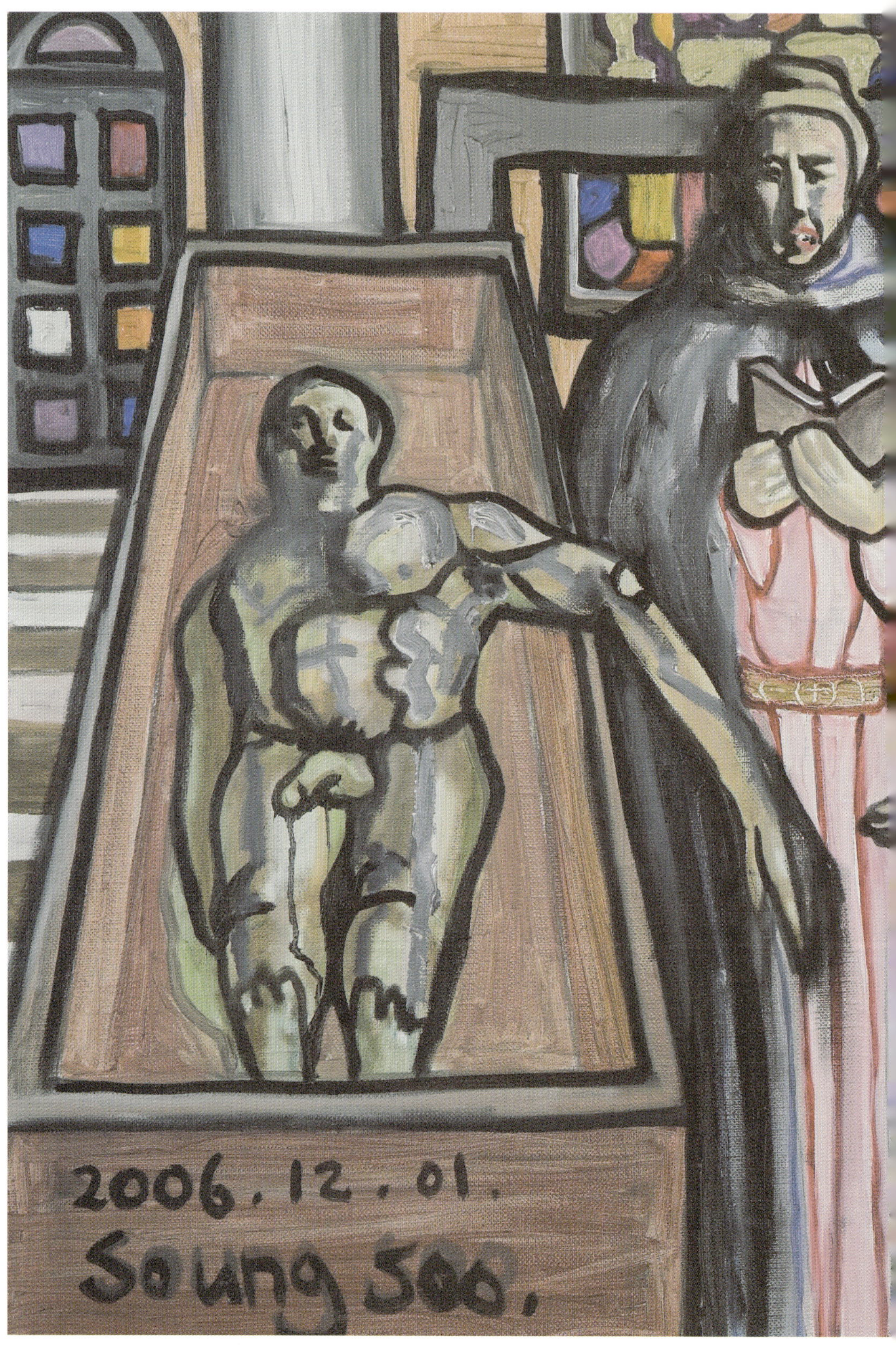
2006. 12 . 01.
Soung Soo.

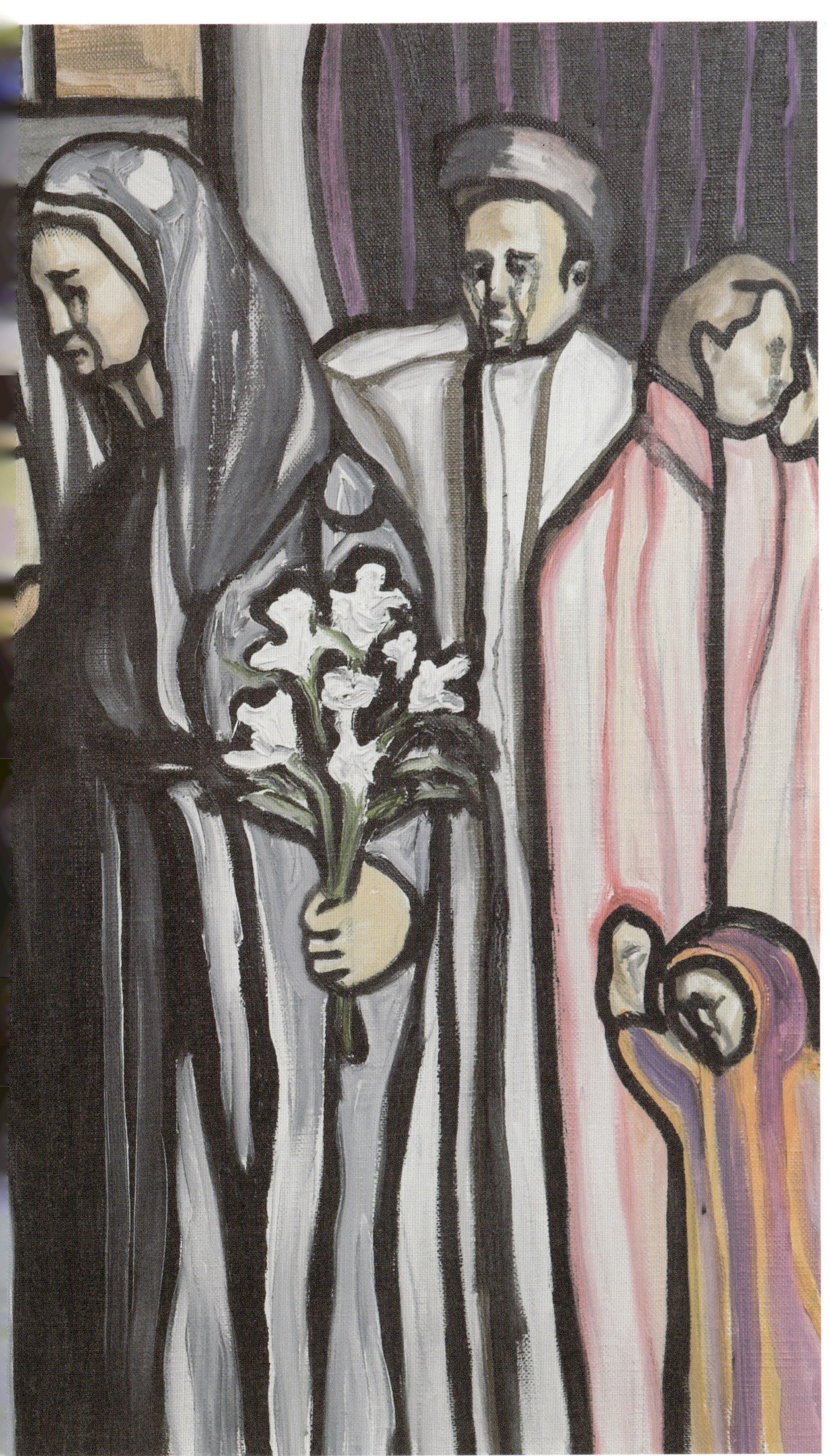

남편이 죽어서 관에 누워 있다. 장례식이 진행되고 있다. 그런데 부인은 남편의 죽음을 받아들이지 못하고 남편의 손에 꽃다발을 쥐어주려고 하고 있다. 남편의 죽음이 너무 고통스러운 나머지, 남편의 죽음을 부정하고 있는 것이다. 죽은 배우자를 떠나 보내는 과정을 '애도 반응' 이라고 한다. 애도 반응을 제대로 거쳐야 우울증에 빠지지 않고 정신 건강을 유지할 수 있다.

아들이고 소화시키는 데는 상당한 시간이 필요하고, 또 그 과정은 매우 고통스럽다. 누구나 처음에는 의식적이든 무의식적이든 간에 일단 죽음을 부정하려고만 한다. '그가 죽었을 리가 없어. 그가 죽다니, 난 믿을 수 없어.' 등의 부정적인 심리가 작용한다. 또는 이미 죽은 사람을 현재 살아 있기라도 한 듯이 이야기하고, 앞으로의 계획도 그 사람을 염두에 두고 세우기도 한다. 이미 죽고 없는 사람에게 매달리는 상태가 계속되는 것이다. 그러다가 현실을 직면할 수밖에 없게 되면 그들은 또 다른 식으로 반응을 한다.

죽은 사람과 자신을 동일시하여 그와 같아지려고 하거나, 그가 원하던 바를 대신 이루려고 한다.

다시 말해서, 죽은 사람과 함께 있으려고 몸부림친다. 고인에 대한 모든 기억은 아름답게 되새겨지고 더욱 생생하게 기억된다. 이렇게 살아 있는 기억들을 통해서 남아 있는 사람들은 고인에게 집착하려고 한다. 이런 시간들을 통해서 슬픔, 상실, 무력감 따위를 뼈저리게 느끼게 된다. 온통 죽은 사람에 대한 생각으로 가득 차서 다른 것에 대해서는 일체 관심이 없어진다.

그러나 시간이 지남에 따라 고인에 대한 기억은 조금씩 지워져 가고, 죽음이란 상실임을 받아들이게 된다. 죽은 사람을 포기할 수 있어야만 치유가 되고, 새로운 대상에 대하여 새로운 애착을 가질 수 있게 된다.

이것은 정상적인 애도 반응이고, 앞으로의 정신 건강에도 필요한 과정이므로 이를 방해해서는 안 된다. 사실 죽음에 대해서 슬퍼하지 않는 사람이야말로 주의해야 할 대상이다.

의사는 이런 과정이 자연스럽게 진행되는 것을 지켜보는 것만으로도 충분하다. 흔히 이런 환자를 위로하느라고 취미활동을 권하거나 다른 흥미 있는 일거리를 권하기도 하고, 어떻게든 그를 기쁘게 해주려고 하지만 이야말로 금물이다. 대개의 경우 애도 반응은 별로 도움없이 자연스러운 과정을 밟아 성공적으로 끝난다.

그러나 때로는 이런 과정이 진행되지 않거나 또는 그 정도가 지나치거나 혹은 과정이 너무 지연되는 등, 병적인 애도 반응을 보일 때는 그들에게 무언가 우리의 도움이 필요한 때이다.

　한 가지 이야기하고 넘어가야 할 것은 비탄이라고 하는 것도 눈물이나 다른 감정처럼 느리긴 해도 자연스러운 과정을 통해서 서서히 사라진다는 것이다. 하지만 환자에 따라서는 이런 과정을 겪지 않는 수도 있으므로 눈여겨 살펴볼 필요가 있다.
　예를 들어 몇 달이 지난 후에도 애도의 정도가 지나치다면 뭔가 잘못된 것이므로 의사의 도움이 필요할 것이다.

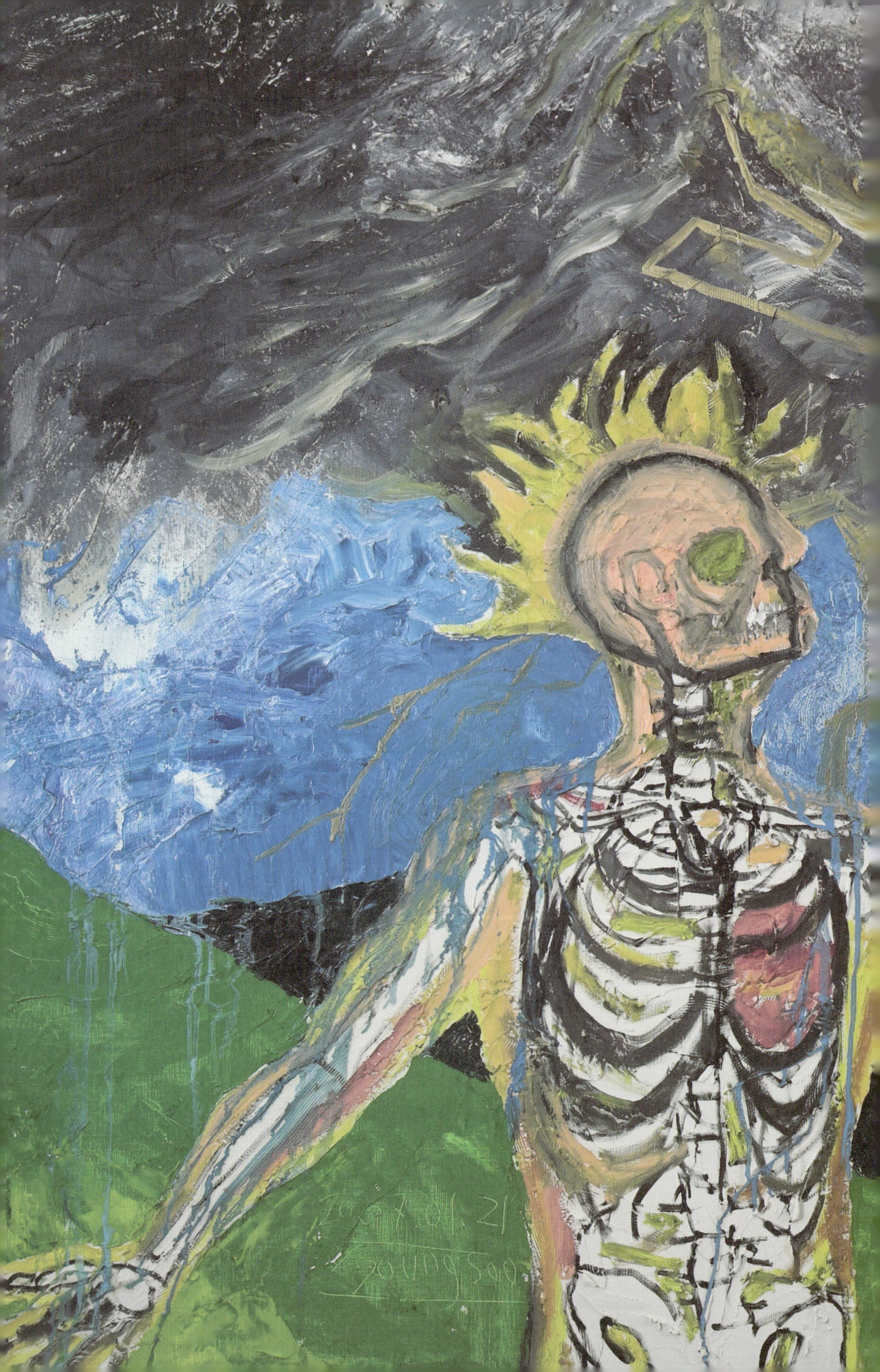

2021.01.21
youngsoo

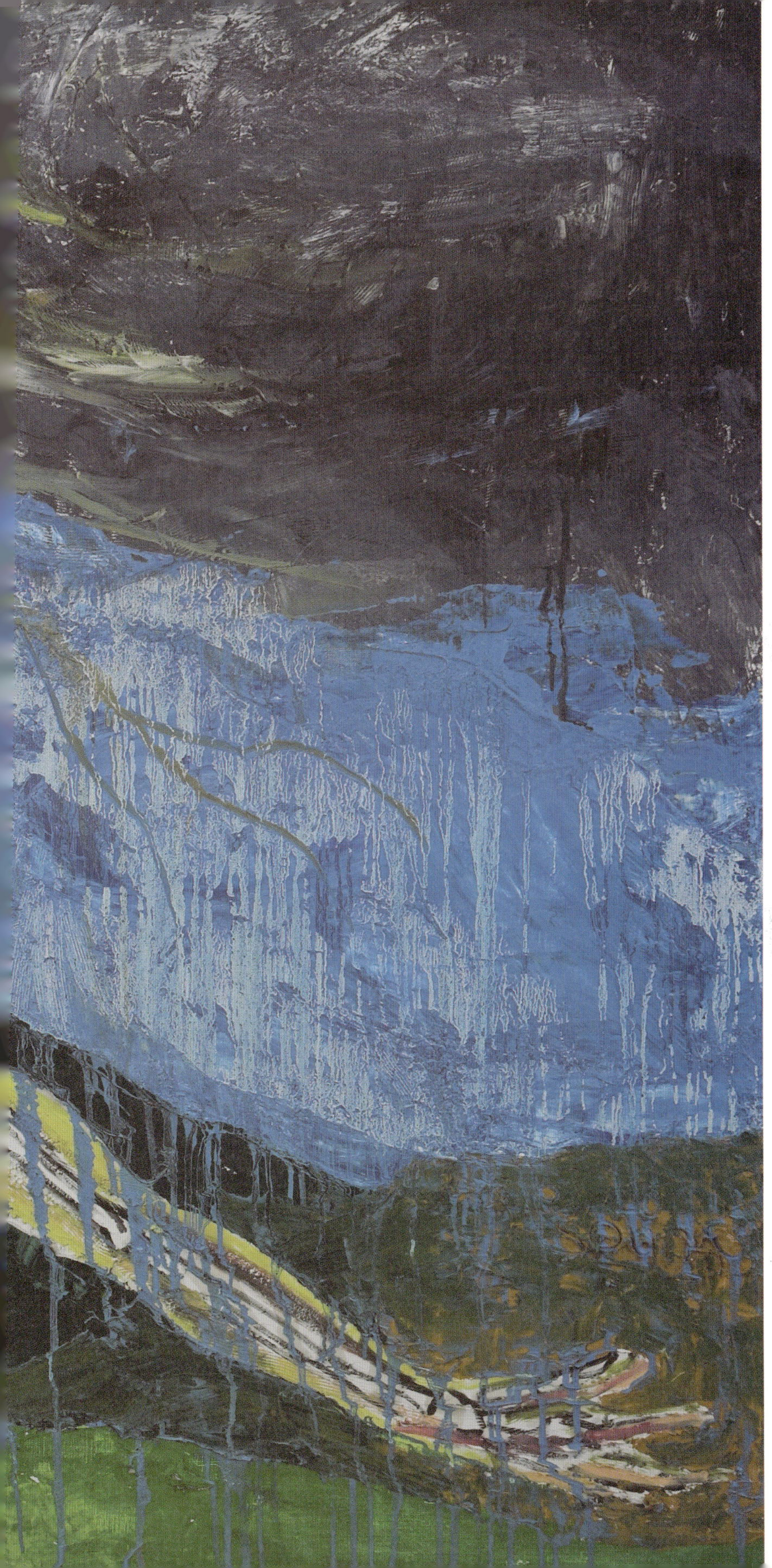

죄책감에 사로잡힌
환자이다. 자기는 벌을
받아야 될 사람이고,
죽어야 될 사람이라고
말한다. 세상은
절망이고, 암흑이다.
이런 사람들은 스스로
자기 처벌을 하기도
한다. 식음을 전폐하고
자해 행위를 하거나
자살기도를 하는
경우도 있다.
의사가 듣기에 그가
그렇게 심한 죄책감을
느낄 하등의 이유가
없기 때문에
"당신은 선량한
사람입니다."라고
설득하려 들기 쉽다.
그러나 환자는 그런
의사에게 "당신은 내가
얼마나 나쁜 놈인지
몰라서 그런 말을 하는
겁니다. 나를 더 잘
안다면 그런 말은
못할 겁니다."라고
반박한다. 이런 환자와
대화를 할 때는
인내심을 가지고
좀 더 많은 이야기를
들어보는 것이
효과적이다.

죄책감에 사로잡힌 환자
- 위로는 적당한 선에서…… -

The Guilty Patient

죄책감에 사로잡힌 환자를 흔히 무관심하게 지나치는 경향이 있다. '그만한 일이 무슨 잘못이나 된다고……', '그게 뭐 그리 나쁜 일인가……' 라고 너무 간단하게 결론을 내려서는 안 된다. 그렇다고 죄책감을 지닌 환자들에게 무턱대고 위로만 한다고 되는 것도 아니고 좋은 것도 아니다.

그렇다면 어떻게 해야 하는가?

우선 환자의 이야기를 충분히 들어야 한다. 그런 후에 하는 말이라야 환자가 믿을 수 있고 또 효과도 있다. 그런데도 계속 죄책감으로 고민하면, 그에게는 무언가 깊은 의미가 있을 것이라고 추정하고 더 많은 대화를 가져야 한다. 환자가 계속해서 죄책감으로 고민하는 데도 위로만 해주는 것은 환자의 무의식적인 정신생활이 존재한다는 것을 부인하는 셈이다. 따라서 환자의 그런 감정은 존중해 주어야만 한다.

그것은 가책을 느낄 만한 일은 못되며, 오히려 환자가 훌륭한 사람이라는 말을 해줌으로써 죄책감을 더 깊게 만들지는 말아야 한다. 의사의 판단이 옳을 수도 있지만 환자가 사실을 바로볼 수도 있다. 의사는 겉으로 나타난 환자의 행동을 보고 그 사람됨을 평가하기 마련이다.

죄책감을 느끼는 환자가 겉으로 표현하는 행동은 그야말로 모범적이고, 의사는 아무 의심없이 그를 모범적인 환자로 규정한다. 반면, 환자는 자신이 무의식적으로 원하는 바가 그다지 선량하지 못하다는 것을 알고 있을 수 있다. 따라서 환자가 죄책감에 괴로워할 때는 인내심을 가지고 좀 더 많은 이야기를 들어보는 것이 보다 더 과학적이고 효과적이다.

위로를 하더라도 적당한 선에서 해야지, 너무 지나치면 환자는 의사가 하는 말을 믿지를 못하고 의사의 능력마저 의심하게 된다. 그는 마음속으로 이렇게 말할지도 모른다.

'당신은 내가 얼마나 나쁜지 몰라서 그런 말을 하는군요. 나를 좀 더 안다면, 그렇게 듣기 좋은 이야기를 하지만은 못할 텐데……. 나의 어두운 면을 보지 못하다니, 당신은 바보 아니에요?'

죄책감에 시달리는 한 환자가 처음 진찰실에 들어서면서, 자기가 차를 몰아도 좋겠느냐고 물어왔다. 그는 가끔 온 몸에 힘이 빠지고 쉽게 피곤해진다고 불평을 늘어놓았다. 나는 그럴 만한 신체적 이유가 없다고 생각했기 때문에 운전을 해도 아무 문제가 없을 것 같다고 대답해 주었다.

그러나 그는 그 후 다시는 나를 찾아오지 않았다. 나중에 알고 보니, 그는 다른 의사에게 다니면서 '제대로 알지도 못하면서 그렇게 중대한 결정을 함부로 내렸다.'며 나를 욕했다고 한다.

그의 말이 백 번 옳았다.

13 임종이 가까운 환자
- 의사도 죽음은 두렵다! -

The Dying Patient

만성병으로 신음하는 환자나 또는 임종이 가까운 환자와의 대화는 정말 힘든 일 중 하나다. 이는 환자 때문이기도 하지만 보다 더 큰 이유는 의사 자신에게 있다고 보는 것이 옳다. 많은 의사들은 죽음을 몹시 두려워한 나머지, 죽음에 임박한 환자들 앞에서는 자신이 마땅히 해야 할 일도 제대로 하지 못한다. 그리고 이 두려움 때문에 병상 방문을 꺼리거나, 아니면 보호자나 간호사를 통해 겨우 돌봐주는 소극적인 자세를 취하게 된다.

어쩌다 병실을 들어서더라도 가능한 한 빨리 그곳을 벗어날 궁리만 한다. 환자가 아프다거나, 못 먹는다거나, 잠이 오지 않는다는 등의 고통을 호소하면, 의사는 즉각적으로 "곧 처방을 해드리지요." 라며 밖으로 나와 버리기가 일쑤다. 이러한 의사들에게 더 이상 환자의 진료를 기대할 수는 없다. 환자와 시간을 좀 더 가져달라는 것은 이런 의사에게는 잔인한 짓일 뿐만 아니라 환자에게도 별로 도움이 되지 못한다.

그런가 하면, 죽음에 임박한 환자들과 이야기하고 격려하고, 용기를 주는 의사들도 많이 있다. 이런 환자들과의 대화를 기피하는 의사들은 이 과정이 치료에 얼마나 도움이 되는 일인지를 아예 모를 수도 있고, 또 처음 경험하는 일일 수도 있다. 사실, 우리는 죽음을 까맣게 잊고 있었고, 또 편견을 가지고 대해 왔었다. 그러면서도 우리는 그렇게 하고 있는 것조차도 인식을 하지 못하고 지내왔다. 시간이 없다거나, 또는 임종을 앞둔 환자에게 무엇을 해줄 수 있느냐는 등의 어설픈 변명이 그런 대로 통할 수 있었다.

그러나 최근에 이르러, 이런 태도에서 벗어나 적극적인 자세에서 죽음을 논의하는 운동들이 활발해지게 된 것은 무척 바람직한 일이다. 이 변화의 핵심은 '죽어가는 사람을 마치 이미 죽은 사람처럼 취급하지 말자' 는 데 있는 듯하다. 그들을 찾아가서 함께 앉아 이야기하고, 또 그들의 이야기도 들어주어야 한다. 즉, 죽어가는 환자도 살아 있는 한 인간임을 강조하는 것이다.

임종을 앞둔 환자와의 이런 접근은 무언가 문제의 실마리가 풀릴 것도 같지만, 불행히도 그것은 그리 간단한 문제가 아니다. 우선 의사 자신의 죽음에 대한 불안이 가장 큰 장애 요인이다. 한 발짝씩 다가서는 죽음을 기다리는 환자를 보면서 의사 자신도 심경이 착잡해짐은 말할 것도 없다. 의사이기 전에 인간적인 비애와 회한, 어떻게 해볼 수 없는 의사로서의 무력감은 제쳐 두고라도, 이 환자에게 무슨 이야기를 해주어야 할 것인가가 의사를 가장 힘들게 한다. '죽는다고 이야기를 해야 할 것인가, 한다면 어떻게, 또 언제 할 것인가?' 등의 문제로 말미암아 환자와의 대화는 더욱 어려워진다.

이 문제에 대한 손쉬운 해결책은 없다. 의사가 죽어가는 환자를 쉽게 대하려면, 임종을 앞둔 환자를 아주 많이 경험하여 전혀 동요되지 않는 수밖에 없다. 그때서야 의사는 이 문제에 있어 원하는 대로 쉽게 이야기하고 행동할 수 있을 것이다. 하지만 이 경우 환자는 어떠할 것인가? 환자의 고통은 가히 짐작할 만하다.

임종을 앞둔 환자는 정신적으로든 신체적으로든 큰 고통을 받고 있거나, 지금 당장은 그렇지 않더라도 그럴 수 있는 가능성이 있다. 의사가 할 일은 바로 이 고통을 덜어주는 것이라는 것은 두말할 것도 없다. 그리고 그것은 약물이나 물리적인 방법으로써도 물론 가능하지만, 더 중요한 것은 환자와의 좋은 대화를 통해 이루어진다. 그렇기 때문에 의사가 무슨 말을 어떻게 해야 하는가는 무슨 약을 어떻게 쓰느냐보다 더 중요하다.

가장 중요한 것은 죽음이 가까이 왔다는 사실을 환자에게 말해줄 것이냐 하는 문제이다. 학자들마다 의견이 다르긴 하지만, 이러한 환자와의 대화에서 몇 가지 원칙만은 염두에 두어야 한다.

첫째, 상황을 현실적으로 파악해야 한다.

다시 말해서, 환자의 주변 정리가 되었나를 살펴보는 일이다. 유언장 준비에서부터 사업 관계, 집안 문제 등이 잘 정리되어 있는지를 알아야 한다. 이는 가족이나 친구, 변호사를 통해 쉽사리 알 수 있는 일들이지만, 만약 되어 있지 않으면 환자에게 그렇게 하도록 권유해야 한다. 그렇다고 그가 곧 죽는다고 단도직입적으로 말할 필요는 없다. 자연스러운 대화를 통해서 이런 의사(意思)를 전달할 수 있다.

그러나 주변을 정리하기를 몹시 주저하는 환자들도 있다. 이런 일을 서두른다는 것은 곧 죽는다는 것을 인정하는 것이기 때문이다. 이런 경우라도 의사는 잠자코 있기보다, 꼭 필요한 일은 할 수 있도록 환자를 격려해야 한다.

문제는 아직 남아 있다. 환자에게 무엇이라고 말할 것인가? 어떤 의사들은 솔직하게 이야기해 주는 것이 좋다고 한다. 그들의 주장은 환자들은 사실을 아는 것을 감사히 여기며, 어떤 경우에도 사실을 감추어서는 안 된다는 것이다. 또 한편 그런 이야기를 환자에게 해서는 안 된다는 사람들도 물론 있다. 그리고 절충형으로 환자의 의사(意思)에 따른다는 의견도 있다. 즉, 환자가 꼭 알고 싶어서 계속 물을 때는 이야기를 해주고, 그렇지 않을 때는 이야기를 하지 않은 채 그냥 뇌둔다는 것이다.

어쨌든 추세는 숨기는 것보다는 이야기하는 쪽으로 기울어지는 것같다. 일단 이야기를 하고 나면, 쉬쉬하고 숨길 때보다 오히려 환자와의 대화가 쉬워진다는 결론이다. 이런 추세는 죽어가는 환자도 합당한 대우를 해주고, 더 이상 버려진 채로 두어서는 안 된다는 것과 일맥상통한다. 이젠 구석방에 버림받은 사람도 아니요, 마치 죽은 사람처럼 취급받지 않아도 되게 된다.

이런 접근은 마치 환자도 죽는다는 것을 "알 권리(right to know)"가 있다는 것을 옹호하는 입장인 것같다. 그러나 알 권리가 곧 "반드시 알아야 한다(should know)"는 것을 의미하지는 않는다. 이건 마치 환자가 알 권리가 있는 이상, 반드시 알기를 선택할 것으로 간주하는 것과 같다. 이러한 오해는 권리라는 개념을 잘못 아는 데서 출발한다. 알 권리가 성립되기 위해서는, 반드시 "몰라도 될 권리(right not to know)"를 인정해야 한다. 따라서 알 권리가 있다고 모든 환자에게 그가 곧 죽을 것이라는 이야기를 하거나, 그래서 죽음을 직면하도록 강요하는 것은 바람직하지 못하다.

그러나 또 한편으로 생각해 보면, 환자와 충분한 시간을 가지고 자유롭게 이야기할 수 있는 기회를 많이 가지면, 은연중에 환자 스스로가 앞으로 다가올 죽음에 대한 이야기를 하고 싶어할 때를 발견해 낼 수 있다. 언젠가는 다가올 자기의 죽음을 어떻게 받아들여야 할 것인가에 대한 여러 가지 마음의 자세도 이야기할 것이다. 그 죽음을 용감히, 그리고 조용히 위엄을 가지고 맞이하기 위해서 어떻게 해야 할 것인지 알고 싶어할 것이다.

아마도 이런 환자와의 대화의 요점은, 그들의 이야기를 진지하게 들어줄 수 있는 마음의 자세일 것이다. 죽음에 대한 환상, 미신, 온갖 의문이나 불안 등 그들의 이야기는 끝이 없다. 단순히 환자의 이야기를 들어주기만 하는 것에서 더 나아가 환자가 괴로웠던 일, 후회되는 일, 화가 난 일 등 죽고 나면 아쉬워할 일들을 이야기하도록 격려해 주는 것이 더욱 중요하다.

그리고 환자가 알고 싶어하지 않을 때는 죽음에 대한 생각마저 하지 않도록 도와줄 수 있는 것도 의사뿐이라는 사실을 잊어서는 안 된다. 다시 말해서 의사는 죽는다는 사실에 직면하지 않을 수 있는 환자의 권리를 지지하는 역할도 해야 한다.

또한 죽어가는 환자에 대하여 보다 적극적이고 효과적인 도움을 주려면 의사 자신도 도움이 필요하다. 내 경험으로 미루어 볼 때, 의사더러 막연히 죽음을 기다리고 있는 환자에게 보다 친절하고, 이해를 하고, 또 인간적인 대우를 하라고 말하는 것은 큰 도움이 되지 못한다.

의사들에게는 우선 죽음에 임박한 환자들에게 적용할 수 있는 진료적 기술이 필요하다. 그런 환자와 대화를 나눌 때에는 의사 자신부터 무엇을 해야 하며, 무엇을 들어야 하고, 또 그것이 무슨 뜻이며 뭐라고 말해야 할 것인가를 잘 알아야 한다. 즉 의사는 대화에서 어떤 자세로 임하는 것이 환자에게 도움이 되는지를 분명히 알고 있어야 한다. 만일 의사가 이러한 치료적 합리성을 가지고 환자를 대한다면, 죽음에 대한 불안이나 당혹감도 줄어들고 그런 환자들을 포기해 버리는 일도 없어질 것이다.

이것은 임종을 앞둔 환자와 함께 일하는 사람이나 친척들에게도 마찬가지다. 무엇이 이들 환자를 위한 최선일까를 생각하기에 앞서, 의사는 환자의 주변 사람들이 죽음에 대한 공포나 혐오감, 죄책감, 혼란 등을 직시할 수 있도록 도움을 주는 것이 바람직하다. 이렇게 하는 것만으로도 환자에게는 큰 도움을 준 셈이다.

앞서 말했듯이, 환자가 죽는다는 것을 아는 것만으로 죽음을 좀 편하게 맞이할 수 있으리라고 생각하기는 어렵다. 환자가 자신이 곧 죽을 것이라는 사실을 알게 되었다고 해서 더 나아지는 것도 없다. 대화중에 환자가 그런 사실을 알고 싶어하지 않는 눈치가 조금이라도 보이면, 그 이상은 말을 하지 않는 편이 오히려 더 낫다.

그러나 어떤 환자는 꼭 그 사실을 알고 싶어하는 사람도 있다. 언젠가는 죽을 몸인데 죽는 것쯤 두려울 것 없다거나 또는 확실히 죽는다는 것을 알면 오히려 나을 것 같다는 환자를 만날 때는 어떻게 해야 할 것인가?

이럴 때 명심해야 할 것은 그 환자의 하는 말을 액면 그대로 받아들여 속단(速斷)을 해서는 안 된다는 것이다. 의사는 항상 환자가 용기 있고 자신이 있는 사람인지 아닌지를 분별할 줄 알아야 한다. 환자가 언제나 자기 생각 그대로 이야기하는 것은 아니다. 사실대로 가르쳐 달라고 애원을 하고 있기는 하지만 내심 그는 죽는다는 사실을 전혀 알고 싶어하지 않을 수도 있다. 그런 환자와의 대화에서는 조금만 세심한 관찰을 하면, 그가 자신의 죽음이 다가온 사실을 알고 싶어하지 않는다는 것을 쉽게 알 수 있다.

환자는 어떤 식으로든 자신의 감정을 노출시키기 마련이다. 의사는 그 환자의 눈에서, 표정에서, 목소리에서, 아니면 사용하는 어휘 어딘가에서 환자가 하고 있는 말과는 다른 숨겨진 의미를 읽을 수 있다. 비록 의사가 그 불안을 미처 읽어내지 못했다고 할지라도 죽어가는 환자의 마음속에는 언제나 불안이 숨겨져 있다고 생각한다면 틀림이 없다.

이런 환자일수록 의사의 일거일동에 신경을 쓰고 작은 일에나마 희망적인 징조가 보이면 거기에 매달린다. 사실대로 이야기해 달라고 계속 조르긴 하지만 그것은 하나의 형식에 불과할 뿐이다. 그는 그렇게 묻는 것뿐이지, 대답을 기대하는 것은 아니다.

인간의 마음은 때로 기적을 낳는다. 절망 속에서도 희망을 느끼고 죽음이 눈앞에 닥쳐와도 아무렇지 않게 될 수도 있다. 이런 심리를 '부정(否定)'이라고 한다. 이는 마치 진통제와도 같아서 모든 아픔이나 괴로움으로부터 벗어날 수 있게 해준다. 진통제는 고통과 괴로움이 존재하는 것을 부정하므로, 어떤 의미에서는 진통제도 일종의 부정의 형태라고 볼 수 있다. 그러나 진통제는 근본적인 해결책이 아니다. 고통을 주는 근원적인 병소 부위 자체에는 아무런 영향을 미치지 못한다. 부정하는 심리도 꼭 이와 같아서 어떤 괴로움이나 아픔이라는 현실을 완전히 부정함으로써 일시적인 편안함을 얻을 수 있다.

"마음의 힘"이란 정말 강력하고 효력이 미치는 범위가 광범위하므로, 이것을 잘만 이용하면 어떤 약보다 효과적일 것이다. 체중도 자꾸 감소하고 밥숟가락조차 들기 힘들 정도인 암환자의 마지막 단계에 이르러서도, 장래를 계획하고 또 퇴원 후 할 일을 걱정하는 것은 곧 죽음을 부정하는 무서운 마음의 효과다.

이런 역할을 하는 부정은 환자도 의식하지 못하는 사이에 진행된다. 그리고 그 형태는 환자마다 다르게 나타난다. 의사나 가족들이 하는 말은 환자의 부정 심리를 부추기기도 하고 억제시키기도 한다. 물론 환자의 고통이 너무 심하면 부정 심리도 그리 대단한 역할을 하지 못한다.

어떤 의사들은 이와 같은 부정의 심리가 진행되는 것을 보면, 이를 저지하고 환자가 현실을 직시하게 하고 싶은 충동을 느낀다. 심지어 짜증을 내기도 한다. 이렇게 똑똑한 환자가 어쩌면 이렇게 바보스러울 수가 있을까 하고 어이없어 하기까지 한다. 또 이런 의사일수록 환자에게 적절한 처방을 해주지 못하고, 진통제를 주는 데 매우 인색하다. 환자는 곧 죽어가는 데도 습관성이나 중독을 염려하는 것이다.

이런 경우 환자가 현실을 바로보지 못한다고 조급해 하거나 언짢아 하지 말고, 환자의 자연스럽고 내재적인 방어 노력을 관대하게 이해하고, 죽음을 부정하는 환자에게 죽는다는 사실을 인식시키고 싶은 충동을 억제해야 한다. 이것이야말로 환자를 위하고 도움을 줄 수 있는 가장 좋은 방법이다.

건강한 사람이나 치유 가능한 질병을 앓는 환자가 이런 부정의 심리 상태를 보이면, 의사는 환자가 현실을 직시할 수 있도록 도와주는 것이 당연하다. '이 정도야 괜찮겠지' 하고 설탕을 마음대로 먹어대는 당뇨병 환자라면야, 의사로서 즉시 그 병의 심각성을 이야기해 주고 병을 부정하는 태도를 고쳐야 함이 마땅하겠지만, 임종을 앞둔 환자를 대할 때는 이와는 달리 생각해야 한다. 죽음을 완전히 부정하는 환자에게 죽는다는 사실을 굳이 인식시키려고 하는 것은 아무런 의미도 없을 뿐 아니라 오히려 환자에게 불안감만 가중시키게 된다.

급성 백혈병을 앓는 환자가 자신이 곧 죽게 될 것인지를 가르쳐 달라고 애원했다. 그는 아주 침착하고 조리 있는 말투로 조용히 물었다. 그는 어른이고 교육도 받을 만큼 받았고, 또 종교인이기 때문에 죽음을 그렇게 두려워하진 않는다고 덧붙이기도 했다. 자기의 병을 확실히 알아야 가족과도 서로 숨기는 것이 없어 좋고, 또 죽기 전에 해야 할 일도 많다고 했다.

한동안 망설이던 의사는 이 환자야말로 죽음에 초연한 사람이니 자신의 상태와 임종이 다가온 사실을 알아야 하고, 또 그렇게 해야 환자가 짧으나마 보람된 날을 보낼 수 있을 것이라고 판단되어 결국 사실대로 이야기해 주었다. 그 환자는 고맙다는 말을 하며 상황을 잘 받아들이는 듯했다. 그는 남은 시간을 친구도 만나고, 여러 사람과 이야기도 하고, 회고담도 나누는 등 유용하게 보내고 있었다.

하지만 이러한 그의 태도는 마치 자신이 아닌 다른 사람에 대하여 이야기하는 것 같았고, 그 자신은 관찰자나 기록자인 것같은 느낌을 주었다. 그러다가 며칠 후 갑자기 다른 사람이 아닌 자기 자신이 죽어간다는 사실을 의식하게 되었다. 그의 불안은 극에 다다랐고 죽음의 공포에 시달리게 되었다. 그는 마침내 정신착란의 상태로 되었으며, 죽는 날까지 그 상태는 계속되었다. 몇 번이고 그는 "차라리 죽는다는 사실을 몰랐다면 좋았을 것"이라고 뉘우쳤다.

심장병으로 거의 사경을 헤매는 환자가 있었다.

그는 매우 불안해 하며 지나가는 의사나 간호사에게 자신의 병세가 어떤지를 거듭 물었다. 그런데 누군가가 그 환자에게 그의 병은 회복하기 어려울 것이니 죽음을 맞이할 준비를 하라고 했다. 그러자 그는 이제 자신이 언제 죽을 것인지를 묻기 시작했다. 그 환자는 불안으로 말미암아 스스로를 너무도 지치게 만들고 있었다.

주치의는 병실의 모든 의사와 간호사들에게 그의 증세는 많이 호전되었으며 완전히 회복될 수도 있을 것이라고 말할 것을 지시했다. 효과는 즉각적이었다. 환자는 곧 진정되었고 미소도 되찾았으며, 가족과 담소를 즐기며 잠도 잘 자게 되었다. 이렇게 편안한 상태가 나흘 동안 계속 되었고, 그는 편안히 숨을 거두게 되었다.

죽는다는 사실을 부정하는 심리는 환자에 따라 그 이유가 각양각색이다. 물론 죽음 그 자체를 부정하는 것은 누구나 마찬가지다. 현실로 다가올 육체적 고통과 죽음과 연관된 개인적인 치욕감을 생각하면 두려워진다. 더구나 사후(死後) 상태를 생각하면 그 두려움은 극에 달한다. 죽음을 앞둔 환자가 맛보게 될 두려움을 생각해 보면 이를 직면하고 싶지 않은 그들의 심정도 이해가 간다. 앞서 말한 부정의 심리도 그런 두려움을 피하려는 노력의 하나이다. 환자들은 부정 심리를 통해서 자신이 그와 같은 두려움을 느끼고 있다는 것을 다른 사람들에게 감출 수도 있다.

분노, 후회, 욕구불만, 질투, 실의 등의 부정적 감정도 죽음과 함께 부정하는 흔한 것들이다. 이러한 감정들은 죽어가는 환자들에게서 그리 흔히 볼 수 있는 것은 아니다. 환자 자신도 그런 감정을 품고 있으리라고는 생각하지 않는다. 죽어가는 사람이 분노를 느끼지 않는다고 생각하는 이유는 분명하지가 않다. 이런 환자들이 분노를 표현한다고 해서 놀랄 이유도 없고, 이를 못마땅하게 여겨야 할 이유는 더욱 더 없다.

특히 환자가 젊거나 불의의 사고로 죽음을 맞이하게 되었다면, 어찌 화가 나지 않겠는가? 기만당한 것만 같고, 무엇인가를 억지로 빼앗긴 듯하고, 누구에게 따돌림을 당한 듯한 느낌이 드는 것이 당연하지 않는가? 계획이 수포로 돌아간 것과 지금껏 희생해 온 것에 대해 허무함을 느끼지 않을 수 있겠는가? 건강하게 살아남을 사람들에 대해서 질투가 나고 밉고 화가 나지 않겠는가? 아마 가족들이나 의사도 그러한 기분을 환자에게서 느낄 수 있었을는지 모른다. 다만 환자나 가족이 애써 피하려 하고 있을 뿐이다. 그래서 서로가 이러한 감정을 숨기기 위해 죽음 그 자체를 부정하는 강력한 동기가 생기게 된다.

죽음을 부정하는 또 하나의 이유는, 정말 죽고 싶은 생각이 들기 때문이다. 죽고 싶다는 생각은 자살이나 마찬가지로 사회적으로 용납되지 못하기 때문에 죽음 그 자체를 부정할 필요가 생긴다. 죽고 싶다는 생각은 흔히 볼 수 있는 현상이며 여러 가지 이유에서 비롯된다. 오랜 세월 동안 죽음을 생각해 온 사람도 있고, 또 어떤 사람은 위험한 운동이나 직업을 고의로 택하여 건강을 돌보지도 않고 사고나 병도 자주 나는 등 자해 행위(自害行爲)가 잦아서, 한 마디로 자기 파괴적인 위험한 인생을 산다.

마치 운명더러 죽음을 몰고오라고 유혹하는 것 같다고나 할까. 이런 행위는 무의식적인 자살 행위와 같아서 막상 죽음이 오면 오히려 환영할 일이다. 또 죄책감으로 고민하는 환자라면 죽음이란 당연히 받아야 할 벌이므로 이를 당연하게 받아들일 수 있다. 또는 신체적·정신적 고통이 너무나 견디기 어렵고, 오랜 기간 계속되면 차라리 죽고 싶다는 생각이 들 수도 있다. 이런 환자들은 무슨 이유에서든 죽음을 소망하고 또 다가오는 죽음을 환영하면서도, 이것이 곧 도덕적으로나 윤리적으로 용납할 일이 아닌 줄 알기 때문에 죽음을 부정해야 한다. 즉, 죽고 싶은 생각을 숨기기 위해서 죽음이 가까우면 오히려 이를 부정하게 된다.

죽음을 부정하는 또 다른 이유는 환자에 따라서는 죽음이란 곧 창피한 것이요, 남들에게 혐오감을 주는 것이라는 생각에서 비롯된다. 이들은 자신이 죽는다는 사실이 창피하고 당혹스러워서 남이 알까 두려워하고, 자기 자신 역시 죽는다는 사실을 인정하지 않으려고 한다. 이런 부끄러움과 거부감은 흔히 특정한 질병과 관계가 있다. 암이나 심장병, 만성 전염병과 같은 위협적인 질병으로 죽을 때는 더욱 그런 경향이 높아진다.

인간적인 차원에서의 이런 부끄러움은 병 때문이든, 혹은 죽음 자체 때문이든, 환자의 남은 생활에 큰 영향을 미친다. 특히 남이 자기를 버리게 하는 데 중요한 역할을 한다. 그들은 창피나 부끄러움 때문에 다른 사람이 찾아오면 마음이 편치 못해 불안하기 때문에 방문객을 멀리하거나 아예 찾아오지 말라고 직선적으로 말하기도 한다.

내가 의대생일 때의 일이다.

부모님의 말씀을 듣고 허름한 양로원에 누워 있는 어느 친척 노인을 방문하게 되었다. 양로원 자체가 마치 숨막히게 하는 죽음의 집 같았다. 시설이나 환경이 너무 지저분했다. 방안에 짙게 밴 대·소변 냄새가 마치 죽음의 냄새처럼 느껴졌다. 현관문을 들어서는 순간부터 당장 돌아가고 싶었으며, 겨우 그 환자를 찾았을 때는 한 시 바삐 빠져나갈 궁리만 했다.

오래 전에 만났을 때와는 전혀 다른 모습이었다. 내가 인사를 하자, 처음에는 반가워했으나 이도 잠시뿐, 곧 어색해 하고 당황해 하는 것 같았다. 그 노인 역시 나 못지않게 불안해 하고 있었던 것이다. 앉을 의자를 찾느라 두리번거리는 나를 쳐다보던 그 노인은 마침내 눈물을 흘렸다. 방도 더럽고 자기도 이렇게 추한 꼴을 하고서는 더 이상 나를 보고 싶지 않다고 말했다. 나는 무슨 말을 해야 할지 몰라 침대 옆에 그냥 서 있기만 할 뿐이었다. 그러자 그 환자는 내 손을 잡고 "제발 돌아가 줘요." 라고 거의 애원하다시피 말했다. 나는 그 방을 나올 수밖에 없었다.

몇 년이 흐른 지금도 나는 그 환자의 '제발 돌아가 달라' 는 말이 무슨 의미였는지를 확실하게 알지 못한다. 정말 내가 가기를 원했던 것일까? 아니면 내가 그 환자의 처참한 몰골에도 불구하고 더 있어 주기를 바랐던 것일까?

내게 빠져나갈 기회를 준 것은 아니었을까? 분명한 것은 그 환자가 제발 돌아가 달라고 해주기를 기다리기나 한 듯 나는 그곳을 벗어났으며, 오늘 이와 똑같은 상황이 벌어진다면 역시 그렇게 행동할지도 모른다는 사실이다.

어쨌든 그러한 환경에서 방문객을 맞이한다는 자체가 창피하기 때문에 자신을 격리시키게 된 결과가 되었을 것이다. 환자에 따라서는 지나친 당혹감으로 인해 결국 자기 자신을 격리시켜 버릴 수도 있다. 환자는 이런 창피를 감추기 위해서라도 때로는 죽음 자체를 부정한다고 추측할 수 있다.

최근에는 위의 경우와는 아주 다른 경험을 한 적이 있었는데, 환자가 자기 자신을 부끄러워한다는 점에서는 한편으로 비슷하였다.

임종이 가까운 한 남자 환자를 일 주일에 두 번씩 5개월 동안 방문했었다. 내가 찾아갈 때마다 아직도 자기를 보고 싶어하는 사람이 있다는 것에 신기한 듯 놀라워했다. 그는 아주 흥미롭게 이야기를 하다가도 자꾸만 지루하지 않느냐고 물었다. 그뿐 아니라 하던 말을 멈추고 스스로를 탓할 때도 많았다.

예를 들어 조금 전에 자기가 한 말은 전혀 중요하지도 않고, 도무지 말도 안 되는 이야기로서 잘못되었다고 했다. 그리고 나서는 이 모든 것이 병 때문이라고 한탄하며 이제 자신에게 남은 것은 아무것도 없다고 말하곤 했다. 심지어는 자신을 주먹으로 때리기도 했다. 모든 말과 행동이 자신은 이제는 형편없고 부끄러울 뿐이라는 것을 냉혹하게 말해주는 셈이었다. 이렇게 되니 나 같은 방문객이 기분이 좋을 리가 없었다. 침울하고 불쾌한 감정이 점점 쌓여만 갔고, 얼마 후 그 환자의 말처럼 더 이상 찾아갈 필요가 없다는 생각이 들기 시작했다. 환자의 이런 태도는 찾아오는 사람이 빨리 돌아가 주기를 재촉하며 문을 열고 기다리는 셈이었다. 나도 예외는 아니어서 그 환자를 방문하는 것이 점점 내키지 않게 되었다.

그러던 어느 날, 그 환자는 내게 단도직입적으로 여전히 자기를 찾아오는 이유가 도대체 무엇이냐고 물었다. 내가 친구로서 아니면 의사로서 계속 오는 것인지, 아니면 자신의 주치의가 우울증에 빠진 환자라고 살펴보라고 한 것인지 알고 싶어했다. 나는 어떻게 대답해야 좋을지 알 수가 없었다. 그래서 가능한 한 사실대로 말하려고 하였다. 그 환자의 주치의가 보낸 것은 아니고, 주치의가 우울해 한다고 하긴 했어도 그것은 나도 이미 안 사실이었고, 환자 자신도 스스로 의식하고 있지 않느냐고 반문했다. 덧붙여 내가 그 환자를 담당한 의사는 아니지만 병중에 있는 친구이기 때문에 찾아오는 것이라고 말해주었다. 물론 내가 그를 안쓰러워하는 것은 사실이지만 그의 감정을 상하게 할까 봐 내가 그를 안쓰럽게 여긴다는 이야기는 하지 않았다. 하지만 이에 그치지 않고 그가 찾아오는 문병객들을 어떻게 대하고 있는지 내가 느낀 바를 말했다. 다시 말해서 애써 찾아와 주는 사람을 함부로 대하여 몰아내고 있는 셈이라고 하였다.

그는 반발하며 자기는 그런 적이 없고, 자기가 형편없이 되어 버린 지금은 찾아올 가치가 없기 때문이라고 했다. 나는 그가 틀렸다고 말하고는 찾아오는 사람을 서둘러 돌려보냈던 그의 행동을 구체적인 예로 제시하였다. 그러자 그는 내가 왜 이렇게 오래 있느냐고 되물었다. 나도 잘 모르겠다고 하며, 아마도 그가 뭐래도 오래 시간을 보내줄 친구가 필요하다고 생각했기 때문인지 모르겠다고 하였다. 또한 내 자신이 그 환자를 방문하는 것을 좋아하고 있기 때문인지 모르겠다고 덧붙였다.

또한 그의 만류에도 개의치 않고 계속 찾아와서 오래 앉아 이야기하다 보니, 더욱 깊이 있고 중요한 이야기도 나누게 되었기 때문이기도 하다고 했다. 이 말을 듣고 그 환자도 동의했다. 그 역시 시간이 흐르고 방문이 되풀이되니 자신의 일생, 가족, 일 그리고 삶과 죽음에 대한 생각까지 점점 더 솔직하게 이야기하게 된 것 같다고 했다.

이 환자는 죽음을 부정하고 있다는 확실한 증거를 보이지는 않았다. 물론 그 환자도 가까이 다가온 죽음을 직접 언급하는 일도 없었고, 때때로 미래에 대한 이야기를 하는 것으로 보아 죽음을 부정하고 있는 것 같기는 했지만 적극적이지는 못했다. 끊임없이 스스로를 탓하고 부끄러워하며 찾아오는 사람이 있으면 어색해 하는 것으로 보아 죽음에 직면하는 부담을 떨쳐 버릴 수가 없었던 듯하다. 그 환자처럼 자존심이 강하고 독립적이고 남의 도움 받기를 꺼리는 사람이 병이 들자 할 수 없이 남에게 의존해야만 하고, 자기 한 몸 주체하기도 어렵고, 더욱이 보는 사람마다 가엾게 여기는 현실을 참기란 마치 고문을 당하는 것 같았으리라. 따라서 병이 깊어감에 따라 나타나는 신체의 변화도 유난히 창피하고 때론 참을 수 없었을 것이다. 또한 이루지 못한 일이나 이제는 소용없게 된 앞으로의 계획에 대하여 절망하기도 했을 것이다.

이런 상태에서 찾아오는 사람들을 만날 수 없었던 것은 이해가 간다. 하지만 이 환자는 아직도 사람들에 대한 애정이 있었고, 사람들과 함께 이야기도 나누고 싶었던 것이다. 다른 환자의 경우라면 죽음을 부정하여 그러한 갈등을 해결하지 않았을까? 죽음을 부정할 수만 있어도 스스로의 상황을 그렇게 창피스럽게 생각하지 않고 찾아오는 사람들을 만날 수도 있고, 찾아와 준 데 대하여 감사를 표시할 수도 있었을 것이다.

환자들이 죽음을 부정하는 데는 여러 가지 특이한 이유들이 있기 마련이므로 환자의 그러한 노력을 좌절시키는 문제는 신중히 고려해 보아야 한다. 부정(否定)의 심리는 참으로 묘하다. 신기하게 잘 들을 때도 있는가 하면, 그렇지 못할 때도 있다.

현실적인 불행을 심리적으로 완전히 부정할 수 있으면 우선 얼마 동안은 편해지지만, 잠시 후 불행의 아픔은 되살아난다. 이 정도는 누구나 잘 알고 있지만, 이 부정의 심리가 어떻게, 또 왜 작용하는지에 대해서는 잘 모르고 있다. 의사라면 이런 것에 대해서 알고 있어야 환자와 성공적인 대화를 할 수 있다.

부정하는 심리는 환자 자신이 완전히 의식하지 못한 채 의도적으로 만들어 낸다는 것이 그 특징이다. 이러한 무의식적인 산물인 부정 심리는 불행을 알면서도 마치 아무 일도 없는 것처럼 행동하려는 데 그 목적이 있다. 죽음이 얼마 남지 않은 것을 알고 있으면서도, 또 한편으로는 자기는 아주 건강하다고 믿는 심리가 곧 부정이다. 이러한 심리적 부정이 잘 성립되면 자기는 죽지 않는다고 믿게 된다. 그러면서, 또 한편으로는 자기가 죽는다는 사실을 모르고 있는 것은 아니라는 것이 이 부정의 묘한 심리이다. 그는 단지 알고 싶어하지 않을 뿐이다.

마치 가족 중에 창피한 일을 당했을 때나, 사업에 실패한 가장이 아무 일 없는 듯 가정에 들어와 여느 때처럼 즐거워하는 그러한 심리와 같은 것이다. 예를 들어, 가족 중 한 사람이 횡령이나 강간으로 체포되는 부끄러운 일을 당했을 때, 가문의 명예를 중시하는 집안 사람들은 그 치욕스러운 사건에 대해 아무런 반응도 보이지 않고 오히려 웃으면서 평소 때처럼 행동하려고 한다. 마찬가지로 부유한 집안이 경제적으로 어려움을 당하면, 여전히 이전의 생활수준을 유지하고 현실적인 어려움을 인정하지 않으려는 것과도 유사하다.

　이런 부정의 심리는 어느 환자에게든 조금씩은 작용한다. 그래서 앞으로 다가올 아픔이나 절망, 그리고 죽음을 의식하지 않은 채 쓰라리고 암담한 최후의 진실에 굴복하지 않으려고 한다. 그리고는 평상시처럼 장래의 계획을 세우기도 한다.

　어느 정도 자신에게 닥쳐올 사실을 인식하고 있을 때에만 그 사실을 부정할 수 있다는 것을 이해해야 한다. 임종이 가까운 환자를 지켜보며 우리가 궁금한 것 중의 하나는, 저 사람이 그러한 사실을 알고 있을까 아니면 아직 모를까 하는 점이다. 그것을 알아내기는 쉽다. 환자가 죽음에 대해 일체 이야기하지 않으면 이는 분명히 죽음을 의식하고 있다는 증거요, 나아가서 그 사실을 부정하고 있다는 증거이다. 이 환자는 죽음 앞에 어쩔 수 없는 자신을 이미 받아들였다는 의미도 된다.

　부정의 심리는 환자에게만 있는 것은 아니다. 가족이나 심지어 의사까지도 환자의 죽음을 부정할 수 있다는 말이다. 환자가 죽는다는 사실을 알고 난 가족들도 무의식적으로 이를 인정하지 않게 되어 환자가 죽는 일 따위는 없다고 믿어 버린다. 전문가라고 할 수 있는 의사에게도 이런 경우는 있다. 이렇게 되면 환자는 자신의 죽음을 심리적으로 부정할 수 없게 되고, 따라서 아주 불안하게 된다. 자기는 죽음을 예감하고 있는데 자기를 걱정해 줄 가족들이 오히려 아무렇지 않게 대한다면 죽음의 길을 혼자 가야 하는 두려움이 온다. 이와 같이 부정의 심리는 묘한 것이어서 주위 사람들이 부정을 하지 않을 때에만 잘 작용할 수 있다.

　임종이 가까우면 자신을 주체하기도 힘들고 가족의 도움없이는 견딜 수가 없게 된다. 죽는다는 것은 포기를 강요당하는 상태이고 스스로 아무 일도 할 수 없는 무력의 상태이다. 그러므로 주위의 가족이 자기가 죽음에 임박했다는 사실을 인정하고 자기가 죽을 때까지 잘 돌봐주기를 원한다. 만일 환자가 가족이나 의사까지 자기가 죽는다는 사실을 부정하고 있는 것을 알면, 극도의 불안과 공포에 싸이게 된다. 그야말로 죽음의 길을 혼자서 가야 하는 것이기 때문에 더욱 두려울 수밖에 없다.

죽어가는 환자가 어린이일 경우 부모들의 부정 심리는 더욱 강해진다. 자식이 죽어가고 있다는 사실은 너무도 엄청난 충격이므로, 임박한 죽음을 믿지 않음으로써 감정 상태를 그나마 보호해야만 한다. 이렇게 해야 하는 부모의 심정이야 이해가 되지만, 이 경우 죽음을 앞둔 어린이는 더욱 힘들어진다. 부모가 죽음을 부정하고 있으니 어린 아이인 자기 스스로 죽음을 감당해야 하기 때문이다.

죽음을 앞둔 열 살 난 소년이 있었다.

어린이 자신도 자꾸 야위어가는 것을 의식하고 불안해 했다. 그는 주위의 모든 사람들에게 '자신이 행여 죽는 건 아닌가, 죽은 후 어떻게 되는가, 왜 죽어야 하는가, 왜 아무도 도와주지 않는가' 등을 물었다. 가족이나 의사들도 괴롭고 소년이 안쓰럽기도 하여 그의 마음을 가라앉히기 위해 온갖 방법을 다 동원했다.

이제 곧 나을 것이고, 머지않아 회복되면 학교에 갈 수 있을 것이라며 책을 사다주기도 했다. 아이가 어쩌다가 죽음에 대한 이야기를 꺼내면, 그들은 오히려 화를 내어 꾸짖기까지 했다. 그런 상황에 닥친 부모들이 으레 그럴듯이, 아이가 원하는 것은 무엇이든 다 해주었다. 그가 좋아하는 음식, 듣고 싶어할 음악, 읽고 싶어할 책, 갖고 싶어할 장난감 등을 애써 생각해 냈다.

또 소년에게 좋다는 것은 무엇이든 다 해보았다. 점쟁이도 부르고, 무당굿도 하고, 온갖 미신적인 괴상한 짓까지 다 해보았다. 죽음을 부정하기 위한 거의 광적(狂的)인 심리 상태다. 무엇인가 좀 더 도움이 되는 것을 해달라며 의사에게까지도 못살게 굴었다. 병세의 악화보다 이젠 아이나 가족, 그리고 의사도 완전히 기진맥진해 버렸다. 결국 이 의사는 부모들의 혼란된 감정 상태와 소년의 점점 커져가는 공포를 보다 못해 내 도움을 청하게 되었다.

내가 도움이 될 수 있었던 이유는 그 상황에 직접 개입하고 있지 않았기 때문이었다. 제 정신이 아닐 정도로 감정이 고조되고 불행이 겹친 상황에서는 외부인의 조언을 구하는 것이 최상의 방법이다. 외부인의 감정이나 생각은 그 심각하고 두려운 상황의 영향을 받지 않기 때문이다.

나의 경우 그 소년이나 부모를 전혀 알고 있지 못했고, 의사도 안면이나 있는 정도였으므로 그나마 상황을 객관적으로 파악할 수 있었다. 물론 내용을 알고 나서부터는 나 자신도 약간의 감정적 동요가 있었던 것은 사실이다. 처음에는 그 의사의 부탁을 거절할까도 생각했다. 나도 뜨거운 전쟁에 휘말려들어갈 것 같아 끼어 들고 싶지 않았던 것이다.

그러나 다음 순간 저 사람들도 나의 이런 반응과 똑같은 심경에서 저렇게 되었을 것이라는 생각을 했다. 내가 그랬던 것처럼 이 상황에서 도피하고 싶은 나머지, 소년이 죽음에 직면해 있다는 것을 부정하고 어떤 방법으로든 생명을 구할 방도가 있다고 믿게 된 것이리라. 무엇보다도 이렇게 부정함으로써 그 아이가 죽는다는 불가피한 사실을 직면하지 않아도 되었다. 부모나 의사가 이렇듯 상황을 직시하지 못하고 부정만 하고 있으니, 환자인 소년 자신은 죽음을 부정할 수가 없어서 계속 불안해 해야만 했다.

내 추측이 맞는다면, 우선 주치의와 대화를 한 후 부모, 그리고 필요한 경우 환자인 소년과도 이야기를 나누어야 될 것 같았다. 내가 그 의사에게 "아직도 희망을 버리지 않고 무슨 기적이라도 바라고 있는 것 같다."고 말을 했을 때, 그 의사는 오히려 내게 화를 버럭 내면서 자기 방어적이 되어 거의 말을 하지 않았다. 그리고는 나더러 피도 눈물도 없는 냉혈인간이라고 하면서 나를 찾아온 것이 후회된다고 했다. 이런 말이 내 기분을 상하게 하기는 했지만, 오히려 내가 생각한 것이 틀림없다는 확신을 갖게 했다. 그래서 화가 난 그 의사와 나는 아무 말없이 마주앉아 있기만 했다.

그 의사는 한참을 생각하는 듯하더니 눈물을 글썽거리며 그 귀여운 애가 죽는다는 것이 믿을 수가 없다는 것이었다. 얼마 전에 죽은 두 아이 환자의 이야기를 하면서 견디기 어려웠던 심경을 토로하였다. 또다시 아이의 죽음을 목격해야 하느니 차라리 소아과의사를 그만두어야겠다고 다짐하듯 말하기도 했다. 그는 한참 동안을 감정에 복받쳐 의사로서 인간으로서의 죽음에 대한 자기의 느낌을 말하더니 좀 진정이 된 것 같았다. 이 아이 문제만 해도 자기는 현대의학에 회의를 느낀 나머지, 보호자가 하자는 대로 푸닥거리 등 괴상한 짓도 하게 내버려 두는 등, 자신이 그렇게 비현실적으로 변했는지 스스로도 놀랍다고 했다.

내가 할 일은 이 의사와의 대화만으로도 충분했다. 환자의 죽음을 인정한 이상, 그는 다시 침착한 의사로 되돌아갈 수 있을 것이기 때문이었다. 환자의 부모가 죽음을 부정하고 있는 현실도 파악할 수 있게 되었고, 나아가 이런 상황이 죽음을 앞둔 소년에게 끼치는 영향도 이해하게 되었다.

그는 환자의 부모와 여러 차례 만났고, 환자와도 대화를 했다. 물론 처음에는 이전보다 더 동요되었지만 그것은 잠시뿐이었고, 이제 그들은 죽음을 부정하기 위해 우왕좌왕하며 당황하던 때와는 달리, 한결 차분해졌다. 그들의 표정에는 슬픔이 역력했다. 그러나 이런 슬픔은 적절한 감정의 표현이 아닐까?

이렇게 환자의 주변 인물들의 감정 상태가 안정 궤도에 접어들자, 환자인 소년에게도 그 영향이 미치기 시작했다. 이전처럼 여러 가지를 끊임없이 캐묻는 대신, 훨씬 안정된 상태에서 주변 인물들에게 애정을 표현하기도 했다. 이제 모든 사람들은 당황해서 안절부절하는 대신 진한 슬픔을 느끼게 되었다. 하지만 이는 꼭 필요한 것이요, 의사의 계속적인 관심으로 부모 역시 더 이상 죽음을 부정하는 일은 없었다.

죽음을 부정하는 데 실패한 경우의 예를 하나 더 살펴보자.

46세 된 어느 환자는 수술이 불가능한 암에 걸려서 길어야 6개월 정도밖에 살 수 없었다. 아내와 가족들은 이 사실을 알고 있었지만 환자에게는 알리지 않았다. 그의 주치의는 단지 손댈 부위가 없다고만 했다. 그는 이 말을 특별히 나쁜 데가 없다는 것으로 마음대로 해석하고 주변 사람들에게 이야기했다. 의사도 그가 하는 대로 따라갔는데, 환자가 병세에 대하여 질문한 적이 없으니 사실을 말해줄 필요도 없었던 것이다. 이렇게 되니 그의 아내는 남편이 곧 죽을 것을 알고 슬프고 당황했지만 그 부담감을 오직 혼자서 감당해야만 했다. 남편의 병이 치유 불가능하고 급속도로 악화되고 있다는 사실을 알면서도, 마치 아무 일도 없는 것처럼 일상생활을 유지해야 했던 것이다. 또 한 가지 상황을 복잡하게 만든 요인은, 당분간이기는 해도 환자는 심한 고통을 느끼지 않고 계속해서 생활해 나갈 수 있었다는 점이다. 따라서 죽음을 부인하려고 안간힘을 썼다고나 할까.

수술이 있고 한 달 후, 그 환자의 주치의가 내 자문을 요청해 왔다. 이제 환자는 고통을 느끼기 시작하여 적절한 진통제를 처방해 주어야만 했다. 고통뿐만 아니라 체중도 감소하고 병이 진행되고 있는 것을 보여주는 다른 증세들도 나타났다. 그런데 여전히 이 환자는 명랑하고 낙천적이며 앞날에 대한 계획에 몰두하고 있었다. 의사가 놀라서 내게 도움을 청한 것은 바로 그 환자의 장래 계획 때문이었다. 이 환자는 집을 팔려고 내놓고 더 크고 비싼 집을 사려고 했다. 또한 지금 타고 있는 차가 몇 달밖에 안 된 새 차임에도 불구하고 더 큰 차를 주문해 놓았다.

이 정도에서 그치는 것이 아니고 6개월 후 사업을 확장할 셈으로 새 세일즈맨을 고용했다는 것이다. 물론 이 의사도 죽음이 임박한 환자들에게는 미래에 대한 계획을 세우는 것이 흔히 있는 일임을 알고 있었다. 하지만 이 환자의 경우에는 그런 계획을 실행에 옮기는 데다가 앞으로 더 일을 진행시킬 태세이니 문제가 아닐 수 없었다.

그 의사의 견해로는 환자가 죽음을 부정하고 있기 때문에 이와 같이 경제적인 손실을 가져오는 일을 벌리고 있다는 것이다. 이제야말로 그 환자에게 임박한 죽음에 대한 사실을 단도직입적으로 밝히고 더 이상 일을 진행시키는 것을 만류해야 하지 않겠느냐고 물었다.

나는 대답 대신, 환자의 아내는 어떻게 생각하고 있느냐고 물었다. 그랬더니 그도 부인에게 전화를 해서 남편이 하고 있는 일들을 아느냐고 물었다. 놀랍게도 그 부인은 모든 것을 알고 있었으면서도 남편의 그런 행동에 특별히 잘못된 것이 있느냐고 오히려 묻더라는 것이었다.

이번 경우에도 내가 직접 개입된 것이 아니라는 점을 이용하여 이와 같은 상태의 원인을 찾아볼 수 있었다. 앞서 말한 대로 그 환자가 부적절한 계획들을 수행하고 있는 것으로 보아, 환자 자신의 죽음을 부정하려는 노력은 실패로 돌아가고 있는 반면, 아내가 그의 죽음을 부정하려는 시도는 성공하고 있는 듯했다. 아내가 남편의 죽음을 현실로 받아들이지 못한다면, 환자 자신은 부정의 심리를 작용시키지 못한 채 보통 때와 같이 아무런 문제도 없는 것처럼 지내야만 한다. 실제로 죽는 일 따위는 없는 듯 행동해야만 하는 것이다. 일단 이 추측이 옳다고 판단되면, 의사는 환자의 아내가 환자에게 아무런 문제도 없다고 믿고 있는 것은 아닌지 알아내야만 했다.

이것을 알아내는 일은 주치의가 하기로 했다. 결국 주치의는 그 부인이 환자가 수술을 받은 후 한 달 동안 모든 상황을 스스로에게 불투명하게 만들어 버렸던 것을 알고 아주 놀랐다. 다시 말해서 수술 후 외과의사가 했던 이야기도 기억하지 못했고, 다른 일도 거의 마찬가지 상태였다. 어떻게 된 일이냐고 다그쳐 묻자, 그 부인은 남편에게 아무 일도 없다는 것을 빼고는 달리 아는 것이 없다고 했다. 상황이 이 정도 되면 주치의는 아주 곤란해진다. 모든 것을 원점으로 돌려야 한다. 부인에게 남편의 암이 수술할 수도 없을 정도로 진행되었다는 이야기를 다시 해주고, 부인과 함께 수술을 담당했던 외과의사에게 가서 이 사실을 재확인시켜야 했다. 그 의사는 부인이 남편의 죽음이 임박했다는 현실을 알고 절망하는 것을 지켜보는 것이 너무도 힘들었다고 털어놓았다.

하지만 이는 반드시 해야 할 일이고, 결국 이 상황에 도움이 되고 필요한 과정이다. 사실을 재인식한 직후에는 상당한 동요가 있었지만, 이 고비를 넘기자 그 부인은 훨씬 안정되어 이제까지 자신이 사실을 은폐해 온 것에 스스로 놀라게 되었다. 이제 환자에게 죽음이 임박했으니 비현실적인 계획들을 취소하라고 말할 필요가 없었다. 그는 직접적인 충고와 권유를 필요로 하지 않았다. 아내가 현실을 직시하고 지금까지와는 다르게 그의 죽음을 준비하자, 그는 곧 계획을 포기하였다. 그대신 슬프긴 해도 조용하고 평온하게 다가올 죽음을 기다리게 되었다.

위의 경우에서 예증되었듯이 가족의 감정 상태는 죽음을 앞둔 환자에게 현저한 영향을 미친다. 또한 의사도 자신의 감정 상태가 환자에게 영향을 준다는 사실을 냉정히 분석, 관찰해 볼 필요가 있다. 적어도 의사나 가족만은 심리적 부정의 벽 뒤로 숨어서는 안 된다. 환자의 죽음을 직시하고, 환자의 부담을 덜어주고, 또 그가 원한다면 그로 하여금 죽음을 부정할 수 있도록 보호해 주어야 한다.

가족의 심리적 반응은 환자의 죽음을 부정하는 것뿐 아니라 또 하나의 복잡한 생존자 반응을 보인다. 가족은 환자가 죽은 후에도 자신들은 계속 산다는 것에 대하여 매우 복잡한 감정을 가지게 되며, 이 때문에 죽음이나 환자에 대해서 자신도 모르는 사이에 바람직하지 못한 반응을 보이게 된다.

일반적으로 볼 수 있는 슬픔이나 애도, 이별의 아픔 등도 물론 견디기 힘들지만, 이런 기분은 이해가 가고 인간으로서 당연히 가질 수 있는 감정이며 치료적인 의미도 있다. 하지만 내가 말하고자 하는 생존자 반응은 그것과는 달리 치료에 도움도 안 될 뿐더러 인간적인 의미로 이해되거나 존중될 성격의 것도 아니다. 이것은 죽어가는 사람에 대한 복잡하고 설명하기 곤란한 분노와 죄의식이 주를 이룬다. 이런 감정이 환자가 죽기 전에 일어나면, 임종을 앞둔 환자에게 여러 가지 좋지 못한 영향을 끼치게 되고, 또 죽은 후에는 정상적인 애도 반응이 이루어지지 않는다.

생존자의 반응은 갑작스러운 죽음이나 사고사(事故死), 너무 일찍 죽었다고 판단되는 경우에 가장 심각한 영향을 미친다. 특히 천재지변으로 인해 가족이 모두 죽고 자기만 살아 남은 경우 그 영향이 두드러지게 나타난다. 생존자 반응 중 가장 처절한 것이라면, 나치 수용소에서 살아 남은 유태인들이 보여준 것이라 하겠다. 그렇게 끔찍한 경험을 겪고 살아 남은 것만 해도 두려운 일인데, 생존자들이 단지 살아 남았다는 이유만으로 죄의식까지 느낀다면, 그 정신적 부담이란 극단적일 수밖에 없다. 더구나 자기만 살기 위해 마치 죽음의 구렁텅이에서 경쟁이나 한 듯한 죄책감마저 들게 되면, 그 부작용은 더욱 심각해지고 병적으로 된다.

위의 경우처럼 극단적이지는 않지만 이와 유사한 생존자 반응은 누구에게나 일어날 수 있으며, 죽은 사람에 대한 증오의 감정도 생존자 반응의 한 가지다. 이 증오심은 의사도 얼른 알아차리기가 힘들다. 왜냐하면 죽은 사람에 대한 증오심 자체가 용납될 수 없는 도의심과, 때론 환자를 향한 진정한 사랑과 애도 속에 함께 가려져서 표현되기 때문이다.

의사가 거듭 잊지 말아야 할 것은 가장 가까운 가족조차 죽어가는 환자에 대하여 분노의 감정을 품을 수 있으며, 이를 비난할 수도 없고 그 심중을 헤아리면 충분히 이해할 수 있다는 점이다. 이러한 분노가 도사리고 있음을 간파하려면 환자나 그 가족의 예사롭지 않은 행동을 주시해야 한다. 너무 극단적인 정신적 고통, 히스테리, 우울, 불안, 심지어 비정상적인 사랑이나 애도의 표현도 생존자가 가질 수 있는 적대감과 죄책감에 대한 반작용이기 쉽다.

간암(肝癌)으로 신음하고 있는 남편을 지나치게 걱정하느라 오히려 그 아내가 지쳐 쓰러지게 된 경우가 있었다. 참으로 가슴 아픈 상황이었다. 이야기를 들어보니 50대인 남편은 건강하고 사업에도 성공했지만 갑자기 발병하여 곧 죽음을 맞이할 수밖에 없게 되었다. 의사로부터 그가 간암이라는 진단을 받은 순간에 아내는 넋을 잃었다. 그녀는 하나부터 열까지 남편의 시중을 더 잘 들기 위해 집에서 치료하기를 고집했다. 간호사도 있었지만 자기 스스로 남편의 간호를 도맡았다.

남편이 자는 동안에도 옆에서 지켜보고 앉아 있었으며, 집 주변을 산책할 때에도 항상 옆에서 부축했다. 밤중에 환자가 일어나면 따라 일어나 심부름도 해주고, 약을 가져다주기도 하고, 같이 앉아서 이야기도 해주었다. 또한 책도 읽어주고 편지도 써주고, 전화도 대신 해주는 등 그녀의 하루 일과는 완전히 남편을 위해 바쳐졌다. 그뿐 아니라 환자의 도움도 없이 그의 사업도 재정비하였다. 말만 들어도 지칠 정도였다. 거의 잠도 안 자고 먹지도 않고, 그러면서도 항상 자기가 충분히 못해 주는 것 같은 기분이었다.

그 부인이 가장 걱정했던 것은 그의 병에 대하여 뭐라고 이야기해야 할지, 남편이 그의 병세에 대하여 물어올 때 어떻게 답변해야 할 것인지, 그리고 그가 죽음을 두려워한다면 어떻게 도울 수 있을까 하는 것이었다. 그러나 이것은 그녀의 걱정일 뿐이지 남편은 아직 한번도 자신의 병세에 대해 걱정조차 해보지 않고, 막연히 피곤해서 쉬는 정도로 알고 있다는 것이었다. 남편은 자기 사업이나 다른 문제에 대한 걱정만 할 뿐, 건강에 대해서는 전혀 의심도 하지 않고 있다는 것이었다. 그럼에도 불구하고, 이 아내는 행여 남편이 병세를 물어올 때 어떻게 대답해야 할 것인지에 대해서 쩔쩔매고 있었다.

여기서 나는 자기를 두고 먼저 죽는 남편이 원망스럽지 않느냐고 조심스럽게 질문을 던졌다. 부인은 한참 동안 생각을 하더니 사실 자기는 항상 남편보다 자기가 먼저 죽을 거라고 믿어왔다는 것이었다. 그녀의 이러한 생각이 너무도 확고했기 때문에 인생계획도 이 점을 염두에 두고 이루어졌다. 즉, 수년 전에 죽을 때를 대비하여 모든 정리를 끝내고 그 후로 계속 이를 수정해 올 정도였다. 모든 서류, 재정 상태, 심지어 장례식 계획까지 철저하게 마무리되어 있었다. 이 모든 일은 자신이 죽은 다음 남편이 일을 처리하는 데 편하게 하기 위해서였다. 그런데 지금은 기막히게도 모든 상황이 역전되었다. 그의 임종을 지켜보고 뒷일을 감당해야 하다니, 이는 상상조차 할 수 없는 일이었다.

그래서 남편은 모든 정리를 끝냈느냐고 물었다. 그러자 부인의 어조는 격해지면서 남편을 흉보기 시작했다. 남편은 자신이 죽은 후 아내가 일을 처리하는 데 도움이 되도록 전혀 배려하지 않고 있다고 했다. 그는 아직도 자기 사업이나 채무 관계, 보험, 은행 거래 등 아무것도 정리해 놓지 않고 엉망인 상태로 있다는 것이었다. 이대로 남편이 죽는다면 자기는 어찌할 바를 모르겠다는 것이었다. 그래서 그녀는 이런 남편이 밉고 원망스럽다고 이야기했다. 잠시 후 냉정을 되찾은 그녀는 자신이 남편에게 이렇게까지 화가 나 있고 미워하고 있는 사실에 대해서 자기 스스로도 몰랐다고 했다. 하지만 남편의 행동이 화가 나게 만들지 않겠느냐고 덧붙였다.

이야기를 계속하는 동안, 그 부인은 자책감에 휩싸이게 되었다. 죽어가는 남편을 미워하는 것 자체가 큰 죄를 짓고 있다는 것이었다. 좀 더 이해심을 가지고 관용할 수 없는 자신의 미흡함을 스스로 꾸짖었다. 그러나 얼마 후 그녀는 다시 고개를 저으며 화를 내기 시작했다. 아무리 이해를 하려고 해도 남편은 너무 무심하다면서 남편의 무성의한 행동을 예를 들어가며 흥분했다. 도저히 남편을 용서할 수가 없다는 것이었다. 화가 지속될 조짐이다. 한참 후 다시 '죽어가는 사람을 두고…….' 하면서 스스로 자책하기 시작했다. 그녀의 이야기는 증오와 자책의 되풀이였다.

결국 우리의 대화는 왜 부인이 남편을 위해 지칠 정도로 모든 일을 도맡아 하지 않으면 안 되었던가 하는 문제에 이르렀다. 내가 조금 도움을 주긴 했지만, 남편에 대한 억제된 분노와 죄책감 때문에 양심의 가책을 받아 헌신적으로 간호할 수밖에 없었음을 결국 부인 스스로 깨닫게 되었다.

그녀가 두려웠던 것은 만일 남편이 자신의 병세를 물어오면 방금 나에게 했던 것처럼 그런 분노가 한꺼번에 폭발해 버릴지도 모른다는 사실이었다. 결혼생활을 통해 이와 유사한 경우가 빈번히 있었다는 것도 알게 되었다. 남편은 개인적인 문제에 대한 책임감이 투철하지 못하여 언제나 부인이 뒷처리를 해왔던 것이다. 그 부인이 남편을 위해 문제를 해결해 주고 중요한 일을 잊지 않게 도와주는 일 따위를 싫어했던 것은 분명하지만, 한편으로는 만족감도 맛보았을 것이다.

우선 이런 일을 처리해 주면서 남편보다 우월하다고 느꼈으며, 남편도 부인이 이렇게 생각하는 것을 그냥 내버려 두었다. 또한 모든 일이 깨끗이 정리된 상태여야 직성이 풀리는 부인의 생활방식에도 맞았다.

죽음에 임박하여 벌어지는 상황은 이제까지의 결혼생활과도 크게 다르지 않았다.

이렇게 되리라는 것을 예측할 수 있었다. 남편은 죽음에 이르러서도 책임을 부인에게 전가했고, 부인은 이제까지 항상 그랬었던 것처럼 모든 부담을 지게 되었다. 부인이 남편을 미워하고 증오하는 것은 자연스러운 결과였다. 이야기해 가는 동안 많은 문제점이 분명해지고 점점 안정을 되찾게 되었다. 이야기가 끝날 무렵, 그 부인은 울었다. 눈물을 머금은 얼굴에 슬픈 미소를 지었다. 그리고 자기는 남편을 무척 사랑한다고 했다. 다만 때로 남편이 너무 무관심해서 죽도록 미울 때가 있긴 했지만…….

가족의 사망은 출산이나 결혼처럼 여러 가지 갈등을 야기시키는 자극제가 된다. 이러한 갈등의 양상은 새로운 것도 있지만, 대개의 경우 과거의 기억이나 경험으로부터 생긴다. 이런 상황에서 나타나는 문제점이 죽음에서 비롯된 것만은 아니라는 것을 잊지 말아야 한다. 오래된 실망감이나 증오가 오래된 기쁨이나 만족과 어우러져 가족의 죽음이라는 비극에 혼란스러운 배경 노릇을 한다. 이럴 때 의사의 역할은 매우 중요하다. 가족의 복잡한 반응을 무마시키고 도움을 주어, 결국 환자를 편하게 해줄 수 있어야 한다. 이를 위하여 의사는 죽어가는 환자나 혹은 가족들 사이에 일어날 수 있는 묘한 감정들 – 부정, 증오, 죄책감 – 을 잘 분석·이해하고 이를 중재함으로써 그들로 하여금 위기를 극복할 수 있게 도와줄 수 있어야 한다.

나는 이 장을 어떻게 마무리지어야 할지 아직 모르겠다. 아마 환자가 죽은 후에 남을 가족이나 혹은 부정의 심리에 대하여 너무 지나친 강조를 한 느낌도 든다. 그러나 임종을 앞둔 환자를 위해서는 가족의 이해와 협조가 무엇보다도 중요하다고 덧붙이고 싶다. 가족이 갈등을 극복하여 환자의 죽음을 부정하지 않고 직면할 수 있을 때, 비로소 그들은 죽어가는 환자를 포기하지 않고 도와줄 수 있게 된다.

이런 일이 전제되어야 환자는 다가오는 죽음에 대해 이야기할 것인지 아닌지, 즉 자신의 죽음을 직면할 것인지 부정할 것인지를 보다 자유롭게 결정할 수가 있다. 비록 환자가 사실을 사실대로 알고자 해도 그가 반드시 죽음이 무엇인지 완전히 이해할 것이라는 가정은 하지 말아야 한다. 아무도 죽음을, 특히 자신의 죽음을 이해할 수는 없다. 따라서 의사는 환자가 자연스럽게 취하는 방어의 방법에 따라주기만 하면 된다.

때때로 죽음에 임박한 환자들은 기꺼이 운명을 받아들인다. 이해할 수 없을 정도로 용감하다고나 할까? 때로는 철학적이고 유쾌하기까지 하다. 사람에 따라서는 죽음에 초연할 수도 있고, 자연스런 인생의 연장으로서, 또는 숙명으로 받아들이는 사람들도 있다. 그러나 보통사람에게는 죽음이란 불가사의한 것이고, 피하고 싶고 화제로 삼고 싶지도 않다. 그리고 의사는 그것을 반드시 사실대로 말할 필요도 없다.

죽음 자체야 우리 누구도 어떻게 할 수 없지만, 죽는다는 것에 대해서는 우리는 무언가 해줄 수 있다고 믿고 싶다.

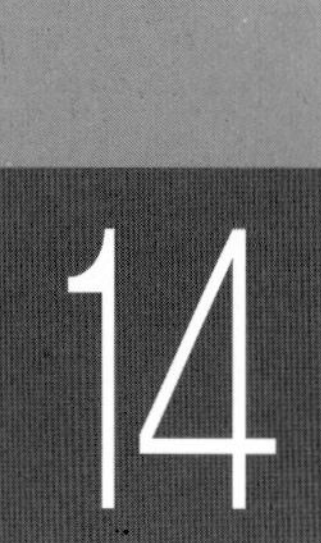

14 알코올 중독 환자
− 사회로부터 버림 받은 알코올 중독 환자 −

The Alcoholic Patient

알코올 중독의 문제는 범세계적인 사회 문제이다. 대부분의 의사들은 알코올 중독 문제가 심각하다는 점에 의견을 같이한다. 알코올 중독이 한 개인을 몰락시키고 가족을 파괴할 뿐만 아니라 사회를 위협하고 있음은 잘 알려진 사실이다. 그러나 한 가지 불가사의한 일은, 그렇게 얌전한 사람이 어떻게 술을 그리 마실 수 있느냐 하는 문제이다.

그러나 의사 자신도 알코올 중독에 대해서 뚜렷한 어떤 해결방법을 제시하지는 못하고 있다. 사실 누구도 확실히는 모른다. 의학적으로도 이를 성공적으로 치유하는 방법은 아직 없다. 과음으로 인한 부작용은 어떻게 치료할 수 있어도, 알코올 중독 자체는 정말 어려운 문제이다. 그렇다면 알코올 중독 환자와 대화를 통하여 해결책을 모색해 보아야 한다는 결론인데, 이 또한 그렇게 쉽지만은 않다. 많은 의사들은 몇 번 속고 나면 다시는 알코올 중독자와는 이야기도 하고 싶어하지 않게 된다.

　그래도 실망하지 않고 알코올 중독자와의 대화를 줄기차게 계속하는 의사들은 알코올 중독의 문제를 어떤 각도에서 보느냐에 따라 여러 가지 방법으로 접근하고 있다. 가장 흔한 견해는 알코올 중독은 단지 성격상의 결함이나 약점이요, 또는 그저 나쁜 버릇으로 보는 것이다. 이 견해대로라면 알코올 중독이 그리 큰 문제는 아니다. 다시 말해서 술을 지나치게 마시는 것은 그가 술을 좋아하기 때문이고, 의지가 약하기 때문이라고 할 수도 있으며, 나쁜 친구를 사귀기 때문이기도 하고, 혹은 어쩌다가 그냥 그렇게 되어 버린 것일 수도 있다.

　이런 낙천적인 견해를 가진 의사들은 문제에 직면하여 시간을 낭비하지 않는다. 그냥 환자에게 단도직입적으로 술이란 무엇이며, 왜 그가 술을 마시게 되었으며, 또 앞으로 그가 해야 할 일을 있는 그대로 이야기한다. 그리고 환자가 해야 할 일은 그야말로 자명하다. 바로 술을 끊는 일이다.

　어떤 친절한 의사들은 이에 그치지 않고 목욕도 하고, 면도도 좀 하고, 옷도 좀 갈아입으라고 몇 마디 덧붙이기도 한다. 술친구들을 피하고 일찍 귀가하여 가족과 더 많은 시간을 보내고, 근무 태도도 좀 바꾸고, 교회에 나가고, 취미생활도 좀 하라고 한다.

　그러나 문제는 이런 직접적인 방법으로서는 그 효과가 길지 않다는 것이다. 얼마 동안 잘한다 싶으면 언젠가는 다시 녹초가 되어 응급실로 실려온다. 사실 술을 끊게 하는 그 자체는 그리 어려운 일도 아니요, 누구나 할 수 있다. 백 번도 더 넘게 술을 끊어본 적이 있는 알코올 중독자도 있다. 그들이 금주를 하는 데는 여러 가지 이유가 있으며, 알코올 중독 환자를 금주하게 했다고 해서 의사가 '이제는 성공'이라고 의기양양해 하면 곤란하다.

　그들이 금주를 하는 데에는 여러 가지 이유가 있다. 마침 그 이유가 의사의 경고와 일치하면, 그는 즉시 술을 끊을 수 있고 그 기간이 상당히 오래 갈 수도 있다. 때로 술을 마시는 이유가 지나친 죄책감 때문이라면, 의사의 꾸중이 그것을 씻어주는 결과가 되므로 더 이상 술을 마실 이유가 없어질 수도 있다. 따라서 알코올 중독자에게 엄격하게 도덕적으로 접근해 보는 것도 헛된 것은 아니다. 하지만 문제는 알코올 중독 환자가 술을 끊는 기간이 얼마 동안이나 지속되느냐는 것이다. 의사가 술을 끊으라고 야단만 치고 권유만 해서는 장기적인 효로봇처럼 강박적으로 술을 마시는 알코올 중독 환자이다.
알코올 중독 환자에게 자주 들을 수 있는 말이 있다.

"나는 구제 불능이에요. 실직을 했고 아내도, 친구들도 모두 나를 떠나 버렸어요.
누가 나를 도울 수 있겠어요. 나는 술이나 마셔야겠어요."

의사는 이러한 알코올 중독 환자들과는 완치에 대한 환상을
버리고 대화를 해야 한다. 알코올 중독 환자를
진정으로 이해하려면 대화를 통해서 환자 자신이
자신에 대해서 어떻게 느끼고 있는가를 이해해야 한다.

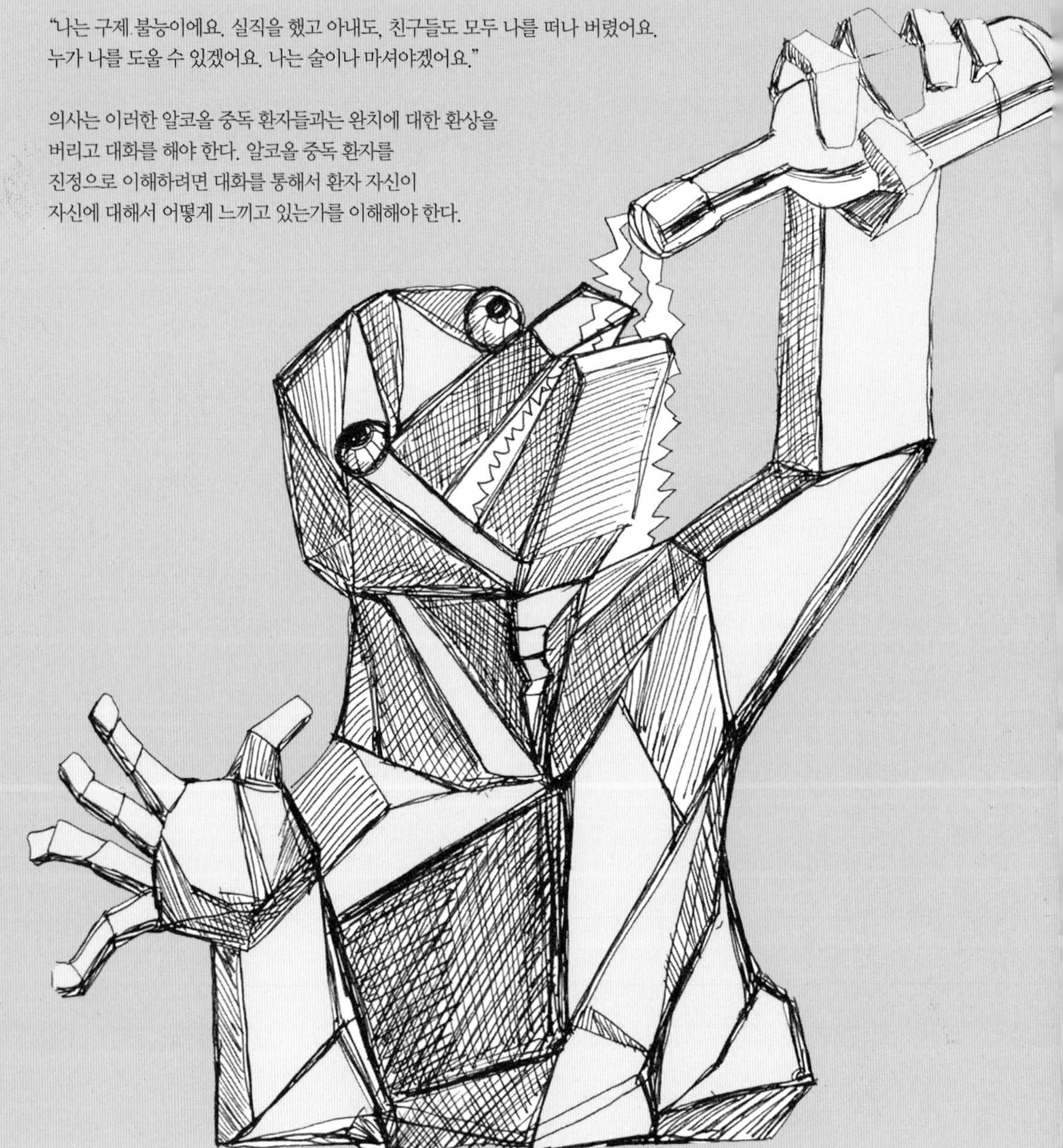

과를 기대하기는 어렵다.

대부분의 의사들은 보다 광범위하게 알코올 중독을 이해하기 위해서 중독의 원인까지 알아내려고 한다. 신체적인 원인을 찾아보아야 한다는 견해도 그 중 하나이다. 유전이나 체질·대사 과정의 이상 등으로 보는 학자도 있고, 혹은 약물 중독으로 보거나, 또는 신체적인 이상이나 병으로 생각하기까지 한다. 따라서 치료 방법도 각각의 견해에 따라 달라지기는 하지만 이러한 접근법의 성공률은 희박하다. 왜냐하면 알코올 중독의 화학적 요법은 아직 없기 때문이다.

그럼에도 불구하고 이 방법으로 성공할 가능성이 전혀 없는 것은 아니다. 즉, 의사가 정말 진지한 자세로 여느 환자를 대하는 것이나 마찬가지로 성의껏 치료에 임한다면, 약과 주사를 적절히 활용한 이 방법은 기적적인 효과를 가져올 수도 있다. 알코올 중독자는 우리가 무슨 이야기를 어떻게 하느냐보다 인간의 진실에 감동되기 때문이다. 하지만 그 정도가 만족스러울 정도로 대단한 것은 못 된다.

또 다른 견해는 그 원인을 전혀 다른 방향에서 찾고 있다. 신체적이고 화학적인 원인보다는 어려운 세상을 살자니 괴로워서 어쩔 수 없이 술을 마시게 된다는 것이다. 즉 고통스럽고 참을 수 없는 현실을 도피하기 위하여 술을 마신다는 견해이다. 따라서 이런 견해를 갖는 의사들은 환자와의 대화에서 그들이 무엇으로부터 도망가려 하고 있는가를 찾는 데 더 중점을 둔다.

이런 관점에서 알코올 중독 환자와 대화를 하면 흥미진진한 이야기를 많이 들을 수 있다. 이런 환자들은 자신에 대하여 이야기하기를 즐기는 경향이 있고, 괴롭기는 했어도 지루하지 않게 살아온 것이 확실하다. 온갖 사연이 엉켜 있어 이 정도라면 술을 마시고도 남겠다는 생각이 절로 들고, 소설책에서나 읽을 듯한 사연을 겪어온 경우도 많다. 결손가정, 평온하지 못했던 어린 시절, 사고 투성이의 청소년 시절, 어려웠던 결혼생활, 실직, 때로는 형무소생활, 성적인 문제 등 그들의 어려웠던 인생살이를 거침없이 들려준다.

그러나 이야기의 내용이야 어떻든, 듣는 의사의 마음에 따라 반응은 아주 달라진다. 어떤 의사는 이런 이야기에 너무 놀라고 거부감을 느낀 나머지, 아예 대화를 포기하고 알코올 중독 환자의 치료를 맡지 않으려고 한다. 또 어떤 의사들은 지나치게 감상적으로 되어 환자의 문제를 손수 해결하려고 나서는 경우도 있다. 돈을 빌려주기도 하고, 옷을 사주기도 하고, 살 곳을 마련해 주기도 한다. 감옥으로 다시 들어가는 일이 없도록 도와주고, 알코올 중독 환자의 아내를 설득하여 재결합할 수 있게 해주며, 해고당한 일자리를 되찾게도 해준다. 또한 그의 주위 사람들에게 그가 술을 마시지 않으면 안 되었던 이유를 설명하고, 이해하도록 설득한다.

이러한 친절은 당장에는 좋은 효과를 가져온다. 그러나 이건 잠시뿐이다. 왜냐하면, 환자의 근본 문제는 건드리지도 않고 표면상의 원인만 제거한 채 환자 스스로를 짓누르게 하는 스트레스는 그대로 남아 있기 때문이다. 알코올 환자에게는 마음속 깊이 숨겨진 스트레스가 있기 마련이다. 물론 이걸 찾기란 그리 쉬운 일은 아니다.

그래도 재발은 괜찮은 편이다. 이런 식의 친절은 때로는 환자를 더 나쁘게 할 수도 있다. 환자의 내면에 숨겨진 갈등이나 스트레스를 이해하지 않고 친절만 베푼다면, 죄책감과 두려움을 더욱 자극하게 되어 술을 더 마시게 하는 결과를 초래하기 때문이다.

앞서 말한 모든 노력이 수포로 돌아간다면, 다음 방법은 무엇인가?

계속 술을 마시는 알코올 중독자와 어떻게 대화를 이끌어가야 하는가? 사실 이들과 대화를 나눈다는 것은 불가능할 수도 있다. 증세가 심한 알코올 중독자는 치료가 불가능하다.

그러나 진정으로 알코올 중독자를 돕고 싶다면, 그의 내면생활을, 특히 자신에 대하여 느끼는 감정을 이해하지 않으면 안 된다. 심한 열등감을 보상하기 위해, 또는 자기 자신을 철저히 증오한 나머지, 이런 자포자기의 길을 걷고 있는지도 모른다.

의사는 알코올 중독자가 섹스에 대하여 가지는 내면의 감정과 두려움에도 귀를 기울여야 할 것이다. 알코올 중독 환자들은 성생활에 대해서 자신이 없다고 생각하는 경우가 허다하다. 그리고 사실이 그렇다. 그래서 술을 마셔야 하고, 술을 마실수록 성 기능은 더욱 약화되는 악순환을 되풀이한다. 동성애나 자위행위 등의 문제로 고민하는 것은 드문 일이 아니다.

환자의 이런 내면세계에 접근하는 것은 쉬운 일이 아니다. 알코올 중독자의 분노나 은밀한 성적 감정은 일단 밖으로 드러나면 다루기 곤란하고, 환자는 심하게 반발하거나 또는 밖으로 드러난 자기 자신을 주체할 수 없어 아주 폭발해 버릴 수도 있다. 이러한 위험이 도사리고 있기 때문에 경험이 풍부한 의사들까지도 되도록이면 이런 화제를 피하려고 한다. 이와 같이 지나치게 조심스러운 태도가 옳은지는 잘 모르겠다. 심한 경우 다시 술을 마실 수밖에 없게 되므로 일단 모든 문제에 대하여 자유롭게 이야기해 보는 것도 나쁠 것이 없다.

그러나 그것이 말만큼 쉬운 것은 아니다. 알코올 중독 환자는 의사가 자신의 내면의 생각을 알고 싶어한다고 느끼면 마치 공격이나 당한 것과도 같이 행동하기 십상이다. 의사가 하려고 하는 일에는 무엇이든 결사적으로 반대하려고 한다. 그렇다고 의사가 너무 조심스러워 그러한 문제는 건드리지도 않고, 친절 일변도로 치료에 임한다고 하더라도 그 결과는 마찬가지다. 즉, 의사가 건드리기 어려운 문제는 피하고 표면상의 문제만 다루는 데 만족해서 친절하고 동정적이기만 하면, 환자는 의사의 이런 태도를 경멸하며 앞의 경우와 마찬가지로 자기 파괴적이 되어 다시 술을 마시게 된다. 어느 쪽이든 언제나 그는 술이야말로 자신을 구제할 수 있는 유일한 방법이라고 생각하고 자기 패배의 길인 술로 돌아간다.

이러한 모순된 상황은 의사만의 문제가 아니다. 알코올 중독 환자의 이런 불가사의(不可思議)한 모순성 때문에 많은 의사들은 아예 치료를 포기해 버리고 만다. 어떤 방법을 쓰든 결과는 언제나 실패작으로 끝난다. 딱 한 잔의 술로써 모든 것이 무너져 버리고 원점으로 되돌아가 버리는 것이다.

의사는 자신의 진지한 노력이 환자의 술로써 수포로 돌아가는 것을 보게 되니 기분이 상하고 화도 난다. 환자가 미워져서 다시 보기도 싫어진다. 구제불능의 환자로 간주하거나 혹은 의사인 자신의 잘못이라고 자책하기도 한다. 환자에게 도움을 주어야 하는 치료자가 이런 비관론에 부딪치게 되면, 그때부터는 알코올 환자라면 아예 거들떠보지도 않게 된다.

이런 결론이나 의사의 심경은 한편으로는 이해가 간다. 그렇다고 이런 반응이 반드시 옳다는 것은 아니다. 사실 화가 날 만도 하지만, 이런 기분이 되는 이면(裏面)에는 의사인 자신이 환자에게 속은 것 같고 바보 취급이라도 당한 것 같은 당혹스러움이 있다. 환자가 의사를 화나게 하는 일치고 이처럼 참기 어렵고 용서가 안 되는 것도 없다. 이처럼 환자가 의사의 자부심, 나아가 의사의 자만심에 손상을 입히게 되면, 의사의 마음속에는 자기도 모르게 환자에 대한 복수심이 생기게 된다. 따라서 알코올 중독 환자를 거절하는 의사들의 마음 한 구석에는 이런 비밀스러운 복수심이 도사리고 있다고 해도 과언이 아니다.

역시 이런 반응도 이해할 만하다. 사실 어느 누가 알코올 중독 환자에게 상처 받고 싶고, 또 놀림 받고 싶겠는가? 자신에게 상처를 입힌 사람에게 복수하고 싶지 않은 사람이 어디 있겠는가?

하지만 이 길만 있는 것은 아니다. 좀 더 다른 차원에서 이 문제를 볼 수 있다면 알코올 중독 환자에게도 희망은 있다. 감정상 치명적인 상처를 입지도 않을 것이고, 성공적인 결과를 기대하면서 환자의 치료를 계속할 수도 있을 것이다. 이렇게 바람직한 결과를 기대하자면, 의사는 자만심과 잘못된 자존심을 줄여야 한다. 보통 환자들은 치료에 성공할 수 있다는 의사의 자만심 같은 것을 느끼지도 못하고 이에 반응하지도 않는다. 하지만 자기 파괴적인 경향을 가진 환자에게는 이러한 의사의 지나친 자신감도 큰 문제가 될 수 있다.

이러한 위험을 줄이자면 두 가지를 깨달아야 한다.

첫째, 의사라면 누구나 가지고 있는 치료에 성공할 수 있다는 자만심을 줄여야 한다.

환자를 성공적으로 치료했다는 느낌을 실제적인 치료 행위 이외에서는 찾을 수가 없는가? 예를 들어 어떤 환자를 치료하더라도 의사들은 은근히 환자 위에 군림하는 우월감을 즐기고 있다. 환자가 보내는 감사의 마음으로부터, 또는 환자에게 자기가 얼마나 중요한 존재인가를 생각하면서, 이도 아니면 정말 난 훌륭한 의사라고 생각하고 자신을 추켜세우는 데서 쾌감을 느낀다.

그러나 의학 치료에 대해서 성공 이상의 만족을 얻는다면 이건 자부심이 아니라 자만심이다. 의학적 치료의 과정에서 느끼는 만족도 또한 의심해 보아야 한다. 그런 만족감은 불가피한 것이다. 의사들 모두가 이러한 만족감을 느껴왔고, 또 의사라면 이런 만족감이 필요하기도 하다. 이를 전적으로 부인하라는 것도 아니고 그렇다고 아주 버리라는 것도 아니다. 다만 이것이 너무 지나치면 치료에 도움을 주지 못하고 오히려 부작용이 일어난다는 것을 명심해야 한다.

알코올 중독 환자나 이와 유사한 환자들의 치료를 담당할 때, 의사는 자신의 자만심을 인식하고 주의하면서 치료에 임할 필요가 있다. 특히 알코올 중독 환자처럼 자기 파괴성이 있는 환자의 치료에는 이러한 의사의 치료적 자만심은 금물이다. 이것을 최소한으로 줄일 수 있을 때 환자가 다시 술잔을 드는 경우에도 크게 상심하지 않고 다시 그와 이야기를 재개할 수 있게 된다.

둘째, 알코올 중독 환자는 의사의 마음속 깊숙한 곳에 숨어 있는 허영과 자만심까지도 자극하여 의사를 우쭐하게 만들었다가, 그리고 나서 얼마 후에는 크게 실망시켜 버리는 이해하기 어려운 능력이 있다는 것을 알고 있어야 한다.

의사가 이러한 두 가지 측면을 이해할 수 있다면 알코올 중독 환자의 치료도 새롭게 이루어질 수 있으리라 생각된다. 알코올 중독 환자를 치료할 때에는 치료가 일시적으로 성공함에 따라 자부심과 자만심도 함께 커가리라는 것을 예측하고 있어야 한다. 더 나아가 환자가 의사를 크게 실망시키리라는 것을 미리 예측하고 있으면 의사들의 반응도 달라질 것이다. 즉 화도 덜 날뿐더러 비밀스러운 복수심도 생기지 않게 될 것이다. 또한 의사를 속였다는 기분이 들게 하는 알코올 중독 환자의 행동 자체가 의사의 도움을 결사적으로 거부하는 것이며, 자기 파괴성의 표현이라는 것을 인식할 때 비로소 그들을 위해 무언가를 해줄 수 있게 된다. 알코올 중독 환자가 치료를 거부함으로써 의사들의 감정을 상하게 하는 것은 불가피하다. 환자가 자기 자신에게 심각한 공격을 가하여 스스로에게 치명적인 결과를 초래하는 이유는 의사의 노력을 수포로 돌아가게 하기 위함이다.

알코올 중독 치료에 가장 중요한 것은 환자의 자기 파괴성이다. 특히 환자와 함께 술을 마시는 이유에 관해서 대화를 나누고자 한다면, 더욱 이 점을 주목해야 한다. 환자로 하여금 자기 파괴를 목적으로 술을 마시고 있다는 것을 직시하게 하는 것은 그리 쉬운 일이 아니다. 다른 모든 도움을 거절했듯이 자기 이해의 기회도 거부하려 할 것이 틀림없다. 하지만 자기 파괴성을 지적하는 것은 환자의 치료에 큰 도움을 줄 수 있다.

술을 마시는 일이 얼마나 스스로를 파괴하는 일인가에 대하여 환자와 대화를 나눈다고 하여, 술을 끊지 않으면 언젠가는 죽음을 맞이할 수밖에 없을 것이라고 말하라는 것은 아니다. 대개의 경우 환자 자신도 잘 알고 있기 때문이다. 아마 의사보다 더 잘 알고 있을 것이다. 자신뿐 아니라 가족마저도 파괴하고 있다는 것도 잘 알고 있다.

그러나 그가 모르고 있는 것은 그런 짓을 일부러 무의식 상태에서 하고 있다는 사실이다. 또한 이러한 자기 파괴와 연관하여 자신을 돕고자 하는 모든 시도를 실패로 돌아가도록 해야 직성이 풀리는 점도 지적해 주어야 한다.

최근의 몇 가지 일을 예로 들면서 차분히 지적한 후, 한 걸음 더 나아가 앞으로 일어날 수 있는 가능성을 지적해 두는 것도 좋다. 이런 자기 파괴적인 행동은 앞으로의 치료 과정에서도 나타날 가능성이 있고, 또 언젠가는 이런 강박적인 자기 파괴성이 지금껏 받아왔던 일체의 치료를 수포로 돌아가게 할 수도 있다는 가능성까지 지적해 두는 것도 좋다.

그리고 현명한 의사라면 환자가 언제 폭발해 버릴는지의 시점을 예측할 수도 있다. 가장 위험한 시기는 환자 생각에 이젠 의사가 자기를 믿어준다고 안심하는 순간이다. 혹은 의사가 아무도 못한 치료를 해냈다고 만족하는 순간이다. 치료가 성공적으로 끝났다는 어떤 징조라도 의사가 보이는 시기에 마치 무슨 마력에나 끌린 듯이 환자는 폭발해 버린다. 의사가 알코올 중독 환자의 치료가 성공적이라고 믿는 징조만 보이면 그것으로 충분하다. 환자는 의사의 때이른 만족감을 깨부수고 싶은 충동에 사로잡히고, 이때 가장 손쉽게 택할 수 있는 길은 물론 다시 술을 마시기 시작하는 일이다.

알코올 중독 환자와의 대화가 효과가 있으려면, 의사는 환자에게 올바른 방법으로 같은 이야기라도 여러 차례 들려주어야 한다. 환자가 즉각적으로 반응을 할 것이라고 기대하면서 이야기해서는 치료에 별 도움이 안 된다. 그러면 십중팔구, 환자는 술을 계속 마셔대면서 도움을 주려는 의사에게 전혀 협조하지도 않을 것이기 때문이다. 의사가 해줄 수 있는 것은 환자가 자기 자신에 대하여 막연히 알고 있는 것을 구체적으로 표현할 수 있도록 도와주는 정도라고 생각하는 것이 좋다. 환자가 품고 있던 생각을 일단 말로 표현하면 일종의 구속력이 생겨 불명료한 생각이 분명해질 수 있다.

알코올 중독 환자에게 현재의 행동과 앞으로의 행동을 이야기해 주는 것은 미리 구체적인 참조점을 제시해 주는 것이나 마찬가지다. 환자가 예측되었던 감정과 행동을 보이면, 의사는 당황하지 않고 지금껏 자신이 환자에게 했던 이야기를 되씹어 볼 수 있다.

다시 말해서 환자가 다시 술을 마시기 시작하여 의사의 치료 프로그램을 와해시키려 할 때, 의사는 이러한 결과를 예측했었기 때문에 그다지 놀라거나 실망하지도 않는다. 또 이러한 것들을 미리 염두에 두고 있으면, 의사는 자신이 자만하기 시작하는지 돌아볼 수도 있다. 다른 한편으로 알코올 중독 환자들도 자신들의 행동을 미리 이해하고 있었기 때문에 의사를 놀라게 하고 기분을 상하게 한 것에 대하여 느끼는 죄책감도 가벼울 것이다. 스스로를 책망해야 할 필요도 그만큼 줄어드는 것이다. 의사가 환자와의 대화를 통해 이 정도의 결과나마 가져올 수 있다면 이야기를 한 보람이 있다.

하지만 이것으로 환자가 의사의 도움을 거부하는 것이 끝난 것은 아니다. 의사가 환자를 도우려고 애쓰는 그 사실만으로 환자는 모든 방법을 동원하여 의사를 좌절시키려고 한다. 이처럼 끝없는 환자의 고집은 의사를 낙담하게 만든다. 하지만 구제할 길 없어 보이는 이 고집을 다른 각도에서 본다면 치료에 고무적일 수 있다. 이와 같이 치료의 상황을 낙관적인 면에서 바라보기 위해서는, 알코올 중독 환자를 술을 마시는 자체보다 그의 고집에 중점을 두고 살펴보아야 한다. 흔히 의사는 환자가 술을 마시는 것만 보고 그것을 알코올 중독 환자라면 누구나 가지고 있을 많은 약점들 중의 하나일 뿐이라고만 생각한다. 이런 약점들을 대단하게 생각하는 것은 그리 잘못된 것이 아니다. 문제는 환자의 강점을 간과하고 넘어가는 것이다. 특히 자신의 행동이 치명적인 죽음을 초래할지도 모른다는 것을 알면서도, 자신이 원하는 대로만 하겠다는 그 알 수 없는 외곬수적인 고집을 고려하지 않고 대화를 하는 경우가 문제다.

그런데 의사가 환자의 고집을 잘만 이용하면 환자가 다시 술에 손을 대는 일이 없게 할 수도 있다. 환자의 고집은 술을 끊는 데 주요한, 아니 유일한 원동력이 될 수도 있는 것이다. 만일 의사의 도움으로 그러한 집념이 술을 마시는 자기 파괴가 아닌 술을 끊을 수 있는 자기 건설적인 방향으로 돌려진다면 치료는 성공할 수 있다. 환자의 의지가 약해서 술을 마신다고는 하지만, 위에서 말한 고집을 생각해 보면 그들의 의지는 약한 것이 아니라 아주 강한 인상마저도 준다. 따라서 환자의 의지가 약하다고 하기보다 잘못되었다고 하는 것이 옳을 것이다. 정도가 심한 알코올 중독 환자가 친구들에게 버림 받고 손가락질을 당하며 온갖 싫은 소리를 다 감수하면서도 계속 술을 마시는 것을 보면, 그들의 의지력은 진정 대단하다고 하지 않을 수 없다.

의지가 강하고 약하다는 것을 판단하는 것은 까다로운 문제이다. 알코올 중독 환자를 평가하는 것도 마찬가지다. 의사들은 흔히 이런 환자들이 의지가 약하기 때문에 치료가 되지 않는다고 말한다. 하지만 의지가 약해 보이는 알코올 중독 환자의 이면에는 이와는 전혀 다른 심리가 작용하고 있다. 즉, 의사의 치료에 대하여 능동적이고 단호하게 저항하는 것이다. 알코올 중독 환자와 대화를 하는 중에 의사를 고민하게 하는 것은 환자의 약점 때문이 아니다. 사실 의사들은 환자의 약점 때문에 실망하는 것이 아니고, 술을 마시고자 하는 그들의 알 수 없는 고집 때문에 좌절감을 맛보게 된다.

환자의 이해하기 어려운 고집에 직면하고, 이 때문에 환자의 치료를 여러 차례 실패해 본 경험이 있는 의사들은 점차로 알코올 중독 환자의 치료 자체를 외면하려고 한다. 이러한 결정을 내리는 것은 의사의 권리이고 사실 의사나 환자 모두에게 차라리 잘된 일일 수도 있다. 하지만 의사라면 자신이 돌봐줄 수 없는 환자들이 다른 곳에서라도 도움을 받을 수 있도록 주선해 주어야 한다. 지역에 따라 알코올 중독 환자가 도움을 받을 수 있는 곳은 다양하다.

보통 정신과의사들은 알코올 중독 환자를 치료할 때, '심리요법' 을 택한다.

정신병원이나 종합병원에서는 일단 환자를 입원시킨 후 금주하고, 수주일 동안 적응 훈련을 시킨다. 그 외에도 알코올 센터가 있다.

의사가 환자를 다른 곳으로 소개해 주려고 할 때, 환자에게 다른 곳에서 지속적인 도움을 받으라는 말만 하지 말고, 의사가 주선해 주는 곳이 환자에게 도움을 주는 방법이나 환자의 흥미를 끌 만한 이야기를 해준다면 치료에 큰 도움이 될 것이다.

또 환자는 새로 치료를 받게 될 곳과 접촉을 함으로써 그곳에 대해 좀 더 잘 알 수 있는 기회를 갖는 것이 바람직하다. 물론 이때 특별한 절차가 있는 것은 아니다. 때로는 환자에게 적합한 정신과의사나 병원, 알코올 센터를 지적해 주기만 하고, 나머지는 환자가 알아서 하게 할 수도 있다.

한 예로, 미국에는 알코올 중독 환자를 전문적으로 치료하는 『Alchohlics Anonymous』가 있다. 사람들에게는 속칭 AA로 통하는 이곳에서는 알코올 중독 하나에만 초점을 맞추고 환자의 치료를 해오고 있는데, 이곳을 거쳐 알코올 중독에서 벗어난 환자들은 상당수에 이르고 있다. 이와 같이 좋은 결과가 어디로부터 비롯되었는지는 분명치 않다. AA 회원들이 나름대로 성공비결을 논하기도 하는데, 전혀 타당성이 없어 보이는 예도 많다.

내가 보기에 AA가 성공하는 연유는, AA에서 환자를 위해서 실시하고 있는 프로그램이 알코올 중독자들이 자기 자신에 대한 두려움에 접근할 수 있도록 유도하고 있기 때문인 것 같다. 지친 알코올 중독 환자는 AA 회원들에게 술을 마시기 시작하기 전부터 자기 자신에 대하여 생각해 왔던 바를 토로한다.

"누구도 나를 도와줄 수는 없어요. 나는 하루에도 상상할 수 없을 정도로 많은 양의 술을 마신답니다. 그 때문에 감옥에 갔다온 적도 있고, 실직하기도 하고, 아내마저 내 곁을 떠나 버렸어요."

이런 말은 알코올 중독 환자들로부터 흔히 들을 수 있는 말이다.

"나는 정말 구제 불능이라니까요. 내 자신이나 가족까지 모두 망가뜨리고 있어요. 난 뼛속까지 악마의 물이 들었어요. 그런데 누가 날 도와줄 수 있겠어요?" 라는 식이다.

AA 회원들은 이런 말에 대해서, "그건 당신이 잘못 생각하고 있는 거예요." 라거나 혹은 "당신은 운이 나빴을 뿐이에요." 또는 "우리는 당신을 새 사람으로 만들어 줄 수 있어요." 따위의 입에 발린 소리를 하지 않는다. 그 대신, AA에서 치료를 받은 적이 있는 다른 회원들의 치명적인 과거사를 들려준다. 이렇게 되면, 그 환자는 어느 정도 현실감을 되찾을 수 있다. 물론 스스로가 이전보다 더 나아졌다고 생각하지는 않지만, 자기만큼 파괴적인 다른 사람들도 문제를 극복했다는 것을 알고 편안함을 얻는 것이다.

중요한 것은 AA 회원들은 이런 환자들에게 자기들의 프로그램에 참여하라고 강요하지 않는다는 것이다. 이들의 견해로는 프로그램이 성공적이려면, 환자 자신이 제 발로 도움을 청하러 와야 한다. 또 이런 환자들이 나름대로 최악의 상태를 경험해 보아야만 절실하게 도움이 필요하다는 사실을 받아들일 수 있다고 본다. 따라서 알코올 중독 환자들이 실직의 쓰라림을 맛보거나, 음주운전 사고를 내거나, 감옥에 가거나, 큰 병을 앓거나, 이도저도 아니면 결혼생활의 파경이라도 겪어 보아야 할 필요가 있다.

이럴 때에야 비로소 자신의 진짜 문제는 내면에 있는데, 지금껏 술에만 의존해 왔으며 혼자 힘으로는 극복이 안 되니 도움을 청해야만 한다는 사실을 스스로 인정할 수 있게 된다. AA 회원들이 환자에게 어느 시점이 최악이었나를 이야기해 줄 수는 없다. 다만 그들은 환자가 형편없이 혼란한 상태에 있다는 것을 지적해 주기는 한다. 그리고 환자의 증세가 아무리 심각하고 처해 있는 상황이 아무리 혼란스럽다 하더라도, AA 회원들은 환자를 지지하고 도움을 주겠다는 것을 환자에게 약속한다.

AA 프로그램이 치료에 성공한 또다른 비결은 새 회원이 자기 자신에 대하여 이야기하고, 스스로의 단점도 다른 회원들 앞에서 들춰낼 수 있는 분위기를 만들어 내는 것이다. 일부 의사들의 견해처럼 이것은 자기 과시적인 면도 있다. 하지만 이 기회를 잘 이용하여 죄책감이 있는 사람은 자신에 대하여 혐오하고 있는 모든 것을 이야기할 수 있고, 수년 동안 마음속에만 품어 왔던 일을 말로 표현할 수 있게 된다.

물론 이렇게 내면의 이야기를 말로 표현했다는 것만으로도 안도감을 느끼겠지만, 아무도 자신의 이야기를 탓하지 않고 아무도 우월한 척하지 않는 것이 참으로 도움이 된다. 자신이 얼마나 형편없는 존재인가에 대한 이야기를 다 듣고도 여전히 자신을 좋아해 주는 것이, 어떤 친절하고 따스한 말보다도 자신감을 불러일으켜 준다.

AA 치료의 정신적 측면은 더욱 깊이가 있다. 알코올 중독 환자가 아무리 자유롭게 자기 자신에 대하여 이야기한다 해도, 내면에 너무 깊숙하게 자리잡고 있어 어떻게 하지 못하는 자기 파괴성을 두려워한다. 내면에 도사리고 있는 이 위험은 인간의 힘으로는 이해가 불가능하다. 따라서 이러한 궁극적인 불안을 극복하려면 신(神)에 대한 믿음을 회복하는 수밖에 없다.

AA에서 새롭게 맺는 인간 관계도 알코올 중독 환자를 회복시키는 데 중요한 역할을 한다. AA는 친구도 멀리하고 취미활동도 없는 환자에게 친구를 사귀게 하고, 환자에게 적절한 취미활동을 권함으로써 자신에 대한 집착을 타인에 대한 관심으로 돌릴 수 있는 기회도 준다.

AA 회원이 알코올 중독 환자와 계속하여 유대 관계를 갖는 것이 각자의 회복에 중대한 영향을 미친다. 이는 쉽게 설명되어질 성질의 것이 아니다. 하지만 그 주된 이유는 AA 회원들은 자신과 새 회원을 여러 가지 방법으로 동일시하고, 새로운 인물의 문제를 마치 자기 자신의 문제인 양 취급하는 데 있는 듯하다. 사실상 자기를 새 회원과 동일시하여 도움을 주면 결국은 스스로를 돕는 셈이 된다.

알코올 중독 환자가 된 사람들은 거의 예외없이 자신의 내면에 도사리고 있는 위험한 자기 파괴성에 반응하고, 이러한 위험을 피하고자 택한 유일한 방법이 술을 마시는 것이므로 다른 환자와 일체감을 느끼기가 쉽다. 따라서 한 환자는 다른 환자에게서 자신의 모습을 읽을 수 있다. 바로 자신이 가지고 있던 공포, 생각, 반응 같은 것을 발견하는 것이다. 그리고 자신의 문제는 다른 사람에게서도 나타나는 동일한 문제를 인정하고 난 후에라야 깨달아질 수 있으므로, AA 회원들은 도움을 주고 있는 다른 환자가 가지는 문제를 보고서야 자신이 처한 어려움을 알게 될 수 있는 것이다.

따라서 다른 환자들의 문제를 이해하려는 노력뿐만 아니라 다른 환자와의 직접적인 접촉을 통하여 AA 회원들은 자신의 생각, 감정, 행동에 대한 통찰력이 생기게 된다. 더욱이 새 회원들의 불안을 해결해 주려고 애쓰는 과정에서, 무의식중에 자신의 내부에 위험하게 형성되어가고 있던 불안한 감정들을 해소시킬 수 있다. 또한 새 회원이 현실을 직시할 수 있도록 되풀이해서 도와주다 보면, 스스로도 현실감을 더욱 확고히 할 수 있다.

이러한 여러 가지 이유 때문에 AA 회원이 다른 환자들과 친분 관계를 맺는 것은 참으로 중요하다. 어떤 의미에서는 각 회원들이 다른 회원들을 도우려고 애쓰면 애쓸수록 자신의 회복이 성공하는 확률도 높아진다고 할 수 있기 때문이다.

AA가 알코올 중독 환자에게 큰 도움이 된다고 했지만, 모두가 이에 동의하는 것은 아니다. AA에 대한 반응은 아주 긍정적인 것에서부터 아주 부정적인 것까지 다양하다. 반응만 다른 것이 아니고 AA 단체 자체도 다양하다. 도시마다, 그리고 각 도시 안에서도 이러한 단체들의 성격·운영·회원에 이르기까지 차이점이 많다.

따라서 환자를 AA에 의뢰하는 것만으로 성공적인 치료를 보장받을 수는 없다. 환자에게 진정 도움이 되려면 추천하는 AA 모임에 대하여 잘 알고 있어야 하고, 그 종류가 여럿일 때는 환자 개개인에게 가장 적합한 곳을 추천해 주어야 할 것이다. AA에서는 환자들 사이에서 아주 친밀한 개인 관계를 유도하므로, 처음부터 사회적·지적·성격적인 수준이 맞아야 바람직한 결과를 기대할 수 있다.

이러한 환자들이 AA를 통하여 회복되면 앞으로의 생활이나 교우 관계는 그 모임을 통하여 만나는 사람이나 AA 프로그램을 중심으로 이루어진다. 정상적인 생활을 회복하게 되면, 문자 그대로 AA에 가입하는 셈인데 그 모임에 친구가 될 만한 사람들이 있을 때에야 가능한 일이다.

AA에 대해서는 여기에서 언급한 것 외에도 관심을 끌 만한 것이 많으며, AA 회원으로부터 직접 이야기를 들어보는 것은 환자들의 치료를 위해 애쓰는 의사들에게 훌륭한 교육 기회가 될 것이다. 회원들과 개인적으로 친분을 가지고 몇 번쯤 그들의 모임에 참석해 보면, AA뿐만이 아니라 알코올 중독 환자들의 사고에 대하여 보다 깊은 통찰력을 갖게 되리라 믿어진다.

하지만 일부 의사들은 AA 회원들이 "의사들은 알코올 중독에 대하여 아무것도 모른다."고 이야기하는 데에서 반감을 느낀다. AA를 방문하는 의사라면 이런 이야기를 수없이 들을 각오가 되어 있어야 한다. 또한 회원들은 알코올 중독 환자에 대한 의사들의 치료 방법에 대해서도 하고 싶은 말이 많을 것이다.

어떤 의사들은 AA 모임이나 활동들이 마치 종교적 부흥회 같은 분위기에서 이루어지기 때문에 거부감을 느낄 수도 있다. 그 회원들의 모습은 열성적으로 전도하는 듯할 뿐 아니라 회개하는 죄인과도 같은 인상을 준다. 또한 다시 술을 마시지 않고 절제할 수 있는 힘은 신(神)에게서 온다고 하기도 한다. 이러한 모임에서는 죄를 고백하고 죄사함을 받는 것과 비슷한 일들이 벌어지므로 외부인이 쉽게 받아들이기 어려운 점도 있다.

또한 의사들은 회원들이 AA에 너무 많이 의존하는 것도 그다지 바람직하게 보지 않는다. 다시 말해서, 이러한 환자들이 술에 의존하는 것에서 AA로 대상을 바꾸기만 한 것뿐인데, 무슨 의미가 있겠느냐는 것이다.

이와 같이 일부 의사들이 AA에 대하여 부정적인 견해를 가지고 있기는 하지만, AA가 알코올 중독 환자에게 확실한 도움을 주고 있는 것만은 사실이다.

15 정신신체 장애 환자
-화가 나면 풀어라-

The Psychosomatic Disorder Patient

　정신과의사가 아니더라도 환자의 신체적 질환은 정신적 스트레스에 의해 생기거나 또는 악화되는 수가 있다는 것쯤은 상식으로 되어 있다. 그러나 정신적 스트레스나 혹은 정서 장애라는 정체에 대해서는 잘 모르고 있다. 사람들은 그저 막연한 혹은 쓸데없는 걱정거리거니 하고 생각하지만, 사실은 그렇지 않다.

　대개의 경우, 이러한 스트레스는 실제적인 것이며 현실적인 문제에서 출발한다. 가장 흔한 경우는 여러 형태의 대인 관계이다. 여자하고든, 남자하고든, 집에서든, 직장에서든, 좋았던 인간 관계가 어렵게 되면 스트레스가 생기게 마련이다. 이러한 관계에는 야망, 질투, 성공, 실패, 사랑이나 미움, 흥분이나 공포 등이 자리잡고 있기 때문이다.

　대개의 사람들은 대인 관계가 잘못되어 있는 것을 알면 그 관계에서 빠져나와 버린다. 그러나 정신신체 장애(精神身體障碍, Psychosomatic Disorder) 환자들은 그러질 못한다. 계속 거기에 말려 꼼짝도 하지 못한다. 수년 동안 그 고통을 그냥 참고 견뎌낸다. 그들이 어떻게 참아내는지를 명백하게 설명할 수는 없다. 언뜻 보기에는 자학 같지만 그렇지만도 않다. 자학이기만 하다면 신체적인 병으로 발전하지는 않을 것이다. 결정적인 요인이라면 분노를 억제하는 힘이라고 본다.

아마 보통사람들이 그렇게 화가 났다면, 나중에야 어떻게 되든, 우선 폭발해서 거기로부터 뛰쳐나올 것이다. 그러나 정신신체 질환에서는 분노를 터뜨리지도 못할 뿐 아니라 모든 것을 참고 그 속에서 산다. 그들은 겉으로는 아무런 정신적 고통도 받고 있지 않는 듯하지만, 실제로 고통을 받고 있는 것은 그들의 몸이다. 화가 쌓여도 표현되지 않으면 신체의 병이 된다. 소위 '화병' 이라는 것이 정신신체 질환의 좋은 예이다.

이렇게 무서운 신체적 부작용이 오는데도 어째서 그들이 화풀이를 하지 않고 참아내는지 신기하기만 하다. 그렇지만 한 가지 분명한 것은, 그들은 자신이나 다른 사람이 화를 내는 것을 아주 두려워한다는 것이다. 그래서 그들은 화가 나도 숨기거나 안 그런 체하므로 아무도 그가 화가 나 있다는 것을 모르고 지나친다. 따라서 이러한 환자를 치료하기 위해서는 내면에 은폐된 분노를 찾아내어 이를 적당한 방법으로 표현할 수 있게 도와주어야 한다. 그냥 걱정하지 말라고 하는 것만으로는 아무런 의미가 없다.

그렇다면 의사들은 어떻게 대화를 전개해 가야 할 것인가?

어떤 의사들은 "불안한가요?", 혹은 "무슨 걱정거리라도 있나요?"와 같이 간단한 질문을 던지는 것으로 대화를 시작한다. 이 정도의 가벼운 질문에 환자는 곤란한 문제 한두 가지쯤은 털어놓을 수 있다.

또 어떤 의사들은 무슨 걱정거리가 있느냐고 피상적으로 묻는 것이 아니라, 핵심에 접근하여 도대체 그 문제가 무엇이냐고 직접적으로 물을 수도 있을 것이다. 그래서 "당신에게는 분명히 무슨 괴로운 문제가 있는 것 같은데, 그것이 무엇인지 내게 말해줄 수 있을까요?" 하고 환자에게 직접적으로 묻는다.

어떤 식으로 질문을 하든지, 의사는 환자의 불안이나 혼란스러운 감정보다는 그의 대인 관계, 실제적 사건, 구체적인 개인사, 그리고 현재의 상황 등을 명확히 알아내야 한다. 이 점을 염두에 두면, "무슨 일이 일어나고 있는 거죠?", "그래서 변한 게 뭐예요?", "당신은 어떻게 달라졌죠?"와 같이 질문의 폭을 넓혀갈 수 있을 것이다. 이러한 질문의 목적은 환자로 하여금 현재 자신이 처한 상황과 가정, 직장, 친구, 적대감을 느끼는 대상과의 사이에서 새롭게 시작되었거나 변화된 갈등에 대해 이야기하도록 유도하는 것이다.

환자에 따라서는 아무 이야기도 하지 못하고 그냥 "별일 없어요." 라고만 말할 수도 있다. 이 말을 액면 그대로 받아들일 필요는 조금도 없다. 왜냐하면, 우리 주변에는 언제나 중대한 일들이 계속되기 때문이다. 이와 같은 환자의 태도에 대해서 직접적으로 반박하기보다는, 약간 방향을 바꾸어 그들의 직업이나 하는 일이나 취미 등을 살살 물으면서 어디선가 힌트를 찾아내야 한다. 이때 환자의 생활에 아주 작은 변화라도 생겼다면 이에 특히 주목해야 한다.

즐기는 술을 최근에 끊었다면 그 이유를 물어야 한다. 가족에 대해서도 물론 물어야 한다. 이때에는 안부 정도에서 그치지 말고 가족의 성격이 어떠한지를 파악해야 할 필요가 있다. 그렇다고 너무 직선적으로 가족 사이의 갈등이나 문제점 등을 강조해서는 안 된다. 이런 환자들은 어떤 갈등이나 분노도 참고 숨기는 것이 특징이므로, 이런 어휘조차도 망각해 버렸는지도 모른다. 그 대신 갈등이 있다는 증거가 있는지에 대해서 주의를 기울여야 하고, 또한 갈등이 있을 만한 데도 없다고 한다면 그것도 역시 주목해야 할 사항이다.

10대의 아이들이 두세 명 있는데 그들과 아무 문제도 없다고 한다면, 환자 자신이 스스로 불쾌한 생각을 하지 못하게 억제하고 있지나 않는가를 의심해 볼 필요가 있다. 이들은 대개가 너무 예의 바르고, 친절하고, 협조적이어서, 도대체 이럴 수가 있을까 하고 믿기 어려울 수 있다. 그러나 놀랍게도 그들이 화가 났다고 느끼는 순간, 병의 증세는 더 악화되고 어떤 방법으로든 표현만 되면 증세가 감쪽같이 없어지는 예는 임상에서 흔히 볼 수 있다.

젊은 미혼 여성이 도무지 사라질 조짐이 보이지 않는 습진 때문에 상담을 하러 온 사례가 있었다.

그녀는 그녀의 생활 모든 것이 아무 문제 없다는 듯한 태도를 보였다. 나를 찾아온 것이 우선 기쁘고, 피부과의사가 나를 만나도록 주선해 준 것도 고맙다고 하였다. 내가 무슨 특별한 문제가 있느냐고 물었더니, 그 환자는 모든 것이 다 좋다고 했다. 같이 살고 있는 어머니도 더할 나위 없이 친절하고 직장 동료나 피부과의사까지도 모두 마음에 든다고 하였다. 그 환자가 계속 이렇게 이야기하자, 나는 간간이 그 환자가 주변 인물들에게 너무 너그럽지 않은가 하고 지적해 보았다. 그러자 자기는 원래가 화를 낼 줄 모르고 더구나 모두가 다 잘해주니 그럴 필요도 없다는 변명을 여러 번 되풀이하였다.

그러다가 정해진 50분의 진료 시간이 다 되어서 내가 진료 시간이 끝났다고 하자, 그 환자의 태도는 돌변하였다. 기분이 상한 듯한 표정으로 고집스럽게 자리를 지키고 앉아 이야기를 계속하였다. 그녀에게서 더 이상 유쾌한 모습은 찾을 수가 없었다. 이제는 어머니, 직장 동료, 심지어 의사까지 모조리 비난하기 시작했다. 그뿐 아니라 믿을 수 없는 남자 친구에 대한 이야기도 조금 비쳤다. 예상했던 대로 마침내 내게 공격의 화살이 날아와 시간과 돈만 낭비하게 하고 아무 도움도 못되었다고 화를 내었다. 그리고는 휑 하니 나가 버렸다. 그리고 일 주일 후, 그 환자는 피부과의사에게 전화를 하더니 이제 습진이 말끔하게 나았으니 더 이상 찾아갈 필요가 없다고 했다는 것이다.

어떤 환자들은 무슨 문제가 있느냐고 묻기만 하면 기다렸다는 듯이 성(性)에 얽힌 이야기를 늘어놓는 경우가 있다. 이런 경우 화제(話題)의 성격에도 불구하고 이야기가 쉽게 이어지고, 의사는 환자가 쌓인 이야기를 해버리는 것이 나을 것 같아 더 이야기하도록 권할 마음까지 생긴다. 하지만 이 문제는 그렇게 단순하지가 않다.

많은 경우 성적인 문제에 대하여 드러내 놓고 이야기하다 보면 신체적인 증세는 오히려 더 악화되는 수도 있다. 또 의사가 환자의 이러한 이야기에만 몰두하다 보면, 환자가 안고 있는 문제는 성 자체라기보다 그런 성(性)생활 속에 숨겨진 분노에서 비롯되었다는 점을 망각할 수도 있다. 따라서 환자가 자신의 성적(性的)인 문제를 거리낌없이 이야기하면, 의사는 환자가 자신의 성생활에서 느끼고 있는 분노가 어느 정도이며, 얼마만큼 표출되고, 은폐되어 있는가에 관

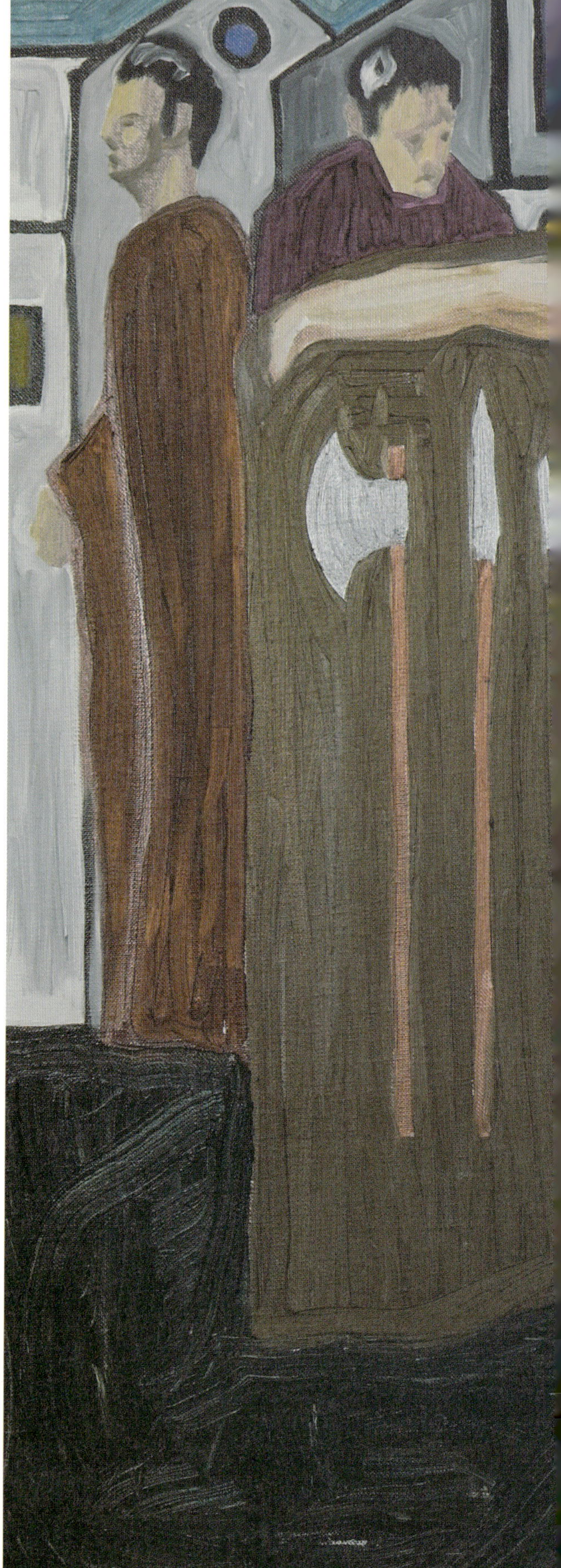

한 남자가 망토 속에 칼과 창 같은 분노의 무기를 갖고 있다. 정신신체 장애 즉, 소위 신경성 위염이나 습진 같은 병은 숨겨진 분노가 원인인 경우가 많다. 대화중에 분노의 무기를 꺼내 놓는다. 예컨대 심한 가려움증을 호소하던 환자가 의사에게 마음속에 억눌렀던 분노를 쏟아 놓은 후에 극적으로 나아 버렸다. 한 중년 부인은 습진이 심했는데, 이것도 분노 때문이었다. 그녀는 외도도 하고 있었는데, 외도는 무관심한 남편에 대한 복수의 수단이었다. 외도로도 풀리지 않는 분노가 습진을 일으켰다.

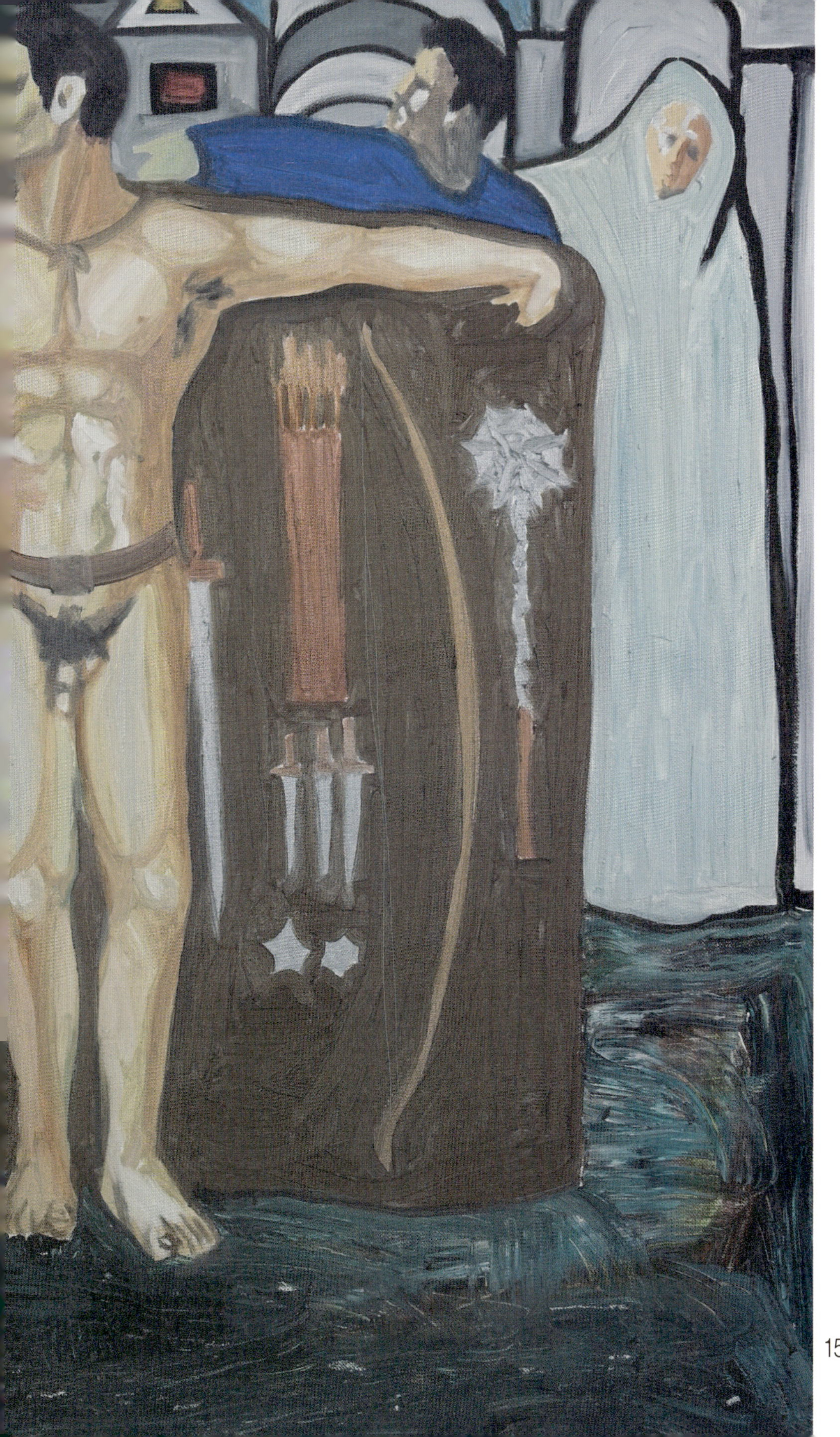

심을 가져야 한다.

성적인 문제에 비밀이 있고, 습진 증세가 심한 환자가 있었다.

이 환자의 경우에도 습진의 주요 원인은 역시 분노였다. 중년 여인인 이 환자는 여러 번 나를 만나러 왔는데, 처음 세 번 정도는 가족과 남편에 대한 칭찬만 쉴 새 없이 늘어놓았다. 네 번째 만남에서야 한 남자와 연애 사건을 벌리고 있다는 이야기를 하였다. 그러자 남편에 대한 이야기가 이전과는 전혀 달라졌다. 살아오는 동안 무심하기 이를 데 없고 바람기도 다분하여 여러 차례 속을 태웠다는 것이다.

이 이야기를 듣고 나니, 그 부인의 연애 사건은 남편을 향한 숨은 분노의 표현임을 알 수 있었다. 실제로 이 연애 사건은 그녀 자신이 좋아서라기보다 남편에게 복수하겠다는 의도가 더 컸던 것이다.

성(性)뿐만 아니라 다른 것들도 분노를 감추거나 해소시키는 데 이용될 수 있다. 이를 찾기 위해서는 환자 스스로가 분노를 어떻게 처리하고 있는지를 발견하는 것이 무엇보다 중요하다.

환자가 자신은 지금껏 화를 내본 적이 없다고 이야기를 하면, 의사는 그의 분노가 철저히 은폐되어 있다는 것을 짐작할 수 있어야 한다. 하지만 이런 환자들의 태도는 너무나 친절하고 온화하며, 쾌활하기 때문에 환자의 분노가 은폐되어 있는 것을 알아내기란 그리 쉽지 않다.

입원해 있는 한 여자 노인 환자가 있었는데, 그야말로 다정하고 친절하였다. 이런 환자가 으레 그러하듯이 가족이나 친구, 의사에 대해서 불평하는 것을 들은 적이 없었다. 한 차례 상담을 한 후, 내가 너무 바빠서 젊은 동료 의사에게 그 환자의 상담을 부탁했다. 그런데 젊은 의사가 나타나자 친절하기만 하던 이 환자는 울고불고 소리치다가 구토 증세까지 일으켰다. 다시는 그 젊은 의사를 보기 싫다고 하는가 하면, 자기를 젊은 의사에게 떠맡겼다고 나를 욕하더라는 것이다. 그 후 이틀 정도는 자신에게 도움을 주는 모든 사람들에게 화를 내었다. 그러더니 놀랍게도 상태가 호전되어 일 주일 이내에 고질적이었던 피부병이 감쪽같이 다 낫게 되었다.

주위 사람들이 화가 나 있는 것을 보지 못하는 환자들도 있다. 주위에서 언쟁이 시작될 것 같으면 슬그머니 자리를 피해 버린다. 도저히 자리를 피할 수 없는 상황이면 스스로에게 이 사람들은 농담을 하고 있는 것이라고 자위한다. 만약 환자 자신이 공격의 대상이 되면, 지금 자신을 욕하고 있지만 개인적인 감정은 없을 것이라고 생각하며, 겉으로는 아무렇지도 않은 듯 반응한다.

그러나 이런 환자들이 다른 사람들의 분노를 인식하지 못하고 있는 것은 아니다. 오히려 다른 사람들이 화가 난 것을 아주 예민하게 알아차린다. 이런 환자들이 분노 자체를 못 느끼는 것은 절대 아니다. 다만 드러내지 않고 표현하지 않았을 따름이다. 그 대신 심층으로 들어가서 문제를 일으킨다.

억압된 분노가 피부병을 일으키는 것을 목격한 적이 있다.

아침 회진 시간에 한 습진 환자가 간밤에 잠을 한숨도 자지 못했다고 담담히 말했다. 이유를 물었더니 그는 아주 공손한 태도로 옆방의 노인 환자가 밤새 고함을 치는 통에 잠을 잘 수가 없었다는 것이었다. 이야기를 듣고 나서 나는 별 생각없이 "좀 조용히 하라고 당신도 고함을 치지 그랬어요?" 하고 말했다. 환자는 갑자기 화가 나서 얼굴을 붉히고는 어쩔 줄을 몰라했다. 이유인 즉, 어떻게 밤새 앓고 있는 불쌍한 노인에게 화를 낼 수 있느냐는 것이었다. 그리고 그는 그런 충고를 한 나에게 분명히 화가 나 있었다.

이런 이야기가 계속되는 동안 놀라운 신체적 반응이 나타나기 시작했다. 그의 오른쪽 팔에 붉은 반점이 생기기 시작했다. 환자는 무심코 그 부위를 힘껏 문지르다가 손톱으로 사납게 긁기 시작했다. 드디어 피가 흐르도록 긁어댔다. 분노와 피부 질환 사이의 관계는 설명이 필요없었다. 그 환자가 화가 난 것을 참으려고 애쓸수록 피부는 더욱 자극되었고, 손톱을 세워서 거칠게 피부를 긁어대는 것은 간밤에 그 노인이나 나를 그렇게 하고 싶었던 것이 전이되었다고 할 수 있다.

위와는 다른 방식으로 해결되지 못한 분노를 표출하는 환자들도 있다. 이들은 공공연하게 화를 내고 성미도 고약한 듯이 보이지만, 면밀히 관찰해 보면 그들은 아주 사소한 문제나 어떤 사람들에 대해서 화가 나 있다는 것을 알 수 있다. 상대방에게 모욕을 주거나 기분을 상하게 하는 것을 극도로 싫어하는 환자의 경우는, 아무리 참기 어려운 공격을 당한다고 해도 절대로 분노를 밖으로 드러내지 않는다.

한 환자는 온몸에 심한 발진이 퍼져 있었는데, 그는 무엇이 불만인지 항상 화가 나 있었다. 다분히 공격적이어서 누구든 자신의 눈에 거슬린다 싶으면 욕을 퍼붓고, 자신의 분노를 전혀 통제하지 못했다. 하지만 그는 아내에게는 절대로 화를 내지 않는다는 것을 발견했다. 나이 차이가 많은 이 젊은 부인은 그의 두 번째 부인이었는데, 남편이 이유없이 신경질 부리는 것을 참아주지 않는 사람이었다.

그는 아내를 몹시 필요로 했고 아내가 떠나는 것이 두려웠기 때문에, 아내에게만은 절대로 화를 낼 수 없었다. 또 의사나 아내가 아주 철저한 식이요법을 강요하다시피 한 것도 그를 화나게 하는 이유 중 많은 부분을 차지했다. 그는 비프스테이크를 좋아했지만, 이것이야말로 먹어서는 안 되는 음식이었다. 먹고 싶은 것을 생각하며 불평해대는 것이 그의 습진에 도움이 되었을 리가 만무하다.

다른 정신신체 질환 환자들은 주기적으로 화를 내기도 한다. 수 주 혹은 여러 달 동안, 보이는 사람마다 화를 내다가는 또 평온한 상태가 한동안 지속된다. 이러한 경우 화를 내지 않고 억제하는 동안 신체적 증세는 더욱 악화되는 것을 흔히 볼 수 있다.

세 자녀를 둔 젊은 부인은 번번이 습진이 재발하여 병원을 찾아오곤 하였다.

자신의 성격을 어떻게 생각하느냐는 질문에 그녀는 끔찍할 정도로 항상 화가 나 있다고 했다. 그리고 주로 아이들 때문에 화가 난다고 덧붙였다. 하지만 그녀의 분노가 아이들 때문이 아니라는 것을 알았다. 이는 아이가 병에 걸렸을 때 그녀의 태도에서 알 수 있었다.

아이가 병들어서 불쌍한 처지에 놓여 있음에도 불구하고 그녀는 화를 냈다. 그녀는 필사적으로 자신의 분노를 억제하려고 노력했으며, 최악의 습진 또한 경험을 했다.

그녀는 분노와 습진이 어느 정도 연관성을 갖는다는 것을 깨닫고서 조금이나마 이를 해결하려고 노력했다. 즉, 아픈 아이에게 화를 내지 않으려 해도 마음대로 되지 않자 결국은 간호사를 고용하여 아이와 적정 거리를 유지했다.

이러한 정신신체 환자들은 참으로 이해하기가 난해하다. 이런 환자와의 대화는 쉽지 않다. 그러나 그럴수록 대화는 더 필요하다. 일반적인 약물 치료만으로는 표면적인 증세만 호전될 뿐이지, 근본적인 갈등이나 분노가 해결되지 않는 한 다시 재발하기 때문이다. 환자와의 대화를 통해 그가 얼마나 어렵고 복잡한 환경에 처해 있으며, 또 얼마나 화가 나 있는지를 이해시키는 것만으로도 치료는 훨씬 수월해진다. 더 나아가, 그들로 하여금 이러한 정서적인 문제가 어떻게 신체 증세를 유발, 또는 악화시킬 수 있는가를 이해시켜서 어떤 방법으로든지 분노를 표현할 수 있게 도와줄 수만 있다면 치료는 성공적이다.

화를 내는 것이 좋다고 의사가 일부러 환자를 화나게 만들라는 이야기는 아니다. 그렇다고 화낼 일을 일부러 피하라는 말도 아니다. 이런 환자들은 내면에 분노가 도사리고 있다. 다만 그것을 표현하도록 조금만 도와주라는 이야기이다. 분노를 야기시킨 바로 그 대상에게 분풀이를 할 필요는 없다. 대상이 바뀌더라도 효과는 비슷하다. 그리고 의사가 간접적인 분노의 대상이 되는 경우도 허다하다.

증세가 심각한 두통 때문에 한 부인이 찾아왔는데, 그녀의 이야기를 듣고 있으려니, 그녀가 남편에 대해 얼마나 화가 나 있는지를 쉽게 짐작할 수 있었다. 하지만 놀랍게도 그 부인은 남편에게 절대로 화를 내본 적은 물론이고, 느껴본 일조차 없다는 것이었다. 나는 그 부인에게 자신이 화난 것을 느꼈든 안 느꼈든 이야기를 듣고 보니 분명히 남편에게 화가 난 것에 틀림없다고 지적해 주었다. 그녀는 아주 점잖고 상냥스럽게 웃으며 그렇게 들릴지는 모르지만 내 생각이 틀렸다는 것이었다.

다음 두세 번의 만남을 통해서 그 부인이 남편에 대하여 아주 심한 분노를 억제하고 있다는 것이 점점 더 분명해졌다. 물론 그 부인은 첫날과 마찬가지로 지금껏 한번도 분노를 느껴본 적이 없다고 주장하였다.

그러던 어느 날 치료비가 얼마냐고 물어왔다. 내가 치료비를 이야기했을 때 그녀는 갑자기 얼굴이 붉어지더니 온몸을 부르르 떨며 어떻게 그리 비쌀 수가 있느냐고 화를 내기 시작했다. 조금 전까지만 해도 상냥하기 그지없던 이 여자 환자가 어쩌면 이럴 수가 있나 싶어 놀라지 않을 수 없었다.

다시는 오지 않으리라고 생각했던 그 환자가 며칠 후 밝은 웃음을 지으며 진찰실을 들어섰다. 그녀는 머리 아픈 것도 다 나았고 남편과도 오히려 사이가 좋아졌다는 것이었다. 그 부인의 이야기에 따르면, 나에게 화를 내고 돌아가 남편에게 그 비싼 치료비에 대하여 이야기를 했더니 그 역시 펄펄 뛰면서 화를 내더라는 것이다. 나는 부인의 상태가 호전된 것이 나에게 화를 표현했기 때문이라고 설명해 주었다. 물론 그 부인은 이 말을 귀담아 들으려 하지도 않았고, 치료비가 너무 비싸서 앞으로는 오지 않겠다고만 했다.

그 후 1년이 지나 그 부인은 다시 두통을 호소하며 찾아왔다. 그 부인의 첫마디가 1년 전에 내가 한 이야기를 이제 확실히 이해하고 있음을 말해주었다. 그 부인은 다음과 같이 말했다.

"선생님은 내가 남편을 미워하고 있다고 말씀하려는 거죠?"

이런 환자의 치료는 적당한 선에서 그쳐야 한다. 보통의 환자는 어떤 형태로든 쌓인 화를 풀면 증세는 호전된다. 그것으로 충분하다. 환자에게 절대로 화를 참지 말라고 권유하는 것은 별로 좋은 방법이 아니다. 이들은 때로 화내는 것을 두려워하고 있다. 자제력을 잃고 누군가에게 해라도 입힐까 봐 전전긍긍한다. 무슨 큰 일이라도 날 것 같은 두려움이다. 따라서 의사들이 이런 환자에게 자제력을 잃도록 부추기는 일을 해서는 곤란하다.

16 정신착란증 환자

The Delirious Patient

　정신착란증(혹은 섬망증)은 아주 특이한 병으로, 가벼운 증세일 때에는 크게 신경을 쓸 것이 없으나 심한 경우에는 무서운 병이 된다. 정신착란증은 여러 가지 증세가 복합되어 나타난다. 대개의 증세는 심한 노이로제 같지만, 환각과 망상을 동반하는 특징 때문에 정신병과도 비슷하다.

　망상과 환각의 원인이 되는 현실과의 단절은, 정신착란증에서 볼 수 있는 것과 정신분열증 같은 정신병에서 볼 수 있는 것이 분명히 다르다. 정신분열증과는 달리 정신착란증에서의 단절은 가볍고 일시적이며, 환자의 성격 내면에까지 파고들지는 않는다. 이와 같이 정신착란증의 환각과 망상은 얼핏 보기에는 정신분열증의 증세와 비슷하지만 실제로는 매우 다르다.

　환각이나 망상이 생기는 원인은 아주 단순하다. 무서운 현실을 부정하려는 심리에서 비롯된다. 정신착란증의 환각과 망상은 대개 환자의 현재 상태를 부정하기 위한 단순하고 직접적이며 상징적인 시도라고 할 수 있다. 보통 그들의

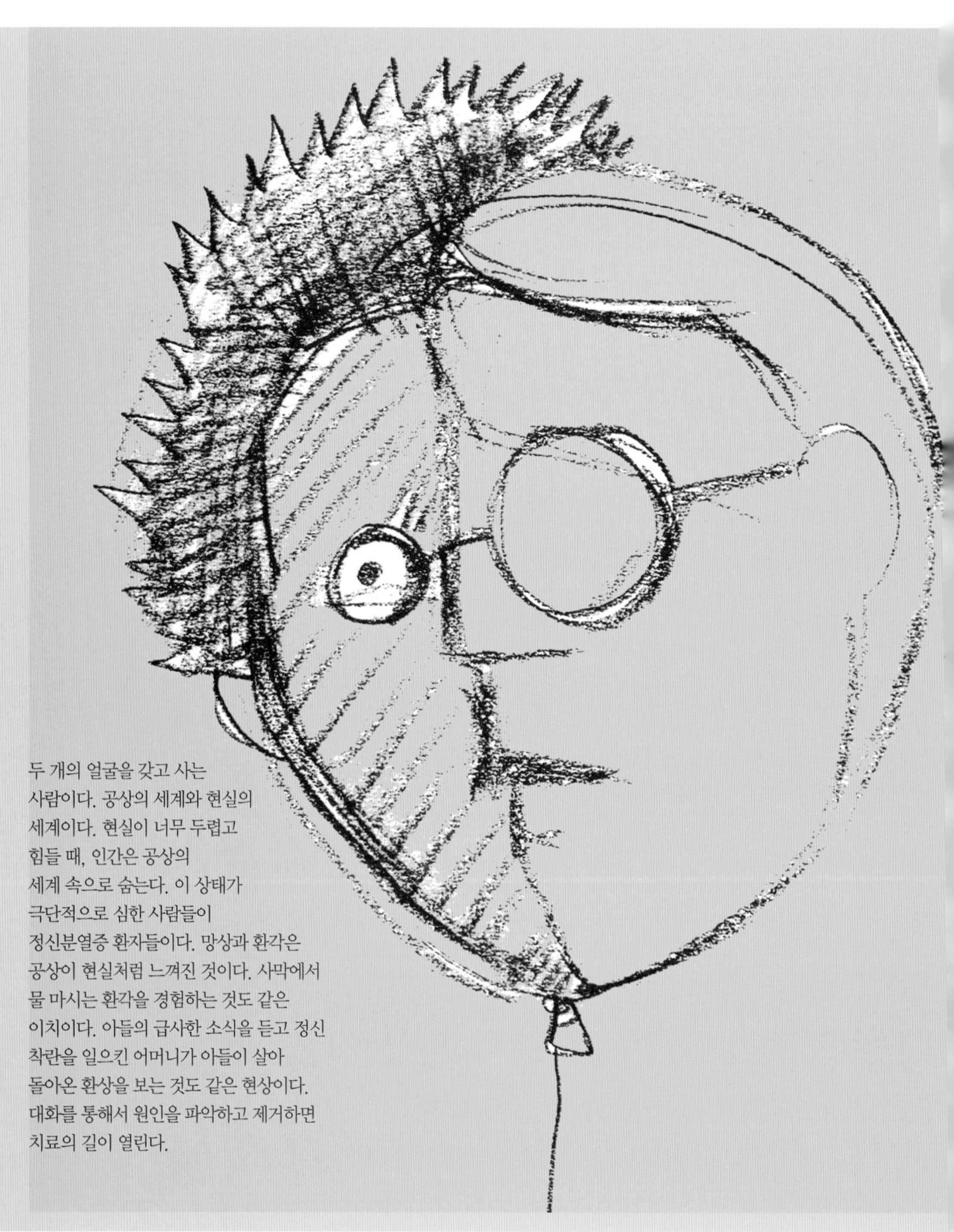

두 개의 얼굴을 갖고 사는
사람이다. 공상의 세계와 현실의
세계이다. 현실이 너무 두렵고
힘들 때, 인간은 공상의
세계 속으로 숨는다. 이 상태가
극단적으로 심한 사람들이
정신분열증 환자들이다. 망상과 환각은
공상이 현실처럼 느껴진 것이다. 사막에서
물 마시는 환각을 경험하는 것도 같은
이치이다. 아들의 급사한 소식을 듣고 정신
착란을 일으킨 어머니가 아들이 살아
돌아온 환상을 보는 것도 같은 현상이다.
대화를 통해서 원인을 파악하고 제거하면
치료의 길이 열린다.

상징적인 진의는 현재의 문제들을 은폐할 뿐만 아니라, 어떤 방법으로든 실제 상황과 상반되는 세계와 신념을 만들고자 하는 목적을 가지고 있다.

혼돈 상태에서 지적 능력이 일시적으로 마비된 착란 환자가 '나는 수학의 천재가 되었다'는 환상에 사로잡힐 수도 있다. 아들의 급사 소식을 들은 어머니가 갑자기 착란증을 일으키면서 아들이 살아 돌아온 환상을 보는 경우나, 시력을 잃은 사람이 어느 날 갑자기 자신이 텔레비전을 보고 있다는 환각에 빠질 수도 있다. 이와 마찬가지로 갈증을 못견뎌 거의 광적이 된 사람이 사막에서 물을 마시는 환각을 본다거나, 배고픈 사람은 음식을, 바다에서 항로를 잃은 선원이 육지의 환각을 보는 것은 그 원인을 이해하기가 그리 어렵지 않다. 비록 망상이나 환각이 불쾌한 것이기는 하지만, 그보다 더 불쾌한 현실의 문제들을 은폐하기 위한 수단이란 것을 염두에 두면 훨씬 더 이해하기가 쉽다.

환자가 정신착란을 일으키면 옆에 있는 사람도 정신을 가누지 못하게 된다. 그러나 정신착란의 원인을 찾는 것은 그리 어렵지 않다. 신체적, 화학적 또는 심리적 요소 중 어느 하나 또는 셋 모두가 복합적으로 작용해서 생긴다.

정신착란증의 증세가 광범위하고 불가사의해 보여도 걱정할 필요는 없다. 조금만 시간을 들여서 관찰하면 비록 증세가 거칠고 심하고 엉뚱한 것일지라도 충분히 이해할 수 있다.

그러나 원인이 한 가지만이라고 속단하지 말라. 정신착란증의 원인이 한 가지인 경우는 거의 없다. 보통 몇 가지 요인들이 상호작용을 해서 착란을 일으킨다. 감기로 열만 올라도 착란증이 올 수 있다. 특히 어린이나 허약 체질인 사람들은 조금만 열이 올라도 착란을 일으킨다. 술을 마셔 취하는 것도 일종의 착란증이다. 이런 것들은 너무 흔한 것이어서 사람들은 착란이라고 생각하지도 않는다.

모든 독성 물질에 의한 질병은 정신에 영향을 주어 착란증을 일으킨다. 신체로 들어온 독성 물질은 착란증을 일으킬 가능성이 훨씬 많다. 한 가지 예로, 알코올은 착란증을 일으키는 요인 중 가장 흔한 것이고, "알코올 중독에 의한 진전 섬망(delirium tremens)"은 가장 치명적인 착란증이다. 피로, 신체 외상, 그리고 굶주림도 착란의 중요한 원인들이 된다.

어떤 원인에서 온 것이든 착란증의 심리적인 내용을 이해하는 것이 중요하다. 환자의 심리를 이해하면 원인을 이해하여 환자를 치료하는 데 도움이 된다. 심리적 쇼크, 스트레스, 그리고 상실감이나 갈등이 없었는지를 찾아야 한다. 정신착란을 악화시키는 가장 중요한 심리적인 상황은 환자를 익숙한 환경으로부터 떼어 놓는 경우인데, 특히 친한 사람들, 친숙한 장소, 자기 소유물, 그리고 익숙한 자극으로부터 떼어 놓는 경우이다.

사람들로부터 따돌림을 받거나, 혹은 이사를 해서 낯선 곳으로 가거나, 직장을 옮겨 낯선 환경에서 낯선 사람들과 일하는 것도 그로 하여금 현실감을 상실케 하여 착란증에 빠지는 원인이 될 수 있다. 익숙한 소리, 장면, 냄새, 접촉으로부터 떼어 놓는 것은 우리 모두에게 괴로운 일이며, 멀쩡한 사람을 정신착란증에 빠지게 할 수도 있는 것이다.

입원한 환자가 가끔 착란증에 빠지는 것도 이런 이유에서이다. 병원에 입원하게 되면 환자는 그때까지 정신 건강을 지탱해 주었던 물건들을 빼앗기게 된다. 가장 가까운 사람들과의 접촉을 하지 못하게 될 뿐만 아니라, 온화한 가정·방·침대·옷·음식 심지어 그의 소유물까지도 빼앗긴다. 이렇게 안정되고 일상적이고 친숙하게 의지했던 사람들과 물건 대신에, 입원 환자는 완전히 낯선 사람들과 낯선 환경에 던져지게 된다. 이는 마치 나침반은 있으나, 알고 있던 모든 표지판이 없어져 버린 것과 같다고 하겠다.

게다가, 입원한 환자의 정신 기능은 약물로 인해서 약해지기 쉽고, 그렇게 되면 환자는 나침반마저 잃게 될지도 모른다. 환자를 안정시키기 위해 쓰는 진정제, 수면제, 진통제는 착란증을 일으키기 쉬운 환자들에게는 더 위험할 수가 있다. 이런 약은 환자를 진정시키기는커녕 환자의 정신을 몽롱하게 하여, 환자가 주위에서 일어나고 있는 일을 파악하는 능력을 현저히 감소시키기 때문에 착란증이 일어날 가능성이 높아진다. 여하튼, 환자가 착란증을 보이면 원인들을 찾아보아야만 한다.

착란증은 본래 일시적이다. 비록 주위 사람들을 당황시키기는 하지만 그 경과는 길지 않다. 그리고 이런 착란증에 잘 빠지는 사람이 있다.

작은 충격에도 허겁지겁 정신을 못차리게 되는 사람들이 있다. 이를 '착란성향 성격(delirium-prone personality)'이라고 부른다. 이들은 일상생활도 벼랑 끝을 걸어가는 사람들이다. 더불어 주위 사람들까지 아슬아슬하게 만든다. 그래서 작은 충격에도 곧 균형을 잃고 벼랑으로 떨어지는 그런 사람이다. 그래서 급성 착란에서 회복된 후에도 어딘가 좀 모자라는 듯도 하고 이상한 데가 보일 수도 있고, 또 재발하는 경우가 있다. 그들은 오랜 기간 동안 어떤 방법으로든 착란증으로부터 벗어나기 위해서 발버둥치지만, 상황이 고통스러워지거나 정신적으로 불안해지면 다시 착란에 빠진다.

이 착란성향의 사람들의 비정상인 면은, 어떤 조건에 의한 결과라기보다는 그것과 싸우려는 노력으로써 나타날 수 있다. 그들의 생활 구조 중 대부분은 어떤 형태를 취하든 간에, 주위 환경과 떨어지지 않도록 묶어 놓기 위한 것이다. 흔히 나타나는 것들로는 이상한 습관과 옷을 입고 먹고 잠자는 법, 그리고 이상한 종교적·사회적·정치적·의학적 믿음과 미신 등에 빠지는 것 등이다. 혹은 사회적으로 불안하고, 다루기 힘들 정도로 고집이 세고, 쉽게 격분하고 화를 내는 경향이 있는 특이하고 만성적인 노이로제 같은 증세들, 특히 공포·강박관념·건강 염려증과 같은 증세가 있을 수도 있다. 그러나 화를 노골적으로 터트리는 일은 없다.

그러나 이런 것들을 환자의 핸디캡이라고 생각해서는 안 된다. 이런 환자들의 문제는 그들 자신은 정신적으로 건강하지 않다는 것을 인정하지 못하는 것이다. 때로는 가엾게 느껴지기도 하는 이상 증세는 환자가 자신의 고통을 참아내고 이용할 수 있도록 주위의 세상과 접촉하고자 하는 노력이다.

착란성향 사람들의 모습을 기억해 두면, 급성 발병을 치료할 때 도움이 될 것이다. 첫째로, 의사들이 환자에게 너무나 많은 것을 기대하지 않게 해줄 것이고, 그들이 급성 착란증으로부터 회복할 시기를 좀더 빨리 파악할 수 있게 해줄 것이다. 어떤 환자들은 회복된 후에도 여전히 이상 증세를 보이는 경우가 있다. 만약, 우리가 그들의 이와 같은 특이성을 정상으로 인정하지 않는다면, 우리는 그들이 아직도 착란증이 있다고 생각해서 불필요한 치료를 계속하게 될 것이다.

의사는 회복된 착란증 환자가 나중에 재발하기 쉽다는 것을 알고 환자가 착
란증을 일으키게 하는 상황을 미리 피하도록 도와주어야 한다. 우리가 착란성
향 성격을 지닌 사람의 위험성을 이해하면 환자를 효과적으로 도울 수 있다.

여기에 이런 종류의 지식과 몇 가지 예방책이 환자를 치료하는 데 굉장한 도
움이 되었던 사례가 있다.

68세 된 할머니 환자였다. 그녀는 온종일 큰 소리로 떠들어 대고, 한밤중에도 라디
오를 크게 틀고, 아무리 추워도 창문을 열어 놓아야 했다. 다른 환자들이 불평을 해도
막무가내였다. 간호사가 창문을 닫거나 라디오 볼륨을 낮추거나 뺏어 버리면, 그녀
는 고래고래 고함을 치고 욕설을 하는 등 도저히 감당할 수 없게 된다. 혼자서 방에
있을 때면 그녀는 소리치며 미친 사람처럼 소란을 피운다. 그녀를 정신과로 보내야
할까?

진료 기록부를 보고 나서, 환자가 장님이 된 지가 몇 해가 되었고 최근 대퇴골절로
인해 입원을 하게 되었다는 것을 알게 되었다. 그녀는 지적이고 고등 교육을 받은 사
람으로, 재치 있고 독선적이며 다른 사람과 논쟁하기를 좋아하는 성격의 소유자였
다. 그녀는 주위 사람들을 견디기 힘들게 만들고 있었다. 그녀를 문병하러 왔던 가족
들과 친지들마저 그녀와 오래 마주앉아 있을 수가 없었고, 병동 직원들도 더 이상 참
기 힘들어 했다.

그녀와 이야기를 나누는 동안, 그녀는 매우 영리하고 쾌활하고 친절했으며, 대답도
잘 했다. 20분 정도 되는 대화를 몇 차례 한 후에, 그녀가 못마땅해 하고 때로는 착란
적인 행동을 하는 데에는 뜻밖의 원인이 있다는 사실을 알게 되었고, 나는 직원들에
게 몇 가지 충고를 했다. 병원의 직원들은 재빨리 내 충고를 따랐으며, 그 결과 그녀
와 주위에 있는 다른 사람들의 생활에서 뚜렷한 변화를 가져오게 되었다. 이제는 그
녀를 정신과로 보낼 필요가 없게 된 것이다.

내가 처음 환자를 보았을 때, 라디오 이야기부터 시작하지 않을 수 없었다. 나는 라
디오가 그녀에게 커다란 의미가 있을 것이라고 말하고 무슨 방송을 즐겨 듣느냐고
물었다. 놀랄 일이었다. 몇 분도 채 지나지 않아 그녀는 자세하고 다양한 야간 라디오

프로그램 전체를 설명해 주었다. 그녀는 모든 것을 다 알고 있었다. 아나운서와 DJ 이름은 물론이고, 어떤 음악을 틀어주는지, 어떤 상품을 광고하는지, 그리고 그들이 대기 오염에 대해 어떤 이야기를 했는지까지 알고 있었다.

라디오에서 들은 우스운 이야기들을 내게 말해주었고, 그들의 사생활에 대해서 알게 된 것들까지도 이야기해 주었다. 그녀가 밤에 방송에 나오는 사람들에게 가졌던 열정과 감정이 즉시 나에게 전해져 왔다. 소화 불량, 감기, 그들이 보았던 쇼 같은 사소한 일에 대해서도 그 환자의 이야기를 통해 나는 자세하게 들을 수 있었다.

더욱 중요한 것은 오늘이 무슨 요일인지, 며칠인지, 심지어는 몇 시 몇 분인지까지도 정확하게 알 수 있었다. 날씨에 대해서도 알고 있었다. 그리고 단순히 듣기만 한 것이 아니라 적어도 마음속으로 응답했었다. 그녀가 좋아하는 아나운서가 따로 있었고 또 프로그램도 따로 있었는데, 나에게 왜 그들을 좋아하는지도 말해주었다.

물론 별로 좋아하지 않았던 사람들도 몇 있었는데, 내게 그 이유까지도 설명해 주었다. 그녀가 좋아했던 사람들과 싫어했던 사람들에 대해서도 마치 자기가 그들의 주인이나 된 것처럼 말했다. 그녀의 세계에서는 이 사람들이 전부였다. 마치 자식이나 된 것처럼 항상 그녀에게 친절한 이야기를 들려주고 세상이 어떻게 되어가는지도 알려주는 고마운 사람들이었다. 그녀의 이야기를 이 정도만 듣고 나도 겉보기에 이해가 되지 않았던 라디오를 계속 틀어놓는 행동에 대한 많은 부분들을 이해할 수 있었다.

다음 화제는 창문이었다. 여기에서도 또 그녀에겐 창문을 꼭 열어 놓고 있어야 할 충분한 이유가 있었다. 창문을 통해 들은 것에 대한 그녀의 다소 시적(詩的)인 설명은 정말 놀라운 것이었다. 그녀가 창문을 통해서 들은 것은 이웃 사람들의 생활에 대한 밤의 파노라마였다. 그녀는 버스가 사람들을 내려주기 위해 멈추는 소리를 들었고, 밤에 막차 소리와 새벽에 첫차 소리를 들었다. 택시, 소방차, 경찰차, 앰뷸런스 소리를 들었다. 그녀는 우유 배달원과 청소부가 언제 오는지도 알고 있었다. 우유 배달원의 자전거 소리가 늦어진다 싶으면 행여 사고라도 났을까 봐 걱정을 한다. 애를 태우다가 언제나처럼 그의 소리를 들으면 자식을 만난 듯 반갑고…….

나는 그녀의 말을 가로막고 어떻게 모든 것이 일어나는 시간을 알고 있는지를 물었다. 그녀는 웃으면서 라디오에 나오는 그녀의 친구들이 계속해서 알려준다고 했다.

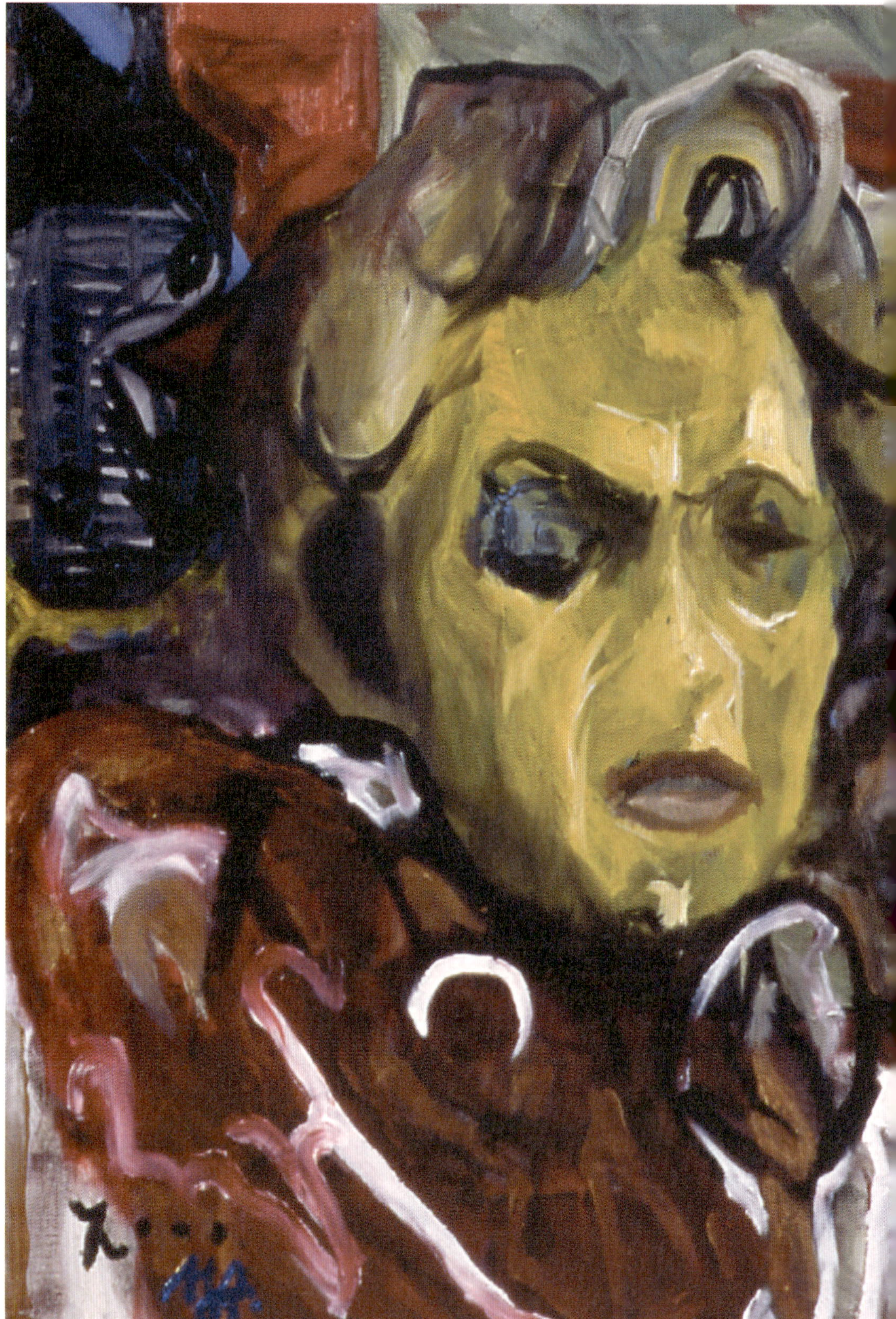

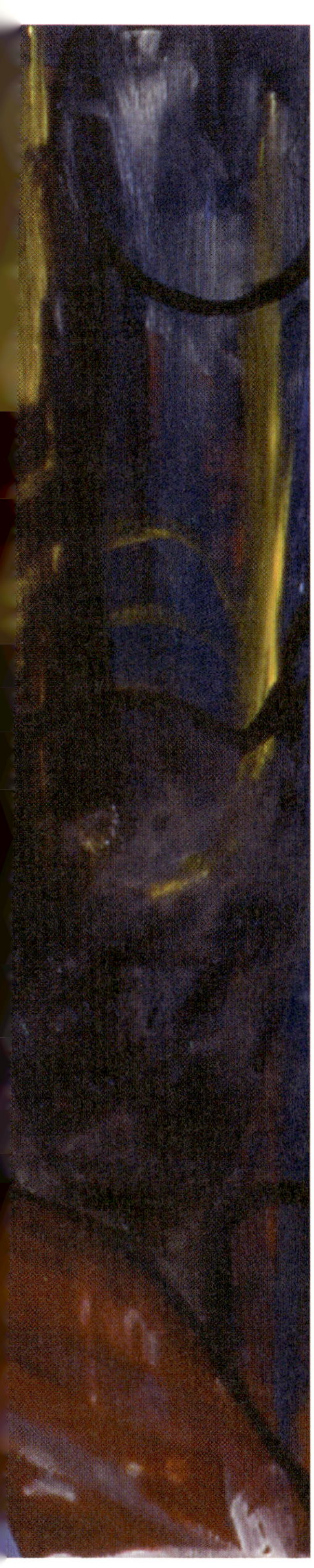

68세의 할머니가 정신착란에 빠진 것 같았다.
고함을 지르고 울부짖고 물건을 집어 던지는데 막무가내였다.
병동 간호사들은 정신병동으로 옮겨 감금시켜야겠다고 생각했다.
정신과의사에게 자문을 요청했다.

본서의 저자인 정신과의사, 버드 박사가 할머니를 방문했다. 그녀는
지적인 분이었고, 고등교육을 받은 분이었다. 그러나 수년 전에
시력을 잃고 맹인이 되었고, 이번에는 넘어져서 다리가 부러졌다.
다리 수술을 받기 위해 정형외과에 입원중에 이 난리가 난
것이었다. 특히 할머니는 라디오를 항상 틀어 놓고 있었는데 소리가
너무 커서 다른 환자들이 귀를 막아야 할 정도였다. 그래서
간호사가 라디오 볼륨을 줄일 때마다 폭발적으로 화를 냈던 것이다.
또 한 가지 특이한 일은 창문이었다. 할머니는 창문을 항상 열어
놓았다. 간호사가 창문을 닫으면 착란 증세가 터져 나왔다.

버드 박사는 라디오와 창문이 할머니에게 특별한 의미가 있을
것이라고 생각했다. 그리고 대화를 시도했다.
할머니에게 물었다.
"라디오가 부인에게 특별한 의미가 있는 것 같네요. 무슨 방송을
즐겨 들으세요?" 놀랍게도 할머니는 착란에 빠진 환자 같지 않게
라디오 프로그램에 대해서 흥미롭고도 자세하게 이야기했다.
라디오에 대해서 모든 것을 알고 있었다. 심야 프로로부터 시작해서
좋아하는 프로와 아나운서, 진행자의 이름과 매력 등등……
그리고 라디오에서 진행자가 들려준 재미있는 유머도 말해주었다.
버드 박사도 재미있어서 따라 웃지 않을 수 없었다.
그녀에게 라디오가 중요했던 또 다른 이유는 라디오가 그녀에게
날짜와 시간, 날씨와 세상 돌아가는 뉴스를 알려주는 것이었다.
눈은 멀었지만, 라디오가 그녀에게 눈의 역할을 하고 있었다.
다음 화제는 창문이었다. 그녀에게는 창문을 꼭 열어 놓아야 할
이유가 있었다. 창문을 통해서 새벽 버스의 도착, 우유배달 소년의
자전거 소리와 새 소리, 산들바람의 촉감, 그리고 마지막 버스의
도착까지 세상을 경험하고 있었다. 라디오와 창문은 그녀의
눈이었고, 다리였다.

버드 박사는 이 사실을 간호사들에게 알렸다. 친절한 간호사들은
할머니에게 이어폰을 구해드렸다. 그리고 그녀의 침대를 창가로
옮겨드렸다. 할머니는 다시는 착란을 일으키지 않았다.

짖는 개와 울어대는 고양이가 오가는 것까지도 알고 있었으며, 사람들이 누구이며, 무엇을 하고 있는지를 알 수 있을 것이라고 생각했다. 이 모든 것을 그녀는 비록 눈으로 보지는 못하지만 정확히 알고 있었다. 그리고 그것은 그녀에게 대단한 의미를 갖는 그녀만의 세계였다.

결론은 간단했다. 그녀에게 라디오나 열린 창문은 눈이요, 다리였던 것이다. 불구가 되기 전, 그녀의 생활은 사람들과의 접촉에 의한 자극을 바탕으로 바람직했었으며, 자신은 주위에서 일어나고 있는 일을 모두 알고 있다고 자신하며 살았었다. 그러나, 책을 읽을 수도 없고 돌아다닐 수조차 없게 되어 버린 지금의 상황에서, 그녀는 세상과 접촉하고, 사람들에게 자극 받고, 이러한 형식으로 현실과 접촉하기 위해 자신만의 방법을 발견한 것이다.

나는 환자에게 라디오와 창문을 열어 놓는 이유를 이해한다고 말하면서, 비록 보지 못하고 걷지도 못하지만 그런 좋은 방법으로 적응할 수 있었던 그녀의 기지나 능력을 칭찬해 주었다. 그리고 나서 그녀가 세상과 접촉하기 위한 이런 수단을 빼앗겼을 때 왜 그렇게 거칠어지고 난리를 피웠느냐고 물었다. 그녀는 그 당시 그렇게 거칠게 굴었던 것을 인정은 했지만, 그녀 자신도 그렇게 행동한 이유를 모르겠다고 했다. 그녀가 알고 있었던 것은 다만 라디오를 끄고 창문을 닫으면 깜짝 놀라고 심지어는 공포에 질리게 된다는 것이었다. 방안에 혼자 있을 때 이것은 더 심해진다고 말했다. 라디오를 끄고 창문을 닫았을 그때는 정말 정신을 잃는 것 같았다고 말했다.

이제 남은 일은 그녀가 착란증을 피할 수 있도록 어떻게 도울 것이며, 다른 환자들과 직원들이 어떻게 하면 환자의 정신이 혼란스럽지 않게 할 수 있는가 하는 실제적인 문제들이었다. 방안에 그녀를 혼자 놔두는 것이 해결책이 될 수 없다는 것은 분명했다. 그녀는 사람들과 접촉할 수 있는 것이라면 무엇이든지 절실하게 필요로 하고 있었다.

나는 돌아와 간호사에게 이런 사정을 설명했다. 그들이 환자의 행동을 조금씩 이해하게 되자, 나름대로 다양한 해결책을 고안해 낼 수 있었다. 첫째로, 그녀가 라디오에 꽂고 마음껏 사용할 수 있으면서도 아무도 방해하지 않는 이어폰을 생각해 냈다. 그 다음, 그녀의 침대를 창가 자리로 옮겨서 창문을 열더라도 그 누구에게도 방해를 하지 않고, 밖에서 일어나는 아무리 조그만 소리라도 들을 수 있도록 했다. 더 놀랍게도 간호사들이 다른 환자에게 그녀를 위해 눈이 되고 다리가 되어 주는 뜻에서 병실에서 일어난 이야기며, 밖에서 보고 돌아온 이야기도 해주라고 격려하고 있었다.

이 환자를 위해 이렇게 다양하고 실제적인 도움을 준비하는 동안 간호사들은 자신들이 다른 환자들도 열심히 돕고 있다는 사실을 알게 되었다. 즉, 그들은 환자들이 지나갈 때마다 어떤 말을 해주기도 하고 다독거리거나 침대를 밀어주게 되었다.

간호사가 이렇게 한 것은 시력이 있는 환자들은 세상에서 그들이 원하는 것을 언제라도 볼 수 있지만, 시력을 잃은 환자들은 보지 못하고 단지 귀를 통해 듣고 느낄 수밖에 없다는 사실을 절실히 깨달았다는 것을 의미한다.

심지어 일시적인 실명조차도 환자의 정신적인 안정을 위협할 정도로 심한 소외감을 일으킬 수도 있다. 이 때문에 눈병을 치료할 때나 눈 수술을 한 후 눈에 붕대를 감을 때 의사는 그 환자의 이름을 부르며 많은 대화를 하거나 접촉을 하고, 직원들이 환자와 함께 일할 때나 환자의 옆을 지나갈 때 "나는 누구입니다." 하고 자신의 이름을 분명히 말해주는 것이 좋다.

난청 또한 우리가 생각하는 것 이상으로 환자에게는 어마어마한 소외감을 가져올 수 있다. 난청이 갑자기 발생했거나, 환자가 외부 자극을 받을 수 없게 되었을 때에는 중요한 정신 반응이 일어난다.

대화하는 데 필요한 신체의 손상 또한 매우 고통스러운 것이다. 발성 기관, 목, 입, 턱, 또는 치아의 수술 또는 대화를 불가능하게 만드는 그밖의 다른 것들이 환자를 참기 어려울 정도로 소외시킬 수도 있는데, 이때 병에 걸리기 쉬운 사람은 착란증에 빠질 수도 있다.

똑같은 이유로, 언어의 장벽도 환자를 불안하게 만들고 심지어 위험에 빠뜨리기도 한다. 아무도 자신의 모국어를 쓰지 않는 병원에 입원한 환자는 심한 소외감을 느끼고 마음을 진정시키지 못하게 된다. 더욱이 환자가 나이 들고 무기력하다면 착란증이 더 쉽게 일어날 것이다. 그 예방책은 확실하다. 그 환자의 모국어를 쓰는 사람을 찾아야 한다. 친척이면 더욱 좋다. 친척에게 환자가 깨어 있는 시간의 대부분, 특히 가장 많은 불안을 느끼는 병원에 입원한 첫날 옆에 함께 있어 달라고 하라. 만약 이것이 불가능하다면, 그 나라 말을 하는 자원

그림은 두 개의 현실을 보여주고
있다. 실제 현실(actual reality)
과 심리적 현실(psychological
reality)이다. 붉은 옷을 입은
여인이 경험하고 있는 두 개의
현실이다. 거울 속에 심리적
현실이 있다. 아기 천사와 사랑이
넘치는 천사 같은 어머니가
보인다. 그 뒤에 인자한 아버지의
모습도 보인다. 그녀가 마음으로
늘 그리워하던 이상적인
부모님들이다. 심리적 현실이다.
심리적 현실에는 시계가 없다.
그래서 과거가 마치 현재처럼
느껴진다. 어른인 부인이 아기가
될 수도 있다. 그러나 거울 밖의
현실인 실제 현실은 그야말로
각박하고 비정하다. 논리와
가혹한 비판의 세계이다. 해골
같은 통증이 있고, 피할 수 없이
만나야 되는 인간들이 있다.
시계는 현실을 재는 잣대다.
스커트 밑으로 보이는 큰 손은
생생한 성적 욕구다. 빈 의자는
현실적 공허감이다. 꽃병과
꽃들은 가끔 경험하는 위로다.
사람들은 실제 현실의 아픔을
피하기 위하여 심리적 현실로
도피하기도 한다.
환자는 대화를 통해서 자신의
심리적 현실을 이해할 수 있다.

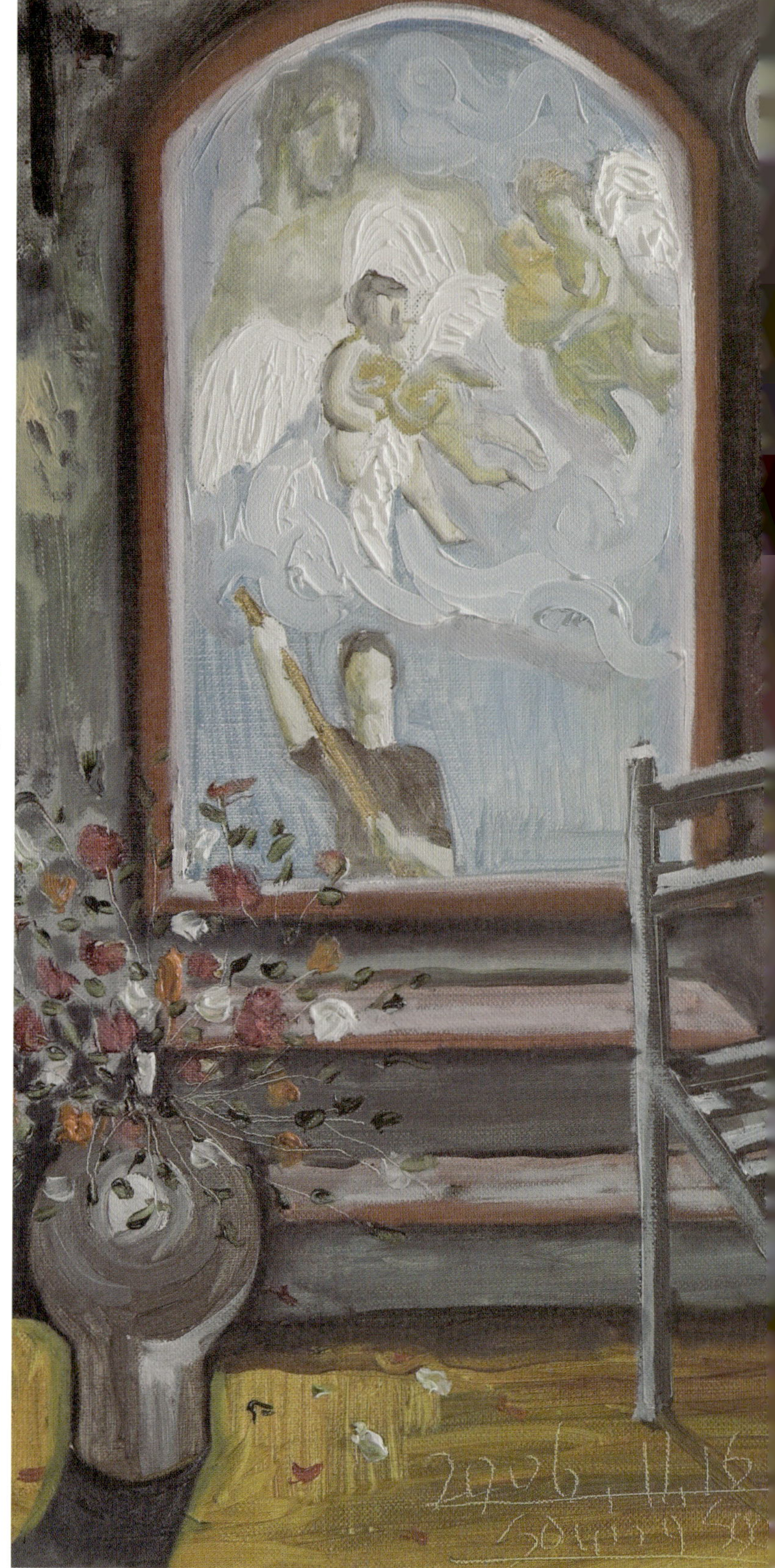

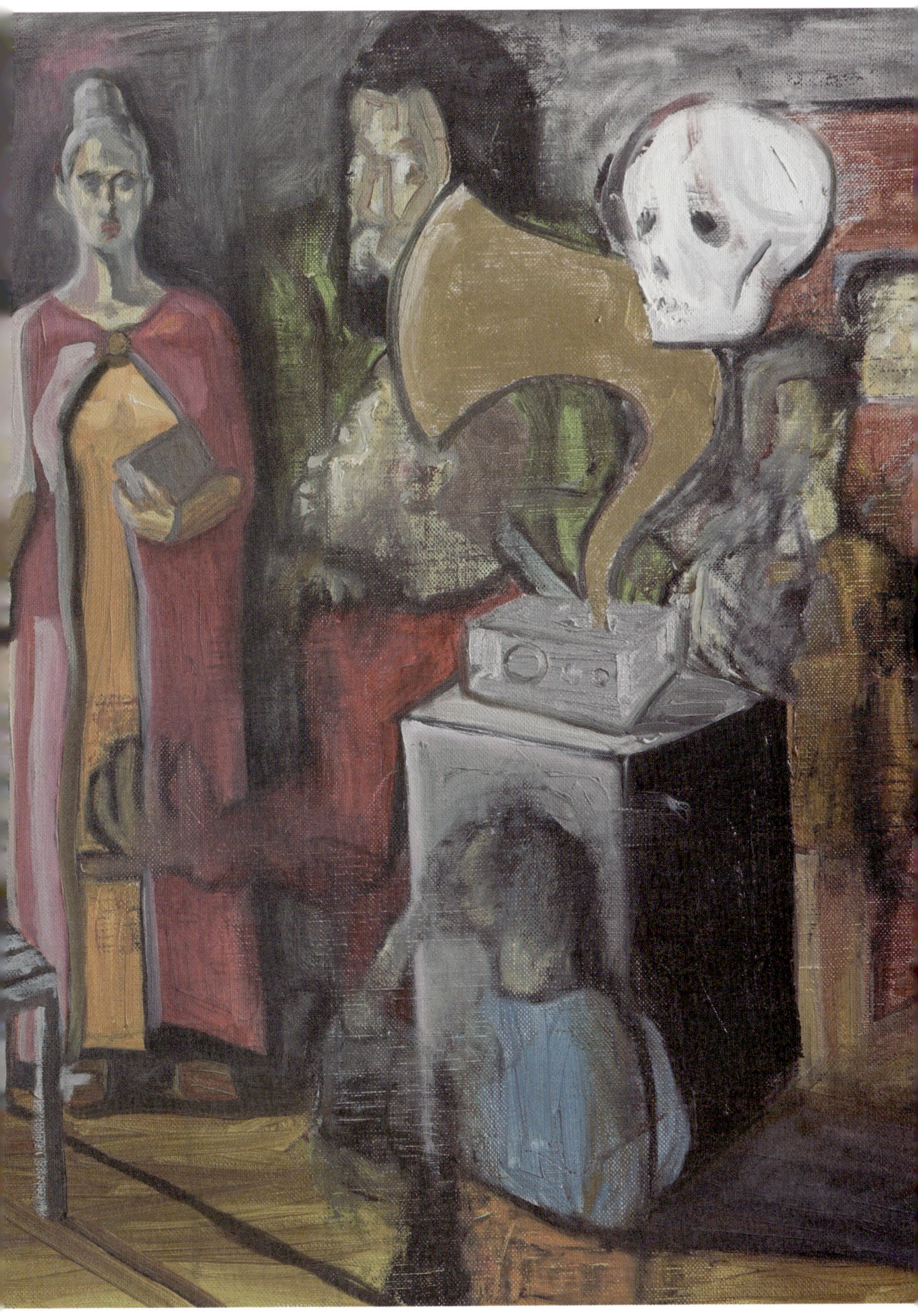

봉사자나 병원 직원이 하루에 몇 번씩 들르게 할 수도 있을 것이다. 그렇지 않으면 그 나라 말을 하는 다른 환자를 찾을 수도 있다. 어떤 환경에서는 환자가 운동하는 것을 막으면, 환자를 외부와의 접촉으로부터 완전히 차단시키기 때문에 그 자체로 현실감각을 위협할 것이다. 이는 특히 걷거나 물건을 만지는 것과 같이 현실과의 간절한 접촉을 원하는 환자들에게 나타난다. 그런 환자들에게 움직일 수 없다는 것은 참기 어려운 상실감일 것이다.

나는 언젠가 10대 소년이 다리가 부러져서 커다란 깁스를 하고 다리를 움직일 수 없게 된 직후에 착란 증세를 일으키는 것을 본 적이 있다. 입원 첫날 날이 샐 무렵에, 그는 글자 그대로 미쳐 버렸고, 팔과 다리를 침대에 묶어 놓아야만 했다. 나는 그가 착란에 빠진 원인이 자유롭게 움직이지 못하기 때문이 아닐까 하는 의문이 생겨서, 부모에게 그가 운동 선수 아니면 트랙 경기 선수인지를 물었다.

소년의 부모는 소년이 비록 운동 선수는 아니였지만 항상 바쁘게 생활했다고 대답했다. 그가 얼만큼 바빴는가 하는 것은 들어볼 만했다. 그는 일이 있는 곳마다, 운동이나 소란이나 냄새가 나는 곳마다 가야 했다고 말했다. 그리고 만약 아무런 일도 일어나지 않으면, 그는 가서 왜 아무런 일이 없는가를 알아야만 한다는 것이다.

이런 설명을 듣고 나는 그의 성격을 알게 되었다. 그는 현장에 직접 가서 확인하는 데서 만족을 얻는 성격이었다. 다른 방에서 귀에 익은 소리가 들릴 때만 가보지 않고, 듣기만 하거나 멀리서 비슷한 것을 보는 것만으로는 충분치 못했다. 그는 그 현장에서 그 사건과 가까이 있어야만 했다. 그는 어떤 것에 참견을 하고, 만지고, 찔러 보고, 그의 손바닥으로 문질러 보고, 냄새를 맡아 보는 등 모든 각도에서 그 사물을 보아야 직성이 풀렸다.

일단 내가 이 어린 환자의 생활에서 이러한 특징을 알아낸 다음에 그에게 말을 붙이자, 그의 흥분은 곧 가라앉았다. 그는 사람, 장소, 사물에 대한 정신적인 이미지를 오래 가지고 있지 못하는 것이다. 그래서 그는 눈으로 봐야만 했다. 정신적인 이미지를 유지하기 위해서 그는 계획되고 조직화된 생활양식이 필요했다. 예컨대, 그는 학교에 갈 때는 이쪽 길로 가고, 집에 돌아올 때는 다른 길로 다녔다고 했다. 나는 그 이유를 물었다. 그의 대답은 매일 거기에는 그가 보고 싶어하는 집, 개, 사람, 표지판,

하수도 뚜껑, 상점 창문에 있는 간판…… 등등이 있다는 것이었다. 그가 말한 것들은 실상은 그에게 하나도 중요하지 않은 것들이었다. 그는 사물의 중요성을 그들이 존재한다는 그 자체에 두는 것 같았다. 그가 본 것은 그의 세계의 일부였고, 매일 봄으로써 그는 자신의 세상을 확인하고 있었던 것이다. 그는 집에서 위층, 아래층, 이 방 저 방을 왔다갔다하고, 어떤 물건은 쳐다보고, 어떤 것은 만져보고, 어떤 것은 냄새를 맡아보는 등 여러 가지 행동을 했다. 방에서는 서랍과 소지품이 그대로 제자리에 놓여 있는가를 확인하기라도 하듯이 더듬어 보기도 했다.

소년과 부모 모두 소년이 하는 것이 이상하다는 것을 알았으나, 왜 그러는지는 몰랐다. 그의 행동은 나에게도 역시 이상해 보였다. 나는 그가 현실과의 단절을 두려워하고 있으며, 현실과 접촉하기 위한 수단으로써 이런 행동을 하는 것이 아닌가 하고 생각하게 되었다. 어떤 의미에서 보면, 이 소년이 하는 행동은 우리들도 어떤 식으로든 하고 있는 것이었다. 단 한 가지, 우리는 그것을 더 경제적으로 한다는 차이가 있을 뿐이다. 우리는 걸어가서 확인하는 대신에 우리의 정신을 이용한다. 우리는 생활 속의 사건들에 대해서 기억하고, 인식하고, 신중히 생각하고, 걱정하고, 하나하나 따져보는 등, 어떤 방법으로든 우리의 마음속에서 확인하는 작업을 한다. 그러나 그는 두 발과 두 눈으로 직접 확인해야만 했던 것이다.

현재의 딜레마로부터 그를 구해줄 완전한 방법은 없는 것 같았다. 그러나, 한 가지 희망적인 조짐은 내가 주치의에게 소년의 이상에 대해서 이야기해 준 뒤에 소년에게 많은 도움이 되었다는 것이다. 우리는 부모와 찾아오는 학교 친구들에게 집과 학교에서 일어났던 일에 대해서 자세히 이야기해 주라고 했다. 처음에는 부모와 친구들도 그들이 어떻게 해야 할지를 보다 구체적으로 알지 못했다. 그들이 그에게 새롭고 흥미로운 것들을 말해주었으나 그다지 도움이 되지 못했다. 그가 듣고 싶어한 것은 새로운 것들이 아니라 오래된 것들이었기 때문이다.

그는 문병객들이 그를 위해서 과거에 자신이 보고 느꼈던 것들을 가능한 한 생생하게 있는 그대로 계속해서 말해주길 원했다. 이렇게 하는 것은 물론 문병객들에게 있어서는 지루한 것이었지만, 그것이 소년에게 대단히 큰 위로가 된다는 것을 알고 난 뒤 깊이 공감했다. 전화를 거는 것도 도움이 되었다. 입원한 환자들은 전화를 거의 사용하지 않는 것이 보통이다. 그러나 이 소년은 전화로 그의 어머니에게, "지금 뭐하고 계세요?", "전화기에서 들려오는 소리는 무슨 소리예요?", "아빠는 어디 계세요? 정확히 어디에 계시죠? 정확히 무엇을 하고 계세요? 무슨 옷을 입고 계세요?", "엄마는 무슨 옷을 입고 계세요?" 라고 물었다.

그는 요란스런 환대를 원하지 않았다. 그가 원하는 것은 친숙한 것들에 대해 하나하나 이야기를 듣는 것이었다. 그가 건강했을 때 돌아다니면서 얻었던 것과 똑같은 정보를 원했으며, 그 세계에서 자신이 친숙했던 것들과 구체적으로 만나고 싶어했다. 그를 미치게 만든 것은 이러한 접촉의 상실이었고, 부러진 다리 때문에 병원에 입원하여 움직일 수 없게 되어서 생겨난 상실감이었다.

급성 착란증에 대한 예를 한 가지 더 들어보자면, 이것은 신체의 일부를 실제로 잃고 난 후 나타난 것이다. 제 24장의 『수술 환자의 상실 반응(Reaction of Loss in Surgery)』편에서도 그러한 예를 제시하겠지만, 여기서는 또다른 예를 들고 싶다.

이 환자는 50대의 중년 부인으로 심한 혈관부전증으로 불가피하게 다리를 절단해야 했다. 그리고 수술 후에 갑자기 착란증을 보이기 시작했다. 그녀의 환각과 망상은 겉보기에는 전혀 의미가 없는 것이었다.

예를 들어, 그녀에게 기분이 어떠냐고 물으면, 그녀는 "황홀해요, 전 정말 황홀해요. 어젯밤에 나는 임금님과 춤을 추었어요." 라고 말했다. 또 "나는 많은 관객들이 있는 오페라에서 공연을 했어요. 그들은 나에게 환호를 보냈죠." 라고 대답하기도 했다. 때로는 그녀의 잘 생긴 아들에 대한 이야기도 하였는데, 아이는 그녀의 침대 옆에 있었으며, 간호사들에게 아들이 귀엽지 않느냐고 묻기도 했다는 것이었다. 그녀는 계속해서, 아들이 한 살이고, 막 걸음마를 시작했다고 말했다. 누군가 그녀에게 아기는 지금 이곳에 없다는 말을 해주면, 그녀는 얼굴을 찌푸리고 혼란스러운 것처럼 보였으며, 울면서 아들이 어디에 있느냐고 묻곤 했다.

내가 그녀를 만나러 갔을 때, 나는 그녀의 망상보다는 이불로 한쪽 다리만 덮고 있는 것을 보고 더 놀랐다. 그녀가 내내 웃으면서 그날 밤 가려고 하는 댄스 파티 이야기를 시작했을 때 나의 불안감은 더 커졌다. 그녀의 환각과 망상이 그녀의 다리 절단을 나타내고 있다는 생각이 들었다. 즉, 그녀는 그녀의 절단된 다리에 대해서는 전혀 언급을 하지 않았으며, 그 대신에 망상과 환각이라는 정신병적 소원 성취 언어로 표현하고 있었다. 사람이 다리를 잃었을 때, 단지 두 다리에 대한 망상이 아니라, 완벽한 두 다리, 즉 모든 사람이 칭찬하는 두 다리에 대한 망상에 사로잡히는 것보다 더 좋은 것은 없을 것이다.

이 환자의 경우를 보면, 아기에 관한 망상 또한 그것이 특히 한 살 된 아기였다는 점에서 이 이론에 들어맞는다. 아이들은 한 살쯤 되었을 때, 걸음마를 시작하고 다리를 통해서 세상을 발견한다. 그때까지 주위의 세상을 보기만 하던 아이는 이제부터는 그가 움직여서 스스로 세상을 탐구할 수 있게 된다. 아이에게 세상은 더 이상 정적인 것이 아니고 여기에서 저기로 걸어감에 따라 계속해서 변하는 동적인 것이 된다. 이리하여 아이는 현실과 외부의 자극을 경험할 수 있는 기회가 많아진다. 다리를 절단한 환자는 걸음마기의 아기가 경험했던 신나는 경험을 공상 속에서나마 누리고 싶어 했던 것으로 이해된다. 그러나 아직 설명되지 않은 문제가 남아 있다. 왜 환자가 유독 한 살 된 아들, 특별히 아들이었다는 환상을 갖게 되었을까? 왜 그녀 자신이 한 살 된 아기라고 생각하질 않았을까? 사실 그녀의 아들은 열아홉 살이었고, 군에 입대해서 외국으로 파병되었다. 왜 그녀가 그를 택했을까? 나는 아들에 대해서 조사해 보았다. 그 아들은 아들들 중에서 막내였으며, 환자의 자랑이자 기쁨이었다. 그가 군에 입대하고 다시 외국으로 떠났을 때, 환자는 그의 사진을 모두 내놓고 보면서 그가 마치 죽기라도 한 것처럼 그에 대해서 끊임없이 이야기했다고 한다. 이후로 얼마 지나지 않아 그녀는 한쪽 다리를 잃었고, 그 다음에 그녀는 망상 속에서 떠나 버린 아들을 성인이 아닌 아기로 만들어 놓고 있었다. 다리 상실의 고통을 아기가 혼자서 걷기 시작했을 때 엄마들이 느끼는 가벼운 상실감으로 바꾸어 놓고 있었다. 그녀의 망상만큼이나 중요한 것은 절단에 대한 환자의 반응이었다.

그녀는 절단에 대해서 한 마디도 하지 않았으며, 절단을 인정하지도 않았고, 고통·불편·불안·슬픔에 대해서도 전혀 표현을 하지 않았다. 그녀는 절단된 다리를 한번도 보려고 하지 않았다. 옷을 입을 때도 그녀는 얼른 망상 이야기로 관심을 돌렸고, 절대로 상처를 보지 않았으며 절단된 부분을 치료하고 붕대를 다시 감는 동안에도 아무런 동요를 보이지 않았다.

이 환자가 현실을 외면하고 부정하는 방법 외에 다른 어떤 방법이 있겠는가? 다시 말하자면, 부정과 망상 이 두 가지는 한 쌍을 이루고 있었다. 그러므로 만약에 어떤 적절한 시기에 그녀가 부정을 포기하게 되면 망상은 사라질 것이다.

며칠 후, 그녀가 현실을 받아들일 준비가 된 것처럼 보여서 절단한 부분을 보게 하였다. 예컨대, 이불 속에는 두 다리가 없다고 계속해서 말해주었다. 붕대를 감은 부분이 그녀에게 보여졌고 그녀는 순순히 그것을 보고 느꼈다. 그녀가 좀 더 견딜 수 있게 되어서, 그녀에게 다시 조심스럽게 의사가 옷을 갈아입힐 때 다리를 보게 하였다.

절단된 다리에 대해서 인식하게 한 후, 그녀를 떠나간 아들에 대해서 말하게 하였다. 그녀에게 최근에 아들이 보낸 편지를 보여주었는데, 이 편지들은 그녀를 혼란시킬지도 모른다는 생각에서 그녀에게 보여주지 않았던 것들이었다. 예상했던 대로 편지를 읽고 그녀는 혼란에 빠졌었다. 그러나 그 후 그녀는 이 편지로 인해서 현실을 직시하게 되었다. 그녀에게 편지를 들고 읽도록 했으며, 외국 소인이 찍힌 편지를 보고 편지에 그의 새로운 생활에 대해 말한 것을 생각하게 하였다.

며칠 동안 현재의 자신의 상황과 그녀의 신체, 아들에 대해 말해주자, 그녀의 망상과 환각은 점점 줄어들었다. 그리고 다소 슬프기는 하지만, 그녀가 직면해야 할 현실 문제에 더 건전한 관심을 갖게 되었다.

착란증은 익숙한 환경으로부터 오는 자극의 상실과 매우 밀접하게 관련되어 있으므로, 의사들은 착란성향 환자들과 대화를 나눌 때 그들에게 이러한 익숙한 자극의 상실은 없었는지를 알아봐야 한다.

앞에서도 언급했듯이, 이런 환자들에게는 병원과 병원의 틀에 박힌 생활이 자극박탈을 일으킬 수가 있다. 병원에서 악의 없이 무심코 행해지는 일들이 환자들에게 불필요한 해를 입히는 경우가 많다.

조용한 시간에 환자가 문을 닫고 불을 끄고 있다고 해서 단순하게 잠을 더 잘 잘 것이라고 생각하는 것은 잘못이다. 어떤 환자들은 그럴지도 모르겠지만, 내가 이야기하고 있는 착란증 환자의 경우는 그렇지 않다. 일반적으로 외부 자극이 줄어드는 밤 시간이 그들에게는 오히려 더 좋지 않은 시간이며, 때로는 매우 괴로운 시간이기도 하다. 어둡고 조용한 방 대신에 그 반대의 환경을 주는 것이 어떨까? 자극이 없는 것보다는 작은 소리와 약한 불빛으로부터 오는 자극은 환자들이 안심하고 잠을 잘 수 있게 해준다. 환자에게 평상시 잠자는 습관을 물어본 후, 가능하면 병원에서도 그와 똑같은 환경을 배려해 주는 것이 현명하다.

환자의 개인 소유물을 몽땅 치워 버리는 일 또한 환자를 불안하게 만들고, 심지어는 착란증까지 일으키기도 한다. 이런 행위는 현실과의 접촉이 제한된 나이 든 환자에게 특히 위험할 수 있다. 인간의 안정감과 현실감의 대부분이 친숙한 물건들로부터 비롯된다는 것을 아는 사람은 거의 없다.

이 점을 고려할 때, 즐겨 입던 옷을 입는 것은 이런 환자에게 특히 중요하다고 하겠다. 친근한 자신의 외모, 우리의 몸과 손가락에서 느껴지는 감촉, 특별한 냄새, 심지어는 우리가 손을 부빌 때 나는 소리까지 이 모든 감각적 인지가 우리를 안심시키며 지탱시켜 준다. 환자가 입원하면 병원에서 주는 생필품을 사용하게 된다. 즉, 입원하는 순간, 환자의 옷과 소지품은 압류되고 살균된 환자복으로 갈아입혀진다. 그러나 이들은 너무도 자주 갈아입어야 하기 때문에 개인적인 특징이나 체취가 밸 틈이 없다. 여하튼 이런 것들은 환자에게 중요한 것이다. 버티고 있는 현실적인 기반이 이미 약해져 있는 환자의 경우, 그에게서 모든 흔적을 빼앗아가는 일은 그를 낭떠러지에서 밀어 넘어뜨리는 위험이 될 수 있기 때문이다.

어떤 특정 환자들만이라도 그들이 좋아하는 옷과 좋아하는 것들, 보고 만지고 냄새 맡을 수 있는 것들을 가지고 있을 수 있도록 하는 것은 어떨까? 왜 자신들이 사용하던 담요나 베개를 가져오면 안 된단 말인가? 왜 그들이 평상시 사용해 왔고 좋아했던 물건들을 가지고 있으면 안 된단 말인가?

대부분의 환자의 경우, 압류·격리·상실 중에서 한 가지에 노출되면 걱정과 불안 이상의 감정을 느끼지 않겠지만, 그런 것들이 몇 가지 겹치게 되면 현실적으로 심각한 문제가 생겨난다. 예를 들어, 눈에 붕대를 감은 환자는 문병객이 너무나 적고 개인 소유물이 거의 없는 데다가, 약간의 뇌허혈이 있을 때에만 문제를 일으킬 수 있다. 반대로 초조하고 우울한 환자, 또는 실제로 착란증이 있는 환자는 압류나 격리·상실 조건 중 하나만 주어져도 착란에 빠지거나 악화되며, 반대로 친숙한 환경과 자극을 주면 병증의 상태가 훨씬 더 좋아진다.

17 우울한 환자와 자살기도 환자

The Depressed Patient and the Suicidal Patient

"우울하다"는 말은, '감정'이나 '느낌'을 의미한다. 우울증 환자는 그저 우울하게 느낀다. 그러나 이것은 우울이 아주 가벼운 정도인 경증의 경우에 한해서이다. 우울이 심해지면 감정 외의 다른 정신 기능의 장애도 함께 나타난다.

우울증은 그 나타나는 형태나 정도도 여러 가지이고, 유발되는 원인도 아주 다양하다. 신경성, 반응성, 단순성, 급성, 조울성, 흥분성, 정신증성, 우울성, 자살성, 혼미성 등 여러 가지로 분류할 수 있다. 전문가로서 이 병명과 성질을 구분해 내는 것은 치료상으로도 매우 중요한 일이다.

그러나 여기서는 편의상 우울증을 경증과 중증, 두 가지로 나눠서 이야기하기로 한다. 이것은 원인적 분류도 아니고, 다만 일반 의사들이 치료할 수 있느냐 없느냐는 정도만으로 편의상 구분한 것이다. 중증의 우울증 환자는 정신과 의사에게 맡겨져야 하기 때문이다.

경증 환자들의 증세는 노이로제 증세에 가깝기 때문에, 대부분의 의사는 현재 치료하고 있는 정서적으로 불안한 다른 환자들과 똑같이 다루어야 한다고 생각한다. 그리고 그들은 상당히 말을 잘하고 적절한 정신 치료적 개입에도 좋은 반응을 나타낸다. 경증의 환자들은 여느 불안한 환자처럼 쉽게 치료될 수도 있고, 또 적절한 정신 치료로 상당한 효과를 볼 수도 있다.

반면에, 중증인 경우는 병적인 정신 장애를 동반하므로 환자는 보통 때처럼 생각하고 행동할 수 없게 된다. 따라서 환자를 이해하고 치료한다는 것은 전문적인 지식이 없이는 거의 불가능하다. 정신 장애의 심각성을 잘 모르는 의사는, 정상인으로 보이는 심한 우울증 환자가 이성적으로 사고할 수 있을 것이라고 생각하기 쉽다. 그래서 환자를 자살이라는 비극으로까지 몰고갈 수도 있다. 중증 환자의 병적인 사고는 정신과의사만이 이해하고 해결할 수 있으므로, 정신과의사가 이런 환자에 대한 책임을 져야 한다.

1. 경도의 우울증 환자

경도의 우울증은 감기보다도 더 흔한 것이며, 의사에게 애매한 증세나 불만, 혹은 진단하기 어려운 이상현상에 대해 상담하는 환자들 중에 많이 나타난다. 이러한 우울은 대개 살아가는 과정에서 무언가 잘못된 일이 있을 때, '반응성(反應性)'으로 생긴다.

가장 흔한 이유로는 신체적 질환에 대한 마음의 반응을 들 수 있다. 폐렴, 감기, 간염, 소화성 궤양, 사고, 수술, 분만 등 환자를 우울하게 하는 거의 모든 질환들이 우울증 반응과 동시에 발병하거나, 그 이전에 일어난다. 암, 중풍, 관상동맥 질환과 같은 중병에 걸렸을 때는 누구나 우울에 빠진다.

당뇨병이나 결핵, 매독과 같은 만성병을 앓는 환자에게도 경도의 우울은 항상 서려 있다. 그리고 만성적인 신체 질환의 경우 환자가 만성병에 적응한 후에나, 혹은 그가 결국 이 병으로 죽지는 않으리라는 것을 깨달은 후에서야 비로소 없어지게 된다. 때로는 우울증이 만성병을 덮고 있어서 자칫 그 병의 일부로 간주하고 그냥 지나쳐 버리는 경우도 있다.

때로는 이런 만성적인 반응성 우울증은 어떻게 할 수 없는 경우도 있고, 사실 어떤 치료도 필요없는 경우까지 있다. 오히려 우울증이 질병에 대한 보호기구가 되어 있는 경우도 있기 때문이다. 그리하여, 경증의 경우에는 치료에 어려움이 있더라도 우울증을 치료하기 위한 단호한 방법은 쓰지 않는 편이 나을 것이다.

하지만 대부분의 경우, 아주 가벼운 반응성 우울증이라고 하더라도, 가능한 한 빨리 발견하여 치료해야 한다. 그러기 위해서 의사는 어떤 신체 질환에도 우울증이 함께 나타날 수 있다는 가능성을 염두에 두어야만 한다. 그래서 특히 회복이 너무 늦거나, 경과가 이상하거나, 증세가 너무 막연하거나, 또는 정상적인 감정이나 기력을 회복하지 못하는 경우에는 일단 우울증을 의심해 보아야 한다.

반응성 우울의 또 한 가지 큰 원인은 환자 개인의 문제에서 출발한다. 스트레스, 가족의 죽음, 사업의 실패, 정서적 갈등, 잦은 말다툼, 이혼 등 일상생활에서 오는 어려움에 대한 반응으로 우울 증세가 나타날 수 있다. 이 경우의 증세는 흡사 신체 질환과 비슷해서 오진을 하는 수도 가끔 있다. 환자들은 쉽게 피로를 느끼고, 온몸이 쑤시고 아프다고 불평한다. 또 소화불량이나 불면증 등 뚜렷한 의학적 이유없이 오는 막연한 증세들을 호소한다. 보통 그들은 일찍 잠자리에 들지만 항상 늦게 일어나며, 낮에는 버릇처럼 낮잠을 잔다. 또 자신의 직업과 다른 일상 활동에서 흥미를 잃기 쉽다. 외부에 대한 관심도 없어지고 대인 관계를 회피하며 하루 종일 방안에서만 혼자 지내기도 한다.

그래서 의사들도 이들이 우울해 있다는 사실을 미처 발견하지 못하고, 과로나 과중한 업무로 쇠약해진 것이라고 오진하는 경우도 있다. 이런 오진으로 환자에게 충분한 휴식과 수면, 영양 섭취, 비타민 등을 권할 뿐 우울증은 고스란히 남겨둔다. 이런 것은 대부분의 우울증 환자에게 거의 도움이 되지 않는다. 그보다 더 좋은 방법은 환자가 피곤해 하고, 원기도 없고, 쉽게 피로를 느끼면 확실한 신체적 원인이 밝혀질 때까지는 우울증이라고 판단하는 것이 더 바람직하다. 막연한 신체 질환은 그것이 확실히 신체적 원인으로 밝혀질 때까지는 일단 우울 증세로 간주해야 한다. 그렇게 해야만 의사는 경도 우울증을 더 쉽게 치료할 수 있기 때문이다.

또 흔히 일어날 수 있는 실수는 우울증 환자가 단지 슬퍼하기만 하고, 풀이 죽어 있고, 쉽게 낙심한다고 생각하거나, 우울증을 불행이나 실망에 의한 단순하고 직접적인 반응이라고 간주해 버리는 것이다. 이것은 사실과는 상당히 다르다. 우울증 환자는 그냥 슬프거나 실의에 찬 것도 아니고, 또 어떤 불상사에 대한 단순한 반응도 아니다. 우울 반응도 다른 정신 증세와 마찬가지로 마음의 갈등 속에서 빚어지는 아주 복잡한 정신활동의 과정을 밟아 생긴다.

우울증 환자라고 해서 단지 슬퍼하기만 하는 것은 아니다. 슬픈 환자는 슬퍼하기만 하지만, 우울증 환자는 단순히 슬퍼하는 것 이외에 다른 무엇이 있다. 비록 넋이 나간 사람처럼 보이기는 하지만, 우울증 환자의 내면에는 적극적이고 생동하는 문제들이 엉켜 있다. 따라서 우울 환자는 비록 경증이라도 아픈 상처와 함께 분명히 고통을 받고 있음을 기억해야 한다. 우울 반응은 그의 내부 갈등을 표현하거나 숨기기 위한 그 나름의 복잡한 반응이요, 또 이것은 그러한 스트레스로부터 자신이나 또 주위 사람을 보호하기 위함이다. 우울 반응은 많은 갈등을 일으키는 내적 충동을 나타냄과 동시에, 그 충동을 은폐하여 자신과 다른 사람들을 보호하려는 복합적인 반응이라고 할 수 있다.

우울증 환자가 느끼는 많은 감정 중에서 우울증의 가장 큰 원인은 환자의 내부에 숨겨진 분노라고 할 수 있다. 우울증 환자는 작은 모욕이나, 상처, 그리고 조금만 자존심을 건들어도 몹시 화를 낸다. 그리고 자신이 소중히 여기는 사람들에 의해서 쉽게 상처를 받는다.

환자로부터 분노를 찾아야 한다. 그것은 분명히 어딘가에 있을 것이다. 분노는 가끔 다른 것으로 위장되기는 하지만 그것을 발견하는 일은 그리 어렵지 않다. 예를 들어, 환자는 주위 사람들 때문에 화가 조금 났고 그들에게 실망했거나, 환멸을 느낀다고 말한다. 혹은 자기 자신에게 화가 났거나 실망했다고 말할 수도 있다. 그러나 의사와의 진지한 대화를 통해 자신이 화가 나 있다는 것을 이해하게 되고, 또 그것이 자신의 내면과 일상생활에 어떻게 영향을 미치고 있는가를 알 수 있게 된다.

단순한 우울증도 환자의 이런한 분노와 복잡한 이유로부터 생겨나기 때문에, 그들에게 '여행을 좀 해라, 너무 상심하지 마라, 기운을 내라'고만 말하는 것은 별로 도움도 되지 못하고 오히려 해가 된다. 언뜻 듣기에 아주 진지하고 격려를 해주는 좋은 말 같지만, 환자의 입장에서는 의사가 자신의 심경을 올바르게 이해하지 못하고 있다는 인상을 주기 때문에 화가 나고, 그런 의사에게 실망한 나머지 그의 우울증은 더 깊어만 간다. 의사로서 경증 환자에게 도움이 되거나 위로가 되는 말을 하고 싶다면, 차라리 세월이 약이고, 그런 우울증이 오래가지는 않을 것이라고 말해주는 것이 효과적일는지 모른다. 또 사실이 그렇다. 그러나 환자의 현재 생활을 계속 위협하는 고통이 있을 때는 그 문제에 대해 적절한 마음의 조치를 강구할 수 있도록 직접 대화하는 것이 최선의 방법일 것이다.

알고 지내던 내과의사가 의뢰한 여대생이 있었다.

그녀는 항상 피곤해 했고, 잠도 많이 자고, 집중도 안 되고, 어떤 것에도 흥미를 느끼지 못한 채 방안에만 틀어박혀 있다고 했다. 그녀는 무엇보다도 자신이 다니고 있는 대학에 흥미를 잃었다고 말했다. 입학할 때부터 자신의 학교 학생이나 교수나 모두가 그녀에게는 못마땅했다. 그럭저럭 이제 2학년이 되었으나 아예 대학이라면 거들떠보기도 싫어졌다는 이야기였다. 그녀는 고등학교 때만 해도 아주 명랑하고 우수한 학생이었다는 걸 여러 번 강조했다.

그런데 그녀는 왜 그토록 형편없는 대학에 진학을 했을까? 그녀의 말대로라면 충분히 일류 대학에도 갈 수 있었을 텐데! 그녀는 한참을 망설이더니 지금 다니는 대학에서 아주 많은 장학금을 주겠다는 약속을 하면서 자기를 모셔가다시피 했다는 것이었다. 그래도 가긴 싫었지만 부모들이 가라고 떠밀었다는 것이었다.

"여자가 대학은 왜 가? 더구나 돈들여 가면서! 공짜로 시켜주겠다면 모를까."

그녀는 그때의 일을 담담히 회상했다. 이야기가 더 진행되면서 알게 된 것은 첫째 부모는 그녀를 어떤 대학에도 보낼 수 있는 재력이 있었고, 그리고 그의 오빠는 현재 명문 대학에 다니고 있다는 사실이었다. 오빠와 자신 사이의 이러한 차이를 변명하면서, 그녀는 "그렇지만 아무래도 여자보다 남자가 더 좋은 교육을 받아야 하지 않겠어요?"라고 했다. 그 말에 나는 상투적으로 동의하면서, 여자의 교육은 정말 중요하지 않은 것 같다고 말했다. 그랬더니 그녀는 나에게 약간 화가 난 듯했다. 그리고는 말했다.

"선생님은 아직 제 부모님을 잘 몰라서 그런 말씀을 하시는 거예요."

난 또 고개를 끄덕였다. 확실히 난 그 점을 이해할 수가 없었다. 그러나 더욱 이해할 수 없었던 것은 환자 자신의 자존심, 가치관 그리고 그녀의 지적 능력에 관해서였다. 그녀는 조용히 나의 이야기만 듣고 있을 뿐 아무 말이 없었다. 무언가가 그녀의 머리를 스쳐지나고 있었다.

다음 시간에 우리는 그녀의 지성과 관련된 갈등에 대해 여러 가지 이야기를 했다. 초등학교와 고등학교 시절에 많은 선생님들이 그녀의 우수한 성적을 칭찬했고, 앞으로도 계속 공부를 하는 게 어떻겠느냐는 권유도 많이 받았다고 했다. 그러나 그녀 부모의 반응은 한결같았다. 그녀의 성적에는 도통 관심이 없었고 가사일의 미덕만을 강조했다.

"여자가 집에서 살림이나 잘 하면 되는 거지."

이러한 부모였기 때문에 대학에 보내주는 것만도 다행이라고 생각했다. 비록 이류 대학이기는 하지만 열심히 노력해서 좋은 성적으로 보람 있는 대학생활을 해보리라 생각했다. 그러나 결과는 이렇게 실패작으로 끝나고 말았다. 그가 이 대학을 그렇게 싫어하고 원망한 것은 사실은 그의 부모에 대한 감정 표현이었다.

1학년 때는 말없이 잘도 참았었다. 그러나 2학년이 되자 그녀는 더 이상 오빠에 대한 질투, 부모에 대한 원망, 학교에 대한 혐오증 등을 어떻게 할 수가 없었다. 그래서 우울증으로 빠진 것이다. 아무것도 하기 싫게 되고, 사람을 만나는 것도 싫고, 공부도 안 되는 등 우울 증세들은 그녀의 이러한 분노나 깊어만 가는 자신의 열등감을 은폐하기 위한 무의식의 작용이었다.

이러한 숨겨진 감정들이 차차 이야기가 되고 배설되면서 그는 좀 부끄럽고 창피스러웠던 것 같다. 그러나 그녀의 우울 증세는 한결 좋아졌다. 차차 책도 읽을 수 있게 되었다. 그리고 대학이나 학생에게 가졌던 지나친 실망은 사실은 자기의 이런 개인적인 문제 때문에 더 확대, 왜곡되었다는 것까지 이해하게 되었다. 학생이나 교수에게 아무런 매력도 느끼지 못한 것은 사실상 자신에 대한 매력 상실증이었다.

그녀의 우울증이 회복되면서 그녀가 대학을 보는 눈도 현실적이 되어갔다. 이 대학이 좋은 학교는 아니었다. 그렇다고 절망적인 상태도 아니다. 자신의 능력을 객관적으로 평가하고 대학이 자기에게 줄 수 있는 것이 무엇인지를 예리하게 분석했다. 몇 번의 면담을 거치는 동안 부모에 대한 무조건적인 복종만이 자신이나 부모를 위해 반드시 좋은 일이 아니라는 것도 차츰 이야기하게 되었다. 적어도 자기 의견은 발표할 수 있어야 한다는 생각이 강해진 것이었다.

그녀의 결심은 분명해진 것 같았다. 그녀는 지금껏 다니던 대학도, 장학금도 청산하고 처음 목표대로 일류 대학에 진학하기로 결정했다. 그녀가 이런 결심을 차분히, 그러나 분명히 부모에게 말했을 때 놀랍게도 그들은 쉽게 동의했다. 만일 그녀가 처음부터 이렇게 했더라면, 그래서 부모가 그녀의 심경이 얼마나 안타까웠는가를 알 수만 있었더라면, 그녀는 지금쯤 일류 대학에서 행복한 대학생활을 누리고 있었을지도 모른다. 하고 싶은 것도 쉽게 포기하고, 하기 싫은 일도 억지로 하다 보면, 내면에는 항상 갈등과 분노가 이글거리게 마련이고, 또 그에 대한 반응으로서 우울증이 나타나게 된다.

결혼 문제 때문에 온 24세 된 경도의 우울증 여성 환자가 있었다.

결혼한 지 1년이 채 지나지 않았는데도 환자는 그리 행복해 보이지 않았다. 그녀 자신도 결혼생활이 무엇인가 잘못되었다고 말했다. 이전에는 행복했었지만, 이내 우울해졌고 더 이상 좋은 아내 노릇을 할 수 없다고 했다. 매사에 활기가 없고 항상 피곤을 느꼈으며, 이와는 반대인 적극적이고 정력적인 남편을 따라갈 수 없다는 것이다.

그 환자는 첫번째 상담 시간에는 어떻게 우울하고 피곤한지에 대해서만 자세히 이야기했다. 그 외에는 내 질문에 대해서 대답한 것이었다. 나는 어떤 면에서 남편을 따라갈 수 없느냐고 물었다. 그러자 그녀는 "모든 면에서요."라는 짧고 애매한 대답을 할 뿐이었다.

다음에 만났을 때에야 그녀가 대답한 그 모든 면이라는 것이, 성(性)을 의미한다는 것을 알 수 있었다. 그녀는 성에 대해서 도무지 흥미를 느끼지 못했으며, 남편과의 성 관계를 원하지 않았으며, 거기에서 아무런 만족도 얻을 수가 없었다. 성 관계를 원했던 그녀의 남편은 당연히 이에 실망했으며, 그녀는 그런 남편을 탓하지 않았고 실제로 미안함을 느꼈다.

그러나 몇 차례의 상담을 거친 후 환자가 자신의 부부생활에 대해서 이야기했을 때에는 그 내용이 이전과는 조금 달랐다. 그녀가 성에 흥미를 느낄 수 없었던 것은 남편과의 성 관계를 통해서는 아무런 만족도 얻을 수가 없었기 때문이라고 했다. 그녀의 그런 변화를 보니 그녀가 내게 일종의 실마리를 주고 있다고 생각되어, 성적 만족을 얻지 못한 것이 왜 실망스러웠느냐고 물었다. 그녀는 그게 아니라, 처음에는 성 관계가 즐거웠는데, 이러한 초기의 즐거움이 현재 문제를 훨씬 더 크게 만들었다고 했다. 나는 초기의 즐거움이 실제로 어떠했는지를 종잡을 수가 없었고, 그것을 알아내는 데에는 시간이 좀 걸렸다.

연애 기간 동안 그들은 성 관계를 갖지는 않고 성적 유희(sexual play)만을 했으며, 그때 그녀는 많은 즐거움을 얻었다. 그녀는 쉽게 흥분했고 오르가슴(orgasme)을 느꼈다. 실제로 성적 유희가 아주 즐거웠기 때문에 결혼이 기대되었고, 빨리 결혼을 해서 언제라도 성 관계를 가질 수 있기를 손꼽아 기다렸다. 그녀가 원하던 대로 결혼 후의 성생활은 정말 대단한 것이었다. 그들은 밤낮으로 즐겼다. 그들은 더 하길 원했고 언제나 그럴 준비가 되어 있었다.

그러던 중, 한 주가 채 지나기도 전에 뜻밖의 일이 생겨났다. 남편에게 그녀는 더 이상 매력적인 대상이 아니었고, 따라서 성 관계를 갖는 횟수도 현저하게 줄게 되었다. 그녀는 남편에게 더 매혹적으로 보이려고 애를 썼으나, 그녀가 노력을 하면 할수록 남편은 그녀로부터 더욱 더 멀어지려고만 할 뿐이었다. 결국 몇 달이 지나도록 부부 관계를 한번도 갖지 않게 되었다.

남편은 그녀를 비난하고 모든 잘못을 그녀의 탓으로 돌리기 시작했다. 그녀가 옷을 입는 것, 말하고 행동하는 것에 대해 사사건건 트집을 잡았다. 남편은 쉽게 화를 내고 우울해 하더니, 마침내 혼자 있기를 원했다. 그는 그녀와 접촉하거나 키스도 하지 않았고, 어떤 날에는 그녀와 한 침대에서 잠을 자는 것조차 싫어했다. 그녀가 성적으로 그에게 관심을 끌려고 하면 할수록 그는 화를 냈고, 성 관계를 맺을 때 그녀는 형편없는 상대라고 말하곤 했다. 남편의 그런 비난에 그녀는 깊은 상처를 입었으며 심한 좌절감까지 느꼈다.

그녀는 점차 불감증이 되어 최근엔 오르가슴을 느낀 적이 없고 거의 흥분하지도 않았으며, 관계 자체를 전혀 원하지 않게 되었다. 그녀가 알게 된 또다른 사실은 남편이 더 이상 자연스러운 부부 관계를 원하지 않고, 대신 토요일 밤이나 파티 후에 취했을 때만 마지못해 관계를 갖는다는 것이었다. 이제 그녀에게는 여자로 태어난 데 대한 죄의식뿐이었다.

결론적으로 그들의 결혼생활은 환자의 불감증 때문에 파경에 이르렀고, 그 때문에 그녀는 우울해 했다. 그녀는 자신이 불감증이 된 이유를 물었다. 내가 그녀 자신은 무엇 때문이라고 생각하느냐고 묻자, 기다렸다는 듯이, 남편이 말한 대로 자신이 성적으로 부적격하기 때문이고 육체적으로 피곤했기 때문에 문제가 더 악화되었을 것이라고 대답했다. 그녀의 주치의도 같은 생각을 했기 때문에 수많은 검사를 했으나 모두 다 음성 반응으로 나타났다. 이러한 검사 결과에도 불구하고, 그녀는 의사를 설득해서 철·비타민·갑상선 제제·진정제 같은 약을 지어달라고 했다.

물론 이런 약들은 그녀의 불감증에는 아무런 효과도 주지 못했다. 그러자 주치의는 다른 이유가 있을 것이라고 생각하고 그녀를 나에게 소개해 주었다. 의사의 검사와 생각은 치료에 많은 도움이 되었다. 말하자면 그들로 인해 나는 유리한 조건에서 대화를 시작할 수 있었던 것이다. 거기까지 환자의 이야기를 들은 후에, 나는 그녀의 불감증과 우울증은 모두 같은 원인을 가지고 있으며, 그 이유는 남편의 성적 역할에 대한 깊은 불만 때문일지도 모른다는 생각을 하게 되었다.

이 생각을 염두에 두고, 그녀가 또다른 이야기를 해주기를 기다렸다. 몇 차례의 상담 끝에 그녀는 그들의 초기 성 관계에 대해 말했고, 나는 남편의 성적 능력을 알아내서 그가 그녀를 먼저 실망시켰을 것이라는 내 추측의 증거를 찾아내기 위해 주의깊게 들었다. 그러한 증거는 머지않아 나타났고 너무도 분명했다. 그래서 그녀가 이미 전에 설명을 할 때에도 있었는데, 내가 눈치채지 못했다고 생각할 수밖에 없었다. 이제 알 수 있게 된 것은 결혼식을 올린 첫날밤에도 더 적극적이었던 쪽은 바로 그녀였고, 계속할 수가 없어서 결국 지쳐 버린 사람은 남편이었다는 것이다. 비록 그가 몇 차례 관계를 가진 후에 발기를 할 수 없었지만, 그녀는 단지 한 번의 실수만을 기억하고 있었다. 그녀는 매우 놀랐고, 성에 관한 무지로 인해 그녀는 남자가 할 수 있는 능력에는 한계가 있다는 생각을 받아들일 준비가 전혀 되어 있지 않았다. 그녀가 그 당시 내릴 수 있었던 한 가지 결론은 남편에게 무언가 이상이 있다는 것이었다. 비록 그들 모두 이러한 실패에 대해 농담처럼 이야기했지만, 그들은 불안하고 초조하기 시작했다.

그 다음 날, 다시 성교가 잘 이루어지자 그들은 기분이 좋아졌다. 그러나 저녁때가 되자, 그는 다시 주춤하게 되었고 그들의 고민은 더 깊어졌다. 결혼 후 3일째 되는 날, 그런 일이 다시 한 번 일어나게 되자, 그녀는 더 이상 참을 수 없어 남편에게 어디가 아픈 것이 아니냐고 물어보았다. 그는 아무 일도 없다고 했으며 단지 피곤할 뿐이라고 대답했다. 그가 이러한 실패를 피곤한 탓으로 돌리자, 그녀는 남편이 자신을 지겹게 생각하고 자신에 대한 흥미를 잃었으며, 매력을 느끼지 못한다는 생각을 하기 시작했다. 그래서 좀 더 매력적으로 보일 수 있다면, 그가 좀 더 적극적이 될 것이라는 생각을 하게 되었다. 그녀는 매혹적으로 보이기 위해서 여러 모로 노력했다. 그러나 그 결과는 실패로 돌아갔다. 아무런 효과가 없었던 것이다.

그의 성기가 여전히 발기되지 않자, 그는 오히려 그녀에게 화를 냈다. 그는 화가 나서 그녀가 지겹고 성욕이 너무 강해 비정상적인 성욕을 가졌다고 말했으며, 게다가 어디서 그런 성행위를 배웠느냐고 다그치기까지 했다. 그의 비난으로 마음이 상해서 환자는 그의 성행위를 비웃고, 남자다움을 의심하고, 실패를 과장하면서 다시 비난했다. 당연히 그들의 문제는 더 심각해졌고, 그들이 잘 해보려는 몇 번의 의식적인 시도를 한 지 몇 달 후에, 그녀는 마침내 포기하게 되었다. 그녀는 자신이 무기력하게 느껴졌고 때때로 기운이 없었다. 그녀는 그와 다시 화해를 하려고 생각했으나 그렇게 할 수가 없었다. 그녀가 할 수 없었던 한 가지 이유는 더 심해져 가는 죄의식 때문이었다. 이 모두가 그녀의 잘못이라는 생각이 점점 더 강해지고, 만약에 그녀가 좀 더 잘 했더라면 그들은 아무런 문제가 없었을 것이라는 생각에 이르렀다. 마침내 그녀는 오르가슴도 느낄 수 없었고, 몇 달이 지난 후에는 차츰 성교에서 아무런 즐거움도 느낄 수 없게 되었다.

그녀는 성교를 피하기 위해 변명을 하기 시작했고, 이제는 아무런 이유도 대지 않고 거부하게 되었다. 초기에 그녀가 성교를 갈망하고 남편이 피했던 때와는 완전히 반전을 이루었다. 이제 그녀의 거부로 남편은 더 노골적인 요구를 했으며, 그녀가 그를 피한다고 비난을 했다. 그러나 성교에 대한 그의 강요와 그녀가 피하는 것에 대한 비난은 행동보다는 말과 관련된 문제 같았으며, 그는 끝까지 강요하지는 않았다.

이야기가 거의 정리될 때쯤에 환자는 벌써 많이 좋아지고 있었다. 그녀는 실제로 일어났던 것에 대한 모든 혼란스러움을 그녀의 탓으로 돌리는 것이, 성적으로 적극적인 남성으로서의 남편에 대한 이미지를 매우 효과적으로 유지시켜 주었다는 것을 깨닫기 시작했다. 그녀가 왜 그렇게 적극적으로 자신의 자존심에 상처를 내려고 했는가 하는 것은 그녀 자신도 이해할 수 없었다.

그러나 잠시 후 만약 자신이 계속 남편 탓만 했다면, 그녀의 마음속 깊은 곳에 자리잡고 있는 남편을 파멸시킬 뿐만 아니라, 애초에 그렇게 맞지 않는 사람을 선택한 자신에게도 악영향을 미쳤을 것이라는 것을 알게 되었다.

환자는 점차적으로 성에 대한 현실적 관점을 갖게 되었다. 그녀가 대화중에 질문한 내용 중에서 가장 중요한 것은, '남자는 몇 차례만 사정을 하고 그 후 얼마 동안은 더 이상 할 수 없다는 것이 사실인가?' 하는 것이었다. 그녀가 스스로에게 물어보는 것처럼 보였기 때문에, 나는 그녀에게 "그것이 바로 당신의 남편에게서 일어났던 일입니까?"라고 되물었다. 거의 관계가 없는 것처럼 들리는 그녀의 대답은 단지 그것을 믿을 수 없다는 것이었다. 조금 후에 그녀는 또다른 질문을 했다.

"여자가 남자보다 더 오래 오르가슴을 느끼나요?"

나는 또 다시 그녀 자신의 경험을 물었고, 왜 자신이 경험한 것에 대해 의심을 하느냐고 물었다. 그녀가 가졌던 또다른 의문은 왜 그녀가 첫날부터 성욕이 지나치게 되었고, 그녀가 남편과 보조를 맞추지 못했으며, 그를 지치게 만들었을까 하는 것이었다. 그녀는 조금 슬픈 듯이 말했다.

"나는 머지않아 어떤 남자와 관계를 가져도 그를 이내 지치게 만들어서 발기를 못하게 만들 거예요."

이러한 생각들이 정리되자, 그녀는 후회를 하고 당황스러워했다. 그녀는 정말로 남편에 대해 미안하게 느꼈고 동시에 그에 대한 애정을 느끼게 되었다. 이러한 감정들이 강해질수록 그녀는 그에게 다가가고 싶은 감정을 다시 한번 억눌러야만 했다.

어느 날 그녀는 전처럼 성욕을 느끼게 되었고, 한 번 성교를 한 직후에 다시 남편을 유혹하려고 했다. 그는 겁에 질린 듯이 주춤했는데, 그녀는 갑자기 자신이 그에게 매우 화가 나 있다는 것을 알았다. 그러나, 이번의 분노는 이전과는 완전히 다른 것이었고 다른 의미를 지니고 있었다. 그녀는 지금 그녀가 그를 지치게 내버려 둔 것에 대해 화가 났고, 그에게 그런 말을 했다. 그가 그때 그녀에게 성적 요구가 지나치다고 이야

기했어야 했으며, 다시 시작할 수 있을 때까지 혼자 있게 해달라고 부탁했어야 했다
고 말했다.

중요한 것은, 그 또한 매우 다른 반응을 보였다는 것이다. 그는 자기도 몰랐다며 화
를 냈고, 왜 그가 발기를 못할 때마다 그녀가 움츠리고 자신의 탓으로 돌렸는지를 알
고 싶어했다. 그래서 그들은 활기 있고, 그들 중 아무에게도 자존심에 상처를 주지 않
는 소위 건설적이라고 불리는 논쟁을 했다.

이쯤 되면 이 젊은 부부의 문제가 모두 해결되었다고 생각할 수도 있겠지만,
아직은 아니다. 그들 모두 성에 대해 좀 더 알아야 하고, 각자의 방식과 능력에
서로 맞춰 나가야 할 것이다. 더구나, 환자의 우울증이 완치되었다 할지라도
그녀의 선입견은 변하지 않을 것이며, 다시 어렵고 혼란스럽고 화나는 문제들
이 발생한다면, 그녀는 다시 우울증 반응을 보이기가 쉽다. 그러나 가벼운 우
울증이므로 의사의 권유를 잘만 따른다면 더 나아질 것이다.

한 중년 남자가 쉽게 피로를 느끼고, 일도 귀찮고 우울하다는 호소를 하며 나를 찾
아왔다. 그렇게 피곤하고 우울할 만한 이유가 있느냐고 물었더니, 그는 아내의 두 번
에 걸친 수술 때문에 지쳐 버린 때문이라고 설명했다. 나도 동의했다. 그러나 한 가지
석연찮은 것이 있었다. 아내는 완전히 회복해서 퇴원한 지가 이미 6개월이 되었고
또 그의 우울은 이 기간에 생긴 것이었다. 그래서 나는 비록 그의 우울이 아내의 수술
과 연관이 있기는 하지만, 좀 넓은 각도에서 아내와의 관계를 생각해 보아야겠다고
제의했다.

그는 별 주저없이 그들의 결혼생활을 이야기했다. 그런 대로 만족한 생활이기는 했
지만, 그의 아내가 좀 신경질적인 것이 흠이었다. 작은 일에도 성을 내고 따지고 시비
를 걸어오는 것이었다. 싸움을 먼저 걸어오는 쪽은 늘 아내였고, 참아야 하는 것은 항
상 자기였다. 그런데 이상한 일이었다. 병원에 있는 동안은 아내가 그렇게 순해질 수
가 없었다. 정말 그는 화낼 일이 없었다. 아내가 앓고는 있었지만 병원 신세를 지는
동안 그들은 무척 화목했다.

지금은 어떤지를 물었다. 그는 입맛을 다시더니 아내의 건강이 그 전처럼 회복되어

갈수록 그녀의 성질도 옛날처럼 나빠져 간다는 것이었다. 차차 자신도 짜증이 나고 아내가 미워지기도 하고 화가 난다는 것이었다.

내가 그에게 물었다.

"그래서요?"

"난 두렵습니다."

그는 대답을 하고서는 눈을 감았다.

그의 두려움은 만약 자신이 또 전처럼 아내의 신경질을 받아 싸움이라도 하고 참았던 감정이 폭발하는 날이면, 이번엔 아내가 꼼짝없이 죽을 것이라는 생각에서 비롯된 것이었다. 그는 아내가 병이 난 것은 자기와 싸운 것 때문이라는 생각을 떨쳐 버릴수가 없었다. 그는 이런 이야기를 하면서 정말 초조하고 불안해 했다. 날이 갈수록 아내의 신경질은 심해지고 마치 싸우자는 미끼를 던지고 있는 것 같다는 것이었다. 그는 참다 못하면 언젠가는 폭발할지도 모르는 자기를 무서워하고 있었던 것이다. 어떻게 하면 이 화를 진정시킬 수 있을 것이며, 또 그런 폭발을 방지할 수 있을 것인가하고 초조해 했다.

불행하게도, 나에게는 이런 경우에 할 수 있는 좋은 처방이 없었다. 화를 내라고 할수도 없었고, 그냥 참고 견디라고 할 수도 없었다. 어느 방법이든 효과적인 것이 되지못하기 때문이었다. 최선의 방법이 없으면 차선책을 택하는 수밖에 없다. 나는 그 환자와 꾸준한 대화를 함으로써 그가 내부에 쌓여 있던 화를 조금이라도 배설할 수 있도록 도와주었다. 물론 극적인 효과는 없었지만, 그 환자가 아내에 대한 여러 가지 이야기를 하는 동안 차차 그의 우울증은 호전되어 가고 있었던 것이 분명했다. 환자 자신도 꽉 찬 내부 압력이 좀 빠져나가고 나니 한결 후련하다고 했다.

이 시점에서의 치료는 이제 아내와의 관계를 예전과 같이 만족스러운 상태로 회복시켜 주는 일이었다.

아내가 수 년을 앓아 큰 수술을 두 번이나 받아야 했던 동안, 사실 그들에겐 아기자기한 그런 순간은 생각할 수도 없었다. 아쉬운 것도 많고 인생에서 무엇인가를 잃고있었던 세월이었다. 이런 이야기가 진행되는 동안 그의 증세는 점점 좋아지고 있었고, 그도 잃었던 순간을 찾으려는 듯 아내와의 관계도 호전되고 있었다.

그러던 어느 날, 그가 아내와 말다툼을 했다는 이야기를 듣고 이 치료가 거의 끝나

가고 있다는 것을 느꼈다. 이런 이야기를 하면서 그는 많이 실망한 것 같았다. 그러나 나는 기뻤다. 비록 그들이 화를 내면서 다투긴 했지만 싸움의 양상은 그 전과는 아주 달랐다. 이제 그는 폭발하지 않고도 화를 낼 수 있었다. 또 싸움을 했다고 아내가 죽 지도 않았다. 그는 이런 변화를 이야기하면서, 그것은 사랑싸움이었던 것 같다고 덧 붙였다.

마지막 예는 조금 심한 경도 우울증 환자였는데, 그녀가 정상적으로 첫아이 를 분만한 뒤 36시간 후에 의뢰를 받았다. 환자의 상담 의뢰서에는 눈물이 많 고 자주 우울해 하며, 불안해 하고, 아기에 대해 아무런 감정도 느낄 수 없다고 쓰여 있었다. 아기를 낳은 지 이틀이 되었는데도 이 부인은 세수도 하지 않고 한 마디 말도 하지 않았으며, 심지어 아기조차 보지 않으려고 했다. 그녀는 가 끔 울면서 모든 것은 자기 잘못이라고만 했다. 이런 못난 엄마한테서 태어난 아 기가 불쌍하다고 했다.

이러한 상황에서, 대부분의 의사들은 환자를 단지 '산후 우울증'이라고 단정 짓고 출산 과정에서 야기된 내부 문제로 간주할 수도 있을 것이다. 이는 정도의 차이는 있겠지만 대개의 임산부들이 경험하는 일이며, 별 처치 없이도 자연스 럽게 정상으로 회복되는 우울증이다. 많은 여성들이 아이를 출산한 후에 우울 증에 걸리고, 상당히 많은 사람이 임상적 우울증에 걸리며, 그들 중 몇몇은 정 신 병원에서 치료를 해야만 하는 경우도 있다. 그러나 이러한 반응 중 대부분은 불가사의한 것 때문만이 아니라, 출산과 관계된 어떤 특별한 일과 주위 환경과 관계된 갑작스러운 일 때문에 일어나게 된다.

이러한 경우, 대부분 자연적으로 빨리 회복된다. 물론 정도가 심하면 저절로 회복되지 못하기 때문에 의사는 환자에게 무슨 일이 일어났는지를 알아내야 하고, 반응 자체를 해결하기 위해 환자와 대화를 해야 한다.

내가 병실에 들어섰을 때에도 그녀는 일어나지도 않고 오히려 짜증이 난 듯했다. 그녀의 꼴은 말이 아니었다. 그녀는 머리도 빗지 않은 채, 주위의 모든 것에 무관심해 보였다. 만사를 포기한 사람 같았으며 얼굴 표정이나 옷차림에는 아무런 생기도 없었다. 내가 인사를 하자 그녀는 시큰둥한 반응을 보였으며 움직이려고 하지도 않았다. 난 그녀에게 일어나 앉으면 이야기하기가 좀 더 쉬워질 것이라고 말했다. 그녀는 마지못해 일어났지만, "왜 이렇게 되었느냐, 뭐가 잘못되었느냐?"고 물었을 때 그녀는 '모든 것이 잘못'이라고 한 마디로 잘라 말했다.

얼마 후, 차차 그녀는 쉽게 말을 할 수 있게 되었다. 이렇게 빨리 아기를 낳을 줄 몰랐다는 것이 그녀의 첫마디였다. 의사가 말한 예정일은 아직도 일 주일이 남았다는 것이었다. 그래서 그는 남편에게 낚시를 가도록 떠밀다시피 보내 버렸다. 남편이 떠나고 얼마 후 진통이 시작되자 그녀는 의사에게 전화를 걸었다. 그러나, 의사는 아마 분만 진통이 아닐 것이라고 대답할 뿐이었다. 환자도 자신이 설명을 잘못했거나 잘못 알았거니 생각했다. 그러나 다시 진통이 오자 그녀는 택시를 불러 혼자 병원으로 왔다. 그러자 진통은 멎었다. 간호사들은 정말로 진통이 있었느냐는 질문만을 계속했을 뿐이었다.

처음에 간호사는 의사를 부르지 않았는데, 몇 분 후 다시 진통이 시작되자 그들은 의사에게 전화를 했다. 그리고 얼마 지나지 않아 의사가 도착했다. 가엾은 의사는 분명히 피곤했을 것이다. 어쨌든, 의사가 병원에 도착했을 때에 무척이나 피곤하고 화가 난 것처럼 보였으나, 그녀는 의사를 탓하지 않았다. 자기의 변덕 때문에 간호사나 의사도 분만의 진행을 잘 알 수 없었으리라는 것이 그녀의 주장이었다.

그러나 가장 끔찍했던 것은 간호사가 진통제를 주지 않았으며, 진통이 더 심해질 때까지 기다리는 것이 최선이라는 말만 했던 것이다. 그것은 그들의 잘못이 아니었다. 그들은 진통이 그녀에게 치명적이고 아기가 나오려고 한다는 것을 모르고 있었다. 그녀는 그들이 진찰해 줄 수도 있었으나 자기가 화나게 만들었기 때문에 진찰을 해주지 않았다고 생각했다. 아기가 나올 때가 되자 의사가 와서 진통제를 준비하라고 했으나 때는 이미 늦어 버렸다. 그는 마취제를 준비했을지도 모르지만, 그녀가 마취를 해주지 않는다고 너무나 야단법석을 떨어서 시간이 많이 지나 버렸으므로 아무런 필요가 없게 되었다고 생각했던 것 같다.

이야기를 듣고 보니, 그녀는 모든 잘못을 자기 탓으로 돌리고 있었다. 내가 이것을 지적했을 때, 그녀는 여전히 그것은 사실이라고 주장할 뿐 자기 변명을 하지 않았다. 드디어 남편이 나타났다. 미안해서 어쩔 줄 모르는 남편에게도 마찬가지였다. 그것은 자기 잘못이라고 오히려 위로했다. 모든 것을 자기의 잘못으로 돌리는 그녀의 반응에도 불구하고, 우리의 대화는 그녀에게 도움이 되었다. 그녀가 거리낌없이 말하고 많은 감정을 말로 옮기는 것이 도움이 된 것이다. 감정을 숨기고 있는 환자를 이런 식으로 돕는 것은, 의사가 대화를 통해서 아무런 해결책을 주지 못했다고 하더라도 많은 치유 효과가 있다.

그 다음 날, 환자는 조금 더 좋아졌다고 했다. 그러나 여전히 아기를 보려고는 하지 않았다. 그날, 대화에서 중요한 사실이 발견되었다. 그녀의 친정어머니가 가까이 살고 있다는 것이었다. 그리고 그녀의 여동생도 멀지않은 곳에서 살고 있고, 다리를 다쳐 입원해 있다는 것이었다. 나의 의문은 왜 어머니가 아직 안 왔을까 하는 것이었다. 내가 이렇게 의아해 하자, "엄마는 너무 바빠요." 하고 내뱉듯이 말했다.

"아무리 바빠도 그렇지, 따님이 첫아기를 낳았는데……." 라고 슬쩍 말을 꺼내자, "그래도 다른 데 바쁜 일이 있으면 못올 수도 있는 거 아니에요?" 라고 어머니를 변명했지만, 얼굴이 붉어지고 언성이 높아졌다. 나는 그녀의 이런 반응에 아랑곳하지 않고 계속 물었다. "그렇다면 어머니는 지금 동생한테 가 있습니까?" 하고 묻자 그녀는 이불을 뒤집어쓰고는 흐느끼기 시작했다.

한 달 전만 해도 어머니가 출산 예정일 앞뒤로 일 주일 가량 그녀와 함께 있기로 했다는 것이었다. 사실, 그녀의 어머니는 이미 짐을 꾸려서 올 준비가 되어 있었다. 그러나 아기가 태어나기 하루 전, 어머니가 전화로 여동생의 다리가 부러졌고 돌봐줄 사람이 아무도 없다는 말을 했다. 이 말을 듣자마자 환자는 깜짝 놀랐었다. 그녀는 첫 아이를 낳을 때 어머니와 함께 있기를 고대했다고 말했다. 그녀는 어머니가 못오게 될 줄은 상상도 하지 못했다. 어머니가 올 수 없다는 소식에 실망했지만, 겉으로 표현하지는 않았다. 그녀는 어머니에게 전혀 실망한 내색을 하지 않았다. 그 대신 자기는 괜찮다고 하며, 그녀 특유의 아량을 베푸는 듯한 말투로 어머니에게 여동생한테 가시라고 하고, 어떤 일이 있어도 다음 주 중엔 분만하지 않을 것이라고 했다. 어머니는 딸이 실망한 것도 모른 채, 다리가 부러진 여동생에게로 서둘러 갔다.

이러한 실망에 대해 말한 후, 환자는 애써 밝은 표정을 지으려고 했다. 억지 웃음을 지으며 여동생에게 어머니가 더 필요하다고 말했고, 어쨌든 이미 다 지난 일이며 아무 일도 없었다고 했다. 더구나 어머니는 매일 그녀에게 전화를 하고, 그날 오후에 그녀를 만나러 올 것이라고 했다.

환자가 이것을 당연한 것처럼 말하자, 나는 머리를 저으면서 "당신의 이야기는 사실이 아니에요. 당신은 그것을 극복할 수 없어요. 당신은 너무 상처 받았고 화가 많이 났어요. 얼굴에 그렇게 쓰여 있어요." 라고 말했다. 내가 그녀의 말을 노골적으로 반박하자, 환자는 어머니가 오지 않아서 마음이 상했다고 시인했다. 그리고 조금 화를 냈다. 물론 이 정도도 그녀가 시인하기에는 벅찬 것이었다. 그리고 나서 그녀는 자신에 대한 중요한 질문을 던졌는데, 이것은 현재 일어나고 있는 일에 대해 더 많은 이해를 하고 있음을 보여주는 것이었다. 그녀는 남편에게 어머니가 오시지 않을 것이라는 말을 하지 않고, 장모님이 아내와 함께 있으려고 지금 오고 있을 것이라는 생각을 하고 낚시를 가게 했다. 어머니 또한 사위가 낚시하러 갈 계획이었다는 것을 모르고 있었다고 했다.

그 이야기는 다음 날에도 계속되었는데, 그때쯤 환자의 우울증은 거의 다 사라지고 없었다. 그녀는 아기를 돌보고 있었고 집에 갈 준비가 되어 있었다. 그날은 어머니가 온다고 전화도 왔다.

왜 이 환자가 모든 사람이 자기를 버리도록 만들고 있을까? 그리고 그것은 모두 자기 잘못이라고만 하고 있을까? 이것은 의사로서 당연히 가져야 할 이 시점에서의 의문이다. 그녀의 다음 이야기에서 이 질문에 대한 대답이 밝혀졌다.

환자의 여동생은 여섯 살이나 아래였다. 어릴 적부터 동생은 엄마의 사랑을 독차지하였다. 언제나 언니는 동생을 위해 양보를 해야 하는 것으로 배워왔고, 또 그렇게 믿어왔다. 그러나 이번만은 엄마가 꼭 와야 했다. 딸이 첫아기를 낳는 일만큼 엄마에게 중요한 일이 또 있을까? 하지만 결과는……! 엄마는 또 동생에게 가버렸다. 오래 쌓인 분노가 한꺼번에 터질 것 같았다. 그러나 그녀는 또 참아야 했다. 모든 것은 자기 잘못으로 돌려야 했다. 분노가 자기를 향할 때, 우울증이 되는 것은 당연한 귀결이다.

이러한 증례들이 보여주듯이 대개의 가벼운 우울증은 일상생활 중에서 박탈감, 무관심, 모욕감 등을 느낄 때 반응성으로 나타난다. 그러한 유발 요인이 무엇이든 간에, 그것은 언제나 환자 내부에 분노와 자존심의 손상을 자극하여 결과적으로 우울증에 빠지게 만든다. 이런 경증의 우울 환자에게서 자살기도의 기미는 찾아볼 수 없다. 이들과 규칙적인 대화를 나누는 것은 여러 가지 면에서 유익하다. 몇 번의 대화가 환자의 우울증을 가시게 하는 데도 아주 효과적일 뿐 아니라 그렇게 될 때 의사로서의 자부심이나 긍지를 느낄 수 있어서 더욱 좋다.

그러나 이러한 경증 우울 환자를 치료함에도 다음 두 가지만은 명심하고 있어야 한다.

첫째, 이런 환자들은 체질적으로나 성격적으로 작은 상처에도 쉽게 우울하게 되기 때문에 대화만으로써 치료가 잘 안 되는 경우도 있고 또 재발하는 수도 많다.

둘째, 가벼운 우울증이 중증으로 되는 수가 있다. 별로 심각하지 않게 생각되었던 환자가 자살을 기도할 수도 있다는 것이다.

따라서, 경도 우울증 환자를 치료할 때는 계속해서 일정한 기간 동안 그 환자의 우울증의 깊이와 정도를 알아두는 것이 좋다.

2. 심한 우울증으로 자살기도를 하는 환자

우울증에 걸린 환자가 행동이나 말이 점점 느려지고, 질문에 대한 반응이 늦어지거나 무관심한 반응을 보이고, 의사와의 대화에도 별 반응이 없으면 그의 우울증은 좀 심각한 것으로 보아야 한다.

우울한 생각들로 가득차 있거나, 죄의식에 사로잡혀 있거나, 또는 자신의 신체적·정신적 결함으로 괴로워할 때, 의사는 항상 심한 우울증이 아닌지를 의심해 보아야 한다. 자책감이 심할 때도 마찬가지다. 우울증 환자가 흥분하거나 잠을 못자며, 새벽에 일찍 잠을 깨어 미동도 하지 않고, 그의 감정을 어떤 형태로도 표현하지 않고 자신의 가치를 고민하거나, 밥맛이 없고 체중이 줄거나 살 재미도 없다고 하는 환자들은 모두 중증이다.

물론 안전하게 생각하려면, 모든 우울증은 중증이라고 보면 된다. 그것은 아무리 경증의 환자라도 언제나 자살의 가능성은 있기 때문이다. 그러나 의사가 이러한 생각을 쉽게 할 수 있는 것이 아니다. 대개 자살을 결심하게 된 이유는 창피하기도 하고 또 너무 끔찍스러운 일이기 마련이므로, 대부분의 의사들은 자기 환자가 설마하고 그 가능성을 인정하기에 아주 주저한다. 그러나 이런 주저 때문에 자살의 가능성을 적게 인정할수록 환자의 위험은 커진다. 사실 어느 의사든 환자에게 자살에 대한 이야기를 꺼내기란 그리 쉬운 일이 아니다. 특히 환자가 친한 친구일수록 더욱 그렇다. 어떻게 저런 친구가 그런 끔찍스런 일을 생각할 수 있을까 하고 믿기 어려워한다.

어떤 우울증 환자와의 대화에서도 일단은 자살의 가능성을 생각해 보는 것이 안전하다. 그 심각성을 측량한다는 것이 그리 쉬운 일은 아니지만 단계적인 방법으로 기술적인 접근을 하면 그리 어려운 일도 아니다. 물론 단도직입적으로 "당신은 자살할 계획이 있습니까?" 하고 물어보는 것은 성공율이 희박하다. 그러한 갑작스런 질문은 환자에게 겁을 주어서 무조건 부인하게 만든다.

요즈음 기분이 어떠냐에서부터 시작하여 차차 깊이 있게 물어 들어가야 한다. 어떤 환자는 쉽게 이야기를 하기도 할 것이고, 또 어떤 환자는 상당히 주저한 뒤 겨우 가끔 죽을 생각을 해본다고 말하기도 할 것이다. 또 농담 비슷하게 죽고 싶다고 하는 환자라도 농담으로 들어 넘겨서는 안 된다.

따라서 그 문제에 대해서는 다음과 같이 점차적으로 접근하는 것이 더 좋은 방법이다.

의사 : 요즘 어떻게 지내세요?

환자 : (어깨를 으쓱한다.)

의사 : 별로 좋지 않으신가 보죠?

환자 : (머리를 흔든다.)

의사 : 우울한가요?

환자 : (고개를 끄덕인다.)

의사 : 아주 불행한가요?

환자 : (고개를 끄덕인다.)

의사 : 희망이 없어 보이나요?

환자 : 그래요.

의사 : 때론 살 가치가 없는 것처럼 보이나요?

환자 : 맞아요.

의사 : 죽는 것이 더 낫다고 생각해 본 적도 있나요?

환자 : 많아요.

의사 : 자살에 대해 생각해 본 적이 있겠네요?

환자 : 가끔씩 그래요.

의사 : 어떻게 자살할 것인지 생각해 봤나요?

환자 : 거기까지는 생각해 보지 않았어요.

이러한 대화는 너무 자세하고 꼭 필요하지는 않은 것처럼 보일 수 있다. 그러나 그 생각의 배후에는, 환자가 얼마나 많이 죽음과 자살에 대해 생각을 했고, 얼마나 구체적인 계획들을 세웠는지를 알아내기 위한 목적이 있다. 이러한 정보는 좀 더 윗단계의 질문을 해보기만 하면 알 수 있다.

주어진 예에서, 환자는 자살에 대한 심각한 생각을 하지 않은 것 같고, 구체적인 계획에 대한 증거도 없다. 어떤 환자는 죽고 싶느냐는 의사의 질문에 대해, 장전된 총을 손에 쥐고 그 전날 반 시간 가량 서 있었다거나, 일 주일 전에 튼튼한 밧줄 또는 배기관용 튜브를 샀다고 말할 수도 있다. 또 다른 환자는 한참 동안 대화를 한 후에야 이런 말을 할 수도 있을 것이다.

환자가 자살 계획을 얼마나 잘 세웠고, 구체적인 계획들이 얼마나 완벽하게 세워졌으며, 이러한 계획들이 얼마나 실행에 옮겨졌는가를 기초로 위험을 판단해야 한다. 만약 환자가 실제로 자살을 계획했거나 신중하게 생각중이라고 한다면, 의사는 환자가 위험하다는 것을 예상해야 한다. 만약 환자가 아무런 계획이나 행동을 나타내지 않으면, 위험은 있을지라도 겉으로 드러나지는 않는다.

자살에 관한 이야기를 한다는 것은 의사로서도 그리 유쾌한 일은 못된다. 그렇다고 피해서 되는 것도 아니다. 그리고 일단 자살의 가능성이 있다고 생각되면, 즉각적인 응급조치를 하지 않으면 안 된다. 우선 안전한 보호병실에 입원을 시켜야 하는데, 이것도 의사가 환자에게 이야기하기는 쉽지 않은 것이다.

그러나 다른 방법이 없다. 의사는 환자에게 그 이야기를 분명하게 해야 한다. 종종 환자가 반대를 하고, 자신은 입원할 필요가 없다고 말할 수도 있다. 그래도 의사의 결심은 분명히 수행되어야 한다. 어떤 환자는 정신과 병동에 입원만 시키면 그때 진짜 죽어 버리겠다고 위협한다. 또 창피하니 제발 정신병자처럼 취급하지 말아 달라고 애원하기도 한다.

만약 환자가 자살할 가능성이 있다고 생각되면, 의사는 어떠한 말에도 동요되어서는 안 된다. 환자의 자존심에 좀 손상이 가는 일이 있더라도 그를 죽도록 버려두는 것보다는 낫다. 또 많은 경우, 이렇게 반항하는 환자들도 일단 입원을 하고 나면 아주 안심을 하고 안정을 되찾게 된다.

자기는 보호를 받고 있고 또 자기를 해치고 싶은 충동에서도 벗어났기 때문에 이젠 두려울 것이 없다고 느낄 수 있다.

18 정신 질환자

The Mentally Ill Patient

대개 의사들이 정신 질환이 있는 환자와 이야기를 할 때는 좀 거북스럽고, 당황하기도 하며 기분이 편치 못하다. 마치 외국사람이나 혹은 달나라에서 온 사람을 만난 것 같은 이질감을 느끼기도 하고, 이 환자는 어딘가가 근본적으로 잘못되어 있다고 생각하기도 한다. 물론 그것은 사실이다. 정신병 환자는 정신적으로 건강하지 못하다. 그런 점에서 보통사람과는 다르다. 그리고 이 점을 이해하지 못하면 그들과의 대화는 되지 않는다.

정신병 환자는 노이로제 환자와는 다르다는 사실을 꼭 염두에 두어야 한다. 노이로제 환자는 보통 환자에게 하는 것과 같은 방법으로도 대화가 가능하지만 정신병 환자는 그렇지가 않다. 그러나 정신병이라고 해서 그 환자의 정신 세계가 완전히 고장난 것은 아니다. 특정한 부분만이 정신병에 걸려 있고, 나머지 부분은 여느 정상인처럼 건전하다. 따라서 정상적인 논리나 이성에 따라 생각하고 느끼고 활동할 수도 있는 것이다.

정신병 환자와 대화를 할 때는 이 점을 명심할 필요가 있다.

정신병 환자의 병든 부분은 제한되어 있다. 그 정도는 물론 환자에 따라 다르고, 또 같은 환자라도 시간에 따라 다르다. 따라서 이런 병적인 부분을 제외한 다른 분야에서의 이야기는 정상인에게 하는 것과 같은 방법으로 하면 된다. 그러나 정신병에 걸려 있는 국한된 부분에서 환자와 논리적이고 이론적인 이야기를 해봤자 아무런 도움도 되지 못한다. 자신이 하느님이라고 믿고 있는 환자와의 종교적인 토론은 아무런 의미도 발견할 수 없다. 그러나 이 영역만 벗어난 다른 이야기를 하면 그는 지극히 정상이다.

따라서 정신병 환자와의 대화는 환자의 어느 부위가 병적이며, 또 어느 부위가 건전한가를 구별만 할 수 있으면 그리 어려운 것은 아니다. 만약 의사가 환자의 정신적 이상과는 무관한 어떤 신체적인 병만을 치료한다면, 환자의 정신 치료에는 아무런 도움도 줄 수 없을 것이다.

그러나 증세가 심해서 입원이라도 해야 할 경우임에도 환자 자신은 전혀 그럴 필요성을 인정하지 못할 때는 문제가 좀 달라진다. 이런 경우, 환자는 의사의 말을 논리적이라고 생각하지 않기 때문에 받아들이려고 하지 않을 것이다. 그러나 실제로는 환자가 의사에게 하는 말에서 논리적인 근거라고는 하나도 찾을 수가 없다.

이와 같이 만일 환자가 자신의 병 상태도 알지 못하고, 또 무엇이 그를 위해 최선의 방법인가를 모르고 있을 때는 누군가가 그를 위해 책임을 져야 한다. 그 책임은 대개 의사의 어깨 위에 떨어진다.

이 경우에 환자와의 긴 토론은 의미가 없다. 뭐라고 말을 하더라도 환자를 이해시킬 수는 없다. "내가 보기에 당신은 정신적으로 안정이 안 된 것 같습니다. 입원을 하는 것이 좋겠군요." 라고 딱 잘라 말해야 한다. 이렇게 말하면 대부분의 환자들은 화를 내거나 심하게 반대를 한다. 그러나 환자와는 그 이상의 시비가 필요없다. 논란의 여지가 없는 것이다. 의사의 지시가 분명하고 결정적이라는 생각이 들면 대부분의 환자들은 의외로 쉽게 자신의 주장을 굽힌다. 만일 환자 스스로가 결정할 때까지 기다린다면 영원히 기다려야 할지도 모른다.

의사들은 흔히 환자에게 정신병이 있다고 이야기하는 것을 꺼린다. 의사가 하는 말에 환자가 너무 상심을 하면 어떻게 하나, 화나 내지 않을까, 혹은 덤비지나 않을까 하는 두려움도 작용하고 있다. 그러나 대부분의 환자들은 빙빙 돌려가며 하는 말보다는 오히려 의사의 그런 직선적인 판단을 환영한다. 자기도 무언가 이상하다고 느끼고 있었기 때문이다. 또 완전한 망상 환자는 무슨 말을 한다고 해도 자기의 망상 내용을 믿고 있기 때문에, 직접적으로 정신병이라고 말을 하더라도 그리 큰 상처를 받지는 않을 것이다.

의사의 또 한 가지의 걱정은 정신 병원에 입원시키면 다른 심한 환자들 때문에 증세가 더 나빠지지나 않을까 하는 것이다. 그래서 주저하는 의사도 있고 또 입원을 시키되 환자의 기분을 상하게 할까 봐 정신 병원에 간다는 말을 하지 않을 수도 있다. 이건 모두 기우(杞憂)에 지나지 않는다. 정신 병원에 입원해서 증세가 더 나빠지지는 않는다. 그리고 어떠한 경우라도 환자를 속여가면서 입원을 시켜서는 안 된다.

정신병 환자는 병든 부위만큼 정신병인 것은 사실이다. 그와 동시에 병들지 않은 부위만큼 정상적이라는 점도 분명히 명심해야 한다.

19 지능이 낮은 환자

The Mentally Retarded Patient

지능이 낮은 환자와 대화를 할 때는 특별한 어려움이 있다. 그 중 가장 어렵고, 동시에 가장 중요한 것은 환자의 지능이 낮은 정도를 진단해 내는 것이다. 증세가 심한 경우에는 쉽게 알 수 있지만, 증세가 아주 가벼운 경우에는 세심한 관찰을 하지 않는 이상 정상인과 구별하기가 쉽지 않다.

지능이 낮은 정도를 측정할 때, 가장 좋은 방법은 행동을 관찰하는 것이다. 지능이 낮을수록 환자의 행동은 더 단순하다. 복잡하고 추상적인 행동을 할 수가 없다. 손쉽게 그의 직업이나 하는 일부터 묻는 것도 좋은 방법이다. 일반의의 진료 기록부에 적힌 것만으로는 충분하지가 않다.

환자가 자동차 공장에서 일하거나 시 공무원이라고 말할지도 모른다. 하지만 그것만으로는 환자가 회사의 사장인지, 아니면 말단 직원인지, 혹은 시장인지, 청소부 즉 쓰레기 수거자인지는 알 수 없다. 환자와의 직접 대화를 통해서 그가 무슨 일을 하고 있는지를 알아내는 데는 힘들지 않다. 대개 지능이 낮을수록 그의 직업도 아주 단순한 일, 기계적이고 별 생각이나 판단도 필요없고 책임도 따르지 않는 경우가 많다. 주로 반복적이고 멋 없는 직업일 것이다. 그러나 의사가 이런 특수한 진단 목적이 없는 경우라면, 이런 질문은 환자에게 실례가 될 수도 있으므로 삼가야 한다.

때로 치료 과정에서 의사의 지시를 잘 이해하지 못하거나 따르지 못할 때도 낮은 지능을 의심해 볼 수 있다. 자기 증세를 자세하고 조리 있게 설명할 수 있으며, 의사의 처방을 그대로 잘 따르고 있는가도 진단적 가치가 있다. 물론 의사의 지시를 잘 따르지 않는 데는 다른 이유들도 많겠지만, 진단이나 치료 과정에서 전혀 이상한 반응을 보일 때는 낮은 지능을 의심할 수 있다. 치료를 하는 과정에서 환자가 이상한 행동을 보이거나 비협조적일 때, 의사가 제일 먼저 생각해야 할 것은 환자의 지적 수준이다.

또 한 가지는 어휘를 구사하는 능력이다. 지능 측정 검사에서 가장 중요한 부분을 차지하는 것이 어휘력 평가에 있는 것을 보면 알 수 있듯이, 지능이 제한되어 있을수록 사용하는 어휘의 수도 적고 또 추상적이거나 복잡한 내용의 어휘는 쓰질 못한다. 환자가 지능이 낮지는 않는지 의심이 날 땐, 의사가 일부러 어려운 단어를 써보는 것도 한 방법이 될 수 있다. 그가 어느 정도 알아듣는지를 측량하면, 그것이 바로 지능의 측량이 될 수 있기 때문이다.

따라서 환자가 이야기를 하는 동안 단어를 선택하고 사용하는 것이 보통사람들에 비해서 한정되어 있다면, 의사는 그가 평균 이하의 지능을 가지고 있을 것이라고 생각할 수 있을 것이다. 좀 더 정확히 알아보기 위해서는 앞서 말했듯이 좀 어렵다고 생각되는 단어들을 의도적으로 사용할 수 있다.

그러나 이때 주의할 것은 환자가 사용하는 말이 문법에서 벗어나고, 저급한 단어를 사용한다고 해서 무조건 지능이 낮을 것이라고 오해를 해서는 안 된다. 교육을 받지 못한 탓일 수도 있기 때문이다. 하지만 사용하는 어휘가 제한되어 있어, 같은 말들을 반복한다면 이는 의심해 봄직하다.

기술적으로 잘 물을 수만 있다면, 계산이나 암기력을 시험해 보는 것도 한 방법이다. 그러나 이것은 반드시 지능과 비례하지는 않는다는 것을 명심해야 하고 또 환자가 모욕감을 느낄 수도 있으므로 조심스럽게 해야 한다.

왜냐하면 정상적인 사람들도 숫자를 이용할 때 신경성 불능, 즉 기본 지능을 나타내지 않는 불능인 경우가 있기 때문이다. 그러나 계산하는 능력은 지능이 낮은 환자를 구별하는 데에는 도움이 될 수 있다. 만약 환자가 손가락을 사용하든지, 그 외 무엇을 사용해서라도 정확한 계산을 해낼 수만 있다면 지능이 낮은 환자에서 제외될 것이다. 예를 들어, 그가 12×12=144 라는 것을 재빨리 풀 수 있다면, 그의 지능이 평균 이하일 경우는 거의 없다.

환자의 지능 정도를 아는 것이 치료상 중요하다는 것은, 만일 지능이 낮은 줄 모른 채 치료 지시를 했다가는 전혀 엉뚱한 결과가 될 수 있기 때문이다. 지능이 낮은 환자는 일반 환자와는 달리 취급되어야 한다. 더 단순한 어휘를 사용해야 하고, 복잡한 설명과 어려운 지시는 피해야 하며, 철저한 관찰이 요구된다. 또 가족이나 친지들로 하여금 그가 의사의 지시대로 하고 있는지 잘 지켜보도록 지시하는 등 세심한 배려가 필요하다.

대화를 통해서 환자가 지능이 낮다는 사실을 알아내지 못하면, 의사는 이러한 도움을 얻거나 이 예방책들을 마련할 수 없게 되므로 일단은 환자의 지능을 알아내는 것이 급선무다.

20 수술 환자

The Surgical Patient

환자가 수술에 대해서 얼마나 잘 견뎌내는가를 보면 실로 놀랍다. 수술을 앞둔 환자에게 때론 자신도 모르는 용기가 우러난다. 자제력도 좋아지고 위험을 앞두고 태연할 수도 있으며, 때론 유쾌해질 수도 있다. 환자의 이런 내적 변화는 수술의 모든 과정을 성공적으로 마치는 데 큰 도움을 준다. 이것은 감당할 수 없는 불안이나 공포로부터 환자를 보호해 주며, 또 모든 위험을 무릅쓰고 의사에게 자기를 맡길 수 있게 해주며 치료에 잘 협조할 수 있도록 해준다.

그러나 불행히도 이런 경우는 흔하지 않다. 아무리 담담해 보이는 환자라도 그의 내심은 두려움과 불안으로 가득차 있다. 그는 절차를 비롯해서 수술과 관련된 모든 것을 두려워하고 있다.

마취, 통증, 후유증, 부작용, 수술 부위의 상처나 흉터 등 모두가 무서운 일뿐이다. 수술을 마친 후에 꼼짝도 하지 못하고 누워 있을 일도 두렵고, 주위의 도움 없이는 아무것도 할 수 없는 무기력함도 견딜 수 없으며, 사랑하는 가족들

앞에서 두려워하는 자신의 모습을 보이는 것도 참을 수가 없다.

그러나 무엇보다도 두려운 것은 수술중에 죽게 될지도 모른다는 사실이다. 수술에 대한 이런 두려움은 현실에 기반을 둔다는 점에서 다른 불안감과는 차이가 있다. 물론 환자의 상상력이 현실에 가미될 수도 있지만, 수술에 대한 두려움 전체가 가상적인 것은 아니다.

환자에 따라 수술에 대한 불안에 대응하는 방법은 각양각색이다. 혼자서 잘 견뎌내는 사람도 있고, 또 의사의 계속적인 위안이나 약물이 필요한 사람도 있다. 그 외에도 불안을 극복해 내는 특별한 방법이 많이 있는데, 모두가 이로운 것은 아니다. 어떤 사람은 수술 부위에 대한 걱정을 덜기 위해서, 다른 신체 부위를 걱정하는 방법도 쓰고, 심지어는 일부러 다른 신체상의 문제를 만들어 내기까지 한다. 이런 방법이 환자에게 해로울 것이 없다고 판단되면 굳이 간섭할 필요가 없지만, 부작용이 생긴다면 환자의 불안을 다시 옮겨 원래 자리로 갖다 놓아야 한다.

눈 수술을 받은 환자가 있었다.

수술을 받은 지 3일이 되었는데, 모든 것이 순조로웠다. 그는 농담도 하고 매우 유쾌하게 병실생활을 하고 있었다. 그런데 한 가지 이상한 것은 수술 후 3일이 지났는데도 정상적으로 소변을 못보기 때문에 도뇨(導尿)를 하고 있다는 것이었다.

내가 병실에 들어섰을 때도 역시 그는 유쾌한 표정으로 나를 맞았다. 수술한 눈에 대한 농담까지 해가며 수술이 참 잘된 것 같다고 만족해 하고 있었다. 그런데 왜 소변이 나오지 않느냐고 웃으면서 반농담조로 묻자, 그냥 따라서 웃기만 했는데, 그는 분명히 걱정을 하고 있음에 틀림없었다. 그는 머뭇거리다가 눈 수술을 했는데 왜 소변이 안 나오느냐고 나에게 그 원인을 물었다.

난 정색을 하고 말했다.

"자넨 아마 무슨 수술을 어디다 받았는지를 혼동하고 있는 모양이군그래. 그러니까 엉뚱한 곳만 걱정하고 있지."

난 그 이상 아무 말도 하지 않았다. 그러나 내가 병실을 떠난 즉시 그는 변기를 달라고 하더니 처음으로 소변을 볼 수 있었다고 간호사가 말해주었다. 그리고는 그때서

눈은 대단히 소중한 것이므로 어딘가 잘못되면 심한 불안이 생긴다. 특히 눈 수술을 받아야 할 때는 많은 불안이 따른다. 그래서 이 불안이 다른 곳, 특히 비뇨 생식기로 옮겨지는 경우가 많다. 또 성(性)에 대한 불안으로 변하는 경우도 흔히 볼 수 있다. 다시 말해서, 시력을 잃을까 봐 너무 걱정을 한 나머지 아무런 생각을 할 수 없게 되어서, 성에 대해 걱정을 하거나 현실적으로 문제를 일으키기도 한다. 물론 그 반대의 경우도 일어날 수 있다. 생식기 이상에 대해 극심한 걱정을 하고 있는 환자는, 그 불안을 내면에 감추고, 대신 눈에 통증을 느끼거나 시력이 나빠져 버리는 경우도 있다.

이런 현상은 환자가 신체의 어느 부위를 소중히 여기느냐에 따라 달라진다. 영화배우는 얼굴의 상처에 특히 불안해 할 것이고, 피아니스트는 손가락에 상처가 날까 봐 전전긍긍할 것이다. 물론 신체의 중요 부분이라고 생각되는 곳을 수술 받을 때에는 그 두려움이 더 클 것이다. 그러나 여기서도 역시, 개인에 따라 중요도의 차이는 있을 것이다. 대개 간, 부신, 뇌하수체, 췌장은 심장, 뇌, 허파에 비해서 덜 중요하다고 생각한다.

또 많은 환자들은 내장 수술을 받을 때 위 수술을 받을 때보다 더 불안해 한다. 이는 내장 수술을 받으면 그 길이가 짧아질 것이고, 그러다 보면 항문과 직장과 같이 더럽고 냄새 나는 부위와 가까와질 것이라고 생각하기 때문이다. 또 수술을 하면 내장이 제대로 기능을 하지 못하게 되므로 냄새가 나고 엉망이 될지 모른다는 두려움으로부터 나온 것이다. 따라서 환자가 가장 소중하게 여기는 부위를 수술 받아야 하는 경우에는 더 많은 불안이 따르므로 이를 덜 중요한 신체 부위로 옮겨간다.

대개의 경우, 며칠 후면 자연적으로 회복되므로 걱정할 것은 없다. 그러나 그런 심리 상태를 이해는 하고 있어야 한다. 왜냐하면 때로 이러한 심리 과정 중에 엉뚱한 부작용이나 새로운 증세가 생길 수도 있기 때문이다. 환자가 불안을 감추고 왜곡시키려고 하면, 의사가 그 환자의 불안을 알아차리기는 특히 어렵게 된다. 또 환자의 불안이 겉으로 드러날 때, 그것을 효과적으로 치료하기도 어렵다.

수술 환자의 이러한 감정들은 수술을 하는 사람의 입장에서도 마찬가지다. 한 인간의 생명이 그의 손에 달려 있다는 것을 생각하면 정신이 아찔할 수도 있을 것이다. 수술이 잘 되면 보람을 느낄 수도 있겠지만, 잘못되는 날이면 그만큼 또 상처도 크다. 가끔 이런 상처를 받고서도 계속 수술을 할 수 있는 데는 한 가지 분명한 원인이 있다. 그가 수술하는 것을 좋아하고 있기 때문이다. 수술에 따르는 여러 가지 위험이나 부작용, 수술 후 처치 등 불쾌한 일은 싫어할는지 모르나 수술 그 자체는 너무 좋아하고 있다. 어떻게 보면 외과의사에게는 이런 긍정적인 사고가 꼭 필요한 것인지도 모르겠다.

나는 의사가 정서적인 충격을 이겨내는 데에는 수술에 대한 긍정적인 사고가 중요하다는 것을 여러 번 깨닫게 되었다. 한번은, 근사한 연회석상에서 흥이 한참 고조되는 판인데 응급실로부터 전화가 왔다. 옷을 챙겨 입고 나가는 외과 친구가 측은해 보여 내가 한 마디 했다. 그는 나를 이상하다는 듯이 쳐다보더니 이렇게 말했다.

"안 됐다니? 천만에! 응급 환자 때문에 병원에 호출되는 의사를 가엾게 생각하지 말게나. 오히려 안 불려가는 의사가 더 불쌍한 거지. 난 수술을 좋아해. 그렇다고 술이 싫고 잠이 싫은 게 아닐세. 그저 난 수술이 좋아. 이게 내 인생이고 이게 내가 하고픈 일일 뿐이야."

수술에 대해서 다른 식으로 반응하는 의사도 있었다. 그는 암 환자를 위해서 자신이 특별히 만든 후속 프로그램과 환자들이 진찰을 받으러 와야 하는 불특정 기간에 대해서 이야기를 했다. 내가 물었다.

"몇 년이 지나 건강하게 잘 지내고 있는 환자도 말인가?"

그러자 그가 대답했다.

"그들은 특별히 와야 한다네. 만약 내가 그들을 그렇게 돌보지 않았다면, 수술하는 것을 그만두어야만 했을 걸세."

그래서 나는 다시 물었다.

"만약 수술이 그렇게 언짢고 어려운 일이라면, 왜 하나?"

그의 대답은 간단했다.

"나는 수술하기를 좋아하고, 수술 외에는 내가 할 일이 없기 때문이지."

죽음에 대해서 다른 의사와 이야기를 나눈 적이 있다.

그는 굳이 자신이라고 밝히지는 않았지만, 의사들은 환자가 수술로 인해 사망하게 되면 아주 민감하게 받아들이고, 그것에 다양한 방식으로 반응한다는 것이었다. 어떤 의사는 무조건 자신의 탓으로 돌리면서 우울해 하고, 또 어떤 의사들은 극도로 낙심하여 두 번 다시 수술을 하지 않을 것이라고 다짐하기도 한다. 그런 말을 처음 들은 사람들은 순간적으로 그 말을 믿을지 모르나, 대부분은 얼마 후 그들이 다시 기운을 내리라는 것을 알기 때문에 대수롭지 않게 생각한다.

그런데 정상 컨디션을 되찾는 데까지 상당한 시간이 걸리는 의사들도 가끔 있다. 내가 알고 있던 한 의사는 환자가 죽은 후 몇 달 동안은 수술실 근처에도 가지 않았다. 그와 반대로 어떤 의사들은 죽음에 대한 그들의 감정과 싸워서 물리치려는 듯 평소보다 더 많은 수술 스케줄을 잡았다. 이들은 만나는 의사마다 붙잡고 환자가 사망한 이유를 자세히 설명하면서, 자신은 아무런 잘못이 없다고 위로받으려는 듯한 행동을 한다.

언젠가 한 외과의사에게 물은 적이 있었다.

"만약 수술을 하는 것이 그렇게도 힘들다면, 왜 당신은 계속 수술실에 드나드는 것인가?"

나의 질문에 그 외과의사가 대답했다.

"외과의사라면 수술하는 것을 좋아하기 때문이라네. 자네도 알다시피, 어떤 의사는 견디지 못하고 끝내 포기하기도 하지. 또 어떤 의사들은 자신의 감정에 상처를 입지 않을 만한 수술만을 골라서 하기도 한다네. 수술을 계속할 수 있으려면, 어떤 경우라도 당황하지 않고 자신을 보호할 수 있는 방법을 알고 있어야만 하지."

외과의사들이 이러한 상처로부터 자신을 보호하는 가장 유용한 방법은, 환자와 의사인 자기 사이에 정서적으로 장막을 치는 것이다. 사실 환자가 보여주는 수술에 대한 공포나 두려움을 다 인지하고 받아들였다가는, 외과의사인 자신마저도 이성적으로 마비가 되어 수술을 못하게 될 가능성도 있게 된다. 외과의사가 때로 냉담하고 환자의 아픔에 무관심한 듯한 태도는 아마 이런 데서 연유하는 것같다. 그러나 그의 내심은 그렇지 않고 오히려 그 반대다. 외과의사는 환자의 작은 일에도 아주 민감하다. 그러나 필요한 외과적 처치를 위해 그의 이런 예민한 감정을 일시적으로 죽이고 있을 뿐이다.

의사가 자신의 본분을 충실히 수행하려면 자신의 감정 상태는 물론이고 환자의 감정 상태에 대한 인식을 조절할 수 있어야 한다. 이는 환자에게서 오는 부담을 줄이고 그 부담에 대한 의사로서의 반응을 조절하기 위한 것이다.

한 예로, 어떤 의사는 정신적으로나 신체적으로 환자에 대한 부담을 갖지 않으려고 환자의 걱정거리에 대해서는 신경을 쓰려고 하지 않는다. 신경을 쓴다고 하더라도 의사로서 알아야 하는 최소의 것만 알려고 한다. 그뿐 아니라 환자와의 접촉도 최소한 줄이려고 애쓴다.

외과의사의 이러한 반응은 효과적인 치료를 위해서 어느 정도는 필요한 것이라고 할 수 있다. 하지만 의사의 이런 반응을 본 대부분의 사람들은 의사가 인정머리도 없고, 다른 사람들의 감정에 대해서는 아예 신경도 쓰지 않는 냉혈 인간이라고 생각하게 될 것이다.

그러나 명심해야 할 것은 모든 의사가 그런 냉혈 인간은 아니라는 사실이다. 많은 외과의사들을 가까이서 지켜본 결과, 그들도 역시 예민한 감정을 가지고 있고, 어떤 의사의 경우에는 지나칠 정도로 환자의 감정에 예민하다는 것을 알게 되었다. 대개의 외과의사들은 자신이 수술을 해야 할 경우라면 자신의 감수성의 상당한 부분을 차단한 채 수술에 임한다.

조금 과장된 예이긴 하지만, 자신을 위협하고 치료에 장애가 될지도 모르기 때문에 환자의 감정에 개입을 하지 않으려고 애쓰는 한 외과의사의 반응을 살펴보자.

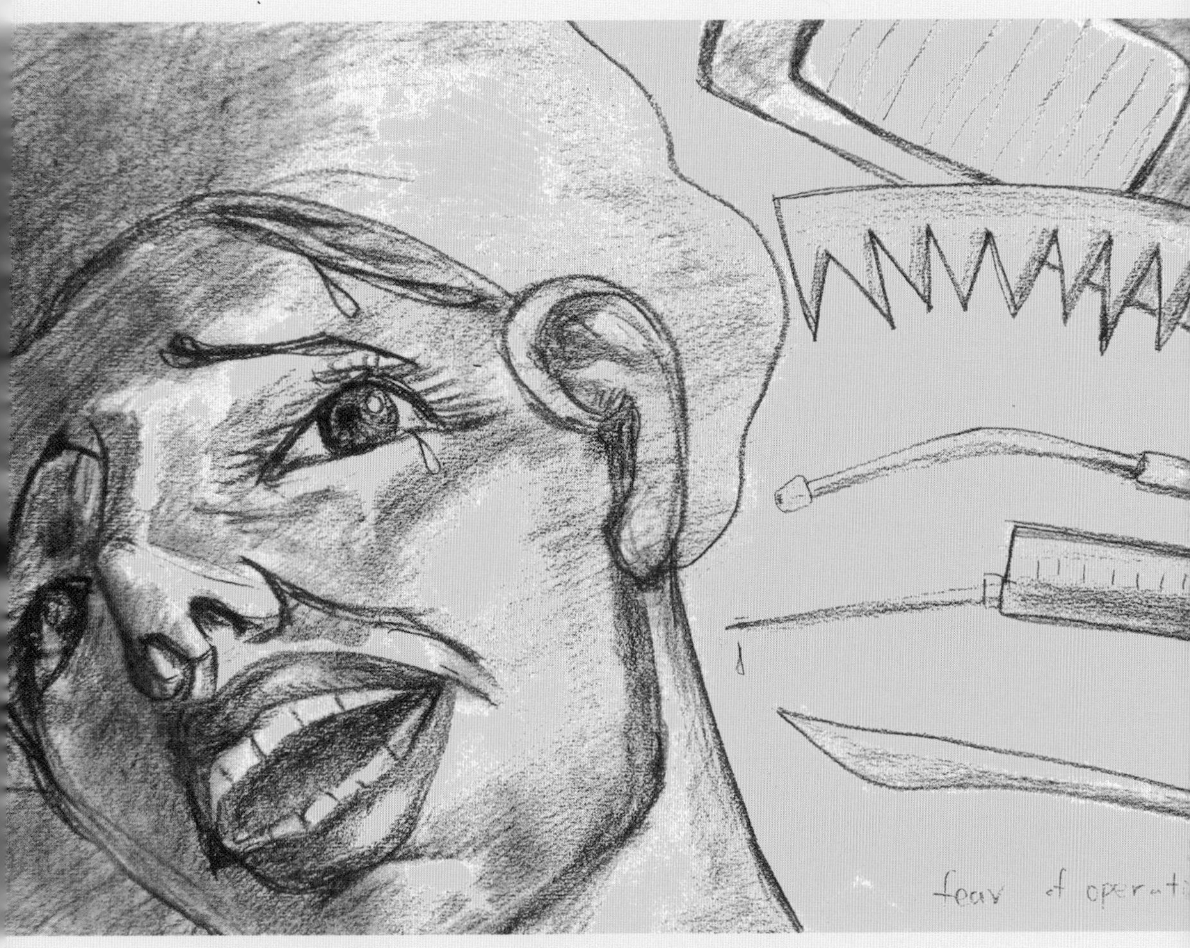

사람들은 수술을 두려워한다.
특히 개인적으로 중요하게 생각하는 부분에 수술을 받을 때는 그 두려움이 커진다.
영화배우는 얼굴을 수술할 때, 피아니스트는 손을 수술할 때, 성악가는 성대를 수술할 때
불안이 더 커진다. 너무 불안이 크면 이것을 잊기 위해서 불안이 신체의 다른 부위에 대한
걱정으로 옮겨가기도 한다.
예컨대 한 청년이 눈 수술을 받았다. 그런데 수술 다음 날부터 갑자기 소변이 나오지 않았다.
눈 걱정은 전혀 하지 않고 소변 걱정만 했다.
청년이 물었다.
"눈 수술은 잘 됐는데 왜 소변이 안 나오지요?"
의사는 대답했다.
"자넨 수술 받은 자리를 착각하고 있나 봐. 그러니까 엉뚱한 곳을 걱정하지."
다만 이 말을 해주었을 뿐인데, 놀랍게도 의사가 병실을 나온 직후에 청년이 소변을 보았다고
간호사가 알려주었다. 눈 수술 불안을 피하기 위해서 소변 불안을 동원한 것이었다.
누구나 수술은 두렵다. 이 불안을 대화로 표현하면 수술 결과도 좋아진다.

외과의사가 의뢰한 중년 부인이었다. 그녀는 일 주일 전에 담석증 수술을 받았으나 담도관에 아직 담석이 남아 있어 재수술을 받지 않으면 안 되었다. 이 말을 듣자마자 환자는 마구 울어대면서 아주 기진맥진해 버렸다는 것이었다.

환자의 이야기를 들으니 그녀의 형편이 정말 딱했다. 당뇨병에 걸린 남편은 실직 상태에 있었고, 세 아이들은 아직 어리고, 자기 입원비도 감당하지 못할 딱한 지경이었다. 그들이 살고 있던 아파트는 춥고 비좁았으며, 곧 겨울이 다가오고 있었다. 이것은 정말로 안타까운 일이었다. 그녀는 담석증으로 수술을 받아야 했고, 당뇨 합병증으로 눈까지 먼 남편이 세 아이들을 돌보고 있었다.

그녀가 입원한 지 얼마 되지 않아 한 아이가 난롯불에 데어서 다른 병원으로 입원했다. 그 다음 날 남편은 당뇨산과다증으로 또 다른 병원에 입원하게 되었다. 그래서 자식, 남편, 그녀까지 세 사람이 한 병원도 아닌 각각 다른 병원에 입원하게 된 것이다. 그녀는 그들이 어떻게 지내고 있는지도 알 수 없었고, 나머지 두 명의 아이들을 누가 돌보고 있는지조차 알 수 없었다. 그러고 보니 이 환자의 걱정은 단지 재수술을 받아야 하는 것뿐만이 아니고, 얼마 동안을 병원에 더 있어야 한다니 집 걱정이 더 컸던 것이었다.

나는 주치의에게 이 사실을 이야기하면 그녀의 기분이 한결 나으리라 생각했다. 그런데 웬걸, 주치의는 더 기분이 상한 것 같았다. 내 말을 가로막으면서, "그래도 수술은 받아야 합니다. 이 상태로 퇴원시킬 수는 없어요." 라고 격한 목소리로 항의하듯 이야기했다. 나는 단지 그에게 환자가 수술 외에도 걱정거리가 있었다는 것을 말해 주려는 것뿐이라고 했다. 그래도 그는 환자에 관한 이야기를 더 이상 듣고 싶어하지 않았다. 다만 그가 알고 싶어했던 한 가지는 이런 정신 상태로 환자가 수술을 감당해 낼 수 있을 것이냐는 것뿐이었다.

이때서야 난 내가 무얼 잘못하고 있다는 것을 깨달았다. 그는 환자의 딱한 사정을 더 듣고 싶지 않았다. 환자의 그런 사정을 들을수록 그는 더 괴로워진 것이다. 그렇잖아도 첫번째 수술을 잘못한 데 대한 가책이 남아 있는데, 환자에 대한 딱한 이야기를 들을수록 그 죄책감은 커져만 가니, 환자에게나 그 자신에게도 좋을 것이 없었다.

그래서 그의 입장에서 생각하는 것이 좋겠다는 생각에 방법을 바꾸었다. 나는 그에게 환자의 문제에 대해 더 이상 이야기하지 않았다. 대신 내가 구청으로 연락해서 환자의 집 형편을 잘 보살필 수 있도록 주선을 하겠다고 약속했다. 그러면 환자도 안심이 되어 2, 3일 후면 재수술을 받을 준비가 될 것이라고 했다. 그때서야 이 외과의사는 한결 가벼워진 표정이 되었다. 그것은 수술을 다시 할 수 있어서만은 아니었다. 딱한 환자의 걱정을 이젠 누가 보살펴줄 수 있게 되었다는 안도감 때문이었다.

환자보다도 보호자 치료가 급한 경우도 있지만, 환자보다 도움이 필요한 사람이 주치의일 경우도 가끔 있다.

내가 주치의와 간호사와 함께 회진을 하고 있을 때였다. 회복실에 들어가자마자, 우리는 환자가 불안하고 흥분해 있으며 눈물을 흘리고 있는 것을 보았다. 의사는 이 때문에 매우 불안해 했다. 깁스를 살펴보고 몇 마디 위로의 말을 한 다음에 우리 셋은 병실에서 나왔다. 복도에서 그 주치의는 간호사에게 말했다.

"다시 가서 잠시 동안만이라도 그녀와 같이 있어 줘요. 그 환자처럼 불안한 환자는 옆에 누군가 이야기할 사람이 필요하거든요."

이와 조금 비슷한 경험을 한 적이 있다.

제3외과 부과장의 의뢰였다. 간단한 맹장 수술을 받은 이 여자 환자는 완전히 정신착란증에 빠져 있었다. 그녀는 수술과 관련된 괴상한 망상을 가지고 있었다. 나는 필요한 처치를 지시하고 돌아가는 길에 복도에서 담당 과장을 만났다. 그래서 난 그 환자에 대한 내 소견을 간단히 이야기했다.

그런데 그 과장은 나의 말을 가로막더니 자기 환자 중에 그런 일이 있을 수가 없다고 잘라 말하곤 나를 비켜서려 했다. 나는 좀 놀라긴 했지만 그래도 그가 잘못 알고 있나 해서 환자의 이름을 대었다. 그는 여전히 성난 말투로 그런 이름을 가진 환자는 없다고 퉁명스런 말을 남긴 채 가버렸다. 너무도 어이가 없어서 부과장을 불러 영문을 물었다.

부과장은 한참을 깔깔대면서 웃더니 말했다.

"과장님께는 그 환자 이야길 안 할걸 그랬어요. 그 양반은 환자가 기분 나빠하는 이야기는 듣기 싫어하거든요. 그래서 우리도 아예 그런 이야기는 하질 않습니다."

나도 기분이 썩 좋지 않아 투덜거리며 말했다.

"그렇다고 자기 환자 이름까지 모른대서야 말이 됩니까?"

그는 여전히 웃으며 대답했다.

"그 양반은 환자에 대해 적게 알수록 일하기가 쉽다는 걸요. 그래서 이름조차도 알
려고 하질 않습니다".

어떤 의사들은 비록 환자의 문제를 알고 있기는 하지만 개인적으로 환자에 대해 많은 것을 알려고 하지 않는다. 의사가 환자의 문제에 대해 얼마나 알고 있는가는 그가 정신과 상담을 의뢰하는 환자의 수를 파악하면 쉽게 알 수 있다. 또 의사가 환자의 신상에 대해서 어느 정도 알고 있는가는 의사가 작성한 소견서에 분명히 나타나 있다. 나에게 환자를 의뢰한 주치의에게 전화를 걸어 환자에 대한 정보를 얻고자 하면, 그는 환자의 신경질적 행동과 감정 상태를 짤막하고, 알기 쉽고, 적당히 설명한다. 그것이 전부였다.

내가 환자의 직업이 무엇이며, 결혼은 했는지, 그리고 나이가 몇 살인지 하는 일상적인 질문을 할 때마다, 그는 거의 대부분 잘 모르겠다고 대답하곤 했다. 그래서 훨씬 더 알기 쉬운 질문, 가령, 환자의 이름이 무엇이며, 누가 가정의인지를 물어도 그는 여전히 잘 모르겠다고 한다. 그는 환자에 대해서 잘 모르는 것에 대해 조금 겸연쩍어 하면서, 내가 환자에 대해서 이런 것 정도는 알고 있어야 하는 것 아니냐고 말한다.

그러나 겸연쩍어 하는 것은 잠시이고, 자신이 내게 말한 것처럼, 나를 부르길 잘했다고 생각하지 않나? 라고 자신의 판단이 옳았다는 것만을 은근히 자랑할 것이다. 나 역시 잘했다는 대답은 할 것이고, 그가 잘했다는 것은 사실이다. 자기의 환자에 대해서 저렇게 모를 수가 있는지를 놀라워하기는 했지만, 환자의 신상에 대해서 잘 모르고 있는 것이 의사의 정신적 부담을 덜어줄 수만 있다면, 그것은 그다지 큰 문제가 되지는 않는다고 생각한다.

이 예들은 다소 극단적인 것이라고 할 수 있다. 하지만 이런 예들은 외과의사

들이 환자의 신상을 잘 앎으로 인해서 긴장되는 상황에 직접적으로 노출되는 것을 피하여 자신의 임무인 수술을 성공적으로 마치기 위한 자구책의 일종이라는 것을 암시한다. 또 반대로 의사들 역시 환자의 불안에 대해서 잘 알고 있으며, 누군가는 그들을 보살펴 주어야 한다는 것도 알고 있음을 보여준다.

불행히도, 이런 의사의 태도가 때로는 심각한 부작용을 일으킬 수가 있다. 수술에 관한 증세 외에 환자에 대한 것을 알기 싫어하거나, 혹은 자기 감정을 억제하다 보면 꼭 필요한 말조차도 하지 못하고, 꼭 알아야 하는 일들도 모르고 넘어가는 경우가 있기 때문이다. 특히 의사 자신의 불안 때문에 설명을 분명히 하지 않거나 또는 어물쩡 얼버무리고 넘어가는 경우라면 문제는 더욱 심각해진다.

예를 들어, 자신을 걱정하게 만들었던 수술의 양상에 대해서 외과의사에게 질문을 하고 싶어하는 환자는, 한편으로는 불안을 억제하기 위해서 의도적으로 그 질문을 잊어버릴 수도 있다. 또는, 의사가 앞으로 하게 될 치료나 지금껏 해왔던 처치에 대한 설명을 할 때, 환자는 닥쳐올 두려움에서 벗어나기 위해서 자신의 사고 능력을 저하시켜 의사의 말을 이해하지 못하게 될 수도 있다.

그런데 이런 환자들에게 의사가 자신의 불안 때문에 무성의한 반응을 보이거나, 사실대로 말하지 않거나, 충분한 설명을 하지 않는다면, 환자의 상황은 더욱 악화될 것이다. 만약 환자가 졸린 상태에 있거나, 심한 열이나 통증이 있을 때 설명을 한다면, 그 결과는 더욱 더 악화될 것이다. 졸린 환자는 집중해서 자세히 듣지 못하고, 열이나 통증이 있는 환자는 들을 만한 여력이 없을 것이기 때문이다.

특히 환자가 놀랄 이야기나, 수술 전에 필요한 처치를 받고 몽롱한 상태에 있을 때는 분명하게 설명을 해도 환자는 도대체 알아듣질 못한다. 때로는 아주 사소한 일에도 환자는 지나치게 신경을 쓰는 나머지 나중에는 혼란에 빠지기도 한다. 따라서 수술 환자에게는 몇 번씩의 설명을 되풀이하는 한이 있더라도 분명히 알아들었는가를 확인할 필요가 있다.

환자에게 치명적인 소식을 전하면서, 앞으로 하게 될 환자의 치료에 대해서 설명한다면 효과를 기대하기가 어렵다.

언젠가 한 외과의사가 환자의 보호자들에게 환자의 질병에 대한 나쁜 소식을 전하는 것을 본 적이 있었다. 그 보호자들은 의사의 말을 이해했다는 듯이 고개를 끄덕이고, 잘 알았다는 말까지 했지만 그 의사는 그 말을 믿지 않았다. 나가면서 그는 나에게 말했다.

"그들은 내 말을 하나도 귀담아 듣지 않았다네."

내가 물었다.

"이제 어떻게 할 거야."

나의 질문에 그가 대답했다.

"당분간 나는 아무것도 하지 않을 걸세. 그들은 분명히 한 시간쯤 후면 내게 다시 전화를 할 테니까. 그들이 나의 이야기를 들을 수 있을 정도로 진정된 후에 이야기를 해도 늦지 않을 거야."

아니나 다를까, 한 시간쯤 지나서 그들은 전화를 했고, 그는 다시 모든 설명을 자세히 해주었다.

환자와 의사 사이에 이루어지는 의사소통에 대한 다른 예들이 있다.

한 환자에게, 바륨 관장 사진을 보면서 허탈장관(collapsed bowel) 때문에 생긴 약간의 결함말고는 별 이상이 없다고 말했다. 그 당시 그 환자는 '어머나!'라는 말 한 마디만 했다. 그러나 얼마 후 그녀는 울면서 앞으로 얼마나 더 살 수 있을 것인지를 걱정하고 있었다.

또 다른 예를 살펴보자.

대장의 사진을 찍을 것이라는 의사의 말을 듣고, 환자는 간호사를 붙잡고 자신의 대장이 얼마나 심각한 상태에 있으며, 사진을 찍으려면 절개를 해야 하는지 물었다. 또 담당 의사의 꽉 짜여진 수술 계획 때문에 자신의 수술이 연기되었는데, 환자는 의사로부터 '무슨 일이 있어서……'라는 모호한 말만 들었다. 그러자 환자는 자신의 병이 심각해져서 그날 수술을 하지 못한 것이라고 믿고 있었다.

매우 간단한 수술조차도 환자에게는 불안한 것이 될 수 있다.

예를 들어, 수술을 받을 것이라는 말을 들었을 때, 그들은 수술실까지 걸어갈 것인지, 휠체어를 타고 갈 것인지, 들것에 실려갈 것인지를 알지 못한다. 또한 그들은 수술실에 들어갈 때 누구와 함께 갈 것인지, 친척들도 갈 수 있는지, 어디로 가는지, 거기에 무엇이 있는지, 언제 돌아올 것인지를 궁금해 한다. 수술이 잘 되었다고 몇 번씩이나 이야기를 들은 뒤에도, 환자들은 치료되었는지, 또 다른 수술을 해야 하는지, 상처가 터져 버릴지, 예전처럼 건강해질 수 있는지도 궁금해 한다. 나는 환자가 이런 사실들을 여러 차례 확인하는 것이 아무런 해가 되지 않는다고 생각하며, 그렇기 때문에 의사는 같은 이야기라도 몇 번씩 되풀이해 주는 것이 좋을 것이다.

수술 환자와의 의사소통이 어려운 이유는 지금까지 얘기한 것 외에도 많다.

수술실 분위기도 그 중의 하나이다. 병원 직원도 수술실에 가보면 마치 공상과학 소설의 한 장면을 연상하게 되는데, 하물며 환자의 입장에서는 말할 여지가 없을 것이다. 눈만 겨우 내놓고 완전히 뒤집어쓴 모습부터가 이상하지만, 알아듣지도 못하는 소리로 수군대고, 이상한 기계들이 번쩍거리고……. 환자의 수술 불안 때문이기도 하지만 혼란의 더 큰 이유는 이러한 수술실 분위기라는 것을 이해할 필요가 있다.

혼란의 원흉이라면 아마 수술 자체의 불규칙성일 것이다. 8시에 한다는 수술이 10시도 되고, 또 때로는 다음 날로 연기되기도 한다. 아무런 설명이나 해명이 없을 때도 있다. 설명을 해주어도 환자는 알아들을 수조차 없는 말들이다. 병실이 매우 복잡하거나, 의사가 바쁘다거나, 엑스레이 촬영 시간이 맞지 않을지도 모른다. 응급 환자 때문에 준비가 덜 되어서, 피가 모자라서 등등의 설명을 아무리 해주어도 환자의 불안은 더해만 갈 뿐이다.

환자들은 병원에서 이루어지는 모든 것, 특히 수술은 정확한 것으로 믿고 있다. 약 한 알만 잘못 써도 생명이 위험할 수 있는 곳이 병원 아닌가? 그들은 수술실의 형편이 얼마나 복잡하고 또 얼마나 많은 사람들이 기다려야 하는지를 알지 못한다. 어떤 수술은 시간 내에 끝나기도 하고, 또 어떤 수술은 하루가 꼬박 걸릴 수도 있다. 그러나 환자는 자신의 수술이 정해진 시간에 이루어지지 않으면 무엇인가가 잘못된 것으로만 알고 큰 걱정을 하게 된다.

수술의 이런 복잡 다양한 불규칙성을 환자에게 다 설명할 수는 없다. 그러나 꼭 설명되어야 할 것은 수술 자체에 이러한 불규칙성이 있을 수 있다는 가능성이다. 시간이나 장소가 바뀔 수 있다는 것쯤은 미리 설명해 두는 것이 좋다.

반드시 자세한 것까지 다 설명해야 안심을 시킬 수 있는 것은 아니다. 중요한 것은 계획이 다소 변경되더라도, 항상 누군가가 그를 보살펴 주고 있다는 사실, 그리고 그러한 변경이 수술 경과에는 아무런 지장이 없다는 사실을 이해시켜야 한다.

수술의 과정이나 수술 후의 신체 변화에 대한 개요도 미리 설명을 해주는 것이 좋다. 수술의 상처를 처음 보았을 때 환자의 충격을 줄이자는 의미에서이다. 예를 들어, 환자가 예상하지도 못했던 일에 대해 의사가 이야기를 해주지 않으면, 환자는 수술이 끝난 후 상처를 처음 볼 때 필요 이상으로 충격을 받을 수 있다.

결장절개 수술(colostomy)을 한 환자의 경우, 환자가 그 상처를 보기 전에 그 상태에 대해서 미리 말해주는 것이 좋다. 드레인 튜브, 개방창(open wounds), 특수 봉합(special sutures), 특수 절개(unusual incisions) 등과 같은 것도 마찬가지다.

한 어머니가 자식이 수술을 받을 때 의사에게 어떤 절개를 할 것인지를 물어보았다. 의사는 보통 수평 절개를 한다고 말했다. 수술 후, 어머니는 무언가 완전히 잘못되었을 것이라는 생각에 손을 꽉 쥐고 있었다. 그녀는 자식이 수평 절개가 아닌 수직 절개된 상처를 본 것이다. 의사가 단지 기술적인 이유이고 환자에게는 아무런 지장이 없다고 거듭 이야기를 했지만 그녀는 믿지 않았다.

보호자와의 긴밀한 연락이나 그들의 협조는 특히 수술 후의 경과에 대단히 중요하다. 만일 보호자들이 의사의 지시를 확실히 못 알아듣거나 혼란스러워하면 환자의 경과가 아주 나빠질 수 있다. 수술이 대개 얼마나 걸릴 것이며, 그 후 어떻게 될 것이라는 것을 미리 이야기해 둠으로써 그들의 충격을 미연에 방지할 수 있다. 수술 후 실려 나오는 환자를 보고 놀라지 않을 사람은 별로 없다.

하얀 이불을 쓴 채 링거 주사와 혈액병이 어지럽게 달려 있고, 침대 밑에는 또 시커먼 피가 한 병 담긴 호스가 연결되어 있는 상황을 본다면 우선은 누구나 놀랄 수밖에 없다. 보호자에게 상세한 이야기를 다 해줄 수는 없다고 하더라도 몇 가지쯤은 사전에 알려주는 것도 나쁘지 않다.

외과의사가 좀 냉담하고 초연해야만 수술을 잘 할 수 있다는 사실은 인정한다. 그러나 그것 때문에 의사소통이 되지 않아 환자나 보호자를 지나치게 불안하게 해서는 안 된다. 그래서 누군가가 이 간격을 메워주어야 한다. 간호사도 좋고, 인턴, 레지던트, 혹은 의대생들이 외과의사가 다 못한 설명을 환자에게 친절히 해줄 수도 있다.

정신과의사라면 더 이상적이다. 그는 환자나 의사의 불안이 무엇인가를 알고 있다. 그래서 외과의사가 하지 못한 부분을 메워줄 수 있는 적임자가 될 수 있다.

# 수술 불안을 외면하는 환자

Lethargy and Apathy as a Response to Surgery

　수술 환자들은 그들의 불안이나 공포를 감추기 위해 자기의 모든 감정을 억제한다. 그래서 때로는 감정을 너무나 억제한 나머지, 아주 무감각하게 된다. 경증인 경우에는 별로 말도 없고 불평도 없으며, 특별한 감정의 표현도 없이 멍한 상태로 그저 조용하기만 하다. 피곤해서 그러려니 하는 정도로 보일 수도 있지만, 좀 심해지면 환자는 거의 외부 자극에 반응이 없어진다. 아무런 느낌도 없는 무감증이요, 움직일 힘도 없는 무력증이 온다.

　이러한 무력증은 수술 전에도 올 수 있다. 특히 위급한 수술인데도 여러 가지 이유로 며칠 동안을 초조히 기다려야 했던 환자들에게서 가끔 볼 수 있는 증세들이다. 그러나 수술 직후 이러한 증세가 와서 대개 4, 5일 정도 계속되는 것이 보통이다. 흔히 볼 수 있는 증세이므로 지나쳐 버리거나, 또 때로는 당연히 있을 수 있는 수술 후의 쇼크, 상처에 대한 반응, 고통, 출혈, 마취, 영양 부족과 수면 부족 등과 같은 반응으로 간주되기도 한다.

증세가 더 심해지면, 환자는 정신적으로나 신체적으로 거의 마비 상태에 이른다. 묻는 말에만 겨우 대답할 정도이다. 환자는 외모나, 안정, 음식과 같은 기본적인 것들에 대한 흥미조차 잃게 된다. 마치 잠들었거나 또는 그 주위의 것들에 대해 무관심한 것처럼 눈을 감은 채 조용히 누워 있거나 또는 말없이 앉아 있기만 할 뿐이다. 그런데도 이러한 증세들에 대해 별 관심없이 때로는 모르고 넘어가는 이유가 내겐 분명치 않다. 여기엔 아마 외과의사들이 환자의 불안을 외면하고픈 심리도 작용하리라고 생각한다.

수술 환경 또한 이러한 반응들을 그냥 지나치게 만들기 쉽다. 환자가 밤중에 입원해서 다음 날 아침에 수술을 받거나, 응급 수술 직후에 병동에 입원하는 경우에는, 의사로서는 환자의 평상시 성격을 알 수가 없다. 그래서, 그가 마취에서 깨어난 후 어떤 반응을 보이든지 그 환자의 성격이 원래 그러려니 하고 넘어가는 수가 있다.

본래 조용하고 말이 없는 환자들에게서는 병리학적 무력증을 알아차리기가 어렵다. 평상시 성격이 잘 알려진 환자의 경우는 병리학적 무력증을 쉽게 찾을 수가 있다. 그들은 무력증과 반대되는 성격을 가진 사람들로, 말이 많고 사교적이며, 성미가 급하고 화를 잘 내며, 시끄럽고 귀찮게 구는 환자들이다. 그러나 수술 후 4, 5일 동안에 이들의 민첩성과 수다, 불평, 분노, 심지어 불안까지도 사라진다. 그 대신 병리학적 평온(placidity)과 무관심이 찾아온다.

무감증의 원인은 물론 환자의 수술에 대한 공포 때문이다. 너무 두려운 나머지 거의 자제를 잃을 것 같은 지경이 되지만, 달리 방법이 없을 때 사람들은 흔히 이런 방법을 쓴다. 아예 아무것도 못 느끼는 상태로 만듦으로써 공포로부터 해방될 수 있기 때문이다. 일단 이런 방어기제가 성립되면, 환자는 한편으로 편안하게도 보인다.

이러한 수술 후의 무력증과 무감증은 주로 감정의 급상승 때문에 발생한다. 이들에게는 공포가 주된 감정이지만, 공포 뒤에는 분노가 나타난다. 공포가 빨리 엄습해 오고 피할 곳이 없게 되면, 환자는 필사적이자 최후의 방법으로 자신의 감각을 마비시킨다. 끊임없이 자신을 위협하고 있는 수술을 무감각하게 받

한 부인이 수술대에서 일어나 활발히 걷고
있다. 이 부인은 직장암 수술을 받았다.
부득이 항문을 폐쇄했고, 배에 항문을
만들어 주었다. 평생 비닐 가방을 차고
다녀야 한다. 그런데 수술 후 부인은 마치
백치라도 된 것 같았다. 주위 사람에게
아무런 반응을 보이지 않고 멍하게 허공을
바라보고 누워만 있었다. 음식을 권해도
먹지 않았다. 그래도 의사들은 비닐 가방의
사용법과 대변 처리법을 성의껏 설명해
주었다. 수일 후 부인은 의사에게 반응을
보이기 시작했다. 그리고 회복되었다.
알고 보니 그녀는 암 진단을 받은 순간부터
절망감에 빠졌었다. 이미 죽은 목숨이라고
생각했다. 그래서 먹지도 못하고 무기력에
빠졌던 것이다. 그런데 의사들이 비닐 백
처리법을 설명해 줄 때 '죽은 목숨인
나에게 비닐 백 사용법을 왜 가르쳐 주지?
그럼 앞으로도 내가 더 살 수 있다는
말인가(?)' 라고 생각했다. 그리고
희망이 생겼던 것이다. 의사들의 믿음이
환자에게 비언어적으로 전해졌던 것이다.
육체는 살아 있어도 심리적으로 죽은
사람들이 있다.
'심리적 죽음(psychological death)' 이다.
절망은 심리적 죽음에 이르게 하는 병이다.

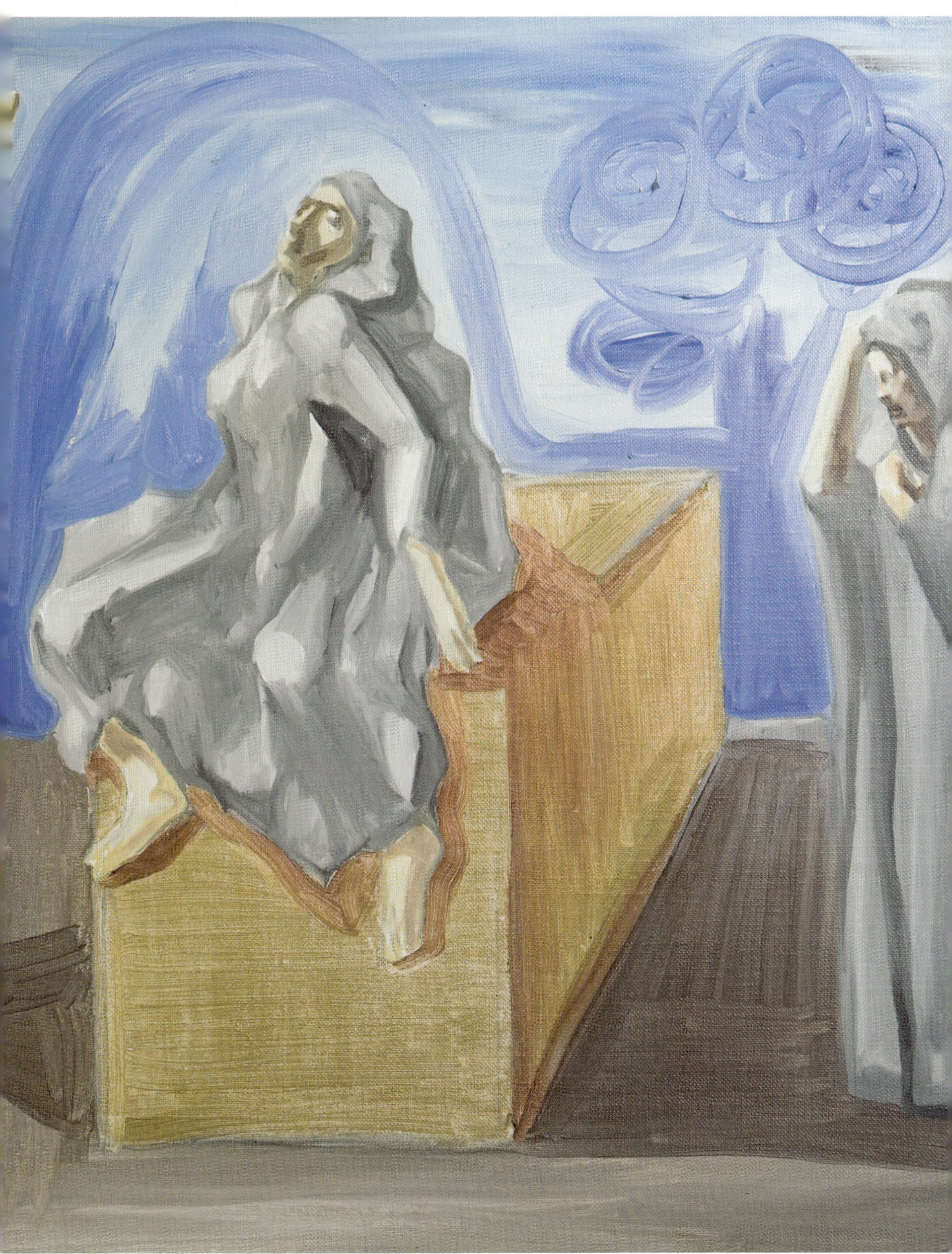

아들일 뿐만 아니라, 과거의 고통과 상처에 대한 기억을 차단시켜 버린다. 수술이 임박해 올수록 자아를 무(無)의 상태로 몰아가고 있는 것이다.

이런 심리 상태는 수술뿐 아니라 다른 비슷한 극한 상황에서도 흔히 볼 수 있다. 대상부전(decompensating) 노이로제에서도 비슷한 증세가 일어난다.

신경성 증세(neurotic symptom)와 다른 방어 작용이 제대로 이루어지지 않고, 불안을 점점 더 통제할 수 없는 환자는 그 자신에 대해 완전히 통제할 수 없음을 느낄 것이며, 그 다음에 자포자기해서 기진맥진해지고, 반 혼미 상태가 될 것이다. 나는 중병에 걸려 천천히 죽어가는 환자들에게서 이와 비슷한 반응을 본 적이 있다. 그들의 증세는 거의 비슷했다. 기질성 질환(organic disease)에 대한 끊임없는 두려움은 일시적이기는 하지만 병에 대한 방어력을 강화시켰다.

그들은 갑작스러운 발병으로 반 혼미 상태가 되고, 거의 무반응 상태가 되며 그런 상태가 일 주일 가량 지속된다. 그런 후에, 그 일을 감당할 수 있을 정도로 내부의 힘이 모아지게 되면, 그 문제에 다시 한 번 맞서기 위해 혼미 상태로부터 빠져나온다. 그것은 강제 휴식 또는 일시적인 내적 휴식이나 회복과도 같은 것이다.

이런 무력증은 회복 기능 측면에서 보면 자기 제한적이기 때문에, 너무 놀랄 필요는 없다. 그 회복 기간은 보통 4~7일 정도이다. 무력증은 갑작스럽게 나타나는데, 특히 환자에게 병이 호전되었다는 것을 알려주고, 용기를 북돋아 준 후에 잘 나타난다. 심지어 봉합, 배농관, 정맥 주사 등을 제거한 후에도 발생할 수 있다.

환자의 무감증 상태가 일 주일 이상 계속되면, 적당한 활동을 하도록 권하는 것이 좋다.

정상적인 상태가 아무리 좋지 않다고 하더라도, 환자들이 정상으로 돌아오기만 하면, 의사나 간호사는 기뻐하며 안도의 한숨을 쉴 수가 있다. 본래의 성격이 아무리 급하고, 불평이 많고, 겁이 많다고 하더라도, 정상으로 돌아온 것이 반가운 것이다. 그들은 이제 환자가 나아지고 있다고 생각한다. 그러나 이런 판단을 하기에는 너무나 이르다. 한편으로 생각해 보면 자신의 감정을 없앤 사람은 살고자 하는 희망과 의지를 없앤 것과도 같기 때문이다.

응급 결장조루술(emergency colostomy)을 받은 한 중년 부인이 극도의 불안 때문에 생긴 심한 무감증의 증세를 보였다. 그녀는 수술 후 4, 5일 동안 눈을 감고 등을 기댄 채 앉아 있기만 했다. 언뜻 보기에는 잠을 자고 있는 것 같았지만 실제로는 잠을 자는 것이 아니라 심한 무기력 상태에 빠져 있었다.

그녀는 아무런 불평도 하지 않았고, 그렇다고 해서 앞으로의 계획이나 희망에 대해 이야기하는 것도 아니었다. 대체로 활기가 없고, 어떤 자극에도 무감각한 것처럼 보였다. 원래 그 환자는 응급실에서 실려왔었기 때문에 아무도 그녀의 수술 전의 상태를 모르고 있었고, 직원들은 원래 그녀의 성격이 그럴 것이라고 생각했다.

며칠 후, 그녀에게 결장조루술을 한 후의 몸조리 방법을 가르쳐 주어야 했는데, 그녀는 좀처럼 배우려고 하지 않았고, 아예 배울 능력도 없는 것처럼 보였다. 외부에 대한 둔감 증세에서 비롯된 학습 장애인데. 이를 본 간병인들은 그녀가 정신지체라는 결론을 내리기도 했다.

그런데 놀랍게도, 1주일이 지나자 환자는 명랑해졌다. 그리고 무감증의 상태가 심한 공포 상태를 가려 버렸다는 것을 알게 되었다. 심한 고통 속에서 병원에 들어섰을 때부터, 그녀는 살아서 나갈 수 있으리라는 기대를 하지 않았었다. 마취가 곧 죽음이라고 생각했기 때문에, 깨어나서 며칠 동안은 자신이 여전히 죽어가고 있다고 믿던 것이었다.

그런데 자신이 결장조루술을 받았다는 사실을 인정하게 되자 죽음에 대한 공포는 줄어들었고, 그 대신 다른 정신 작용이 일어나게 되었다는 사실이다. 간호사가 되풀이해서 퇴원한 후의 몸조리법을 가르쳐 주었으므로, 그제서야 그녀는 정말 자신의 상태가 나아지고 있다는 것을 믿을 수 있게 되었다. 그녀에게 이것은 커다란 희망의 표시였던 것이다.

그때부터 그녀는 빠른 속도로 회복되기 시작했다.

이처럼 일시적인 둔감 현상은 정신지체로 오진받기 쉽다. 이런 반 혼미 상태는 때로 기질성 뇌질환를 일으키기도 하므로, 상당 기간 지속되는 무력 반응

(prolonged lethargic reaction)은 특히 신중하게 다루어야 한다. 또 무력증은 우울증과 그 증세가 비슷해서 오진하기가 쉽다. 대개 무기력증이 심하지 않은 우울증 환자는 자신의 슬픔에 대해서 상대방에게 말하기도 하고, 자신이 우울하다는 것을 인정하기도 한다.

아주 심한 정도의 우울증 환자는 죄책감과 허무감을 가지고, 자신이 무슨 큰 잘못이라도 저지른 것처럼 행동을 한다. 이에 반해서 무감증 환자는 이와 비슷한 우울 증세가 있다고 해도 거의 밖으로 드러내지 않는다. 좀 더 정확히 말하면, 이런 감정을 느끼지조차 못한다고 해야 옳을 것이다.

22

수술 환자의 분노

Anger in Surgical Patients

한번은 중요한 수술 후 몇 주가 지난 뒤 처음으로 추적 조사(follow-up)를 받아야 하는 다섯 살 난 소년과 주치의를 방문한 적이 있었다. 그때 그 아이는 장난감 총을 가지고 있었다. 내가 무엇 때문에 총을 가져가느냐고 묻자, 그는 그 총으로 의사 선생님을 쏠 것이라고 했다. 내가 놀라고 다소 못마땅한 표정을 지었을 때, 그는 주머니에서 100원짜리 동전을 꺼냈다. 무엇을 하려는 것이냐고 다시 묻자, 그는 의사 선생님에게 줄 것이라고 대답했다.

많은 환자들은 의사에 대해서 두 가지 마음을 가지고 있다.

한편으로는 의사에게 해를 끼치고 싶어하고, 또 다른 한편으로는 감사하는 마음을 가지고 있는 것이다. 이 두 감정이 환자의 마음속에서 갈등을 일으키고 있다. 물론 후자가 더 의식적인 반응이기는 하다.

그러나 이런 반응을 보이는 것이 다섯 살짜리에게는 당연할지도 모르지만,

아무리 장난이라도 총을 쏘는 것은 옳지 않다고 생각했다. 수술을 해준 의사 선생님을 총으로 쏘겠다는 이야기는 해서는 안 된다는 나의 말에 쉽게 동의하는 것으로 보아 소년 자신도 그렇게 느낀 것 같았다.

수술 환자가 화를 낸다는 것은 특히 외과의사로서는 좀 생각하기 힘든 일이다. 밤중에 잠도 못자고 정성을 다해서 수술을 해줬는데 환자가 의사에게 화를 낸다는 것은 도대체 이해할 수 없는 일이다. 그뿐 아니라 그로 인해 상처를 입기도 한다. 어떤 외과의사는 자신의 환자가 화를 내는 것이 자신의 치료에 노골적으로 불만을 표현한 것이라고 생각하기 때문에 몹시 기분 나빠하는 경우도 있다.

그러나 환자의 입장에서 보면 좀 다르다.

수술을 받은 환자가 의사에게 화를 내는 것은 극히 정상적인 일이다. 물론 수술을 해준 의사에게 감사의 생각을 잊고 있는 것은 아니다. 그러나 수술이란 따지고 보면 상처를 입는 일이다. 상처를 입거나, 충격을 받았거나, 위험에 처하게 되면 화가 나는 것은 자연스러운 일이며, 마땅히 화가 나야 한다. 따라서 환자가 수술 후에 화를 내는 것은 당연한 것이며, 그렇게 받아들여만 한다. 수술은 자비로운 행위임에도 불구하고 환자의 정서적인 측면에서 보면 그것은 폭력일 수밖에 없다.

환자는 수술에 대해서 위험을 느꼈고, 수술 후에는 상처를 입게 되었으며 무능력한 상태가 된다. 다른 사람들이 알건 모르건 간에 그는 화가 나 있다. 더구나, 수술 자체가 아무리 자비로운 것이라고 하더라도, 수술이 필요한 이유는 그렇지 못하다. 심하게 말하면, 어떤 환자도 수술 후에 더 좋아질 수는 없다. 물론 병이 악화되지 않고 죽음으로부터 구제된 것은 사실이지만, 수술한 지 얼마 안 된 몸의 상태는 수술 전보다 더 좋아질 수가 없는 것이다. 그러므로 비록 수술이 자비스러운 행위라 하더라도 환자의 기분에선 상처를 주는 공격으로 받아들일 수 있다는 것을 염두에 두어야 한다.

환자에 따라서는 화가 난 이유가 이런 차원을 떠나 아주 분명한 경우도 있다. 수술이 잘못되었다고 생각하거나, 상처가 너무 크다거나, 또는 회복 기간이 다른 사람에 비해 길다거나 등 여러 가지 이유에서 화를 낸다. 이럴 때 외과의사의 기분은 대단히 상한다. 배은망덕이란 생각은 다음이고, 무엇보다 자기가 중시하는 권위에 대한 도전이기 때문이다.

어쨌든 수술 환자들은 여러 가지 이유로 인해 분노를 느끼게 마련이고, 환자와 함께 일하는 사람들은 이러한 분노를 자연스러운 반응으로 생각해야 한다. 그러나 환자가 화를 내는 것은, 자연스런 반응이라고 단순하게 말하는 것만으로는 충분하지 않다. 대개의 의사들은 환자의 분노를 자연스럽게 받아들이기까지는 할 수 있으나, 얼마 지나지 않아 환자의 분노를 성가신 것으로 치부하고, 자기 환자들이 화를 내지 않으면 그들의 상태는 더 빨리 좋아질 것이라고 믿게 된다.

얼핏 생각하면 이런 믿음은 그럴 듯하지만, 사실은 그렇지가 않다. 화를 낼 수도 없는 환자는 상태가 호전될 수 없다. 정상인들과 마찬가지로 환자에게도 화는 건강과 안녕을 유지하는 데 필수적이다. 환자는 화를 필요로 하고 화를 내지 않고는 살 수 없다. 무엇보다도 자기 방어의 수단으로써 화를 필요로 한다. 화는 죽음으로 인한 혼란스러움과 두려움으로부터 환자를 보호해 준다. 화는 우리 생명력의 일부이며, 적당히 화를 낼 수 있는 능력이 없으면 인간의 행동은 목표성과 효력을 잃게 된다.

그러나 화가 해로울 수 있다는 것도 사실이다. 이는 환자가 자신의 분노를 자제할 수 없게 될 때 가장 분명히 나타난다. 그렇게 되면 그것은 폭력이 된다. 분노가 심하게 억제되거나 낙천주의자와도 같은 친절함으로 그럴 듯하게 꾸며질 때 또한 해로울 수 있다. 이러한 상황 하에서는 환자의 분노를 쉽게 알아차릴 수가 없다. 겉으로 드러나는 정도가 약하다는 이유로 그들에게 끼칠 해도 적을 것이라고 생각할 수는 없다. 그런 해는 다른 사람들에게 가는 것이 아니라, 바로 자기 자신에게로 가는 것이다. 그리고 수술 환자에게서 찾아볼 수 있는 분노의 유형은 겉으로 드러나는 것보다는 속으로 감춰진 것이 더 흔하다. 따라서 대부분의 수술 환자들은 수술을 끝마친 후부터 화가 나 있으며, 모두가 그 분노를 겉으로 표현하지는 않는다고 말할 수 있다.

어떤 환자들은 자신의 분노를 조용히 억제하면서도 스스로 그 화를 인식하고 있다. 그리하여 자신의 화를 억제하는 데 있어서, 다섯 살짜리 소년처럼, 그에 대한 고마움과 따뜻하고 친절함에 의해서 영향을 받는다. 근본적으로 이런 따뜻하고 친절한 감정이 화를 없애는 데에는 아무런 역할도 할 수가 없지만, 그의 내면 깊숙한 곳까지 파고든다. 화를 없애는 것은 화에 대한 환자의 사회화된 태도라고 볼 수 있다. 환자도 의사와 마찬가지로 화가 혼란스러운 감정임을 알고 있다. 우리는 화를 억제하도록 교육을 받았고, 또 대부분은 특별한 노력없이도 그렇게 할 수 있다. 그래서, 환자들은 솟아오르는 화를 꾹 참아 버리거나, 더 심하면 자기 자신에게도 화가 났다는 사실을 감추려고 한다. 아무리 화가 나 있다고 하더라도 겉으로 보기에는 행복한 표정을 짓고 있는 것이다.

보통 이렇게 화를 부정하는 것이 나쁘다고 볼 수는 없으며, 수술 후 회복에도 아무런 영향을 끼치지 않을 것이다. 그러나 화를 억제하려는 시도는 때때로 다른 식으로 표현이 된다는 점에서 그다지 좋은 방법이라고 할 수는 없다. 환자는 감춰진 자신의 화를 의사에게 노골적으로 나타내지는 못하고, 얼토당토 않게 음식이나, 서비스나, 문병 오는 친척들에게 불평하는 형태로 나타낸다. 보통 이러한 사소한 전환은 환자와 다른 모든 사람들이 겪게 되는 귀찮은 일일 뿐이다.

그러나 더욱 해로운 것은 환자의 행복을 방해하는 반응들이다. 예를 들어, 환자의 화가 수술 후 치료에 대한 부정적인 형태로 나타날 수 있다. 그는 자신을 위해 행해지는 모든 일에 대해 도전하고 반항을 하며, 의사나 간호사가 권하는 일은 하지 않고 자기 생각대로만 하려고 한다. 이런 일이 생기고 환자들이 치료에 대해 부정적이면, 표현되지 않은 화를 다른 식으로 발산하고 있음을 환자들에게 알려주는 것도 좋을 것이다.

더 미묘한 것은 노골적이고 고의적으로 비협조적인 것은 아니지만, 의사나 간호사의 최선을 다한 가장 끈기 있는 노력에도 불구하고 협조하지 않는 환자의 경우이다. 그는 친절하고 하라는 대로 하는 것처럼 보이지만, 모든 것을 잘못되게 만든다. 그는 설명과 지시를 잘 이해하지 못하고, 해서는 안 된다고 충고했던 일만 한다.

그런 환자는 아무런 반항이나 부정적인 태도를 취하지 않으므로 많은 혼란을 야기하게 되고, 머지않아 의사와 간호사들을 화나게 만드는데, 그들은 한편으

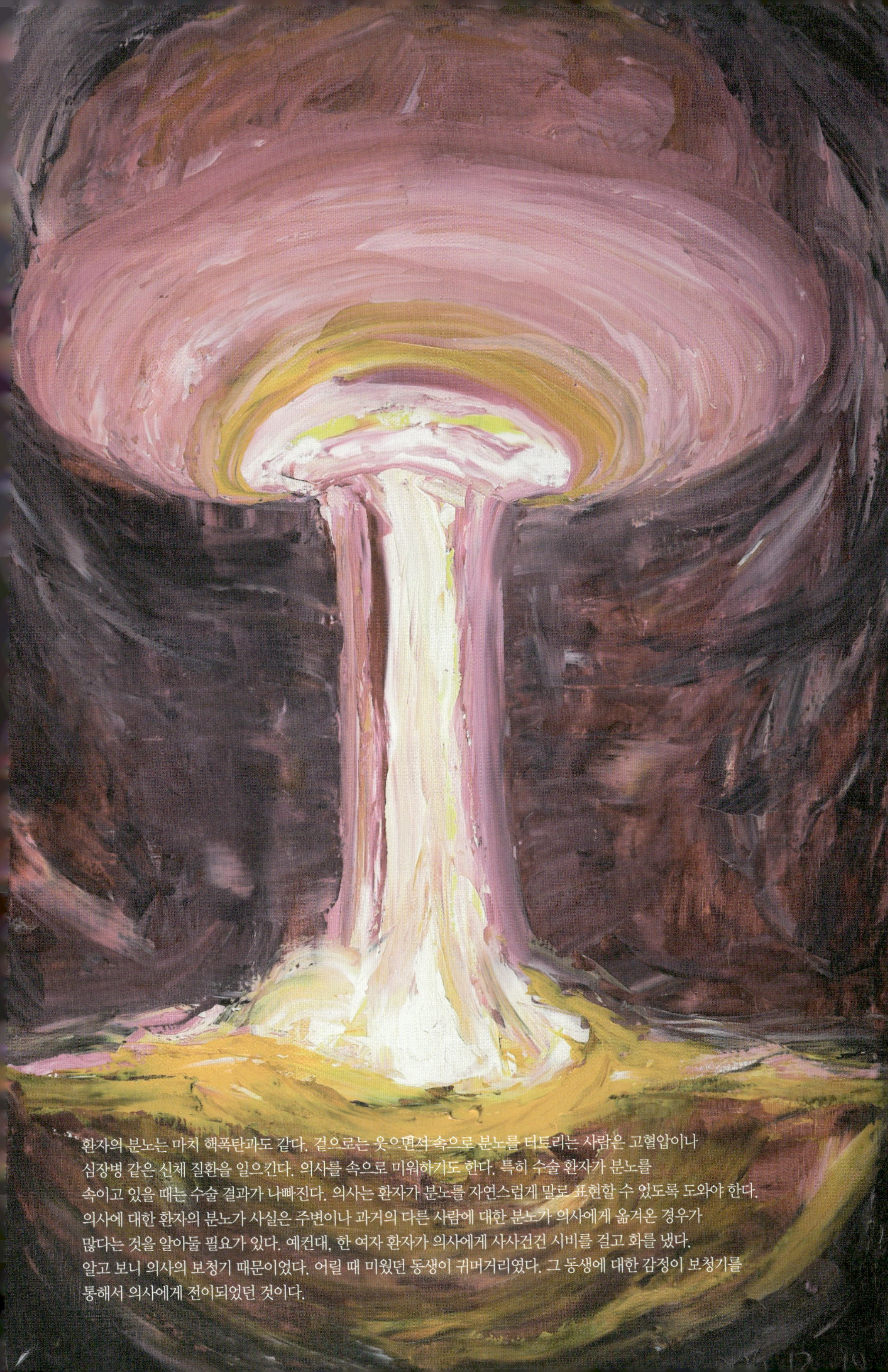

환자의 분노는 마치 핵폭탄과도 같다. 겉으로는 웃으면서 속으로 분노를 터트리는 사람은 고혈압이나
심장병 같은 신체 질환을 일으킨다. 의사를 속으로 미워하기도 한다. 특히 수술 환자가 분노를
속이고 있을 때는 수술 결과가 나빠진다. 의사는 환자가 분노를 자연스럽게 말로 표현할 수 있도록 도와야 한다.
의사에 대한 환자의 분노가 사실은 주변이나 과거의 다른 사람에 대한 분노가 의사에게 옮겨온 경우가
많다는 것을 알아둘 필요가 있다. 예컨대, 한 여자 환자가 의사에게 사사건건 시비를 걸고 화를 냈다.
알고 보니 의사의 보청기 때문이었다. 어릴 때 미웠던 동생이 귀머거리였다. 그 동생에 대한 감정이 보청기를
통해서 의사에게 전이되었던 것이다.

로는 환자가 협조하려고 열심히 노력하기 때문에 화내는 것에 대해 죄책감을 느끼기도 한다.

직원들이 환자에게 화가 났음을 깨달을 때마다, 환자가 당황해서 협조할 수 없게 될 때마다, 임상적으로 어려움에 처할 때마다, 환자가 속으로 화가 나지 않았나 하고 의심해 보아야 한다. 사실상, 환자에게 불행하거나 특별한 일이 생길 때마다 감춰진 화는 악마가 되어 나타날 수 있다.

감춰진 화가 환자의 치료에 끼치는 혼란의 예는 제 4장의 『불안한 의사(의사의 적, 역시 불안)』 편에서 다루었다.

화를 억누르는 수술 환자에게 일어날 수 있는 몇 가지 다른 반응들이 있다.

어떤 환자는 우울해 한다. 우울 반응은, 그 원인과 내용이 무엇이든 간에, 항상 강한 분노를 감추기 위한 것으로 생각할 수 있다. 우울증에서 화에 대한 언급은 제 23장의 『수술 환자의 우울(Depression in Surgery)』 편에서 보다 더 자세하게 다루어진다.

어떤 환자들은 수술 후 화를 억제하기 위한 반응으로 정신이상 증세를 보이기도 한다. 정신병 환자의 숨겨진 분노의 역할에 대한 전반적 논의는 제 15장의 『정신신체 장애 환자(화가 나면 풀어라)』 편에서 다루어졌다.

신체의 일부를 제거한 수술 후, 눈에 띄게 상실감과 슬픔을 느끼는 환자들에게서 항상 화가 나지 않았나 하고 의심해 보아야 한다. 이러한 측면의 화는 제 24장의 『수술 환자의 상실 반응(Reactions of Loss in Surgery)』 편에서 설명되어 있다.

숨겨진 분노가 환자의 회복이나 치료에 지장을 줄 것이라는 생각이 들 때마다, 환자는 화에 대해서 이야기를 해야 한다. 그는 화를 표현하고 찾을 수 있도록 외부의 도움을 받아야 한다. 화에 대해서 누구와 이야기하든 간에, 그 사람은 화가 나는 것이 당연하다고 말해주어야 하고, 환자가 만약 말이 없는 사람이라면, 다른 환자들이 화를 내고 있는 것에 대해 말해줌으로써 그 환자 또한 자연스럽게 말을 할 수 있도록 유도해야 한다. 화를 겉으로 표현할 수 있게 하는 것은 많은 도움이 될 수 있고 환자의 치료와 회복 속도에도 중요한 역할을 할 수 있을 것이다.

수술 환자의 우울

Depression in Surgery

수술 후에 오는 우울증은 흔히 볼 수 있는 일이다. 사실 너무 흔하기 때문에 때로는 아무 처치 없이 그냥 지나쳐 버리거나 그럴 수도 있으려니 하고 가벼운 생각으로 넘겨 버리기도 한다. 그러나 어떤 경우에는 기술적인 치료를 해야만 회복되는 환자도 있다.

내가 외과팀과 함께 병실 회진을 하던 때의 일이다.

40대의 여인이 유방암 수술을 받고 상처가 너무 커서 다시 피부 이식을 하지 않으면 안 되었던 환자였다. 열흘이 되었는데 그녀의 상처는 아물지 않았다. 그녀는 약간 뚱뚱했으며, 침대 끝에 힘없이 앉아 있었다. 머리카락은 헝클어져 있었고 옷도 아무렇게나 여며져 있었다.

병실에는 읽을 만한 책이 한 권도 없었고, 라디오도 보이지 않았다. 그러나 그녀는 무력증이나 무감증은 아니었고, 특별히 피곤하거나 야위어 보이지도 않았다. 단지 불행해 보일 뿐이었다. 담당 의사는 나를 외과 과정을 관찰하는 사람이라고 간단히 소개했다. 그러나 내가 정신과의사라는 말은 하지 않았다. 드레싱을 바꾸는 동안 의사는 환자가 10일 전에 근치 유방 수술을 했고 절제한 부분이 괴사를 일으켜 부육을 형성했으므로 회복되는 대로 피부 이식을 할 계획이라고 말했다.

환자는 듣고 있는 것 같긴 했지만 아무 말도 하지 않았다. 의사가 치료를 하기 위해 수술 부위의 붕대를 풀고 상처를 드러냈을 때도 그녀는 무표정하게 상처를 바라보기만 했다. 외과의사들이 치료를 하는 동안에도 그녀는 아프다는 소리를 한 마디도 하지 않았다. 좀 어떠냐고 묻는 의사의 말에도, 별로 좋지가 않다고만 겨우 대답할 뿐이었다. 그러나 무엇이 좋지 않은지를 묻는 사람은 아무도 없었다.

다음 환자에게로 옮겨가는 동안, 나를 포함해서 어느 누구 한 사람도 그 환자에 대해서 입을 여는 사람은 없었다. 의사들은 무언가 느끼고 있는 것 같았다. 그러나 아무도 말을 꺼내진 않았다. 환자는 우울해 있었던 것이다. 누가 보아도 그녀의 우울증은 확실했다. 다만 모두가 '안 그랬으면……!' 하는 바람에서 그저 모른 체할 뿐이었다. 그 환자의 우울을 생각하기엔 의사 자신들이 너무 괴로웠기 때문이었다.

그 후로도 며칠 동안, 환자는 훨씬 더 우울해 보였고, 외과팀이 그녀에게 가는 것을 더 꺼리게 되었다는 것을 제외하고는, 첫번째 날과 똑같은 일들이 되풀이되었다. 시간이 지남에 따라 그 환자에 대한 나의 개인적인 관심은 더욱 커져 갔지만, 나 역시 그 환자에게 아무것도 해줄 수가 없었다.

한편으로는 나의 위치가 관찰자일 뿐이었으므로 치료에 참여해서는 안 된다고 생각했고, 그래서 환자에 대한 관심이 크기는 했지만 아무런 조처도 취할 수가 없었다. 또 한편으로는, 나도 다른 외과의사들과 마찬가지로 환자의 우울해 하는 모습이 너무 애처로워서 아무것도 할 수가 없었다.

그런데 내가 이 환자의 치료를 맡게 된 것은 그로부터 며칠이 지난 후였다. 그 환자를 만난 후 처음으로, 주치의가 나의 의견을 물어왔다. 나는 그 환자가 매우 우울해 보였다고만 대답했다. 그러자 그도 그렇게 생각하고는 있지만, 유방암 수술을 받은 많은 환자들은 그렇게 반응하므로 크게 문제될 것은 없을 것 같다고 했다. 그러면서도 그는 내게 도움을 청했고, 나는 기꺼이 그녀와 대화를 하겠다고 했다. 이 환자에게는 대화가 절실히 필요하다고 확신했기 때문이다.

환자는 증세가 점점 심해져서 세수도 거의 하지 않고 식사도 거르곤 했다. 내가 정신과의사임을 그녀에게 밝히고, 우울해 보이는데 무슨 이유가 있느냐고 물었다. 처음에 그녀는 별 관심이 없는 듯 어깨를 으쓱해 보이고는, 자신에게는 정신과의사의 도움이 필요없다며 나와 대화하는 것을 주저했다. 그러나 시간이 지나자 입을 열기 시작했다.

그녀의 이야기는 주로 자신을 수술한 외과의사에 관한 것이었다. 처음에는 혀가 닳도록 그를 칭찬했다. 실력도 있고 친절하기도 하고 정말 훌륭한 의사라는 것이었다. 이 지나친 칭찬이 내게 좋은 힌트를 준 것이다.

난 슬쩍 물었다.

"수술 경과가 그리 좋지 않은 것 같은데……."

그녀는 기다리기나 한 듯 내 말을 가로막더니, 그것은 그 의사의 탓이 아니라고 했다. 그러면 누구의 잘못이냐고 묻자, 그것은 모두 자기의 잘못이라는 것이었다.

사실 몇 달 전에 콩알만한 혹이 가슴에 만져졌을 때만 해도 그녀는 대단치 않게 생각했다고 한다. 얼마 후 감기가 들어 아버지의 절친한 친구가 운영을 하는 이웃 병원에 갔을 때, 그 이야기를 했더니 그 의사는 별 것 아닐 테니 몇 달 후 다시 와보라고 했단다. 그것부터가 자기 잘못이라는 것이었다. 왜 하필 그 의사에게 갔으며, 또 몇 달 후라고 했는데 얼마나 있다가 오라는 얘기인지를 확실히 묻지 않았던 것도 자기 잘못이고, 지금 수술 경과가 이렇게 나빠진 것도 수술 시기를 놓친 자기의 잘못이라는 것이었다.

그 후 10개월이 지난 어느 날, 그녀는 그 혹이 더 커진 것을 발견했다. 그때 그녀는 다른 의사를 찾아갔고, 그 의사는 지금의 주치의를 소개시켜 주었다. 이 의사 또한 처음에는 별 것 아닌 낭종일 것이라고 말했으나, 좀 더 확실하게 수술을 해서 제거하는 것이 좋겠다고 했다. 그리고 수술 후에야 그것이 암이었음을 알았다. 모든 것이 자신의 운명이기에, 슬프지만 받아들일 수밖에 없다고 했다. 그리고 나를 안심시키기라도 하듯, 자신이 이렇게 된 데에는 아무도 잘못이 없고 다 자신의 탓이라고 했다.

그녀는 괴사를 일으킨 피부와 이식 수술에 대해서는 아무 말도 하지 않았으므로, 그것에 대해서 묻지 않을 수 없었다. 이 역시 불행한 일이기는 하지만, 이는 병원에서는 가끔 일어나는 일이며, 자기가 운이 나빴을 뿐이라고만 했다.

그 다음 시간, 우리는 그녀가 자라온 가족 배경을 이야기했다. 그녀의 불행했던 결혼, 이혼, 그리고 이제 열 살 난 아이때문에 그녀는 좋아하던 교사직도 그만두지 않으면 안 되었던 이야기를 자세히 했다. 자기에게 자식이 있다는 사실이 너무 불행하다고 하면서도, 그 애만큼 착한 아이는 이 세상에 없을 것이라고 덧붙였다.

세 번째 시간에 그녀는 수술에 대한 이야기를 끄집어냈다. 왜 피부 이식을 해야 하며, 또 언제 하게 될 것이며, 누가 하느냐고 물어왔다. 그것은 내 분야가 아니므로 주치의에게 물어보라고 말했으나, 그녀는 울상을 지으면서 주치의를 귀찮게 하고 싶지 않다고 말했다. 무엇 때문에 그러느냐고 묻자, 그런 질문을 하면 그 의사가 싫어할 것 같기 때문이라고 했다.

"아마 우리 의사 선생님은 저 같은 환자는 싫어하고 있을는지도 몰라요."

왜 자기를 싫어할 것 같으냐고 물었다.

한참 후에야 그녀가 말했다.

"상처가 잘 낫지도 않고, 또 수술을 해야 하니 어떻게 좋아할 수 있겠어요."

그녀는 틀림없이 주치의가 자기를 싫어하고, 잔뜩 화가 나 있을 것이라고 생각했다. 이 환자의 우울 성향이 차츰 분명해지는 것 같았다.

"그것 참 이상한 일이군요. 수술이 잘못되었으면 환자가 의사에게 참 많이 화가 날 텐데……."

그녀는 다시 말을 가로막더니, 그것은 자기 잘못이라고 강조하는 것이었다. 난 그 이상은 말을 하지 않고 그대로 두었다. 몇 차례 더 만나면서 우리 이야기는 별 진전은 없었으나 그녀의 우울증은 좀 호전되어 가는 것 같았다.

그런데 어느 날, 내가 병실에 들렀을 때 환자가 보이질 않았다. 간호사들에게 물었더니 무척 당황하면서 하는 말이 환자가 날 만나길 거절하더라는 것이었다. 별 도움도 안 되고 오히려 기분만 상하게 한다는 것이었다. 난 좀 창피했다. 체면이 말이 아니었다. 맨 처음에는 내 책임이 아니라고 변명을 하거나, 화난 김에 이대로 그냥 가버릴까 하는 생각을 했지만, 순간 이것이 그 환자의 병이란 것을 인식하고 참기로 했다.

환자가 의사를 거절할 때만큼 자존심을 상하는 일은 없다. 그러나 그럴수록 의사는 진정해야 한다. 병원에서의 의사와 환자 관계는 사회에서의 대인 관계와는 이런 면이 다르다. 같이 화를 냈다가는 환자의 치료에서 무언가 중요한 것을 놓치게 된다.

환자의 이런 부정 반응은 의사에 대한 정면 대결이었으며, 매우 중요한 것이었다. 드디어 그녀가 의사에 대한 분노를 겉으로 드러낸 것이다. 그녀가 나와의 대화를 거부한 것은 자신을 제대로 치료하지 못한 데 대한 분노에서 비롯된 것이며, 지금껏 감춰 두었던 감정의 폭발인 것이다. 이 환자가 나의 잘못된 치료에 대해 노골적으로 불만을 표시한 것은 주치의에 대한 분노를 대리인물을 통해서 해소하려는 시도일 뿐 아니라, 화를 냈을 때 나나 주치의의 반응을 알아보기 위한 일종의 시험이라고 할 수 있다.

화를 내거나, 두 번 다시 의사를 만나지 않겠다고 하는 환자를 의사는 당연하게 받아들여서는 안 된다. 환자가 화를 낸다고 해서 의사도 덩달아 화를 내면, 그 의사는 환자로부터 정말로 중요한 사실을 발견할 수 없게 된다. 외과적이든, 의학적이든, 정신과적이든 간에 이럴 때의 치료 상황은 상식적인 상황이 아니다. 다른 규칙과 이론이 필요하다.

내가 환자가 있는 곳을 물어 찾아갔을 때, 그녀는 방안에 혼자 있었다. 그녀의 태도는 아주 달라져 있었다. 나를 보자마자 화가 난 듯한 눈초리로 나를 노려보았다. 나를 경계하는 것처럼 보였고, 내가 묻는 말에 어떤 대답도 하지 않았다. 그러나 우울해 보이지는 않았다. 그녀의 얼굴은 상기되어 있었고 단호한 듯한 표정을 짓고 있었다. 그녀는 이제 우울한 환자가 아닌 잔뜩 화가 난 환자였다. 말할 때의 목소리도 달랐다. 나를 보고 처음 한다는 말이 "나가세요!"였다. 그녀에게 이런 면이 있었다니, 놀랄 일이었다.

난 담담히 이 시간에 우리는 만나기로 되어 있지 않느냐고 말했다. 그녀는 나를 이상한 듯 쳐다보더니 물었다.

"선생님은 화 안 나셨나요?"

난 아무렇지도 않다는 듯이 웃음을 지으며 대답했다.

"전혀요."

그리고 우리 이야기는 다시 계속되었다. 그러나 그날의 대화는 이전과는 상당히 달랐다. 처음으로 그녀는 자기 주치의에 대해 얼마나 화가 났는가를 노골적으로 이야기했다. 자기를 무시하는 듯한 태도에서부터 시작해서 수술을 잘못해서 재수술을 해야 했던 이야기를 털어놓으면서, 그녀는 억울한 듯이 마구 울어댔다.

이 특이한 사례는 너무나 극단적인 것이어서 수술 후 우울증의 좋은 예라고 자신 있게 말할 수는 없지만, 몇 가지 중요한 점을 시사하고 있다.

한 가지는 그러한 우울 반응을 가볍게 넘기거나, 단순한 불행이라고 생각해서는 안 된다는 것이다. 이 환자의 경우는 정말로 심한 우울증에 시달리고 있었고, 날이 갈수록 그 정도가 심해지고 있었다. 또한 우울증에서 화의 역할은 매우 중요하다는 것이다. 환자는 자신도 모르는 사이에 우울 증세 속에서 화를 낸다. 그리고 그가 화를 내는 대상은 우울증을 일으키게 했던 대상과 동일시되며, 주로 의사가 된다. 어떤 환자는 상대방에 대한 분노를 자신에게 발산하기도 한다. 위의 예와 같이 환자는 그녀 자신이 모든 잘못을 저질렀고, 비난받아야 할 사람도 자신이며, 죄가 많은 사람이라고 생각한다. 그녀의 양심은 공격자의 역할을 하고, 자신은 공격을 받는 사람이 된다. 그러나 그 뒤에는 우울증이 심해진다. 다른 사람에게 상처를 주려고 하면 할수록, 양심 때문에 더욱 더 자신을 학대하게 되며, 우울증은 더욱 더 심해진다.

수술 후의 우울증은 대부분 반응성이다.

이러한 우울증은 경증에서 중증까지 있으며, 우울증을 유발시키고 심화시키는 촉진 요소들이 있게 마련이다. 이 환자의 경우는 암과 근치유방절제술의 흉터, 게다가 피부 이식이 필요한 살의 흉터가 그 요소라고 할 수 있다. 환자의 충격, 두려움, 분노가 모두 합해져서 급성 우울증으로 전환되었다.

그런 환자와 대화를 할 때는, 급성 우울증을 치료하는 데 중점을 두어야 한다. 그래서 환자가 화가 난 이유를 알아내고, 환자의 가까이에 있는 의사나 친척들에게 그 분노를 터뜨릴 수 있게 해야 한다. 일단 이렇게 되면 급성 우울증은 대개 약화된다. 그러나 이것이 치료의 끝이라고 생각해서는 안 된다.

이 경우에도 환자의 분노가 의사에게서 비롯된 것이 아님은 쉽게 알 수 있다. 그녀의 병을 오진한 이웃 병원의 의사에게 대부분의 책임이 있었다. 훨씬 더 거슬러 올라가 보면, 그녀가 가슴에서 혹을 발견하기 전에도 잠재적으로 우울증이 있었던 것 같았다.

결혼에 실패한 것과, 열 살 된 자식 문제와 다른 문제들 때문에 화가 나 있었고 우울했을지도 모른다. 그래서 처음 혹을 발견했을 때, 이미 내재하고 있던 우울증이 자신을 학대하게 만들었을 수도 있다. 그녀는 이웃 병원의 의사가 건망증이 심하고, 구시대적이어서 오진을 할지도 모른다는 사실을 알고 있음에도 불구하고, 그에게 가기로 결정했다. 그녀가 그 의사에게 진찰을 받고 그의 무능함을 직접 체험했을 때에도, 즉시 다른 의사를 찾아가지 않았다는 것은 일종의 우울 증세이며, 자기 파괴적이며, 엄연한 자살 행위라고까지 생각할 수 있다.

이제 그녀를 도울 일은 우울증을 치료하고, 다가오는 피부 이식 수술을 성공리에 끝마칠 수 있도록 하는 것이다. 의사에게 화가 났다고 말하면서, 처음에는 나에게 화를 내다가 그 다음에는 자신의 주치의에게 노골적으로 화를 내자, 그녀의 우울증은 사라졌다. 비록 그녀가 의사에게 직접적으로 화를 낼 수는 없었으나, 나와 이야기하는 중에 자신의 감정을 솔직하게 표현했다. 또 수술을 받기 직전에는 주치의에게 화가 났다고 직접 말했는데, 그 이유는 부육 때문이었고 그에게 피부 이식 수술을 받고 싶지가 않았기 때문이다.

주치의는 환자가 자신을 신뢰하지 않는다는 것을 알았기 때문에 불안했고, 그래서 다른 의사를 소개시켜 주려고 했다. 그러자 그녀는 태도를 바꿔서 다른 의사는 싫다고 이전의 주치의에게 수술을 받겠다고 했다. 이로써 그녀의 우울증과 분노는 끝이 난 것이다.

수술 후 우울증의 또다른 예는, 심장 수술(open-heart surgery)을 받았던 여성에게서 나타났다.

그녀의 심장 수술은 상당히 성공적이었으며, 그녀가 앞으로도 건강하리라는 것은 의심할 여지가 없었다. 단 한 가지를 제외하고는 말이다. 퇴원하기 며칠 전에 그녀는 갑자기 우울해지고 불안해졌다. 자신은 모든 사람들에게 쓸모없고 부담스러운 존재라는 말만 했다.

이러한 변화는 놀라운 것이었다. 그녀가 수술 전에 우울했다면 충분히 이해할 만한 일이었을 것이다. 그 당시 그녀는 너무 쇠약해져서 거의 움직일 수도 없었으므로, 사실 부담스러운 존재라고 할 수 있었다. 그러나 놀랍게도 그녀는 낙심하지 않았고 오히려 쾌활했으며, 자신의 처지를 불평하거나 부담이 된다는 생각은 전혀 하지도 않았다.

그러나 수술이 성공적으로 끝나 정상적인 활동을 할 수 있으리라는 진단이 나온 지금에서야, 자신이 불행하고, 인생에서 실패했다며 우울해 하고 있는 것이었다. 게다가 그렇게 열성적으로 치료해 주었고, 친절하게 대해주었던 주치의를 실망시킨 것에 대해 부끄럽게 생각했다. 그녀는 의사가 자기를 싫어한다고 생각한 것이었다. 그녀는 남편에 대해서도 똑같은 말을 되풀이했다. 남편이 얼마나 착하고 친절한지, 그리고 자신 때문에 얼마나 많은 고생을 했으며, 또 많은 돈을 썼는지를 말하면서 자기는 그럴 자격이 없다고 덧붙였다.

그녀는 자기 주위에 있는 모든 사람들에게 이런 말을 했다. 의사, 남편, 간호사들에게 똑같은 이야기를 했던 것이다. 이런 이야기를 들은 사람들은, 모두 환자에게 화가 나지 않았을 뿐더러 환자를 싫어하는 것은 더욱 아니라고 했다. 그러나 그녀의 태도에는 아무런 변화가 없는 것 같았다.

내가 그녀를 만나러 갔을 때, 나 또한 똑같은 이야기를 들을 것이라는 생각을 했다. 그러나 처음에 그녀는 거의 아무 말도 하지 않고, 그저 울기만 했다. 그녀의 코와 눈은 울어서 빨개져 있었고, 눈물을 닦아내던 손수건은 흥건히 젖어서 쥐어짜면 눈물이 바닥에 떨어질 정도였다. 머리카락은 헝클어져 있었고 옷매무새도 단정치 못했으므로, 무언가 깊은 절망감에 빠진 사람처럼 보였다.

울음을 그치고 말문을 열었을 때에도 머뭇거리는 태도였으며, 남들이 자신을 보면 기분 나빠할 것이라고 했다. 또 모든 사람들이 정말 잘 대해주었지만, 자기에 대한 희망이 헛되게 되어서 너무 미안하다고 했다. 특히 남편과 주치의에게 더욱 미안해 했다. 예상했던 일이었다.

그녀는 내내 울먹이면서 중얼중얼 말을 했지만, 새로운 이야기는 전혀 하지 않았다. 그것은 마치 종교 의식(儀式)과도 같았다. 그녀를 귀찮게 생각하는 사람은 아무도 없다고 위로해 봤자 아무런 소용도 없을 것 같았다. 계속해서 자기를 비난하는 것은 중요한 우울 증세였다. 게다가, 마치 종교 의식이라도 치르는 것처럼 자신을 비난하는 것은, 어떤 역동적인 의미를 가지고 있다는 것을 알았다. 그것은 겉으로 드러나는 걱정을 감추기 위한 것일 뿐 아니라, 어떤 방법으로든 다른 사람들에게 이러한 걱정들을 전달하기 위한 것이었다. 따라서 그녀와의 대화에서 중점을 둘 것은 이 환자가 하고 있는 말의 진정한 의미가 무엇인가를 알아내는 일이었다.

다른 우울 환자들과는 달리, 이 환자는 먼저 이야기를 시작하지 않았으므로 항상 내가 먼저 말을 꺼내야만 했다. 그녀가 계속 자신을 비난하는 말만 해대자, 나는 도중에 말을 가로막고 몇 가지 질문을 해도 좋겠느냐고 물었다. 그러자 그녀는 즉시 주의를 기울였다. 그녀는 울음을 그치고 정색을 하며 무슨 질문이냐고 했다.

나는 단지 자신이 끔찍하게 나쁜 사람이라는 말만 되풀이하면, 무슨 말인지 잘 알 수가 없다고 말했다. 그러면서 그녀의 환경과 가족에 대해 알아두는 것은 중요할 것 같은데, 그런 것에 대해 이야기해 줄 수 있는지를 물었다. 그녀는 가족이 자기의 감정과 무슨 상관이 있느냐고 했다. 그리고는 아무 대답도 듣지 않은 상태에서 자연스럽게 이야기를 해나갔다.

실제로 그녀가 말한 것 중에는 치료에 특별히 도움이 될 만한 것이 없었다. 그러나 그녀가 이야기하는 방식은 나에게 큰 힌트를 주었다. 남편에 대해 말할 때면, 그녀는 긴장하고 경계했으며 뭔가를 숨기는 것 같았다. 이것이 그녀와 남편에 대한 유일한 실마리였으므로, 두 사람의 관계에 대해 단도직입적으로 물어보기로 했다.

"남편은 어떤 사람입니까? 애정이 있나요? 자기 주장이 강합니까? 이해심은 많은가요?"

이렇게 질문을 하면, 그녀는 뭐라고 대답해야 할지 몰라 머뭇거리는 태도가 역력했다. 그녀의 이런 태도로 보아 남편에 대해 좀 더 알아야겠다는 것을 알 수 있었으므로, 나는 좀 더 구체적으로 물었다.

"심장병에 걸린 이후 남편과의 성생활은 어땠습니까?"

이에 그녀가 나를 바라보며 물었다.

"심장병 치료를 끝마친 후를 말하나요, 아니면 수술 전 심장 상태가 아주 나빴을 때를 말하나요?"

내가 원래 묻고자 했던 질문은 수술 전이었으나, 환자가 두 가지를 묻는다는 것은 수술 전과 수술 후에 각각 중요한 무엇인가가 있다는 것을 암시하는 것이므로 재빨리 둘 다라고 대답했다.

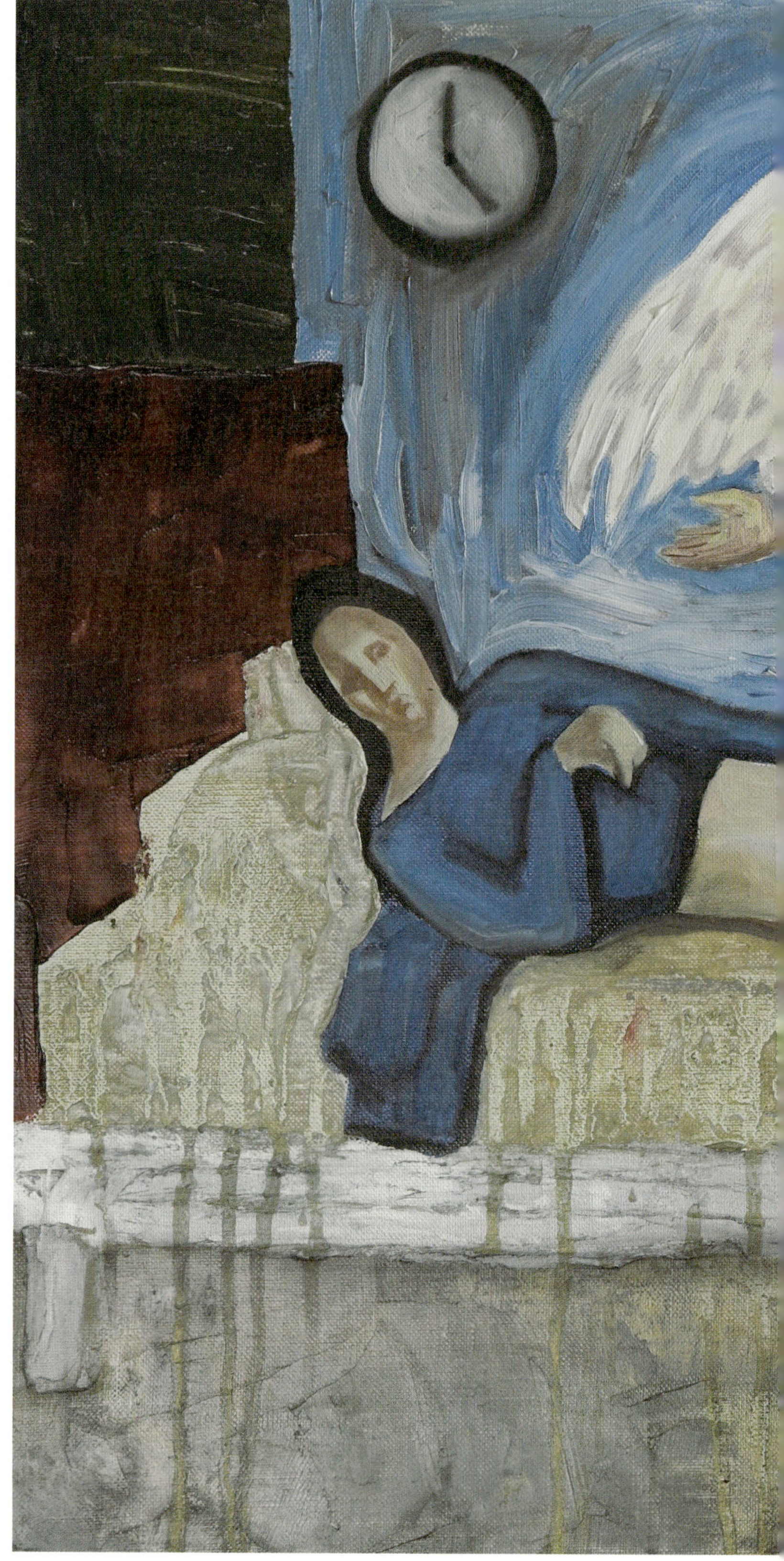

천사 같은 의사가 성에 굶주린
남편에게 "심장 수술이 잘
되었습니다. 이제는 성생활도
가능하게 되었습니다." 라고
말하고 있다. 그러나 섹스
공포증을 가진 환자는 수술
성공으로 오히려 우울증에
빠졌다. 그리고 "의사가
남편에게 섹스 이야기는 하지
말았어야 했어요." 라고 의사를
원망했다.
수술에는 성공했지만, 환자는
불행해졌다. 두려운 섹스를
피할 방패를 빼앗겼기
때문이다. 의사는 심장병만
봐서는 안 된다. 인간 전체를
봐야 한다. 심장병은 고쳤는데
환자가 자살했다면, 치료에
성공한 것이 아니다.

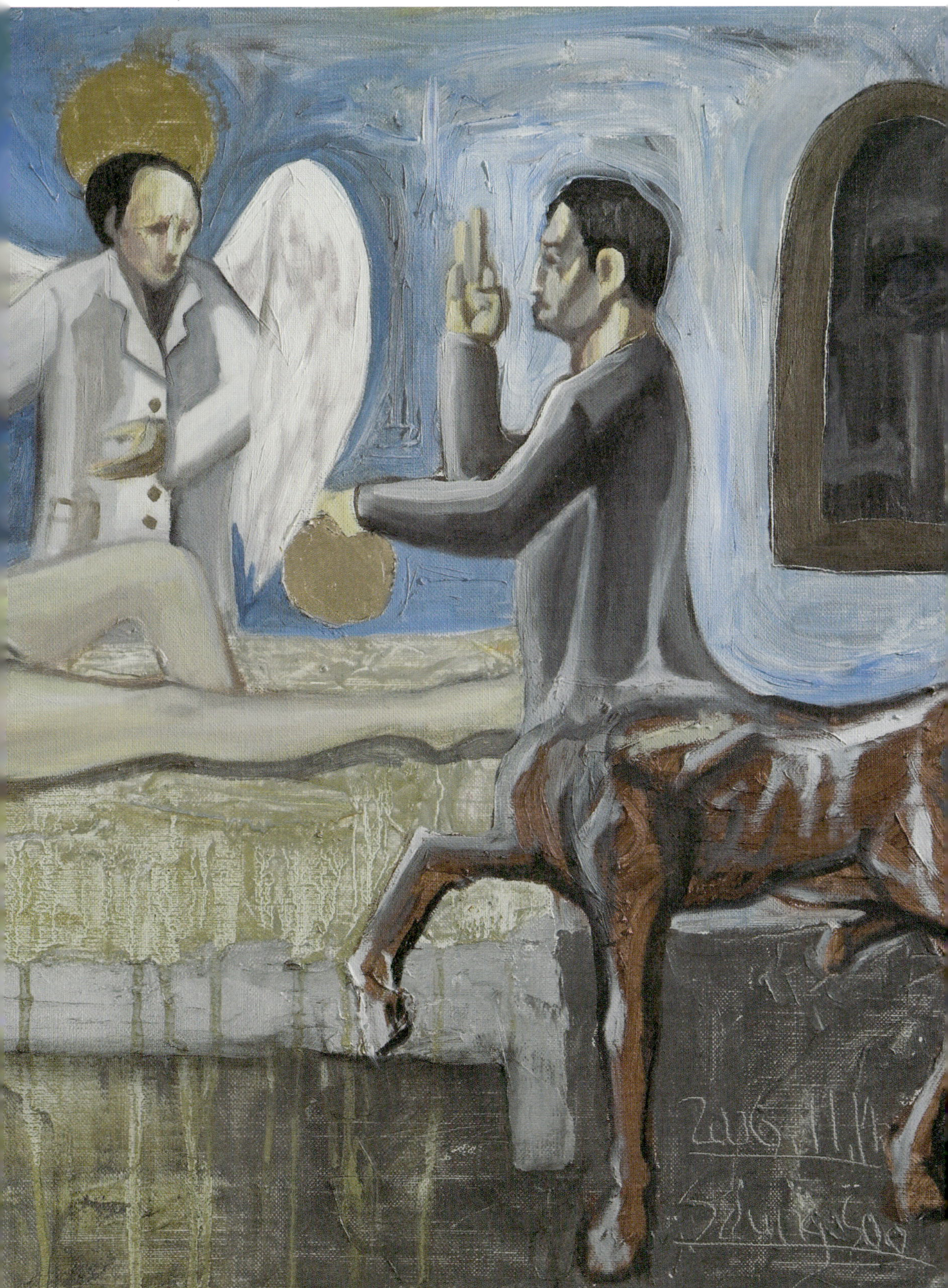

그녀가 대답을 하는 도중에, 그녀의 태도가 이전과는 정반대로 변한 것에 대해 저으기 놀랐다. 똑바로 앉은 자세로 울지도 않았고 울먹이는 소리도 하지 않았다. 그녀는 몇 년 동안 건강이 나빴기 때문에 그동안에는 남편과 성 관계를 갖지 않았다고 했다. 자신이 건강이 좋지 않은 것을 알고 남편이 그녀를 혼자 내버려 두었다는 것이었다. 그녀는 이 말을 한 후에 잠시 말을 멈추었다. 이때를 틈타 물었다.

"그렇다면 지금은 어때요?"

환자는 갑자기 울음을 터뜨렸다. 조용히 흐느끼거나 울먹이는 정도가 아니라 주체할 수 없을 정도로 엉엉 울어댔다. 몇 분쯤 지나자, 울음을 그친 그녀는 의사가 한 번도 아니고 세 번씩이나 다음의 말을 했다는 것이었다.

"부인, 이제는 아주 건강해져서 무엇이든지 하실 수 있게 됐습니다."

그녀는 의사가 한 말이 처음에는 무슨 뜻인지 잘 몰랐으나, 되풀이해서 말할 때마다 그 말은 남편과의 섹스를 의미한다는 것을 알게 되었고, 의사는 그녀에게 마치 좋은 소식이라도 전하는 것처럼 기뻐하더라는 것이었다.

"그러면 좋은 소식이 아니었나요?"

그녀는 다시 울음을 터뜨렸으나 이번에는 금방 그쳤다. 그리고 나서 매우 나쁜 소식이었다고 말했다. 그녀는 남편과 성 관계를 다시 갖는 것에 대해 끔찍하게 생각했다. 그녀가 병들기 전에도 남편과의 성 관계는 전혀 만족스럽거나 즐겁지 못했다. 남편과 성 관계를 갖지 않았던 동안 훨씬 더 가깝고 친하게 지낼 수 있었으며, 가정생활도 더 순조로왔다고 했다. 이제는 모든 문제점들이 다시 시작될 것이라고 했다.

의사가 그녀에게 무엇이든지 할 수 있다고 한 말을 잘못 이해한 것은 아니냐고 물었다. 그녀는 화를 내며, 남편이 어느 날 다시 성 관계를 가질 수 있게 되어 정말 기쁘고, 그녀가 빨리 퇴원해서 침실로 갔으면 좋겠다고 말했다는 것이다. 남편에게 어떻게 해서 그런 생각을 했느냐고 묻자, 주치의가 환자인 그 부인이 건강해져서 무엇이든 할 수 있게 되어 기쁘겠다는 말을 남편에게 했고, 그 말을 듣자마자 남편은 섹스를 말하느냐고 물었으며, 의사는 그것도 포함한다고 대답했다는 것이었다.

이때 환자는 다시 흐느껴 울기 시작했고, 다시 우울해 보였다. 그녀는 자신이 얼마나 쓸모없으며, 남편과 성 관계를 다시 갖는다는 것이 끔찍하며, 남편은 그녀와 이혼을 할 것이고 그렇게 되면 집으로 갈 수도 없다고 했다. 또 의사를 실망시켜서 정말

미안하고, 그가 심장 수술을 성공적으로 했음에도 불구하고, 이제 그녀는 그렇게 비참하고 은혜를 모르는 사람으로 돼서 모든 것을 망쳐 놓았다고 했다. 퇴원을 해서 집에 가도 섹스를 하기 싫어할 것이므로 의사도, 남편도 분명히 자기를 싫어할 것이라고 했다. 그러나 그녀가 막연하게 그럴 것이라고 말하는 것처럼 들렸으므로, 나는 중간에 상황이 바뀔 수도 있다고 말했다.

주치의가 그런 이야기를 해서 자신을 난처하게 만들었으므로, 그녀는 은연중에 그 주치의에게 화가 나 있었다. 그녀는 의사에게 하고 싶었던 비난을 자기 자신에게 하고 있었던 것이다.

환자는 내 말에 동의하지 않았지만, 울음을 그치고 의사는 수술에만 신경을 써야 한다고 말했으며, 이 점에서 그 의사는 정말 훌륭했고 감사하게 생각한다고 했다. 그러나 그 이상을 넘어가지 말았어야 한다고 했다. 남편에게 그녀가 그렇게도 싫어하는 섹스를 할 수 있다고 말해주는 것은 의사의 소관이 아니라는 것이다.

이렇게 변화된 비난과 분노의 표현은 그 환자에겐 아주 중요한 일이었고, 그로 인해서 그녀의 우울증은 차츰 사라져갔다. 울면서 자신을 비난하는 기간이 며칠 있긴 했지만, 정도가 그다지 심하지 않았고 오래가지 않았다.

우리는 며칠 동안 매일 계속 만났고, 매번 30분 가량의 대화를 했다. 대화를 통해서 그녀는 주치의에게 자신의 성 문제에 대해서 어떻게 이야기할 것인가에 대해서 도움을 얻고자 했다. 그리고 그보다 더 중요한 것은 남편에게 퇴원하는 날 또는 다른 날에 그와 함께 잠자리를 같이하고 싶지 않다는 말을 어떻게 전달할 것인가 하는 문제에 대해서 도움을 얻는 일이었다.

주치의에게 무슨 말을 해야 할 것인가에 대해서는 별 도움을 주지 못했지만, 남편에게 해야 할 말에 대해서는, 지금껏 내가 가지고 있던 지식을 바탕으로 몇 가지 도움을 주었다. 다만 나의 추측이 옳았는지는 알 수가 없었다. 나는 이전에 그녀와의 대화를 통해서 들은 그들 부부의 성생활을 생각해 볼 때, 남편은 겉으로만 그녀와의 성 관계를 다시 시작하고 싶어할 뿐이며, 사실은 그녀 자신이 남편보다 더 원하고 있을지도 모른다고 말했다. 그가 했던 말은 단지 의사의 말에 대한 반응에 지나지 않을 수도 있다고 했다. 의사는 남편이 부인과 섹스를 할 수 있다는 말을 들으면 행복해 할 것이라고 생각했고, 남편은 그런 의사의 기대를 저버리지 않기 위해, 정말로 부인과의 성 관계를 기대하고 행복해 하는 것처럼 행동했을지도 모른다고 말했다. 그리고 실제로 남편 또한 그들의 불만족스러운 성생활을 다시 시작하는 것에 대해 그녀 못지않게 걱정스러워하고 싫어할지도 모른다고 말했다.

환자는 내 추측에 매우 놀라워했다. 그녀는 남편이 남자답지 못하기 때문에 성 관계를 원하지 않을지도 모른다고 생각하면서 걱정스러워했고, 또 한편으로는 그녀 자신이 매력이 없기 때문에 남편이 섹스를 하고 싶어하지 않을 것이라는 생각에 걱정하고 있었다. 이같이 내 말에 놀라면서 민감한 반응을 보이는 것으로 보아, 그녀는 섹스에 대한 남편의 생각도 그녀의 생각과 같을 수 있다는 가능성을 깨닫고 어느 정도는 안심하는 것처럼 보였다.

24 수술 환자의 상실 반응

Reactions of Loss in Surgery

수술은 대개 우리 신체의 일부를 떼어내 버리는 처치이기 때문에, 특히 신체 중 크고 중요하고 쉽게 눈에 띄는 부위가 절단되면 그 상실에 대한 여러 가지 심리적 반응이 올 것은 당연한 이치다. 가령 팔, 다리, 위장, 눈, 유방 등이 수술로 절제되면 환자는 여러 가지 상실 반응을 보인다.

그 중 가장 대표적인 것이라면, '절단지증(Phantom Limb)'을 들 수 있다. 이것은 팔이나 다리를 절단당한 환자가 수술 후 상당한 기간 동안 아직도 그 부위가 건재한 것처럼 느끼는 증세이다. 없어진 다리가 계속 아프기도 하고, 가렵기도 해서, 때로는 실제로 긁기까지 한다. 이런 현상은 상처받은 신경섬유가 계속 자극이 되는 이유도 있겠지만, 그보다 없어진 다리에 대한 아쉬움이 더 큰 이유라고 생각된다.

어떤 의사든 환자가 수술 후 받아야 할 이러한 심리적 고통은 이해하고 있다. 그러나 많은 의사들은 환자들이 수술 후의 그러한 신체적 상실에 대해 심리적으로 잘 적응이 되지 않으면, 수술 후 회복뿐 아니고 앞으로의 적응에도 아주 영향이 크다는 것을 잘 모르고 있는 것 같다. 그 때문에 이러한 환자와는 대화를 통해 그 상실에 대해 충분히 이야기함으로써 환자가 적응하는 데 큰 도움이 된다는 것도 모르는 경우가 많다.

작은 신체 부위나 혹은 전혀 쓸모가 없는 부위가 절제되어도 이런 상실 반응이 올 수가 있다. 하지만 가장 이해하기 어려운 것은 전혀 절제된 것이 없는 경우에도 수술을 받았다는 생각만으로 상실감을 느낄 수 있다는 사실이다. 그들이 수술을 함으로써 잃은 것은 신체의 일부가 아니라 신체상의 균형일 뿐이다. 한번 깊게 베인 피부가 그 전과 같을 수는 없다. 환자가 이렇게 사소한 일에 상심한다는 것이 바보스러울지 몰라도, 어쨌든 이것은 분명히 일어나는 일이다.

이러한 상실감의 특징이라면 그 반응의 정도나 양상에 대한 예측을 할 수 없다는 점이다. 손가락 두 개가 절단되어도 별 걱정을 하지 않던 환자가 얼굴이 좀 찢어졌다고 아우성을 치는 경우도 있다. 문제는 실제로 무엇이 절단되었느냐가 아니고, 환자가 그 상실된 부위를 어떻게 생각하고 있느냐는 마음이다.

예를 들어, 활동적이었던 환자는 비록 팔·다리가 절단되지는 않았을지라도 자유롭게 움직일 수 없다는 것만으로도 많이 상심하고 괴로워할 것이다. 그러한 환자들에게 있어서는, 주로 고정을 한다거나, 강직 상태에 있다거나, 운동 기능 부전 상태에 있을 때 많은 상실감을 느낀다. 팔·다리의 신체 활동적 기능보다 미적 기능에 높은 관심이 있는 환자들은 외모가 많이 손상되지만 않으면, 자유롭게 움직일 수 없다고 해서 그리 큰 상실감을 느끼지는 않을 것이다.

눈 수술이나 생식기 수술 등은 실제의 신체적 손상과는 거의 관계가 없을지라도, 환자에게 많은 상실감을 일으킬 것이 분명하다. 사람마다 얼굴, 머리, 귀, 코, 이, 손과 같이 눈에 보이는 신체의 모든 부분을 수술한 후에 특징적인 상실 반응이 뒤이어 나타난다. 그러나 어떤 수술이 그러한 반응을 가져올 것이라고 정확하게 미리 예상하기는 어렵기 때문에, 환자 개개인이 겪고 있는 상실감에 대해서 개인적인 평가를 어떻게 내리고 있는지를 알아내는 것이 훨씬 더 도움이 된다.

모든 상실 반응 중에서 가장 이해하기 힘든 것은 주로 복구(復構) 수술과 관련이 있다. 깊은 상실감은 선천적 기형 뿐만 아니라 후천적 기형을 교정한 후에도 나타날 수 있다. 흔한 예로는 코 성형 수술이다. 즉, 못생긴 코를 새롭게 매력적인 코로 바꾸는 환자들에게서 쉽게 찾아볼 수 있다. 환자들은 수술한 결과에 대해 아무리 만족한다고 해도, 옛날의 자기의 코를 잃어버렸다는 데 대한 상실감이 전혀 없을 수는 없다.

어떤 환자들에게 있어서 그러한 반응은 즉각적으로 나타나고, 새로운 코에 대한 불만족이나 낭패감으로 표현할 것이다. 또 어떤 환자들에게는 상실감이 슬픔이나 허탈감처럼 느껴지다가, 일종의 애도 반응으로 나타날 것이다. 또 다른 환자들은 자신의 자녀가 비슷한 수술을 해야 하거나, 자신이 이와 비슷한 수술을 또 한 차례 치뤄야만 하는 몇 년 후에야 나타날 수도 있다.

성형 수술을 받은 환자들은 아주 착잡한 심리적 반응을 보일 때가 있다. 특히 코 수술 후에 역설적인 반응을 보이는 경우가 있는데, 그 이유는 그가 왜 코를 성형해야겠다고 결심하게 되었는가 하는 근원적인 것에서 나타날 것이다. 이런 경우, 코가 시원찮아 보여 더 예쁘게 보이고 싶었던 것만이 이유가 아닐는지 모른다. 신체 전체나 얼굴 윤곽에 처음부터 불만이 있었거나 혹은 노이로제나 정신병 때문일 경우도 흔하다.

이런 근본적인 문제를 따로 두고 코 수술만 한다고 그가 만족할 수 없는 것은 당연한 이치다. 수술이 잘못되었으니 다시 해달라는 등의 불평을 할 때는 환자의 밑바닥에 무언가 다른 복잡한 이유가 있음을 의심해야 한다.

환자가 수술을 한 후에도, 여전히 다른 문제들이 아직 남아 있다는 것을 알게 되면 실망하거나 낙심하기 쉽고, 아무리 코가 잘생겨 보여도 수술이 실패했다고 생각할 것이다. 심하면 코가 전보다도 못하다고 주장한다. 어떤 사람은 애매하고 막연한 불안감을 느낄 것이다. 또 어떤 이들은 새로운 코를 싫어하거나 낭패감을 느끼고 감추려고 할 것이다.

이런 일이 일어나면, 의사는 환자의 이런 부정적인 반응이 코 때문이 아니라 해결되지 않은 다른 문제 때문이라고 생각해도 좋을 것이다. 이것은 환자에게 코가 멋있어 보인다고 말하는 것만이 그가 멋있다고 생각하게 하는 데 도움이 되지는 않기 때문이다. 그리고 환자가 가지고 있는 다른 문제들을 밖으로 드러

낼 수 있도록 먼저 누군가의 도움을 받는다면, 그의 코가 얼마가 멋있어 보이는
지를 확실히 알 수 있게 할 것이다. 물론 이렇게 하는 것이 언제나 쉬운 일은 아
니다. 실제로 수술 후 나타나는 환자의 반응은 매우 복합적이고 미묘한 것이어
서 몇 년 동안 그냥 지나쳐 버리기 쉽다.

　이러한 예를 살펴보자.

　　신혼생활에서 다소 심각한 문제 때문에 내게 상담하러 왔던 아름답고 매력적인 젊
　은 여성이 있었다. 그녀가 처음 내 진료실을 찾아왔을 때, 그녀에게 앉으라고 권하자,
　그녀는 그 즉시 앉지 않고 의자를 다시 배치하고 나서야 자리에 앉았다.
　　그녀는 내가 앉아 있는 근처로 의자를 가져다 놓았으므로, 우리는 매우 가까이 마
　주보고 앉았다. 그 다음 두 차례의 방문에서도 마찬가지였다. 나는 그녀가 이렇게 하
　는 데에는 어떤 충분한 이유가 있을 것이라고 생각했지만 도무지 알아낼 수가 없었
　다. 처음엔 그녀가 가는 귀가 먹었나 보다 하고 생각했지만, 그런 것 같진 않았다.
　　그러던 어느 날, 그녀는 외모에 대해서 애매한 말을 했고, 나는 여기에서 힌트를 얻
　어 자신의 외모에 대해 어떻게 생각하느냐고 물었다. 그녀의 코는 원래 못생겼었는
　데 열여섯 살 때 성형 수술을 받았다고 말했다. 수술 후의 느낌이 어땠느냐고 묻자,
　그녀는 매우 당황스러웠으며 아무도 수술했다는 사실을 모르길 바랐다고 했다. 그녀
　는 너무나 당황해서 흉터와 부은 것이 가라앉은 후에도 몇 주 동안 집 밖에 나갈 수가
　없었다고 했다. 어떻게 이를 극복했느냐고 묻자, 그녀는 자신의 옆모습이 보이지 않
　게 하고 항상 정면을 바라보고 대화를 했다고 대답했다. 그녀는 얼마 동안 그랬는지
　정확히는 모르지만 6개월 정도 됐을 것이라고 했다.
　　이때 나는 그녀의 의자를 가리키면서 지금도 나와 정면으로 마주앉게 의자를 배치
　했다고 지적했다. 그러자 그녀는 놀라고 당황하면서 자신은 그 사실을 전혀 몰랐다
　고 했다. 그녀는 자신도 모르는 사이에 자신과 대화하는 모든 사람들에게 이렇게 했
　는지 의아해 했는데, 이것은 그 다음 날 몇몇 친구들에게 물었을 때 분명해졌다.
　　나는 환자에게 말했다.
　　"당신은 열여섯 살 때 가졌던 것과 똑같은 걱정과 불안에 시달리고 있군요. 하지만

이런 걱정들은 당신의 코의 모양 때문만은 아닌 것 같군요."

여기까지 말하자, 환자는 자신이 10대에 가졌던 걱정거리에 대해서 말했다.

이 걱정들은 주로 그녀의 성에 대한 관심과 연관이 있었다. 그녀의 최대 관심사는 성장해 가는 신체, 특히 가슴에 있었는데, 더 깊숙한 내면세계에서는 성적 충동과 두려움 때문에 항상 불안하고 당황스러웠다. 그녀는 코와 마찬가지로 가슴도 거울 앞에서 비춰보느라 많은 시간을 보냈다고 했다.

이 두 가지가 그녀를 가장 불안하게 했던 옆모습이었으며, 그녀는 코와 가슴이 조금만 더 작았으면 하고 바랐다. 가슴은 어떻게 할 수 없었지만 코의 모양을 고치는 것은 가능했으므로, 열여섯 살 때에 부모님을 졸라서 수술을 하게 되었다. 수술 후 그녀의 코는 아름다워 보였으나, 그녀가 이해할 수 없었던 몇 가지 어리석은 이유로 그녀는 계속 혼란스러웠으며, 부분적으로나마 옆모습이 보이지 않게 함으로써 그러한 문제를 해결하려고 했다.

수술 후에 그녀는 코의 옆모습이 아름답다고 생각했으나, 여전히 그 옆모습을 감추려고 했던 것은 다른 이유가 있었다. 그녀가 정말로 감추고 싶었으며 오늘날까지 감추려고 했던 것은 바로, 그녀 가슴의 옆모습이었음을 암시해 준다. 따라서 나는 환자에게 이런 사실을 알려주고, 사람들과 마주보고 앉으려고 하는 것은, 적어도 마음속으로는 청소년기에 그랬던 것처럼 가슴의 모양을 걱정하고 남들이 어떻게 생각할까 두려워하고 있는 것이라고 지적했다. 이 말을 듣자 그녀는 한편으로는 안심하면서도, 정말로 그렇게 걱정하고 있었던 것 같다고 시인했으며 스스럼없이 최근의 결혼 생활에 관한 문제에 대해 말하기 시작했다.

이제 미적 결함으로부터 지나치게 병적이거나 생명을 위협하기까지 하는 결함과 불가해한 것처럼 보이는 상실 반응으로 화제를 돌려볼까 한다. 이런 상실 반응은 이러한 결함들을 복구하고, 교정하고, 제거한 후에 흔히 나타난다. 이런 역설적인 반응들은, 환자의 만성적인 신체 조건들이 비록 보기 흉하고, 고통스럽고, 무력한 것처럼 보일지라도, 환자의 정상생활의 일부라는 것을 알게 된다면 완전히 이해할 수 있을 것이다.

환자는 이러한 결함에 적응을 하고, 그가 하는 모든 일에서 고려하며 자기 이미지의 일부라고 생각한다. 그가 이런 결함들을 싫어하거나, 그로 인해 불안해할 때나, 불구가 된다고 할지라도 그의 생활에 익숙해지게 된다. 더구나 환자는 종종 특별한 방법으로 이런 결점을 이용하거나 거기에 의존한다.

예를 들어, 환자는 어떤 경우에 하고 싶었던 일을 하지 못한 데 대한 변명으로 이를 이용할 수 있다. 어떤 공격적인 행동을 취할 때에도 마찬가지다. 이와 같이 환자가 자신의 결점을 정상화하기 때문에, 의사는 결점이 갑자기 사라진다고 해서 심한 상실감을 느끼는 사람은 없을 것이라고 자신해서는 안 된다. 결점이라고 해도 갑자기 없어지게 되면, 착란증과 정신병 같은 불안, 혼란, 방향감상실(인식 혼란), 동요, 이질감, 우울증, 심하면 적어도 몇 가지 복잡한 심리적인 동요가 일어날 것이다. 이런 반응들은 환자가 어떻게 해서든지 자신이 겪은 상실감을 극복하고 적응하기 위한 부분적인 노력이 될 수도 있다. 이러한 관점에서 볼 때, 이런 수술 후 나타나는 이상현상은 실제적인 상실에 대한 반응으로 설명될 수 있다고 하겠다.

어떤 환자들은 별 도움없이도 상실에 대해 적응을 잘한다. 그러나 많은 경우, 우리가 생각하는 이상으로 그들에게는 많은 도움이 절실하게 필요하다. 상실된 부위가 어떤 의미를 가져왔으며, 또 이것을 둘러싼 여러 가지 심리적 갈등도 진지한 대화를 통해 이해되어야 한다. 수술만 하는 것으로써 끝나는 것이 결코 아니기 때문이다.

성공적인 심장 수술에 대해 역설적이고 난처한 반응을 보였던 한 중년 남자가 있었다.

중년의 남자 환자는 심장 수술이 성공적으로 끝나 주치의로부터 이젠 무슨 일이든지 해도 좋다는 말을 들었으나 이 환자는 겨우 집안일이나 돌볼 뿐 외출조차 삼가고 있었다. 언젠가 다시 심장병이 재발할지 모른다는 두려움 때문이었다. 내가 그를 처음 만났을 땐, 수술을 받은 지 이미 8개월이나 지난 후였다.

예전에 그는 일급 전기 기사였다. 그는 수술 전에도 몇 년 간 직장을 쉬고 있었다. 이젠 충분히 회복되어 복직을 할 수 있는데도 그는 여전히 자신을 환자로 생각하고 있었다. 나와의 대화에서도 마찬가지였다. 비록 수술이 성공적이라 하더라도 아직도 자기의 생명은 한 가닥 실에 매달려 있다는 것이었다. 그러면서 그는 셔츠를 걷어올리더니 아직도 벌겋게 남은 수술 상처를 보여주는 것이었다. 의사인 내가 보기에도 끔찍한 상처였다.

어쨌든 환자는 이미 오래 전에 회복되었고, 병원에서도 퇴원했지만, 여전히 심장병을 앓고 있는 것처럼 행동했다. 수술을 성공리에 끝마쳐서 회복이 되었는데도 그의 태도나 마음가짐은 수술 전이나 변함이 없었다.

이는 그가 다시 직장을 갖지 않았다는 것에서 쉽게 알 수 있다. 수술하기 전 몇 년 동안 그는 육체적 노동을 할 수 없었고, 수술 후에도 여전히 일을 하지 못할 것처럼 행동했다. 그에게 예전처럼 일을 할 수 있다고 몇 번씩이나 말했음에도 불구하고, 그 말을 이해하지 못하는 것 같았다. 환자는 직장을 구하려고 열심히 노력했지만 항상 실패했다고만 했다. 가는 공장마다 거절당했다는 것이다. 그를 고용하지 않은 이유로 많은 것들이 있었으나, 그에게 있어서 이유는 분명했다. 바로 그의 심장병 때문인 것이다. 그리고 그는 결코 그 점에 대해 분개하지 않았으며 오히려 인사 담당자의 생각에 동의하는 것 같았다. 누가 심장병을 앓았던 사람을 고용하고 싶어하겠는가?

이러한 상황이 한 달 가량 계속되자, 의사들은 인사 담당자가 환자에 대한 선입견을 가지고 있다고 생각하고, 사회복지센터에 그 문제를 의뢰했다. 그곳에서 일하는 한 사회사업가는 인사 담당자와 공장 전담 의사가 그 환자를 고용하지 않은 이유를 애매하게 대답했다는 것을 알고, 환자가 다른 공장에 지원했을 때, 미리 그 공장의 인사 책임자에게 그는 신체적으로 아무런 문제가 없다는 의사의 말을 전했다.

이러한 중재 덕택에 그 정도의 기술을 가진 기계공을 필요로 하는 자리가 몇몇 있었지만, 환자는 여전히 직장을 구할 생각조차 하지 않았다. 얼마 후에 나는 환자에 대해 어떻게 생각하느냐는 질문을 받았다.

내가 환자와 이야기를 했을 때, 가장 놀랐던 것은 내 안에서 생겨난 감정 때문이었다. 30분 가량 그의 이야기를 들은 후에, 나는 그가 신체적으로 아프다고 생각하고 있음을 발견했다. 그의 태도, 외모, 목소리, 자신에 대해 말하는 것 모두가 나로 하여금 극히 제한된 신체적 능력을 가진 사람의 이미지를 갖게 했다. 그는 마치 있는 힘을 다해서 말하는 것처럼 한숨을 쉬고 호흡도 아주 힘들어 했다. 그는 마치 그의 손에 병든 심장을 쥐고 있는 것처럼 말했다. 그는 수술이 마치 종교적인 기적이라도 되는 것처럼 말했다. 그는 치료된 환자가 아니라, 비록 목숨은 건졌으나 위험한 상태에 있는 환자처럼 보였다.

나는 그의 상태에 대해 안타깝게 생각한 나머지, 아슬아슬한 체력의 한계에 부담을 주지 않기 위해 휴식을 취하고 마음을 편히 가지라고 말해주고 싶었다. 심장학자와 주치의가 나에게 환자의 상태가 좋다고 말한 것을 나 역시 그 환자와 대화를 하면서 순간적으로 모두 잊어버린 것이었다. 환자가 거의 자동적으로 셔츠 단추를 풀기 시작했을 때, 그의 괴로운 이야기는 절정에 이르렀다. 그가 셔츠를 젖히고 내의를 올려서 아직도 길고 빨갛게 남아 있는 가슴의 흉터를 완전히 드러내는 것을 보았다.

그러나 다음 순간, 나는 중요한 것을 깨닫게 되었다. 그는 아직도 옛날의 심장병에 대한 미련을 버리지 못하고 있었고, 나는 완전히 그 심리에 꼼짝 못하고 말려든 것이었다. 취직을 하려 해도 아무도 그를 고용해 주지 않더라는 그의 변명 아닌 변명을 이해할 수 있었다. 그가 직장을 구하기 위해 면담을 할 때 만약 내가 인사 담당자였고, 그가 몇 분 전과 같이 행동했다면, 나 또한 그를 채용하지 않았을 것이기 때문이다.

나는 정신을 가다듬고 취업 면담을 하러 갈 때도 나에게 했던 것처럼 병과 수술에 대해 이야기하고, 그 상처도 보여주었느냐고 물었다.

그는 주저없이 대답했다.

"물론이죠. 거짓말을 해서야 됩니까?"

그의 대답을 듣는 순간, 내 머릿속을 스치는 생각이 있었다.

'저 상처를 보고 누가 취직을 시켜줄까?'

그는 취직을 하고 싶은 생각이 아직까지도 없는 것이 분명했다.

이것이 우리가 첫 상담 시간에 했던 대화의 전부이다. 이로부터 나는 몇 가지 결론을 얻었다. 하나는 환자가 꾀병을 부리는 것은 아니었으며 정말로 직장을 갖고 싶어 했다는 것이다. 또다른 잠정적인 결론은 그를 지탱시켜 준 것은 병에 대한 계속적인 집착, 병에서 벗어나는 데 대한 무능력, 자신의 병든 이미지에서 벗어나지 못하는 무능력이었다는 것이다. 어떤 의미에서, 그는 상실 반응을 갖고 있었고, 이것이 계속되는 동안 그는 뭔가 새로운 것으로 옮겨갈 수 없었다.

우리가 다시 만났을 때, 나는 내 생각을 간단히 말하고, 이것이 그의 생활 형태이며,

다른 상황에서도 그는 천천히 변화하고 천천히 적응하며, 자신이 가지고 있는 것들을 천천히 포기하는지 물었다. 그는 곧 내가 하는 말이 무엇을 의미하는지 알아차렸으며, 몇 가지 예를 들어 대답했다.

그리고 나서, 나는 그에게 특히 수술에 대해 어떻게 생각하느냐고 물었다. 그가 얼마나 오랫동안 수술을 연기했고 어떻게 해서 결국 수술을 하게 됐는가? 그는 오랫동안 수술을 연기했고, 또 수술 전에도 계획은 두 번이나 세웠으나 마지막 병원 입원 수속 때 수술을 취소했다고 했다.

나와 대화를 나누면서, 환자는 수술을 받지 못하는 무능력과 직업을 갖지 못하는 무능력을 비교할 수 있었다. 그래서 내가 결국 어떻게 해서 수술을 받게 되었느냐고 물었을 때, 그는 이미 대답이 준비되어 있었다. 수술을 받게 한 사람은 바로 그의 어머니였다. 그녀는 그가 수술을 연기하는 것이 특히 문제라고 생각을 했다. 그녀는 전에 여러 번 그와 이야기를 했었고, 어떻게 해야 하는지 알고 있었다.

어느 날 그녀는 아들에게 그를 병원으로 데려가서 수술을 받게 할 것이라고만 말했다. 그녀는 택시를 불렀고 택시가 오자, 아들의 손을 잡고 택시에 태워서 병원으로 갔다. 그녀는 다시 아들의 손을 잡고 입원 수속실로 데려갔다. 이것이 수술을 받게 된 사정이었다.

환자가 수술을 받게 된 이야기는 흥미로웠을 뿐 아니라, 그에게 아픈 사람의 이미지를 버리고 신체적으로 유능한 자아의 이미지를 되찾게 해줄 수 있는 완전한 지침이 될 수 있었다. 누군가가 그의 손을 잡고 가서 직업을 구해주어야만 했다.

나는 한 사회사업가를 만나 그에 관한 모든 이야기를 들려주었다. 그녀는 즉시 요점을 알아차리고 내가 말을 마치자마자 물었다.

"내가 말 그대로 그의 손을 잡고 데려가야 한다는 말인가요?"

나는 그렇게까지 자세한 것은 모르겠지만, 환자가 실제로 고용될 때까지 함께 있어줘야 하고, 그로 하여금 자신의 병에 대해 말하지 못하게 하며, 냉정을 지키게 해주어야 할 것이라고 말했다. 예상했던 대로 아무런 문제가 없었다. 먼저 사회사업가는 환자가 지원하려고 하는 공장의 인사 담당자와 연락을 해서 환자에 대한 이야기를 해주었다. 그리고 나서 그녀는 환자를 차에 태워서 공장으로 데려간 후 면접이 끝날 때까지 함께 있었고, 마침내 그는 직업을 갖게 되었다.

수술에서 또다른 상실 반응은 62세 된 노인에게서 나타났다.

  62세 된 환자는 항상 남달리 착실하고 적응을 잘 했다. 주변의 사람들은 그가 열심히 일하고 양심적이고 믿을 만한 사람이라고 말했다. 그는 매우 보기 드물 정도로 한 회사에서 거의 40년 동안 근무했고, 그동안 한번도 지각이란 걸 해본 적이 없었다. 62세의 나이로 퇴직을 했고 그는 현재 상당히 많은 연금을 받고 있었다.

  환자의 가정생활 또한 흠잡을 데가 없었으며, 좋은 아버지이자 좋은 남편이었다. 아내가 말한 단 한 가지 아쉬운 점이라면, 직장에서처럼 집에서도 그는 너무 엄격하고 완벽했다는 것이었다.

  환자는 은퇴를 하고 나서야 치과에 갈 수 있는 시간이 생겼으며, 치아 상태가 나빠서 치료를 받아야만 했다. 치과의사는 치아를 치료할 수 없다고 하며 윗니와 아랫니 전체를 틀니로 바꾸는 것이 낫겠다고 했다. 그는 두 말 않고 그렇게 하마고 했다. 즉석에서 이를 빼고 새로 틀니를 만들어 끼워주었다. 환자는 이 모든 것을 잘 참아냈고, 무엇보다도 새 틀니에 대해서 아주 만족해 했다.

  그러나 다시 문제가 생겼다. 아내는 남편이 틀니를 맞춘 지 이틀째 되는 날, 그가 아무런 이유도 없이 틀니를 끼우지 않으려고 하는 것을 보고 뭔가가 잘못되었다고 생각했다. 아내가 무엇 때문이냐고 물었지만 그는 단지 익숙해지는 데 시간이 조금 걸릴 것이라고만 했다. 그 다음 날에도 그는 틀니를 끼지 않으려고 하자, 아내는 조금 화가 났다. 아내는 그를 설득해서 틀니를 끼우게 했으나 그는 불편하다고 하면서 다시 빼버렸다. 이렇게 며칠이 지났으며, 이제 그는 틀니를 물컵에 집어넣어 놓고 쳐다보지도 않게 되었다.

  결국 아내가 의사에게 전화를 해서 상황을 설명했다. 의사는 그녀에게 남편을 데려오라고 했다. 치과에서도 환자는 틀니를 끼려고 하지 않았다. 의사는 틀니가 잘 맞고, 조금 지나면 불편하지 않게 되고 계속 틀니를 끼우면 얼마 안 있어 편안하게 될 것이라고 말했다.

  치과에 갔다온 지 한 시간 가량 지나서, 환자는 틀니를 빼서 눈에 안 보이는 곳에 치워 버리고, 그때부터 아예 모른 척했다. 아내가 다시 한 번 끼워보라고 했지만, 그가 너무 싫어했으므로 포기하고 더 이상 말하지 않았다.

다음 날, 환자는 훨씬 더 말이 없고 조용해졌으며, 잘 먹지도 않았고 잠도 설쳤다. 이러한 상태가 일 주일 정도 계속되면서, 그는 점차 불안해 하고 쉽게 흥분했으며, 심지어 희망이 없어 죽는 것이 낫겠다고 말하기도 했다. 그러자 아내는 가정의를 불렀고, 그는 정신 병원에 입원할 수 있도록 도움을 주었다.

정신과의사는 우울증이라는 진단을 내렸으며 전기충격요법을 실시했다. 2, 3주에 걸쳐 예닐곱 번의 치료를 한 후, 우울증은 점차 나아지고 그는 더 많은 활동을 하고 이야기를 하게 되었다. 그러나 틀니에 대한 그의 태도는 아무런 변화도 없었다. 환자가 자연스럽게 말할 수 있었던 것은 틀니가 맞지 않고, 적응하려고 해도 소용이 없었으며, 그냥 틀니 없이 살아야겠다는 말만 했다. 더 물어보면, 그는 이빨을 뺀 것이 커다란 잘못이었다고 말했다. 모두 그의 잘못이었으며 아무도 탓할 수 없다고 했다. 다른 것을 시작하기엔 너무나 늦어 버렸으며, 그는 틀니를 다시 끼울 수 없다고 했다.

그의 말에도 불구하고 직원들은 그에게 틀니를 사용하라고 설득했다. 그는 싫다고 했다. 틀니가 없으면 얼굴이 쭈글쭈글해 보이고 움푹 들어가 보인다고 했으나, 그는 아랑곳하지 않았고 한편으론 기뻐하는 것처럼 보였다.

결국, 환자의 상실 반응이 단지 이를 뺀 것 때문은 아니라는 가정 하에서, 퇴직을 일찍 한 이유와 그의 직장에 대해서 물었다. 그는 처음에 직장에 대해서 말하는 것을 꺼렸지만, 자꾸 물어보자 퇴직하고 싶지 않았다고 대답했다. 그렇다면 왜 그렇게 일찍 퇴직했느냐고 묻자, 상사가 그에게 다시 시작할 수 있는 많은 연금을 이미 모았으므로 계속 일할 필요가 있느냐고 하면서 은퇴하라고 권했다는 것이다. 상사가 일찍 은퇴하라고 한 또다른 이유가 있었는지를 묻자, 그는 조금 망설이면서 아니라고 대답했다. 계속해서 그가 무능력했기 때문이냐고 물었다. 그의 명예를 손상시키는 이 같은 말에 환자는 버럭 화를 내면서 대답했다.

"개인 기록부를 보면 알 수 있지 않겠소?"

나는 계속 물었다.

"당신이 그렇게 훌륭했다면, 왜 상사가 은퇴하라고 했지요?"

그가 대답했다.

"상사가 젊은 사람을 승진시키려고 했으며, 빈 자리를 만들기 위해 내 자리를 내줘야만 했소."

환자는 아무런 감정의 변화 없이 이러한 설명을 했다. 어떤 기분이었느냐고 묻자, 그는 아무런 느낌이 없었다고 했다. 왜 그가 그래야만 했을까? 상사는 당연한 일을 했고, 자기가 상사라도 그렇게 했을 것이라고 했다. 회사의 이익이 그러한 결정을 하는 데 있어서 가장 중요한 것이기 때문이다. 다른 데서도 마찬가지다. 어쨌든, 그에게서 모든 것이 끝나 버렸고, 쓸모없는 사람이 되어 버렸으며 미래가 없었다. 그 자리에 오는 젊은이들만이 미래가 있는 사람들이었다.

환자는 계속해서 부인했지만, 빨리 은퇴한 것이 치명적인 것이 아닌가 하는 생각이 들었다. 그것은 틀림없었다. 그는 회사에 거의 모든 생애를 바쳤다. 그는 모든 일에 지나치게 양심적이었고, 회사에 지나치게 헌신적이었으며, 무엇보다 지나치게 소유욕이 강했다. 또 자신이 회사의 주인이라는 생각을 가지고 있었다. 그의 모든 희망과 기대는 자신이 수십 년 동안 일했던 이 회사에 있었다. 이러한 깊은 애착에서 볼 때, 그가 정상적인 시기에 정상적인 상황에서 은퇴했다 하더라도 심한 상실감을 느꼈을 것이라는 결론을 내릴 수 있었다.

그러나 그의 품위가 지켜졌거나, 먼저 그의 의사를 물어보았거나, 명예직과 같은 것이 주어졌다면, 그가 슬퍼하면서도 견뎌냈을 수도 있었을 것이다. 그러나 연금을 들먹거리며 다 자신을 위한 것이라는 얄팍한 속임수 아래 밀려나는 것은 참기가 힘들었다. 젊고 더 유망한 직원에게 자리를 내주기 위한 위장이었음을 너무나 잘 알고 있었다.

이런 결론을 얻기는 쉽지 않았다. 불평하고 비난하는 것이 원래 이 환자의 성격이 아니었고, 그의 소유적 태도가 회사와 사원들을 더 감싸고 돌게 만들었기 때문이다. 정신과의사는 환자에게서 느낀 바를 사실대로 말해주는 것이 좋다. 만약 의사가 잘못 생각하고 있다면 환자가 정정해 줄 것이다. 그리고 의사가 하는 말이 옳으면 환자는 솔직히 시인하고, 한두 마디 더 자세한 설명을 덧붙일 것이다.

그와 대화를 함에 따라, 은퇴 후 즉시 치아를 빼고자 한 것은 그가 얼마나 직장을 그리워하는지, 그에게 실직이 얼마나 참기 힘든 일인지, 상사에게 얼마나 화가 나 있는지를 감추기 위한 필사적인 노력이었음이 분명해졌다. 즉, 그는 즉시 또다른 상실의 대상을 치아로 설정해 놓고, 퇴직 후에 느끼는 심한 상실감을 대신 발산하는 데 이용했던 것이다.

그가 새로운 틀니를 끼울 수 없었던 것은 이러한 과정의 일부에 지나지 않았다. 틀니를 잘 사용하게 되면 실직에 대한 대용물로써 그의 치아에 대한 상실감을 이용할 수 없게 될 것이기 때문이다. 치아 없이 지냄으로써 그가 얼마나 허탈감을 느끼는지 알고 나타낼 수 있게 될 것이다.

회사측 입장에서도 한두 마디 덧붙여져야 할 것이다. 이 강박관념에 사로잡히고 지나치게 양심적인 완벽주의자는, 그의 아내의 말대로, 함께 살기가 쉽지 않고 함께 일하기에도 어려웠을 것이다. 지나친 정확함과 완벽함 때문에 그는 상사를 불량하다고 생각하고 있었음에 틀림없다. 그래서 당연히, 상사는 이러한 이유로 다른 사람들과 마찬가지로 그에게 일찍 은퇴하도록 권했을 것이다.

이 환자의 상실 반응에 대한 치료는 실직을 어떻게 해결하느냐에 달려 있었다. 이것이 주된 문제였고, 이 문제가 해결되지 않는 한, 부수적인 문제인 틀니는 해결될 수가 없었다. 상실감을 원래 위치로 돌려놓고, 마치 사랑하는 사람의 죽음을 슬퍼하는 사람처럼, 그에게 직업에 대해서 자세히 그리고 전반적으로 말하게 함으로써 문제를 해결할 수 있는 것처럼 보였다. 그러나 환자가 회사에 대해서 가지고 있는 완고하고 편협하며 완벽한 애착을 생각해 본다면, 그러한 해결책은 아무런 소용이 없을 것 같았다. 그는 아마도 이전에 직장에 대해 애착을 가졌던 만큼, 치아에 대해서도 강한 애착을 가지고 있으므로 계속 우울한 상태로 있게 될 것이다.

물론, 이 경우는 자신의 직업에 모든 것을 걸고 있던 사람의 은퇴로, 특히 남보다 빠른 은퇴는 아주 위험한 것이고, 이러한 은퇴를 결정하기 전에는 반드시 깊이 생각해 보고 신중한 판단을 내려야 할 것이다. 또한 이 경우는 의사들이 완고하고 융통성이 없는 환자들에게 선택적인 수술을 하는 데 있어 매우 조심을 해야 한다. 선택적 수술에 대한 필요성이 환자가 생각하는 필요성과 상당히 다른 이유가 있을 수도 있다.

이 경우는 역시 수술에서 상실 반응에 수반되어 나타나는 것으로 흔히 심한 수술 우울증이 일어난다는 것을 설명해 준다. 수술 후 우울증으로 심한 상실 반응이 나타날 수 있음을 고려해야 할 것이다.

수술 후 상실 반응의 마지막 예는 착란증에 걸린 환자의 경우이다. 착란증 병인학에서 상실은 결정적인 역할을 하기 때문에 제 16장의『정신착란증 환자(The Delerious Patient)』에서 언급하기보다 여기에 포함시키기로 했다.

환자는 중년 부인이었으며 항상 착란증에 걸리기 쉬운 사람 중 하나였다. 그녀는 착란증에 걸리기 쉬운 다른 사람들처럼 매우 특이했으며, 그녀가 했던 괴상한 일들은 현실 감각이 없어서가 아니라, 현실에 대한 집착이 목적이었고, 이것을 가능하게 하는 데 효과가 있었다.

무엇보다도 그녀는 병적인 음주가였다. 그렇지만 결코 알코올 중독자는 아니었다. 오히려 그녀는 술을 조금만 마셔도 정신을 잃을 정도였다. 또한 그녀는 다른 아파트로 이사를 가거나 친숙한 물건들이 없어졌을 때에도 정신을 잃었다.

이 환자는 병원 응급실에서도 유명했으며, 조그만 병이나 사고로도 병원을 자주 찾곤 했다. 언젠가도 그녀는 벤 상처 때문에 병원에 찾아왔고, 봉합을 해야 할지를 결정하기 위해서 외과 레지던트가 호출되었다. 그 레지던트는 지나가면서 환자의 배가 볼록하게 나온 것을 발견했다. 그가 이유를 묻자, 그녀는 크고 오래된 복면 탈장이라고 했다. 탈장의 크기에 놀라서 그는 환자에게 한 번 보자고 했다. 환자는 마지못해서 옷을 벗고 진찰을 받았다. 레지던트는 탈장의 크기가 어마어마하다는 것을 발견했다. 더구나, 탈장으로 인해 생긴 주름 부위에서 피부가 빨갛게 부어오르고 심지어 궤양이 생겼다. 환자의 진료기록 카드를 훑어보면서 레지던트는 몇 군데의 궤양은 심하게 감염되어서 병원에 입원 치료를 해야 한다는 것을 알았다.

그는 탈장을 치료해야 한다고 결론짓고, 환자에게 왜 이전에 치료하지 않았느냐고 물었다. 그녀는 탈장은 정말로 문제가 되지 않는다고 이상한 대답을 했다. 레지던트는 탈장이 믿을 수 없을 정도로 컸으므로 치료해야 한다고 했다. 그가 더 많은 질문을 하자, 그녀는 치료받는 것이 두려웠다고 솔직히 털어놓았다.

몇 년 전 탈장이 난 직후에 받은 수술로 인해 그녀는 매우 놀랐으며, 두 번 다시 그런 수술을 받고 싶지 않았다고 했다. 레지던트는 한 마디로 탈장은 치료해야 하고, 그러면 훨씬 더 건강해지고 기분도 나아질 것이며 감염된 부분과 궤양의 통증도 없어질 것이라고 했다. 그의 설득에 못이겨 환자는 수술을 하기로 하고 병원에 입원을 했다. 수술은 쉽지 않았으나 성공적이었다. 커다란 종양을 제거했고 그녀의 복부에 있던 보기 흉한 상처도 없어졌다.

그러나 환자에게는 착란증이 생겼다. 그녀가 의식을 회복한 후, 자신과 주위의 환경을 알아본 후에 첫 증세가 나타났다. 이때 의사는 자신이 끝마친 수술에 대해서 매우 흐뭇해 하면서 환자를 보러 왔고, 그녀도 새로운 모습에 만족스러워 할 것이라고 유쾌하게 말했다. 그런데 그녀가 아무런 반응도 보이지 않자, 그는 이불을 젖히고 그녀에게 절단 부분을 보라고 했다. 복부에는 붕대가 감겨 있긴 했지만 이전처럼 보기 싫은 모습은 아니었다. 볼록 튀어나온 배가 홀쭉 들어가 있었다.

그녀는 이것을 보자마자 울기 시작했다. 이러한 어이없는 반응에 놀란 의사는 그녀를 위로하려고 했고, 그래도 진정하지 않자 그는 병실에서 나와 버렸다. 몇 분 후에 간호사들은 환자가 바닥에 누워 있는 것을 발견했다. 그녀는 침대에서 떨어진 것이다. 다시 침대로 눕히자, 그녀는 겁에 질린 것처럼 보였고, 간호사들에게 병실이 이리저리 돌고 침대가 흔들거리며, 간호사들이 빙빙 돌고 바닥이 위로 올라온다고 말했다. 그녀 주위의 모든 것이 변했고 쉬지 않고 움직인다고 했다. 그녀가 점점 더 불안해 했으므로, 진정제를 투약하고 떨어질 것에 대비해 침대 옆에 받침대를 세웠으며, 손목도 묶어 놓았다.

몇 시간 후 내가 그녀를 보았을 때, 그녀는 덜 불안한 것 같았지만 환각에 사로잡혀 있었다. 그녀는 계속해서 부드러운 목소리로, "내 아가야, 내 아가야!" 라고 말하고 있었다. 그녀가 아무도 없다는 것을 깨닫게 될 때까지 내가 계속해서 아이는 없다고 말하면서 팔을 흔들자 그녀는 겁에 질리고 경계하는 것처럼 보였다. 그래서 감히 접근해서 이야기를 할 수가 없었다.

환자에 대한 모든 이야기를 이미 들었기 때문에, 나는 무슨 조처를 취해야겠다고 생각했다. 무엇 때문인지 그녀는 겁에 질린 듯한 눈으로 주위를 살피며 둘러보고 있었고, 눈동자는 불안에 휩싸인 듯 심하게 움직이고 있었다. 나는 그녀에게 그녀가 수술을 받았고 탈장은 깨끗하게 제거되었음을 상기시켜 주었다. 그리고 덧붙여 이러한 변화 때문에 모든 것이 낯설고 변한 것처럼 편치 않은 느낌을 받을 것이라고 이야기해 주었다. 비록 그녀 자신은 내 말을 들었다는 것을 의식하지 못했지만, 나는 그녀가 듣고 있었을 것이라고 생각했다. 그러나 내가 확신할 수 없었던 것은, 그녀의 혼란스러운 변화에 대한 나의 관심이 현실 또는 환상 세계에 대한 그녀의 집착을 더 심하게 만들 것인가 아니면 줄어들게 할 것인가 하는 문제였다.

내가 말했듯이 아무런 일도 일어나지 않았으므로, 나는 이미 환자에게 했던 말을 몇 번이고 여러 가지 방법으로 되풀이했다. 나는 또한 괜찮다고 말하면서, 아무것도 없어지지 않았고 그녀는 여전히 그대로이며, 곧 상실감을 이겨낼 것이라는 위로의 말도 했다. 내가 계속해서 말하자, 그녀는 머리를 흔들고 눈동자를 돌리면서 겁에 질린 듯한 신음을 하고 있었다. 다시 그녀의 정신 상태가 혼란스러워졌음을 알 수 있었다. 그녀가 이렇게 할 때마다, 나는 변한 것은 병실이 아니라 그녀 자신이고 병실은 예전과 같다고 말했다. 20분 정도 뒤에, 그녀가 안정을 되찾은 것 같았으므로 나는 병실에서 나왔고 그 다음 날 다시 갔다. 그녀의 불안과 동요는 줄어들었지만, 착란증과 환각은 더 심해졌다는 보고를 받았다. 그녀는 아기에 대해서 훨씬 더 많은 이야기를 했으며 아기를 어르는 시늉을 하고, 노래를 불러주면서 아기를 보고 있는 것처럼 행동했다.

이번에는 지금 그녀에게 일어나고 있는 일에 대해 좀 더 직접적으로 이야기를 해주고, 그녀를 대화에 끌어들이려고 했다. 나는 착란증에 대해서도, 아기에 대해서도 말하지 않았고, 아기가 나타내고 있는 것이 바로 복면탈장이라는 말을 했다.

내가 수술에 대해 말하자 그녀는 당황한 것 같았고, 거기에 대해서는 그 후 한 마디도 하지 않았다. 어쩔 수 없이 나는 혼자서 이야기해 나갔다. 나는 그녀가 배에 있었던 커다란 물체에 익숙해졌음에 틀림없고, 비록 그것이 불편하고 보기 흉했을지라도 애착을 갖고 좋아하게 되었을 것이라고 했다. 이제 그것이 없어져 버렸기 때문에 그녀는 모든 게 낯설게만 느껴지고, 비현실적으로 느껴져 어떻게 반응을 해야 할지 모르게 된 것이라고 했다.

같은 날 오후에, 그 환자를 담당한 간호사로부터 전화가 왔다. 여전히 착란증 증세가 있기는 하지만 환자가 더 밝아 보이고 말도 더 많이 하므로, 그녀와 이야기하기에 좋은 시간일 것이라고 말해주었다. 정말 그런 환자에게는 대화하기에 좋은 시기였다. 환자가 내가 전에 했던 말을 어떻게든 듣고 있었고, 거기에 대해 나름대로 생각을 하고 있었음을 알 수 있었다. 그녀는 말을 시키지 않았는데도 탈장에 대한 이상하고 반발적인 설명을 했다. 그것은 슬프고도 감동적인 이야기였다.

그녀에게 탈장은 큰 부담이었고 몸의 균형도 제대로 잡을 수가 없어서 등을 뒤로

젖힌 채로 걸을 수밖에 없었다고 했다. 그녀는 옷과 속옷까지도 바꿔 입어야 했고, 그 것을 받치기 위해 얼마나 많은 띠를 둘러야 했는지도 말했다. 그녀는 그 부분을 청결 하게 하고, 씻고 말리며 분을 발랐다고 했다. 그녀의 말투는 점점 엄마의 애정어린 말 투로 변하고 있었다. 그녀는 배를 다루고 들고 보살피는 데 대해서 많은 이야기를 했 는데, 그녀가 돌아다닐 때 배를 한 손이나 양손으로 받치고 다니곤 했으며, 잠잘 때 자세를 바꾸면 배가 이리저리 움직였다고 했다.

이러한 생생한 설명을 듣고 나니, 그녀에겐 탈장이 단순한 질병 이상이었고 아기처 럼 여겨졌을 수도 있다는 것을 알게 되었다. 비록 피부 찰상과 궤양과 염증으로 인한 통증이 고통스럽고 귀찮은 것이긴 했지만, 그녀에게는 중요한 것이었다. 탈장 부위 에 염증과 종기가 나면 열습포로 몇 시간 동안이나 싸고 있었으며 병원에도 갔던 것 을 변명조로 이야기했다.

가장 인상적이었던 것은 그녀가 했던 이야기의 내용이 아니라 말할 때의 목소리와 어휘의 선택이었다. 그녀는 현실의 것, 자신에게 매우 중요한 것을 말하고 있었다. 때 때로 상실감이 들 때면 그녀는 눈물을 흘리곤 했고, 한두 번 ‘내 아가’ 라고 말했다. 이럴 때마다 그녀는 상을 당한 사람처럼 죽은 사람과의 추억을 되새기고, 기뻤던 일 과 슬펐던 일, 좋았던 일과 나빴던 일들을 이야기하는 것 같았다. 그리고 이렇게 함으 로써 점차 마음의 정리를 했고 조금씩 상실감을 극복해 나갔다.

며칠이 지나자 환자는 더 이상 불안해 하지는 않았지만, 여전히 슬픔에 싸여 있었 고 자신에 대한 확신도 없는 것 같았다. 그녀는 아직까지도 불안정한 상태에 있었다. 그것에 대한 해결책은 없었다. 그녀는 커다란 탈장이 없어서 상심했으며, 한 달 또는 일 년 후쯤에 똑같은 만족을 줄 수 있는 다른 방법을 찾게 될 것이다.

앞서 이야기했던 것과 같이 수술 후 상실 반응은 우울증이나 착란증에서 중 요한 역할을 하기도 한다. 이런 경우는 너무 흔하고 중요한 것이기 때문에, 우 울증 환자와 착란증 환자들을 대할 때에는 무의식적인 상실감으로 시달리고 있지는 않은지 의심해 보아야 한다.

우울증이나 착란증은, 적어도 부분적으로는, 치료의 한 방편으로써 환자의 상실감을 부정하거나 그것을 보상하고자 하는 노력일 수도 있다.

치료비의 청구

Talking about Money

　의사로서 하기 어려운 일 중의 하나가, 의사 자신이 직접 환자와 치료비에 대한 이야기를 한다는 것이다. 필요한 이야기이긴 하지만 거북하다는 핑계로 되도록이면 피하려고 한다. 대개는 이런 일은 비서나 간호사에게 넘기고, 자신은 바쁘다며 슬쩍 피한다. 혹은 월말이나 연말에 청구서를 보내기 때문에 환자로서는 진료비가 얼마나 되는지를 전혀 알 길이 없다. 어떤 의사들은 아예 청구서도 보내지 않고 환자가 알아서 결정해 주기를 기다리는 의사도 있다. 특히 환자가 친척이나 혹은 병원 관계에 종사하는 사람일 경우에는 진료비에 대한 이야기를 꺼내기조차 힘들어 무료 봉사를 해버린다.

　또 어떤 의사는 그와는 반대로 지나치게 과다한 진료비를 환자에게 청구하기도 한다. 그러나 환자의 재산 능력에 따라 진료비를 적당히 조절하는 사람도 있다. 그러나 이 방법은 환자마다 얼마의 진료비를 청구해야 할 것인가를 항상 생각해야 하기 때문에 의사에겐 큰 정신적 부담이 아닐 수 없다. 특히 이타주의와

탐욕주의 사이에서 끝없이 갈등하는 의사들에겐, 이런 방법상의 문제들이 진료비 청구에 대한 고민을 안겨주는 셈이다. 그래서 의사나 환자 모두에게 정당한 요금을 결정하기까지 몇 달씩 청구서 발송을 미루는 경우도 있다.

이런 고민에서 벗어나기 위해 대부분의 의사들은 다른 사람이 제시하는 기준을 따름으로써 진료비 문제를 해결하려고 한다. 즉 의사회나, 보험 회사, 혹은 보건소 등에서 정한 진료 수가 규정에 따라 청구하는 손쉬운 방법을 택하는 것이다. 최근에는 이런 진료 수가표가 점점 공식화되고, 진료비의 절대적인 기준이 되어 이용되는 추세이다. 이 방법이 편한 것은 무엇보다 의사 개인이 결정한 것이 아니란 점에서 책임을 느끼지 않아도 좋다는 것이다. 이런 경향은 근대 사회로 되면서 점점 그 적용 범위가 넓어져서 앞으로 의사는 돈에 대한 이야기는 환자와 직접 하지 않아도 될 날이 올지도 모른다. 그러나 그러한 기대가 반드시 옳은 것은 아니다.

어떤 의사들은 의료사회에서 일어나고 있는 이러한 변화들이 환자에게 진료비를 이야기해야 하는 그들의 고충을 완전히 없애줄 수도 있을 것이라고 생각한다. 물론, 여기에는 여러 가지 의료보험 계획이 포함된다. 많은 의사 단체와 환자들의 모임에 의해 시작되고 제3의 단체에 의해 관리되는 이 계획들은, 의사는 물론 환자들도 진료비 문제로부터 벗어날 수 있게 해준다. 의사협회와 환자들 모임, 그리고 제3의 단체가 계약을 맺은 것이므로 환자나 의사가 개인적으로 계약을 맺을 필요가 없다는 것이다.

이런 변화가 일어나고 있는데, 더 이상 의사가 돈에 관해 환자와 이야기를 할 필요가 있는가?, 또는 더 이상 이런 이야기가 필요한가? 하고 물을 수도 있을 것이다. 그러나 내 대답은 '필요하다.' 이다.

첫째로, 개인적인 진료수가는 아직도 의학계의 중요한 문제이고, 앞으로 몇 년 동안은 계속 그럴 것이다. 그러나 더욱 중요한 것은 환자와 돈에 대한 이야기를 한다는 것은 단순히 진료비에 한한 것만은 아니라는 사실이다. 돈은 환자의 생활 전반에 걸쳐 중요한 영향을 미치고 있다.

따라서 환자의 건강과 안녕을 빌어야 하는 의사로서 돈에 대한 이야기를 외면한대서야 말이 안 된다. 만약 의사가 환자와 함께 건강과 질병에 대해 폭넓고 의미 있는 대화를 나누고 싶다면, 그는 돈에 관해서도 자신이 이야기를 할 수 있어야만 한다.

환자의 수입원이나 부채, 혹은 환자의 질병에 따른 치료비 지급 능력에 대한 두려움 등에 대해서도 이야기를 할 준비가 되어 있어야 한다는 것이다. 물론 진료비에 대한 이야기가 아니라고 하더라도 돈에 대한 것이라면, 아무리 환자생활의 일반적인 이야기라고 하더라도 쉽지는 않다. 환자만이 돈에 민감한 것이 아니라, 의사 자신도 역시 그렇기 때문이다. 사실 모든 사람이 돈에는 과민 반응을 보일 수 있다. 돈이란 그런 것이니까. 돈이란 그것이 무엇이든간에 모든 사람의 걱정거리와 밀접한 관련이 있다.

돈은 그 자체에 어떤 특성을 가지고 있는 것이 아니기 때문에, 도처에 있는 여러 가지 특성을 갖는다. 돈 그 자체는 어떤 실체가 있는 것이 아니다. 동전 수집가나 수전노가 아닌 이상, 돈 그 자체에 절대적인 가치를 두지는 않는다. 그래서 돈은 단순한 돈이 아니다. 그것은 여러 가지 상징적 의미를 내포하고 있으면서 또한 분명한 현실이기도 하다. 돈으로 옷도 사고, 반찬, 여행, 어린이 장난감, 냉장고 등을 살 수 있다. 이것 하나하나가 환자의 생활이다. 진료비 청구서는 이 중의 어느 몇 가지를 희생시키지 않으면 안 된다. 환자의 생활을 뺏어오는 결과다. 따라서 환자로서는 좀 어려운 고통임에 틀림없다.

만약 의사가 돈의 이러한 상징적인 의미를 깨닫는다면, 의사가 돈에 대한 이야기를 왜 완전히 거부할 수 없는 것인지를 이해하기가 훨씬 쉬워질 것이다. 돈이라는 큰 나무 아래에는 생필품을 비롯한 사치품 등과 같은 물건들이 드리워져 있다.

예를 들어 자가용 월부금이나, 식료품 외상값, 보험료를 낼 수도 있고, 새 텔레비전, 위스키, 그밖의 다른 물건 즉 새 옷이나 애들 자전거도 살 수 있으며, 집을 수리하거나, 이중창을 달 수도 있고, 은행에 저축을 하거나, 빚을 갚을 수도 있을 것이다. 환자가 돈의 여유가 있느냐 하는 것은 문제가 되지 않는다. 모든 경우에 청구서는 돈 그 자체보다는 현실적이며, 구체적인 물건을 의미하기 때문이다.

게다가 이런 물건들은 환자 개인이 갖고 싶어했던 물건이다. 따라서, 진료비란 환자로부터 그 자신의 일부분을 빼앗아가는 것이므로, 환자는 이로부터 물리적 상실감을 느끼게 되며 한편으로 이를 두려워하는 것이다.

돈에 관한 한 사람마다 엉뚱한 환상을 갖고 있는 것도 잊어서는 안 된다. 이것은 그의 어릴 때 경험과 밀접한 관계를 갖고 있다. 대개의 가정에서 어린이에게는 돈에 관한 이야기는 쉬쉬하고 감추거나 좀처럼 똑바로 가르쳐 주지 않는다. 아버지의 봉급이나 은행잔고 또는 부채에 관한 문제는 완전히 비밀이며, 헌금이나 세금, 식료품이나 의복비, 또는 빌린 돈에 대해서도 가르쳐 주려고 하지 않는다. 그리고 아이가 이런 것에 대해 물으면, 부모들은 그건 네가 알 바 아니라는 둥 그런 것을 물어보는 것은 나쁘다느니 하며 꾸짖다가, 여하튼 걱정하지 말라고만 한다. 더 심한 경우도 있다. 어떤 부모들은 돈에 대해서 아이들에게 거짓말을 들려주기도 한다. 그들은 이렇게 함으로써 아이들을 쓸데없는 돈 걱정으로부터 보호해 준다고 생각한다.

돈에 대한 대부분 부모들의 이런 비밀스런 태도는 성이나 배설 기능에 대해 갖는 태도와 거의 일치한다. 거기에는 이런 건 어른들만 하는 이야기라거나, 또는 신비하고 비밀스럽다거나, 부끄럽고 당황스럽다는 공통점이 있다. 성인으로서 돈이나 배설물 또는 성을 부끄러워한다거나, 이런 부끄러움이 이런 것들에 대해 다른 사람과 이야기할 때 창피함을 느끼게 한다는 것이 이상한 것일까? 사실, 어떤 환자들은 돈보다는 성에 관해 더 편하게 이야기하기도 한다.

이런 어린 시절의 경험들의 결과로 인해, 의사가 환자와 돈에 관한 아야기를 할 때, 그가 마치 성을 포함한 아주 개인적인 것에 대해 이야기한다는 죄책감이나 거부감, 부끄러움 같은 것을 갖게 되는 것이다.

예를 들어, "수입은 얼마나 되나요?" 라고 질문을 하면, 환자는 마치 "부부생활은 어때요?" 라는 질문을 받았을 때와 같은 모호하고 회피적이며 불편해 하는 반응을 보이게 될 것이다. 그리고 "금전상에 무슨 문제라도 있나요?" 라는 질문에는, "부부생활에 어떤 문제라도 있어요?" 하고 물었을 때같이 멍한 눈길과 어색한 미소로 답할 것이다. 남편의 수입 능력에 관한 질문을 받은 부인은, 마치 남편의 정력에 관해 물었을 때와 같은 반응을 보일 것이다.

돈에 관한 이야기를 가장 잘 시작할 수 있는 방법이란 질문을 던지는 것보다 이야기를 해주는 것이다. 효과적인 질문이 무엇일까를 생각하기보다는 환자에게 돈에 대해 해줄 수 있는 이야기를 생각해 보아야 한다.

돈이란 환자의 건강에 중요한 영향을 줄 수 있기 때문에, 의사가 환자에게 돈에 관한 이야기를 끄집어내는 것은 쉬운 일이 아니다. 창피하기도 하고 낯이 간지러울 수도 있다. 하지만 이것은 환자의 입장에서도 마찬가지일 것이다. 그러나 이런 이야기는 해야 한다. 의사가 돈에 대해 전문가도 아니요, 그렇다고 환자가 돈이 없다고 빌려주겠다는 의미도 아니다. 의사는 사람에 대한 전문가이기 때문이다. 환자의 병이 처음부터 돈 때문에 생겼을지도 모른다. 또 병의 경과중에 돈 걱정을 너무 해서 옳은 치료가 되지 않을 수도 있다. 몸이 불편할 때 돈 걱정은 눈덩이처럼 커져 환자에게 치명적인 문제로 다가올 수 있다는 것을 알기 때문에, 그 원인을 찾아야 한다고 생각하는 것이다.

대부분의 의사는 그렇지 않겠지만, 만약 환자의 재정 상태를 더 깊이 알고 싶어한다면, 환자가 각 신체 부분에 대해 느끼는 것을 돈에 대한 태도와 비교해 보는 것도 좋을 것이다. 이런 이야기는 환자가 그의 재정 상황을 이야기할 수 있도록 분위기를 조성하는 데 도움이 될 수도 있기 때문이다.

돈에 대해 이런 일반적인 이야기를 자연스럽게 할 수 있을 때, 비로소 진료비에 대한 것을 말할 수 있다. 진료비를 결정할 때 환자에게 요금과 그렇게 된 이유를 설명해 주고, 지불 방법을 이야기해 줄 수도 있다. 또 환자가 묻기 전이라도 진료비는 대개 얼마가 될 것이며 또 왜 그렇게 드는지 혹은 환자 형편에 따라 경감한 내용까지도 이야기해 주는 것이 좋다. 만일 환자가 너무 엄청나다고 이야기한다면 그 사실을 불쾌하게 생각해서는 안 된다. 환자의 생각이 옳기 때문이다.

그럴 때는 반대를 할 것이 아니라 조용히 그렇다고 인정하고, 아프다는 것이 사실 비싼 것이라고 이야기해 주면 된다. 의사가 그 비용에 대해 혼자 책임감을 느낄 필요도 없다. 진료비가 비싼 것이 의사 개인의 책임은 아니기 때문이다. 따라서 적당한 범위의 청구라면 아무런 죄책감을 느낄 필요는 없다. 물론 진료비가 터무니없이 비싸다면 죄책감을 느껴야겠지만! 그런데 이상하게도 부당하게 비싼 진료비를 청구하는 의사일수록 전혀 이런 죄책감이 없고, 양심적인 의사일수록 진료비를 청구할 때마다 환자에게 미안해서 쩔쩔맨다. 여하튼, 진료비는 엄청나지 않다고 하더라도 대부분 상당한 금액임에는 틀림없다.

환자가 엄청난 금액의 청구서에 대해서 부담을 느낀다면 의사는 뭐라고 말할 수 있을까? 물론 아무 말도 하지 않을 수 있고, 또 대부분이 진료 청구서에 대해서는 거의 언급을 하지 않으며, 한다고 하더라도 동정어린 말밖에는 하지 않을 것이다. 하지만 뭔가 환자에게 더 많은 것을 이야기해 주고 싶은 의사도 있을 것이다. 의사가 환자에게 질병에 대한 대비 여부를 물어보는 것이 뭐가 잘못됐단 말인가? 처음 대하는 환자에게 이런 것을 물어보는 것이 뭐가 이상하단 말인가? 내 생각에는 많은 의사나 혹은 간호사가 새로 온 환자에게 이런 이야기를 한다. 그리고 대화중에 때때로 믿기 어려운 일들에 직면하기도 한다.

예를 들어, 부주의로 의료보험 기간을 넘겨 버린 환자가 있다. 이 지방에서 저 지방으로 이사가는 중에 기간을 넘겨 버리거나, 또는 직장을 옮길 때, 일시적으로 실업 상태여서 돈이 없을 때 이런 일이 일어난다. 그러나 아무런 뚜렷한 이유도 없이 의료보험 기간을 넘겨 버린 환자들의 경우에는 의심해 볼 필요가 있다.

또한 어떤 환자들은 경제적으로 여유가 있는데도 불구하고 의료보험에 가입조차 하지 않는다. 이런 환자들은 보험을 믿을 수 없다거나, 의료비는 정부에서 지원해 주어야 한다고 주장한다. 또 다른 환자들은 보험료를 감당할 수 없다거나, 자신이 아플 것이라고는 상상도 하지 못했다고 말한다. 이유야 어찌되었건, 경제적으로 전혀 예비되지 않은 이런 환자들은, 가려진 감정의 그늘 아래에서 그렇게 될 수밖에 없었던 이유를 의심해 봄직하다.

그렇다면 경제적으로 아무런 준비도 되어 있지 않은 환자를 치료하게 되었을 때 의사가 져야 할 도덕적 책임은 무엇인가? 환자의 금전적인 문제에 연연해야만 하는가? 아니면, 환자가 좋은 대안을 마련할 수 있도록 도와주어야 하는가? 환자가 의료보험 미가입자라면 의료보험에 가입할 것을 강요해야 하는가? 만약 그들이 거부한다면, 거부의 원인이 무엇인가를 파헤쳐야만 하는가? 그들이 아무런 대안도 필요없다고 한다면, 환자인 그들을 치료비가 없다는 이유로 외면해야만 하는가?

어떤 의사들은 이런 일에 말려든다는 것이 거북스럽다고 할 것이다. 환자들이 자신이 이런 일에 관심을 가지는 것을 보고, 의사가 되어서 돈에 굶주렸다거나 진료비를 내지 않을까 봐 걱정되어 저런다는 식의 의심을 받는 것이 싫고 두렵기 때문이다. 물론 어떤 환자들은 정말 그렇게 생각할 수도 있다. 심지어 의사에게 직접 그런 생각을 이야기할 수도 있을 것이다. 어떻게 생각하면, 환자들이 그렇게 생각하는 것이 당연할지도 모른다. 환자의 대부분이 진료비에 관심이 있는 것은 사실이니까.

그러나 그 순간 환자가 어떻게 생각하는가가 그렇게 중요한 일인가? 환자가 어떻게 생각할지 모른다는 두려움 때문에 그들이 경제적 참사를 피할 수 있도록 도와주어야만 한단 말인가? 결국, 심각한 병에 걸리면 환자는 엄청난 금액으로 불어난 병원비나 치료비와 부딪치게 될 것이다. 그렇다면 환자 앞에 놓여진 요인들을 알려주고 앞으로 그가 처하게 될 상황들을 미리 내다볼 수 있게 도와주는 것이 의사로서의 도덕적 책임이 아닐까? 또한, 고의나 부주의로 그 자신과 가족을 경제적 파탄, 혹은 자기 파멸의 길로 인도하는 환자에게 그 가능성을 일깨워 주는 것이 좋은 치료가 아닐까? 이런 점을 고려할 때, 의사는 그의 화술을 통해 환자 자신이 저지르고 있는 위험한 일을 깨달을 수 있도록 도와줄 수도 있을 것이다.

또다른 흥미로운 가능성은, 환자와 돈에 관해서 훨씬 광범위하게 이야기하는 의사에게서 찾아볼 수 있다. 이는 환자로 하여금 일반적인 의료 정책에 대한 의견이나, 지불 방법이나 재정에 관하여 구체적인 생각들을 말하게 한다. 대부분의 의사들은 이런 이야기에서는 별 부끄러움을 느끼지 않는다. 보다 넓은 의미의 의료 정책을 이야기할 때, 환자에게 의사 자신의 견해를 납득시킬 수도 있다. 환자를 이해시킨다는 것이 잘못된 것은 아니지만 새로운 사실을 가져다주지는 못한다.

내 생각에는 새로운 아이디어가 절실히 필요한 것같다. 지금까지 제시된 의료 정책 가운데 최고라고 할 수 있는 것이 있는가? 또 의료 문제를 완전히 해결한 나라가 있었던가? 아직까지 개발되지 않은, 환자와 의사 모두를 행복하게 해줄 수 있을 정말 새롭고 의미있는 정책, 그리고 재정적으로도 문제가 없는 그런 정책이 없을까?

만약 더 많은 의사들이 환자와 이야기를 나누고, 그들의 말에 귀 기울인다면, 이러한 개발의 씨앗은 이미 심어져 있는 것이라고 나는 믿는다. 의사는 그들이 환자와 갖는 독특한 관계를 통해, 의료 정책 이용자들의 생각을 직접 들어볼 수 있는 많은 기회를 갖고 있다. 또 환자들로 하여금 의료 정책, 환자 자신, 그리고 진료비 모두를 효과적으로 해결할 수 있는 최고의 방안을 모색할 기회를 줄 수 있다. 이런 기회를 이용해서 의사는 미래의 의료 정책에 훨씬 지대한 영향을 끼칠 수도 있는 것이다.

성(性)에 관한 대화

Talking about Sex

이 책의 초판에서는 성에 관한 내용을 따로 두지 않았다.

책 전체에 걸쳐 자유롭게 언급이 되어 있으므로 특별하게 따로 언급할 필요가 없다고 생각했기 때문이었다. 그러나 이번에는 현대의 섹스 혁명과 진료실에까지 찾아드는 성 개방의 물결을 고려하여, 성에 관한 내용을 따로 마련하여 몇 가지를 덧붙이고자 한다.

섹스 혁명이 가장 충격적인 것은 그것이 가히 혁명적이라는 점이다. 그것은 점진적인 성의 해방, 개방, 자유가 아니다. 성에 대한 새로운 태도나 해방은 뚜렷한 사회적 변동이며, 이는 단순한 양적 변화가 아닌 기본적인 질적인 변화를 나타내는 말이다. 성의 해방은 성의 자유를 주장하는 사람들에게만 해당하는 말은 아니다. 우리는 좋던 싫던 간에 변화의 물결에 휩싸여 있고, 변화가 계속됨에 따라 우리 역시 계속 그 영향을 받고 있다.

섹스 혁명은 진료실에서도 확실히 느낄 수 있다. 오늘의 환자는 어제와 다르다. 그들은 성에 대해서 자기들끼리만이 아니라 의사에게도 스스럼없이 말한다. 환자는 새로운 문제를 제시하고, 새로운 질문을 하며, 의사가 직접적으로 이야기해 주기를 바란다.

얼마 전까지만 해도 환자들은 그들의 성생활을 의사에게 비밀로 하려 했다. 그러나 오늘날의 환자들은 그런 이야기를 아무 거리낌없이 이야기해서 의사들을 당황하게 한다. 사회적으로 존경할 만하고 안정된 위치에 있는 환자들도 서로 아내를 바꿔 잠자리를 한다거나, 변태 성욕, 동성애, 성 전환, 구강 섹스, 항문 섹스, 그룹 섹스에 대해 마치 자신의 섹스 습관의 일부인 양 거침없이 이야기한다. 그리고 이러한 환자의 숫자는 계속해서 늘어갈 것이다.

오늘날의 환자들은 성에 대해 더 많은 것을 보다 정확하게 알고 있을 뿐만 아니라, 더 많이 읽고 보아왔다. 책이나 영화는 섹스로 가득차 있고 노골적으로 이를 묘사한다. 섹스를 다루지 않는 책은 거의 찾아볼 수 없을 지경이며, 작가들 역시 그들 자신의 섹스에 대해 솔직하면서도 흥미로운 삽화를 곁들여 써나간다. 환자들은 왜 자신이 이들 작가처럼 자유스러울 수 없는지, 그리고 섹스가 그들이 읽은 것처럼 왜 즐겁고 유쾌하지 않은지를 알고 싶어한다.

섹스에 관한 이야기를 싫어하는 의사나 과거에 부모들로부터 그런 이야기를 듣지 못하고 자란 의사들은 진찰실에서 그런 노골적인 성 얘기를 들을 때 혐오감을 느낄 것이다. 그리고 이것을 눈치챈 오늘날의 환자들은 의사에게 섹스에 관한 이야기는 전혀 하지 않거나, 아니면 그런 이야기를 들어줄 다른 의사를 찾아갈 것이다.

시대의 흐름과 환자들의 변화를 따라잡기 위해서, 어떤 의사들은 다양한 방법으로 자신의 성에 대한 지식을 넓혀간다. 그들은 새로 나온 섹스에 관한 책이나 잡지를 구입하고 섹스를 다룬 영화를 보러 다니기도 한다. 어떤 의사는 집중적인 성교육 프로그램에 참여해서 배우기도 한다. 환자와 성 관계를 가지고는 '지금은 성 개방의 시대이니까' 하고 스스로를 속이는 의사도 있다. 성에 대한 최근의 지식을 습득하지 못한 의사들은 자신이 시대에 뒤떨어졌다고 느낀다. 또 환자가 자기보다 성에 대해 더 많은 것을 알고 있다 싶을 때는 좌절감을 느끼기도 한다.

그러나 아무리 그들이 열심히 노력한다 하더라도 섹스 혁명 이전에 길들여진 의사는 결코 신세대에 적응하지 못할 것이다. 물론 노력은 해보지만 '성 해방'이라는 새로운 개념을 실제로 이해하지는 못한다. 결국 구세대는 낡은 생각을 고수할 것이고, 새롭게 변하는 환자들에게 자신의 낡은 견해를 주입시키려고 할 것이다.

개혁의 시대에 태어나 새로운 환경에서 학창 시절을 보낸 젊은 의사들은 기성 의사들과는 확실히 다르다. 당분간은 확연하게 드러나지는 않겠지만, 시간이 흐를수록 그 차이는 심각해지고 더 깊어갈 것이다. 섹스 혁명을 겪은 의사들은 기성세대 의사들과는 다른 시각으로 성을 보고 다른 반응을 보일 것이다. 그러나, 이런 현상들이 반드시 의사를 비롯한 모든 사람과 세상이 훨씬 좋아졌다는 것을 의미하지는 않는다. 어쨌든, 세상이 달라졌다는 것만은 확실하다.

섹스 혁명은 큰 사회적 혁명의 한 부분에 지나지 않는다. 이렇게 큰 혁명의 물결은 아무도 알 수 없는 곳을 향해 빠른 속도로 진행되고 있다. 섹스 혁명 그 자체는, 현저하게 눈에 보이는 것들, 일시적인 것들, 귀착점으로 보여지는 것들, 혹은 전혀 관련이 없어 보이는 것들 등등 여러 개의 다른 부분들로 이루어져 있다. 이들은 서로 연관되어져 있지만, 그 관계는 대부분 명료하지 않다.

그렇다면 섹스 혁명을 가능케 한 요소들은 무엇인가?

그 중 하나는 임신에 관한 사고의 변화이다. 산아 제한을 그 예로 들어보자. 오랫동안 사회단체들이 강력하게 산아 제한에 관한 법률을 말소시키려 노력했었지만, 거의 성공하지 못했다. 그런데 갑자기 반대세력이 줄어들었고, 산아 제한은 널리 시행되고 있다.

이러한 태도의 변화를 가져오게 한 몇 가지 요소 중의 하나는 피임약의 개발이다. 의학의 기적이라 할 수 있는 피임약은 산아 제한 뿐만 아니라 성의 해방에 박차를 가한 결정적인 요인이 되었다. 피임약은 임신에 대한 공포를 없애주었고, 그러한 공포가 없어짐에 따라 억압된 성의 해방을 가져오게 된 것이다. 어떤 이들은 만약 산아 제한에 대한 사회적 인식이 바뀌지 않았다면, 피임약은 기존의 방법들이 그랬던 것처럼 쉽사리 받아들여지지 않았을 것이라고 주장한다. 이유야 어찌되었건, 피임술이나 피임약을 처방해야 하는 의술에도 커다란 변화가 왔다. 의심, 두려움, 희망, 공포, 그리고 무엇보다도 결단력이 필요한 전혀 새로운 의학 분야가 의사의 일에 추가되었다. 의학이 발달할수록 새로운 위험과 문제가 생겨나고, 새로운 해결책은 언제나 새로운 문제를 몰고 오기 마련이다.

임신에 대한 태도의 변화는 낙태에서도 볼 수 있다. 낙태에 대한 사람들의 견해가 이렇게나 쉽게 그리고 갑자기 변할 수 있으리라고 누가 상상이나 했겠는가? 이런 변화는 낙태에 대한 인식의 변화보다는 임신에 대한 인식의 변화에서 비롯된다.

임신을 침범할 수 없는 신성한 것이라고 생각했던 기존의 생각으로는 낙태를 결코 받아들일 수 없었을 것이다. 그러나 임신을 신성시하지 않게 되어 더 이상 임신에 얽매이지 않게 되었으며, 사회적으로도 낙태를 허용하는 분위기가 된 것이다.

성의 해방은 의료 현장과 의사 자신들에게 아주 민감하고 중요한 변화를 가져왔다. 도덕적·윤리적으로, 그리고 법률적으로도 용납되지 않던 낙태 같은 의료 행위들이 그토록 짧은 시간에 윤리적으로나 법률적으로 바람직한 의료 행위로 여겨지게 되었다. 이러한 도덕 가치의 180도 변환이 가져온 영향은 실로 엄청난 것이다. 대부분의 경우 이런 변화를 의식하지 못하거나 낙태 수술과 관련 없는 의사들은 자신과 상관없다고 생각할지도 모르지만, 이런 변화는 우리 주위에서 일어나고 있고 우리에게도 틀림없이 영향을 미치게 될 것이다.

물론 어떤 의사들은 지난 날 그들이 그랬던 것처럼, 낙태를 반대하는 입장을 고수하기도 한다. 어떤 이는 비록 낙태를 찬성하기는 하지만 그들 자신이 직접 낙태술을 실시하는 것은 거부하기도 한다. 임산부나 그 가족에게 뭐라고 했던, 생명체를 없앤다는 두려움에서는 벗어날 수 없는 것이다. 따라서 의사가 갖는 문제는 다만 변화할 뿐, 완전히 사라지는 것은 아니다.

예견치 못했던 출생률의 저하는 임신에 대한 견해의 변화가 가져온 또 다른 양상의 하나이다. 비록 산아 제한이나 낙태가 출생률을 저하시키기는 했지만, 그 근본 원인은 사람들 자신 안에 있고, 거기에 아이를 조금만 갖겠다는 생각이 이런 결과를 가져온 것이다. 인구증가율 제로(0)로 표현할 수 있는 이런 생각은 자연보호나 환경오염이라는 보다 큰 개념의 일부인지도 모른다. 그러나 이는 세상이 돌아가는 것에 대한 불만과 그런 세상에 아이를 던져둘 수 없다는, 정반대되는 생각에서 비롯된다.

임신이나 아이에 대한 개념이 바뀌면서 결혼에 대한 관념도 달라졌다. 결혼은 하지 않은 채, 그리고 아이도 낳지 않고 동거생활을 하는 젊은이들이 날로 늘어나고 있다. 아이를 갖게 된 후에야 결혼이 뒤따르기도 하지만, 최소 몇 년 동안은 대부분 아이를 갖지 않는다. 이런 결혼의 변화는 직접 관련된 사람들뿐만 아니라, 결혼에 대한 새로운 개념을 나쁘게만 보지 않으려는 사람들에게도 악영향을 끼친다.

섹스 혁명이 가져온 뚜렷한 재난은, 바로 '성병' 이다.

교육 수준이 높아지고 약품의 효과도 높아졌지만 성병은 아직까지도 무서운 전염병이다. 그 원인은 피임약으로 인한 성의 해방이다. 이로 인해 일시적인 외도가 증가하고 감당할 수 없을 정도로 매독이나 임질의 전염이 늘어가는 것이다. 임신이나 사회적 비난의 두려움이 사라졌으므로 섹스를 억압할 아무런 이유도 없게 된 것이다.

그러나 모든 사람들이 이렇게 생각하지는 않는다. 성병에 걸릴지도 모른다는 두려움 그 자체는, 임신이나 사회적 비난에 대한 두려움보다는 결코 더 큰 장애물이 되지 못한다. 성병에 대한 두려움이 충분한 장애 요소가 되지 못한다는 것은 분명한 사실이며, 실제로 성병은 계속 번져가고 있다. 치료술이 발달하는데도 성병이 번져가는 것은 여전히 불가사의이며 의학이 안고 있는 끝없는 숙제이다. 이를 밝히기 위해서 우리는 다른 원인을 찾아보아야 한다.

나는 성병의 유행이 많은 젊은이들의 가치관의 변화와 관련이 있다고 생각한다. 예를 들면, 개인적 안전, 신체의 고결함, 일반적인 건강이나 부(富)에 대한 가치관의 변화가 바로 그것이다. 일시적이고 무관심한 태도, 신체적 가치를 무시하는 행동들은 건강이나 섹스에만 제한된 것이 아니라, 더 큰 혁명의 일부인 것 같다.

학교, 대학, 직장, 개인의 야망, 성공, 미래에 대한 신념, 이 모든 것들은 젊은 이들에게 이전처럼 그렇게 가치 있는 것들이 아니다. 삶, 건강, 부(富), 안전, 편안함, 신(神), 국가, 이런 것들은 이제 더 이상 소중한 것들이 못된다. 이런 것들의 가치는 이미 떨어졌고, 질병에 대한 두려움도 무절제한 섹스나 마약을 막을 수 있을 만큼 강한 방패막이가 되지 못한다. 결국, 젊은이들은 위험한 자기 파멸의 길로 접어들 유혹만 늘어난 것이다. 그리고 성병이나 마약은 자기 파멸의 일면을 보여준다.

이러한 신체나 개인적 풍요, 가치에 대한 무관심과 환멸은 의사에게도 새로운 도전이 되고 있다. 의사가 환자에게 자신의 충고를 따르도록 하는 가장 강력한 무기 중의 하나는, 환자의 '자신에 대한 사랑[自己愛]'이다. 의사들은 환자를 겁주기도 하고, 환자가 의사의 말을 듣지 않을 경우 일어날지도 모를 무시무시한 일들을 이야기해 주기도 한다. 그러나 이 모든 것도 자기 자신을 돌보지 않는 환자에게는 소용이 없다. 실제로, 자신을 미워하는 환자들은 의사의 위협에 부정적으로 반응한다.

예를 들어, 뚱뚱한 환자에게 계속해서 과식을 할 경우 심각한 결과가 일어날 것이라고 겁을 주면, 오히려 체중이 10파운드나 더 늘어가지고 나타날 수도 있고, 알코올 중독 환자의 경우에는 더 심한 주정을 할 수도 있다. 따라서 환자를 위협하는 것이, 이미 자신에게 환멸을 느낀 젊은이의 경우에는 문제를 악화시킬 뿐이다.

이런 환자에게는 그 점을 지적해 주고, 그들이 자신의 신체에 너무 무관심한 것 같다고 말해주는 것이 가장 좋은 방법이라고 생각한다. 그러나 자신에게 관심을 가지라고 말해서는 안 된다. 그 대신, 환자 스스로가 세상이나 자기 자신에 대한 비하·환멸·절망을 말할 수 있도록 유도해야 하며, 환자 스스로 자신의 환멸을 깨달았을 때 비로소 이성적인 생각을 가질 수 있게 된다.

섹스 혁명의 다른 일면인, 동성연애는 이제 일부 사람들의 문제가 아니고 사회 전체로 확산되었고 이제 모든 사람들의 문제가 되었다. 게이 해방운동(동성연애자의 권리 확장과 차별 폐지 주장)은 사회 곳곳에서 일어나고 있으며, 비

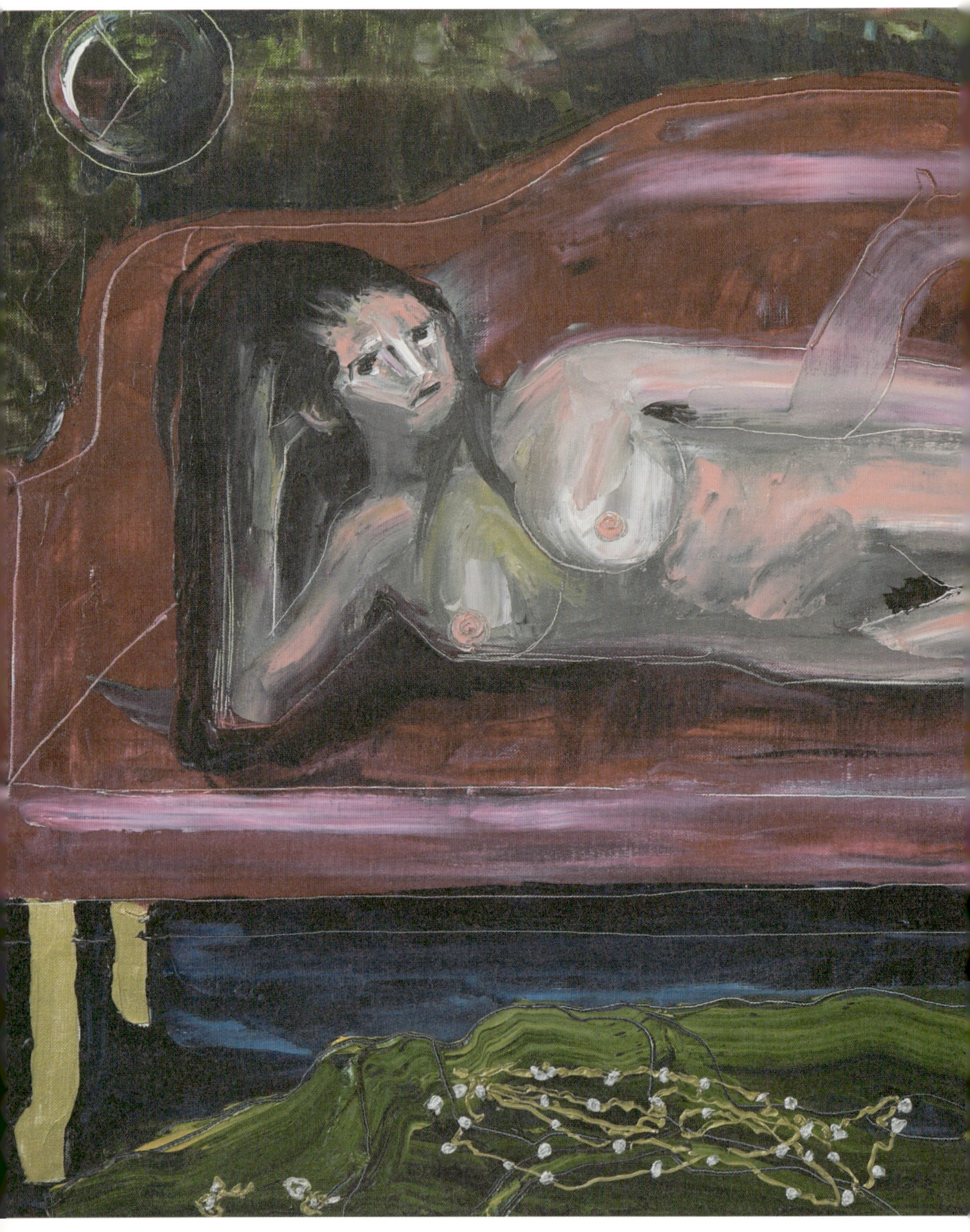

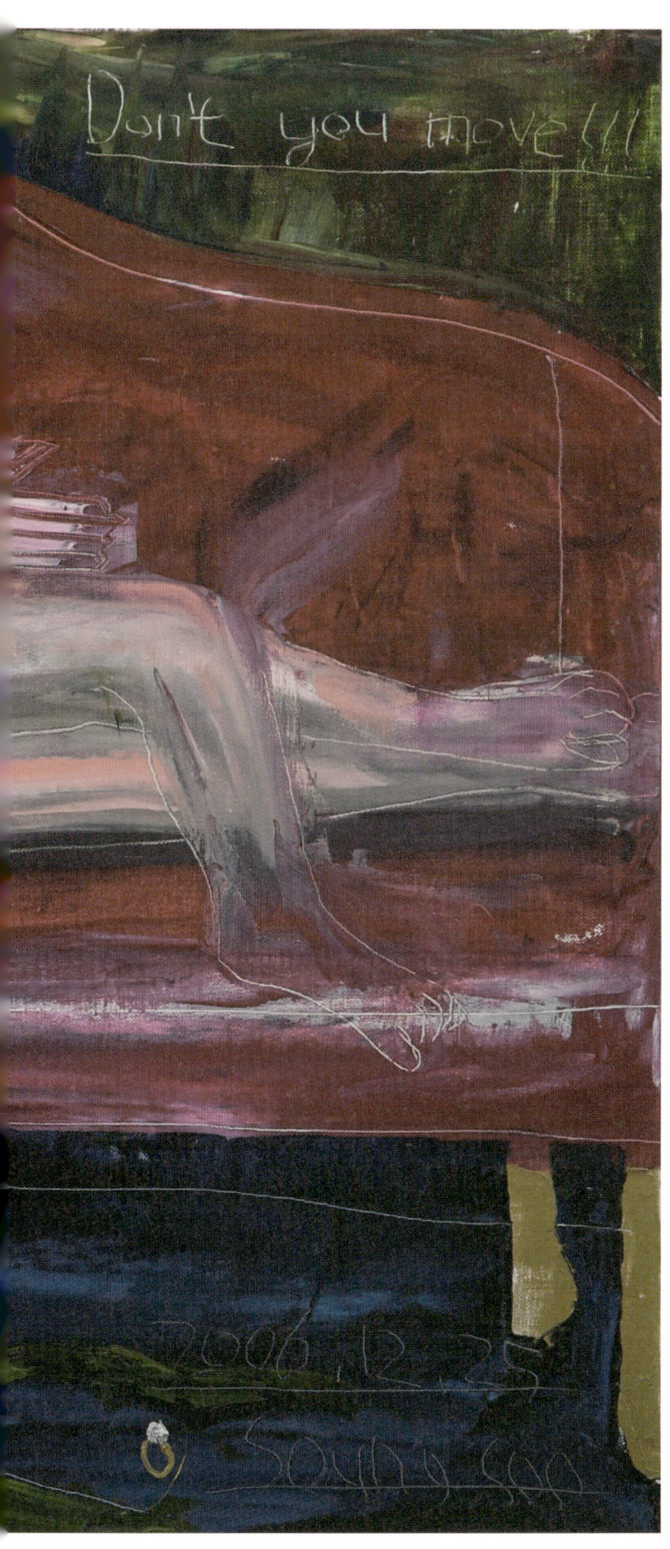

매력적인 여성의 누드는 성욕을 자극한다.
성은 인간의 가장 강력한 본능적 충동이다.
성 해방이 되고 전보다 개방되었지만 아직도
성에 대한 갈등이 인간 갈등의 핵심을 이루고
있다. 그래서 의사는 환자가 외견상 안정되어
보여도 '이 분은 성 문제가 없을까?' 하고
의심해 볼 필요가 있다.

섹스 이야기는 쉽지 않다. 그래서 환자들은
섹스 문제를 간접적으로 표현한다.
"골프가 잘 안 맞는다", "일이 재미가 없다"는
말은 "섹스에 관심이 없어졌다"는 말일 수가
있다. "팔, 다리에 힘이 없다."거나 "좋은 남편
역할을 못하는 것 같아 괴롭다"든가 혹은
"요즈음 피곤해서 기력을 쓸 수 없다"는 말은
발기가 잘 안 될 때 하는 말이다.

부인들의 경우도 마찬가지다.
불감증인 부인들은 "요즈음 음식 맛을
잃었다". "영화를 봐도 재미를 모르겠다"고
한다. 남편에 대한 성적 불만이 있을 때도
"남편이 자기를 무시하며, 뭘 사주지도 않으며
더 이상 사랑하지 않는 것 같다"고 불평한다.
"피곤하다", "짜증 스럽다", "뭐든
만족스럽지가 않다" 혹은 "소화가 안 된다"
등의 막연한 증세들은 성문제를 의미하는
경우가 많다.

이런 점에 착안하면 지나치기 쉬운 환자의 성
문제를 찾아낼 수 있다.

록 환영받지는 못하지만 조직화되고 공인된 형태의 사회 조직으로 떠오르고 있다. 그러나 아직 동성연애자들의 단체는, 주로 대학 캠퍼스나 일부 종교단체와 사회단체에서만 인정해 주고 있는 상태이고, 시민들 역시 따뜻하게 받아들이는 입장은 아니지만, 이들에 대한 태도는 여러 계층에서 도덕적·사회적, 혹은 법률적으로 변하고 있다. 가장 큰 변화라면, 많은 동성연애자들이 자신을 동성연애자라고 밝히고 있다는 점이다.

그러나 동성연애에 이러한 혁명적 변화가 일어나고 사회적으로 개방되고 인정받고 있음에도 불구하고, 성 그 자체는 아직도 변하지 않은 채 남아 있다. 동성연애는 항상 당혹스런 이야기이고, 성의 해방이 일어난 지금도 그 당혹감은 줄어들지 않고 있다. 동성연애가 병적인 것이냐, 아니면 정상적인 섹스 취향의 일부일 뿐이냐 하는 논쟁은 아직도 계속되고 있다. 대체로, 동성연애자들의 대변자들은 이를 병적인 것으로 보지 않는다. 오히려 그들이 천성적으로 갖고 태어난 하나의 특성으로 생각한다.

동성애가 선천적인 것이라면, 의사에게 "동성연애를 고칠 수 있습니까?" 하고 묻는 것은 쓸데없는 짓이다. 선천적인 것이기 때문에 고칠 수 없는 것이고, 또한 고칠 필요도 없는 것이다. 동성연애자들의 입장에서 문제가 되는 단 하나는 이들 소수 그룹에 대한 사회적 편견이다. 동성애가 선천적인 것이라는 목소리가 높아지고 있기는 하지만, 의사나 동성연애를 연구하는 사람들은 여전히 동성연애에는 반드시 원인이 있으며 유아기 발육 결함의 결과일 것이라고 믿고 있다.

진정으로 환자의 치료에 관심이 있는 의사라면 이런 논쟁은 쓸모없는 짓이라고 생각한다. 의사에게 있어 환자란 한 인간일 뿐이다. 즉, 아주 복잡하고 모든 사람들이 알고 있는 병에 걸린 사람, 건강하기도 하지만 아플 때도 있고 행복할 때도 있지만 불행할 때도 있는, 살아있는 사람이 있는가 하면 죽은 사람도 있는, 서로 다른 사람들 중 하나일 뿐이다.

이런 환자를 특성이나 병명에 따라, 동성연애자, 당뇨병 환자, 심장병 환자, 간질 환자, 신경증 환자 등으로 분류하는 것은 그리 좋은 것은 아니다. 이런 병명들은 환자가 가지고 있는 많은 특성들을 무시하고 어떤 한 가지 진단 범주만을 적용하여 분류하려고 하는 게으른 행동의 결과이며, 이는 분명히 잘못된 것이다.

환자는 한 인간이며, 따라서 그렇게 대해야만 한다.

그러나 의사들에게, 특히 환자가 동성애 환자인 경우에 평등하게 대하기가 쉽지만은 않다. 환자가 동성연애자라는 점에서 오는 거리낌이 너무 강하기 때문이다. 다른 의사들의 경우는, 환자가 자신이 동성연애자라는 점을 인정하지 않는 한 치료를 계속하고, 환자가 스스로 그 점을 인정했을 때에야 치료를 끝낸다. 가장 어려운 점은 동성연애 환자가 자신의 성생활을 자세하게 이야기하며 의사에게 도움을 청할 때이다.

대부분의 의사들은 남녀 간의 성행위에 대한 이야기를 듣는 것조차도 힘들어하기 때문이다. 게이 해방운동으로 인해 의사를 찾는 동성연애 환자들이 늘어나고 있는 지금, 의사들은 어떻게 해야 할 것인가?

적어도 이런 환자들의 이야기를 경청해 줄 수 있는 의사는 "나 역시 뚜렷한 해결책을 제시해 줄 수 없습니다." 라고 말해주는 것이 도움이 될 것이다. 일반적으로 남녀 간의 이성문제에서 찾아볼 수 있는 시련, 질투, 분노, 권태, 경쟁심, 지배욕 등을 동성연애자들의 이야기에서도 발견할 수 있다. 오직 다른 점은 상대방이 동성이라는 점뿐이다.

포르노의 확산은 섹스 혁명의 또 다른 면이다. 너무 광범위하게 퍼져 버려서 포르노라는 것이 아직도 따로 존재하는지 의심스러울 정도다. 얼마 전까지만 해도 음란 서적이나 영화는 금지되어 있어 지금처럼 널리 퍼져 있지 않았다. 그러나 이제 포르노는 어디서나 볼 수 있게 되었고, 음란 서적을 파는 곳이나 포르노 영화를 상영하는 극장은, 때때로 경찰의 검문을 받기는 하지만, 문전성시를 이루고 있다. 가정으로 직접 배달되는 잡지에까지 나체 사진이나 성행위를 묘사한 그림이 갈수록 늘어나고 있다.

포르노가 사회에 얼마나 큰 영향을 끼칠 수 있을 것인가에 대한 결론은 아직 없고, 의사의 개인적인 견해에도 별로 영향을 주지 못하는 것 같다. 의사들은 자기들이 믿어온 것을 계속 믿으려 하는 경향을 가지고 있기 때문이다.

섹스 혁명이라고 하면 무엇보다도 그 중점이 되는 것은, '성교' 그 자체이다. 섹스 혁명이 성교에 어떤 영향을 주었을까? 이는 대답하기 힘든 질문이다. 왜냐하면 성행위는 너무 개인적인 비밀에 속한 것이어서 잘 알려져 있지 않기 때문이다.

그러나 섹스 혁명이 성교에 준 영향 중의 하나는 개방적이 되었다는 것이다. 이런 것들이 더 이상 비밀은 아니다. 사람들은 부끄러움 없이 자기들의 성 관계를 다른 이들에게 말하게 되었다. 많은 사람들은 성행위의 경험과 문제들을 이야기한다.

섹스를 모든 사람에게 공개적으로 말하는 면에서의 선두 주자는 작가들이라고 할 수 있다. 이들은 독자들에게 섹스 이야기를 할 때, 마치 자기 자신에게 이야기하듯 모두 털어놓는다. 독자들에게 인기도 있다. 글로 써진 것은 항상 저자의 환상이 약간은 추가된 것이지만, 읽는 이의 상상을 자극하고 독자들로 하여금 보다 대담해지도록 하는 효과를 가진다.

보다 확실한 변화는 성교하는 연령층이 자꾸 낮아져서 어린 나이의 청소년들도 정기적으로 성 관계를 갖는다는 것이다. 확실하게 어떤 경향인지 분명치는 않지만 순결의 개념도 바뀌어 가고 있다. 젊은이들의 혼숙이 자유로워졌으며, 창피나 죄책감도 큰 문제가 되는 것 같지 않다. 결혼한 부부들의 외도도 잦아졌다. 난혼이나 간통이란 말을 쓰기가 무색하게 되었다. 많은 젊은이들이 결혼은 하지 않고 동거를 하고 있다.

또 한 가지는 섹스에 대한 여성들의 태도 변화다. 소위 여성 해방이라 할 만하다. 여성들이 성에 대해서 더욱 더 적극적이 되었다. 10대나 20대 초반의 여성들은 그들의 성욕을 주저함 없이 밝히며 더 이상 가만히 앉아 기다리고만 있지 않는다. 그들은 성행위를 즐기려 하고 오르가슴을 느끼는 데 훨씬 개방적이다. 이러한 변화는 여성의 생활 전반에도 많은 변화를 주고 있다. 이제 성은 여성의 삶에 있어 중요한 일부가 되어 버렸다.

이러한 성의 해방이 도대체 무얼 의미하는 것일까?
섹스 혁명이 가져온 것은 도대체 무엇인가?

그 누구도 모른다. 그러나 한 가지 분명한 것은 의사마저 이런 분위기에 동요되어 같이 들떠서는 안 되겠다는 것이다. 의사마저 주위에서 일어나는 변화에 휩싸여서는 안 된다는 것이다. 아무리 환자들이 성에 대해 자연스럽게 떠들고 새로운 이야기를 하면서 흥분하더라도, 그들에게 아무런 문제가 없다고 생각하는 것은 오해다. 아무리 성에 대한 이야기들을 쉽고 편하게 한다고 하더라도 환자들은 많은 문제들을 안고 있다.

아마도 섹스 혁명의 조류를 타고 새로운 문제들도 많아졌겠지만, 잊어서는 안 될 것은, 아직도 '옛날의 문제들' 은 그대로 고스란히 있다는 사실이다. 성의 자유라고 해서 성 문제가 해결된 것이 아니다. 오히려 더 복잡해졌다.

외견상 안정되어 보이는 그 어떤 환자라도 한 번쯤은 '이 분은 성에 대한 문제가 없을까?' 하고 의심해 볼 필요가 있다. 그가 아무 문제도 없다고 말하거나, 정말 아무 문제도 없는 것처럼 보인다 하더라도 심각한 문제를 겪고 있을지도 모르기 때문이다. 만약 의사가 이런 생각을 갖고 환자를 대한다면, 자칫 지나치기 쉬운 문제점들을 찾아낼 수 있을 것이다.

자위행위 또한 잊지 말아야 할 것 중의 하나이다. 성의 해방에도 불구하고 여전히 사람들은 자위행위에 관심이 있으며, 거기에 대해 의사와 이야기하고 싶어한다.

또 하나 기억해야 할 것은, 막연하고 불분명한 환자의 증세들이 성(性) 문제를 의미하는 것일 수도 있다는 점이다. 피곤하다, 졸린다, 괜히 짜증스럽다, 기운이 없다, 허리가 아프다, 신경이 날카로워진다, 변비가 있다, 소화가 안 된다, 뭐든 만족스럽지가 않다…… 등의 막연한 신체 증세를 호소할 땐 환자가 성에 대한 이야기를 하고 싶어하는 징조일 수 있다.

의사는 환자가 하는 평범한 말 속에서 섹스에 대한 간접적인 언급이 있는가를 찾아내야 한다. 예를 들어, 정력 감퇴로 고민하는 환자는 이를 직접적으로 말하기보다는 '다른 일을 할 때 컨디션이 별로 좋지 않다' 고 간접적으로 힌트를 주곤 한다. '음식 맛이 없어졌다', '골프가 잘 안 맞는다', '볼링이 잘 안 된다', '일이나 가정에 재미가 없다' 고 불평하는 환자는 '섹스에 관심이 없어졌다' 는 뜻이다. 발기(勃起)가 잘 안 될 땐 환자는 자기도 모르게 팔, 다리에 힘이 없다든가, 기억력이 떨어졌다든가, 쉽게 피곤해서 기력을 쓸 수 없다 등으로 표현한다. 혹은 자신이 좋은 남편이나 가장이 되지 못할까 봐 두렵다고 말하기도 한다. 어떤 환자는 자신이 늙어서 젊은이들을 따라갈 수가 없다고 불평하기도 한다.

부인의 경우도 마찬가지다. 성불감증의 표현을 '음식맛이 없다', '영화나 책을 봐도 재미를 모르겠다', '집안일도 지겹다' 는 말로 대신한다. 혹은, '나는 이제 늙어서 매력도 없고, 아무 쓸모도 없게 되어 버렸어요.' 라고 불평한다. 마찬가지로, 남편에 대한 성적 불만을 직접 표시하지 못하고, 남편이 자신에게 뭘 사주지도 않고, 자신을 무시하며, 더 이상 사랑하지도 않는다고 말한다. 평범한 이야기로 들어 넘겨서는 안 될 중요한 진단적 가치가 있는 불평들이다.

성이란, 정신적 스트레스에, 특히 신체적 질환으로 인한 근심이 있을 때에 민감하게 반응한다는 것을 기억해야 한다. 신체적 질환을 앓고 난 후나 외과 수술을 받은 환자들은 자신의 성적 능력이 떨어졌거나 혹은 섹스를 해서는 안 되는 줄로 알고 있다. 의사는 이런 환자가 "예전처럼 성 관계를 가질 수 있을까요?" 라든가, 혹은 "언제쯤 성 관계를 가져도 될까요?" 하는 식의 질문을 할 수 있는 기회를 주어야 할 것이다.

이런 질문에 대답할 때, 의사는 어떤 식으로든 환자에게 그가 성적으로 불구가 될지도 모른다는 두려움을 주어서는 안 된다. "이 병은 당신의 성 기능에 영향을 줄 수도 있습니다." 라고 말하기보다는, 특수한 경우가 아닌 이상 신체적 질환이나 수술 자체가 성 기능에 영향을 주는 경우는 거의 없었다는 것과, 대부분의 환자들이 그 점을 걱정하지만 만약 어떤 변화가 있다고 하더라도 이는 질병에 대한 정신적 스트레스 때문이지, 결코 신체적 변화가 일어난 때문은 아니라는 것을 설명해 주어야 한다. 따라서 회복기에 있는 환자에게 그런 문제에 대해 이야기하고, 걱정을 말하게 하고, 거기에 대해 설명할 기회를 주는 것은 아주 현명한 태도이다. 이런 후처치가 아주 중요하며, 여기까지가 완전한 치료라고 할 수 있다.

어떤 의사들은 환자에게 그의 성 기능에 아무 일도 없을 것이라는 뜻으로 습관적으로 무심결에 "정력이 곧 좋아질 겁니다." 라고 말한다. 이미 오래 전부터 성 불구인 환자도 있고, 성 기능은 정상일지라도 섹스 경험이 전혀 없는 환자들도 있는데 이 사실을 간과한 채 말이다. 의사의 이런 말은 환자를 굉장히 당황하게 하고, 환자의 생활을 더 복잡하게 만들 수도 있다.

다시 본론으로 들어가서, 의사는 환자 자신의 신체적 질병에 대한 정신적 불안이나 걱정이 그의 성생활에 일시적인 변화를 가져올 수 있다는 점을 환자에게 알려주어야 한다. 만약 의사가 여기에 무엇인가를 덧붙여 설명하고 싶다면, 환자가 가지고 있는 질병이 성 기능에 지장을 준다는 보고가 아직은 없다고 말해주는 것도 좋을 것이다.

물론, 반대로 성에 관한 문제가 정신적·신체적 증세를 가져올 수 있다는 것도 잊어서는 안 될 것이다. 따라서 환자에게 의학에 관련된 것을 설명해 줄 때는 반드시 성생활에 대한 부분도 포함시켜야만 한다.

그러나 여전히 섹스에 관련된 얘기를 한다는 것은 쉬운 일이 아니다. 물론 환자가 스스로 증세를 말하고 그와 관련된 질문을 해온다면 훨씬 쉬워지겠지만, 아무리 성의 해방을 운운해도 이런 일은 일어나지 않는다. 결국 환자에게 "성생활은 어떻습니까?" 하는 질문을 던질 수밖에 없는데, 이런 질문에 대개의 환자들은 어색한 어조로 "괜찮아요." 혹은 "그저 그렇지요." 라고 대답한다. 이런 간단하고 무의미한 대답 외에는 더 이상 아무 말도 더 들을 수가 없다.

환자가 이런 식으로 대답을 할 때, 약간 다른 방법으로 접근해 보면 어떨까? 그의 짧은 반응을 단순한 대답으로만 여길 것이 아니라, 대화의 막을 여는 계기로 삼아보면 어떨까? 환자가 사용했던 단어를 끄집어내어 다시 한번 다음과 같이 질문해 보는 건 어떨까?

"어떤 면에서 괜찮다는 말입니까?"

"괜찮다는 말은 무슨 뜻이죠?"

이렇게 질문을 하면 환자는 자신이 한 대답은 대화의 서두에 불과하다는 것을 알게 될 것이다.

환자가 성생활에 대한 이야기를 전혀 하지 않을 때, 서두를 꺼내는 또 한 가지 방법은, "성생활에 대한 이야기는 전혀 안 하시는군요." 하고 지적해 주는 것이다. 이처럼 환자가 빠뜨린 부분을 지적해 주는 것이 직접 질문을 하는 것보다 훨씬 효과적이다. 어떤 환자들은 이런 지적을 받게 되면 "뭘 알고 싶으세요?" 라고 반문해 오기도 한다. 이때는 구체적인 질문 대신 "왜 성생활에 대한 이야기를 해주지 않는 거죠?" 하고 말하는 것이 최선의 방법일 것이다. 이렇게 몇 마디가 오고간 후엔 아무리 주저하던 환자라도 결국 이야기하게 된다. 그러나 다시 한번 강조하고 싶은 것은, 의사는 환자가 이야기하지 않는 여러 가지 것들에 대해 관심을 갖고 이야기를 유도해 나가야 한다는 점이다.

환자에게 성에 관한 이야기는 누구나 좀 부끄러워한다는 사실을 미리 이야기해 두는 것도 좋다. 물론 전혀 이야기하고 싶지 않은 환자에게 강요를 해서는 절대 안 된다. 말하고 싶지 않으면 안 해도 된다는 것을 이야기해 두는 것도 좋다. 그러나 그런 이야기를 하지 않고는 완전한 치료가 힘들다는 점도 덧붙여야 할 것이다.

환자와 성에 관한 이야기를 하는 데 장애가 되는 심각한 요소는 단순히 대화술만으로 해결될 수 있는 것이 아니다. 이는 사람들이 성에 대해서 갖고 있는 기존의 잘못된 관념으로 인한 것이다. 문제는 그들이 성에 관해서 무엇을 얼만큼 모르느냐는 것보다 무엇을 얼만큼 알고 있느냐, 그리고 그들이 알고 있는 성에 관한 지식이 얼마나 사실과 거리가 먼 것이냐 하는 것이다. 성에 대한 이런 잘못된 인식으로 인해 많은 사람들은 자기가 갖고 있는 성문제를 문제시하지 않고 당연한 것으로만 알고 있다. 따라서 환자가 자신의 성생활에 대해 "좋아요." 라고 말한다고 해서 그것이 반드시 만족스럽고 행복하다는 의미는 아니라는 사실을 유념할 필요가 있다. 왜냐하면, 그들은 섹스란 만족스럽고 행복한 것이 아니라고 생각할 수 있기 때문이다.

물론 사람에 따라 조금씩 다르겠지만, 전체적으로 잘못된 생각을 갖고 있는 것은 사실이다. 특히 의사를 포함한 모든 사람들이 사실과는 다른 어떤 기본 전제에 연연하는 것 같다. 이런 잘못된 생각들이 너무나 넓게 퍼져 있어, 사실을 받아들이는 것이 마치 자신을 속이기 위한 일종의 배반인 것처럼 여겨지기까지 한다. 마치, 본의 아니게 사회적 목적을 달성하기 위해 특정 개념을 바꾸는 일에 공모하는 듯한 느낌마저 들게 한다. 그러나 모든 것을 드러내는 섹스 혁명으로 인해서, 그 사회적 목적은 과거의 그것이 무엇이었든 간에 이제는 필요치 않게 되었고, 잘못된 기존의 인식도 저절로 바르게 고쳐질 것이다.

이러한 변화는 오랜 시간에 걸쳐 일어났고, 지금까지 성을 더욱 객관적으로 연구하고자 하는 많은 시도가 있었다. 프로이트는 인간의 정신을 파헤치는 새로운 방법을 발견했다. 그가 사용한 방법, 정신분석은 지금까지 잘 알려지지 않았던 성의 중요한 부분들, 즉 억압된 채 우리 내부에 깊숙히 묻혀 있어 겉으로는 드러나지 않은 부분들을 들춰냈다.

이런 부분들은 내부에 묻혀 있기 때문에 의식적으로는 인식할 수 없지만, 여전히 우리 내부에서 활동하고 있다. 프로이트는 예를 들어, 성에 대한 관심은 사춘기에 시작되는 것이 아니라 태어날 때부터 갖고 있는 잠재력이며, 성의 충동과 이를 충족시키는 다양한 방법들은 과거에 인간의 일반적인 성장이나 행복에 영향을 주었고, 그것은 과거에 우리가 생각했던 것보다 훨씬 광범위하고 중요한 것임을 밝혀냈다.

몇 년 후 킨제이는 한 걸음 더 나아가 성행위에 대한 자료를 수집하고 이를 출판하기에 이른다. 그 후 마스터스와 존슨은 직접적인 관찰을 통해 성행위에 대한 연구를 하기에 이른다. 비록 이런 연구들이 인간의 성생활에 대한 지식에 많은 것들을 보충시켜 주기는 했지만, 아직도 우리가 알지 못하는 부분들이 많이 남아 있다.

아마도 우리가 가장 잘 모르는 부분은 남자와 여자의 성적인 차이점에 대한 것일 것이다. 몇 마디로 다 설명할 수는 없지만, 오랫동안 왜곡되어 온 점을 핵심만 말해보자면, 남자는 성 관계를 가지고 싶어하는 반면 여자는 싫어한다는 생각이다. 정상적인 남자는 호색적이지만 여자는 그렇지 않고, 남자는 언제든지 준비가 되어 있으나 여자는 그렇지 않고, 남자는 정력적이고 욕망에 넘쳐 있는 반면 여자는 수동적이고 또 두려워하고 있다는 것 등이다.

대부분의 사람들이 이렇듯 남녀의 성에 대한 태도를 뚜렷이 구분해 왔다. 실제 자신의 경험을 통해 위의 생각들이 사실이 아님을 알고 있는 사람들마저도 남자와 여자는 원래 그런 것이고 그래야 정상인 것으로 믿어 왔다.

그러면 무엇이 사실인가? 남자와 여자의 성에 대한 태도를 어떻게 설명해야 할 것인가?

결코 쉬운 일은 아니다. 남녀의 차이점을 설명하는 데 있어 사람들은 어떤 고정된 형태를 만들어 내려는 경향이 있다. 즉, 서로 다른 특성들을 나열해서, '남자는 이러이러하고, 여자는 이러이러한 것이다' 라고 결론짓기를 좋아한다. 이런 방법으로는 결코 남녀의 성적 특성을 정확하게 나타낼 수 없다.

사람이란 '남자는 모두 이런 식이고, 여자는 모두 저런 식이다' 라고 표현할 수 있는 단순한 동물이 아니다. 오히려 서로에 대한 두 가지 특성들이 복잡하게 얽혀 있는 것이 사람이다. 우리 모두 이런 점을 마음속으로는 알고 있다. 그러나 어떤 알 수 없는 이유로 인해 특정하게 고정된 형태를 만들어 내고 이를 믿으려 한다. 이런 남성상과 여성상을 만들어 냄으로써, 사람들은 자기 자신도 그럴 것이라 생각하고 거기에 맞추어 살려고 노력하게 되는 것이다.

이런 의미에서 고정된 남성상과 여성상이 만들어졌고, 거기에는 분명한 이유가 있다. 위에서 언급했던 것처럼, 아마 오래 전에 어떤 사회적인 이유로 인해 남성은 성에 적극적인 것으로 여성은 소극적인 것으로 여겨야 할 필요가 있었고, 이 관념이 오랫동안 보편화되어 오늘날까지도 많은 사람들이 그런 생각을 갖게 된 것 같다.

아무리 이런 시각에서 남녀를 보고자 하는 경향이 강하다고 하더라도, 의사 자신마저 개인적으로 환자를 대할 때 위와 같은 잘못된 생각에 사로잡혀서는 안 된다. 어떤 환자든지 남녀를 불문하고 성적 욕구에 적극적이거나 수동적일 수도, 바라거나 주저할 수도, 대담하거나 부끄러워할 수도 있다는 보다 자유로운 생각을 가져야 할 것이다.

만약 이런 식으로 의사가 남녀에 대한 자신의 편견에서 벗어날 수 있다면, 여자도 성에 대해 적극적일 수 있고, 섹스를 원할 수도, 성적 흥분과 즐거움을 만끽할 수도, 남자를 능가할 만한 오르가슴을 느낄 수도 있다는 사실을 이해할 수 있게 될 것이며, 또 이런 가능성을 인정하게 되면, 남자라고 해서 항상 섹스를 원하는 것은 아니고, 항상 부인보다 섹스를 좋아하는 것만은 아니며, 항상 섹스를 원하고 할 준비가 되어 있는 것은 아니라는 것과, 항상 발기가 되고 성적 쾌감을 느끼는 것은 아니라는 것도 이해할 수 있게 될 것이다.

이런 이해를 근거로 의사가 환자를 대한다면, 기존의 관념과는 다른 관념을 가질 수 있게 될 것이다.

　얼마나 많은 의사들이 이렇게 할 수 있을까?
　자기 남편은 지나치게 섹스를 요구하고, 자기를 가만히 놔두지 않는다고 불평하는 부인을 대할 때, 얼마나 많은 의사들이 예외적인 가능성을 고려해 볼 수 있을까? 자신의 남편을 섹스광이라고 낙인찍는 부인을 대할 때, 어쩌면 그녀가 성적(性的)으로 지나치게 수동적일지도 모른다는 생각을 하는 의사가 몇이나 될까? 대부분의 의사들은 자신들의 남성적인 편견으로 인해, 성적으로 굉장히 적극적으로 보이는 남성을 혹시 그가 성적으로 수동적인 면을 숨기고 있는지도 모른다는 생각을 하지 못한다.
　이야기를 바꾸어, 요즘 평범한 이야기가 되어 버린, 남편이 자기 아내의 성적 욕구를 불평할 때, 많은 의사들은 그 남편이 '여자란 항상 수동적이어야 한다'는 잘못된 생각을 갖고 있는 사람일지도 모른다는 생각을 하지 못한다. 또는 자기 아내는 섹스에 너무 무관심하고 지나치게 수동적이며 섹스를 싫어한다고 불평하는 남편을 대할 때, 아내의 무반응은 남편이나 자기 자신이 생각할 때 비정상적인 자신의 성적 욕구를 표출하지 않기 위한 일종의 방어수단일지도 모른다는 생각을 하지 못한다.
　이런 종류의 불평들을 잘 연구해 본다면, 결혼으로 인해 발생하는 여러 가지 성적 문제나 다른 문제들을 해결할 수 있는 중요한 단서를 발견하게 될 수도 있다. 일반적으로 불평이란 그 속에 진실을 숨기고 있는 것이기 때문이다. 의사가 주의를 기울인다면, 불평이란 화를 내거나 반항하는 것이 아니라는 것을 알게 될 것이다. 불평이란 아무것도 아니다. 이는 슬픔, 혼란, 의심의 표현이다. 대부분의 불평은 복잡하게 얽혀 있고 과장되어 있으며, 잘못된 견해를 가지고 있다.
　예를 들어, 남편의 성적 욕구나 그의 지배적인 행동들을 불평하는 여성들은 남자란 어떠해야 한다는 남성상을 갖고 있는 경우가 많다. 마찬가지로 여자는 어떠해야 한다는 여성상을 갖고 있는 남성은 자기 아내에 대한 불평을 늘어놓을 것이다. 어떤 불평이든 그 뒤에 숨겨져 있는 것을 찾아내야 한다.

예를 들어, 아내는 남편의 여성적인 면을 숨기고 있을지도 모르고, 남편은 아내의 남성적인 면을 숨기고 있을지도 모른다. 대부분의 부부에게 있어 이런 점은 내놓고 하는 불평들보다 더 큰 문제점으로 여겨질 것이다.

간단한 예를 들어보겠다.

30대 후반의 한 여성이 자기 남편은 시도 때도 없이 섹스를 요구해 온다고 나에게 이야기했다. 남편은 지나치게 섹스를 바라며, 비정상적으로 섹스를 한다는 것이다. 몇 개월이 지난 후에, 이야기는 조금씩 바뀌기 시작했다. 이야기는 좀 더 구체적인 것이 되었고, 상황도 바뀌었다.

어느 날, 남편의 정력에 대해 이야기하면서, 그녀는 남편의 정력이 너무 지나쳐서 삽입도 하기 전에 사정해 버리는 경우가 있다고 덧붙였다. 전에 언급하지 않았던 이 구체적인 이야기로 인해, 남편의 조기 사정은 그의 정력 때문이 아니라는 점과, 이 이야기를 하지 않은 것은 그녀가 남편을 남자다운 남자로 여기고 싶어하기 때문이었다는 점을 알게 되었다.

그러나 이제는 모든 것이 드러났다. 남편의 조기 사정은 과잉 성욕 때문이 아니라 그가 어떤 성적 문제를 갖고 있기 때문이라고 말해주었다. 나의 말을 듣고 그 부인은 굉장히 화를 냈다. 내가 자기 남편의 남성다움을 의심했다는 것이다. 그 부인은 내가 그 말을 취소할 것을 요구했으며, 이를 거부하자 그녀는 더 이상 치료를 받지 않겠다고 위협하기까지 했다.

여하튼 이런 갈등은 계속되었고, 그런 위기를 통해 우리는 치료의 전환점을 맞이할 수 있었다. 그 부인은 점점 더 자신의 성생활을 구체적으로 이야기하기 시작했다. 덕분에 결혼생활의 문제점들이 드러나기 시작했다. 비록 힘든 어려움도 있었지만, 그 부인은 자신의 남편이 섹스에 대단히 민감하며, 자신에 대한 확신이 없고, 사회가 요구하는 남성상에 자신을 맞추려 노력하고 있다는 점을 받아들이게 되었다.

결국 남편의 조기 사정은 남편 혼자만의 문제가 아니라는 점을 인정하기에 이르렀다. 가끔 발기가 되지 않을 때도 있는데, 이럴 때마다 남편은 그녀에게 굉장히 화를 내고, 몇 주일 동안이나 우울해한다는 것이다.

　이런 남편의 성적 무능은 남편보다도 아내를 더욱 화나게 만든다. 왜냐하면 남편의 무능으로 인한 성적 좌절이 그녀를 화나게 할 뿐만 아니라, 남자란 어떠한 것이어야 한다는 그녀 나름대로의 생각에 혼란이 오기 때문이다. 더욱 혼란스러운 것은 그녀 자신에 대해서다. 즉, 그녀는 이러는 자신이 지금까지 자기가 생각해 왔던 이상적인 여성의 모습이 아니라는 사실을 인정해야 되기 때문에 혼란스러워진다.

　이런 사실들을 받아들인다는 것이 결코, 환자에게 쉬운 일은 아니다. 상담이 진행되는 동안 그 부인은 때때로 좌절하기도 하고, 의심해 보기도 하고, 죄의식을 느끼기도 하고, 화를 내기도 했다. 심지어 자기는 구제불능이라고 생각하기까지도 했다. 이런 반응들이 비록 나를 걱정스럽게 하기는 했지만, 지금 그녀가 느끼고 있는 것들은 그녀가 처음 진료실로 나를 찾아왔을 때의 우울해 하던 상황보다는 훨씬 더 현실에 가까워졌고, 그녀 역시 건강해졌다는 것을 알게 되었다.

　그리고 이런 변화는 그녀가 남편과의 성생활을 보다 자세하게 이야기할 수 있게 된 덕분이었다. 우리 의사들은 환자가 그들의 비밀이나 부끄러운 감정들을 이야기할 수 있게 된 것을 자랑스러워하는 경향이 있다. 구체적인 것들이 드러나지 않는 한 문제를 해결하기가 힘들다는 것은 사실이지만, 환자가 그런 이야기를 한다는 그 자체가 문제 해결의 첫 단계라고 할 수는 없다.

　오히려 최초의 효과는 의사와의 관계에서 비롯된다. 의사의 능숙한 객관성이나 통찰력, 주의깊음에 대한 충격이 환자의 감정 표현을 풍부하게 하고 정신적 기능을 통합시킬 수 있게 한다. 이런 건설적인 변화는, 환자에게는 중요한 사실들을 말할 수 있게 하고, 의사에게는 지금 무슨 일이 벌어지고 있는지 알 수 있게 해준다. 억지로 강요해서 끄집어낸 이야기는 연결성이 없고 무의미하며, 환자 마음의 평정을 흔들어 놓기 때문에, 너무 일찍 이야기를 캐내는 것은 오히려 부정적인 결과를 가져올 수 있다는 점에 유의해야 할 것이다.

　성에 대한 고정관념으로 인해 죄의식을 느끼는 경우의 한 예를 불감증 환자인 여성에게서 찾아볼 수 있다.

그림에서 투사처럼 무장한 부인이 남편을
공격하고 있고, 남편은 수세에 몰려 있다.
이것은 사람들이 가지고 있는 성 역할에
대한 고정관념과 다르다. 고정관념은
침실에서 남자는 공격적이며 여성은
수동적이어야 한다는 것이다.
이런 고정관념이 성생활을 방해한다.

예컨대, 한 부인은 오르가슴을 느끼지
못했다. 그런데 신혼 초에는 느꼈다고
했다. 부끄러워하며 망설이다가 부인은
체위 이야기를 했다. 그때는 남자가
밑에서 가만히 있고 자기가 위에서
적극적으로 몸을 움직였다고 했다.
그때 강한 오르가슴을 느꼈다고 했다.
그러다가 갑자기 그래서는 안 될 것
같았다. 마치 자기가 남자가 된 것 같았고
남편을 여자로 만든 것 같았다. 남편이
자기를 이상한 여자로 볼 것 같았다.
게다가 더 끔찍했던 것은 남편이 여성의
역할을 즐기고 있고, 자기가 남성의
역할을 해주기를 바랄지도 모른다는
생각이었다. 그 후 한번도 체위를 바꾸지
못했고 오르가슴도 느끼지 못했다.

결론을 말한다면 그녀는
남성성(masculinity)을 원하고 있었지만
이것을 두려워했다. 그래서 평범한 사실
즉, 남녀 모두가 성생활에서 적극적일
수도 있고 수동적일 수도 있다는 사실을
받아들일 수 없었다.

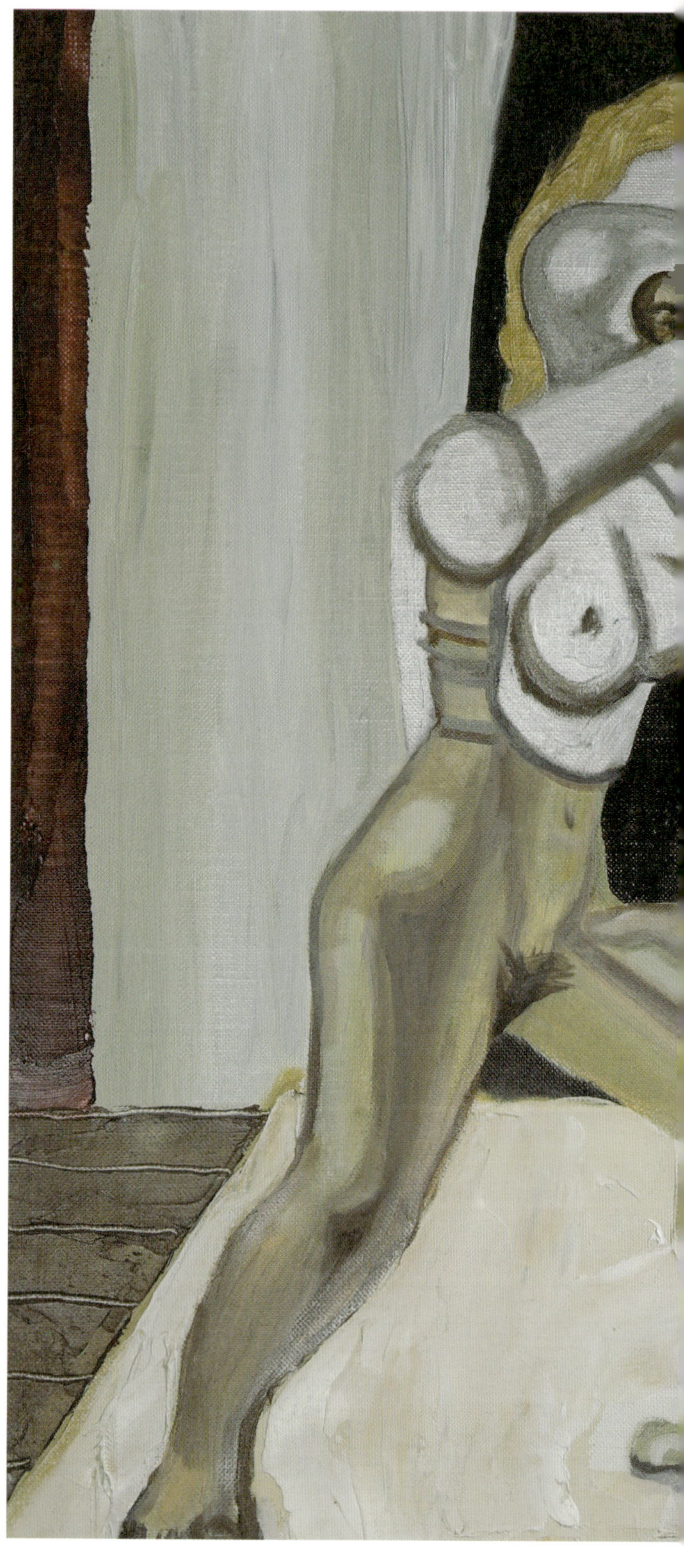

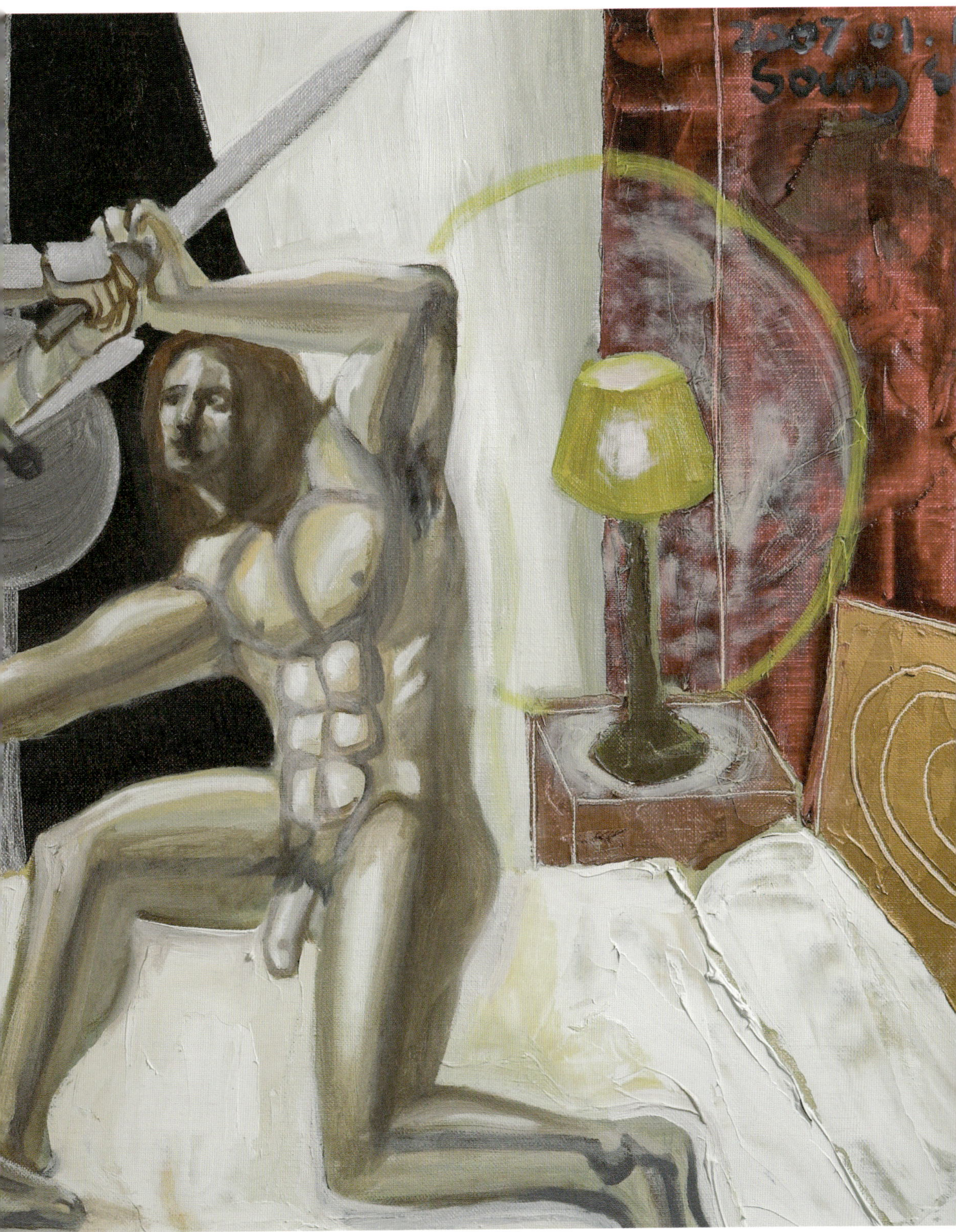

그녀는 오르가슴을 느껴본 적이 없다고 했다. 상담을 일 주일에 한 번씩 수 개월 동안 계속한 후에도 별다른 이야기가 없었다. 그러던 어느 날, 몇 가지 구체적인 이야기를 해주었다.

신혼 초기에는 섹스를 할 때 오르가슴을 느꼈었다는 것이다. 이 말은 쉽게 나왔지만, 나머지 이야기들은 여간해서 하려고 하지를 않았다. 겨우 그녀는 어떤 체위로 관계를 가질 때만 오르가슴을 느낀다고 말했다. 그 체위라는 것이 어떤 것인지도 말하지 않고, 다만 그것이 너무 끔찍스러워 남편이나 자기 자신이 그런 식으로는 더 이상 계속할 수가 없다고만 이야기했다.

몇 주가 지나고 나서야, 마침내 그녀는 많은 고민 끝에 자신들의 섹스 체위를 설명하게 되었다. 그것은 그녀가 위에, 그리고 남편이 밑에서 관계를 갖는 것이었다. 여성인 자신이 움직이고 남편은 가만히 있는 이런 체위에서는 아주 강한 오르가슴을 느낄 수 있었다고 한다.

문제는 관계가 끝난 후였다. 이런 식으로 일을 치르고 나면 항상 그녀는 죄의식을 느꼈고, 더럽다거나 타락한 기분이 들었다는 것이다. 더욱이 그녀는 여성의 위치에서 관계를 갖는 남편이 이를 어떻게 생각할까 걱정하고 있었다.

그러나 가장 불쾌한 것은, 시간이 지나면서 그녀의 남편이 자신은 아래에 있고 아내는 적극적인 상대가 되는 것을 좋아하고 있는지도 모른다는 생각이 드는 것이었다. 남편이 여성적인 욕망을 갖고 있는지도 모른다는 생각이 그녀를 끔찍하게 했고, 비록 더 이상 오르가슴을 느끼지 못한다 하더라도 그런 체위로는 관계를 갖고 싶지 않게 된 것이었다.

재미있는 것은, 만약 남편이 아래에 있기를 거부했다거나 그녀가 남자 역할을 하는 데 대해 약간의 남성적 반항이라도 했더라면 그 체위를 계속 유지할 수 있지 않았을까 하고 그녀가 생각한다는 것이었다. 결론적으로, 문제가 그녀 자신에게 있다는 것을 환자도 알게 되었다.

오르가슴을 느낄 수 있는 그 방법을 중지하게 만든 것은 그녀 자신이 갖고 있는 남성성(masculinity)에 대한 두려움, 그녀가 적극적이고 지배하는 역할을 할 때에만 쾌감을 느낀다는 두려움 때문이었다. 그녀로서는 남녀 모두가 성적으로 적극적일 수도 있고, 수동적일 수도 있다는 사실을 받아들일 수가 없었던 것이다.

이상적인 남성상에 지나치게 집착했던 한 남자 환자의 예를 들어보자.

그 환자는 자신의 증세를 설명하면서 자신의 아내는 불감증이라고 말했다. 처음에는 단지 그 말뿐이었다. 모든 경우가 그렇지만, 자세한 이야기는 시간이 지나면서 조금씩 하게 되고, 그렇게 하다 보면 이야기도 바뀌게 된다. 실제로 그의 아내는 전혀 불감증이 아니었다. 그녀는 오르가슴을 느낄 수 있었다. 다만 문제는 남편이 그녀의 성기를 손으로 자극해 줄 때에만 그렇다는 것이었다. 단순한 성교만으로는 오르가슴을 느낄 수 없다는 것이다. 이런 아내 때문에, 그 환자는 관계를 가질 때마다 손으로 그녀가 오르가슴을 느낄 수 있도록 도와주는 습관이 생겼다. 이런 특별한 자극으로 그녀는 절정에 도달할 수 있었고, 거의 10년 동안 이런 형태의 섹스는 그들 모두를 만족시켜 주었다.

그러던 어느 날, 나를 찾아오기 바로 얼마 전, 그는 갑자기 이런 아내의 욕구에 반감이 일어나서 관계를 가질 때 더 이상 그의 손을 사용하지 않기로 했다. 결국 아내는 전혀 쾌감을 느끼지 못하고 좌절감만 느꼈다. 그 역시 아내와 마찬가지로 불행해졌고 그들의 결혼생활마저 짜증스러워졌다.

이 이야기를 듣고 난 후, 나의 첫번째 질문은 '왜 아내가 오르가슴을 느낄 수 있도록 도와주는 것을 그만두었는가'에 대한 것이었다. 그는 자신도 잘 모르겠지만, 단지 그렇게 하는 것이 지겹게 느껴져서 그만두기로 했다는 것이다. 잠시 후, 자신들의 성관계가 '마치 자위행위를 하는 것 같았다'라고 덧붙였다. 또한 아내의 문제를 자신이 이런 식으로 채워주는 것은 잘못된 것이며, 아내가 건강한 여성이라면 정상적인 관계에서도 오르가슴을 느낄 수 있어야 한다는 것이었다. 그가 여전히 당황스러워하기에 내가 "그리구요?" 하고 재촉하자, 약간 망설이더니 마침내 그는 자기 자신, 특히 자신의 페니스가 의심스럽다고 말했다. 만약 그의 페니스가 정상이라면 손가락이 하는 일을 할 수 있어야 하지 않겠느냐는 것이었다.

다시 말해서, 아내가 자신의 손가락에 반응을 한다면, 자신의 페니스에도 반응해야 하지 않겠느냐는 것이었다. 이러한 고민이 결국은 자신의 남성다움을 의심하게 만들었다. 만약 그가 진짜 남자라면 자신의 페니스만으로도 아내에게 쾌감을 줄 수 있어야 한다는 결론에 이른 것이다.

이런 이유 때문에 갑자기 성교를 할 때 손을 사용하지 않게 되었고, 자신이 일체 다른 행위 없이도 아내를 만족시켜 줄 수 있다는 것을 증명해 보이기로 결심한 것이다. 그러나 그가 아무리 노력해도 잘 되지 않았다. 그의 페니스는 결국 그를 실망시켰고, 마침내 자신은 남자도 아니라는 생각을 심어주게 되었던 것이다.

그의 아내는 그가 다시 자신감을 가질 수 있도록 진심으로 잘 대해주었다. 그녀는 그들이 지금까지 10년 동안 얼마나 잘 지내왔는지, 그리고 이전의 방법으로 서로 얼마나 만족해 했었는지를 그에게 이야기해 주며 예전으로 돌아갈 것과 자기 자신에 대해 자신감을 가지라고 말해주었다. 그러나 그는 그렇게 하지 않았다. 아니 그렇게 할 수가 없었던 것이다. 예전의 방법으로 돌아간다는 것은, 그 자신의 남성다움의 결핍을 인정하는 것이며, 더욱이 자신의 여성다움을 인정하는 것이기 때문이었다.

그 환자는 계속 상담이 진행되면서, 좀 더 자연스럽게 자신이 여자라고 생각하게 된 몇 가지 증거들을 이야기해 주었다. 이런 이야기는 그의 인생에서 아주 중요한 부분이고 또 즐거웠던 일이었으므로 좋은 감정을 가진 채 이야기할 수 있었다. 그러나 문제는, 이야기가 자신의 여성성(femininity)을 인식하는 부분에 이르자, 그런 것들을 비난하며 이야기를 중지해 버리는 것이었다.

이와 같은 반응이 그가 지금까지 아내를 위해 해왔던 행위를 갑자기 비난하게 만들었을 것이다. 이야기를 전개해 가면서, 그는 아내와 함께 가져온 관계들이 너무도 즐거웠고 자신과 아내는 정말 잘 어울리는 부부라고 생각했었다면서 지난 날을 떠올렸다. 그러다가 즐거웠던 감정으로 자신의 손을 사용했던 순간에 이르렀을 때, 그가 그렇게 했던 것은 단지 아내를 즐겁게 해주기 위해서만이 아니라 자기 자신도 그것을 즐겼다는 것을 알게 되었다.

아내와 성관계를 할 때 그가 사용한 손이 무의미한 것이 아니라 즐거움이었다는, 그리고 아내가 그것을 원하지 않았다고 하더라도 자신이 그렇게 하고 싶어했을 것이라는 생각에 이르자, 그는 갑자기 자신의 여성성(femininity)이 두려워졌다. 그리고는 아내와 자신에게 오히려 성공적인 성적 분출구였던 그 방법을 즉시 포기하게 된 것이다.

이 환자의 문제는 여기 제시한 것보다 훨씬 복잡한 것이었고, 그의 아내에게도 확실하게 문제가 있었지만, 나는 그 이상 그들의 문제에 파고들지 않으려고 했다. 오히려 10년 동안 그들은 자신들의 문제에 잘 적응해 왔기 때문에, 최선의 치료는 그들을 과거의 적응 상태로 되돌리는 것이라 생각했다.

그리고 실제로, 수십 차례의 상담이 진행되는 동안, 그 환자는 자신에게 미묘하게 영향을 미치는 것들을 이해하게 되었고, 그것들 중 무엇이 더 중요한가를 깨닫기 시작했다. 그러자 남성성(masculinity)이나 여성성(femininity)에 대한 두려움이 확연히 줄어들었고, 그들이 성적 쾌감을 느낄 수 있었던 나름대로의 방식으로 다시 되돌아갈 수 있었다.

물론, 이러한 성 문제를 예로 들자면 끝이 없다.

오르가슴을 느끼기 위해 엄청난 시도를 해보지만 결국 아무것도 얻지 못하는 부부. 남자는 언제나 섹스를 할 수 있어야 하고, 여자가 오르가슴을 느끼건 말건 그건 중요하지 않다고 생각하는 부부. 남자만이 섹스를 요구할 수 있다고 생각하는 부부. 섹스는 토요일 밤이나 술에 취했을 때, 또는 행복하거나 원기왕성할 때에나 하는 것이라고 생각하는 부부. 섹스는 피곤하거나 슬플 때는 하지 않는 것이 당연하다고 생각하는 부부. 어떤 체위나 행동은 좋지만, 다른 어떤 것은 나쁘다고 생각하는 부부. 평범한 어떤 고정된 틀에서 벗어나는 것을 타락이라고 생각하는 부부가 있는가 하면, 정면에서 마주보고 하는 섹스를 고집하는 것은 일종의 병적인 습성이며, 변태만이 정상적인 것이라고 생각하는 부부도 있었다.

여하튼, 이런 문제들은 일반적으로 성에 대한 잘못된 고정관념, 특히 남성성(masculinity)이나 여성성(femininity)에 대한 잘못된 고정관념과 관련이 있다. 성적 쾌감에 도달할 수 있는 그들 나름의 방법들이 그들이 가지고 있는 남성성(masculinity)이나 여성성(femininity)에 위배되었을 경우에 바로 이런 문제들이 일어난다.

다시 말해서, 성 문제는 남성과 여성에 대해서 사회에서 이상적이라고 여겨지는 개념과 자신의 성적 취향의 갈등에서 비롯되는 것이다. 요컨대 우리의 도덕 관념이라고 할 수 있는 남성과 여성에 대한 고정 관념과 우리의 성적 욕구가 맞지 않다는 이유만으로 우리는 죄의식을 느끼는 것이다.

　이런 심리 과정은 우리 모두에게 좀 더 성적 욕구를 억제하고 사회적 관습에 맞추어 집단의식을 따르게 하는 강력한 힘을 가지고 있다. 그리고 그 힘이 남성과 여성에 대한 잘못된 관념을 보편화시키고, 그 생각을 고수하게 만드는 것이다. 성적 쾌감을 제한하고 성문제를 불러일으킨다는 점에서는, 이런 사회조직 안에서 개인이 치르는 값이 꽤 비싼 것일 수도 있다. 그러나 사회란 한 사람과 여러 사람이 조화를 이루어 살기를 바란다.

　따라서, 나는 잘못된 성에 대한 관념을 바로잡아 주고, 성문제를·해결해 주며, 성적 쾌감을 증가시켜 줄 섹스 혁명도 일부는 쇠퇴기를 맞게 될 것이라고 믿는다.

　머지않아 사회가 더 이상의 변화를 허용하지 않는 지점에 도달하게 될 것이다. 그리하여 변혁이 중지되면, 출산율은 증가하고 성병은 줄어들 것이며, 결혼이 번성하고 동성연애는 없어질 것이며, 이상적인 형태의 남성성(masculinity)과 여성성(femininity)은 또다시 수정의 과정을 겪을 것이다.

　보다 자유롭고 즐겁고, 예전보다는 문제를 덜 일으킬 새로운 성의 평등이 이루어질 것이다. 그러나 그것이 우리들 대부분이 두려워하며 단지 소수만이 바라는 그런 방탕한 상태가 되어서는 안 될 것이다.

어린이 환자와의 대화

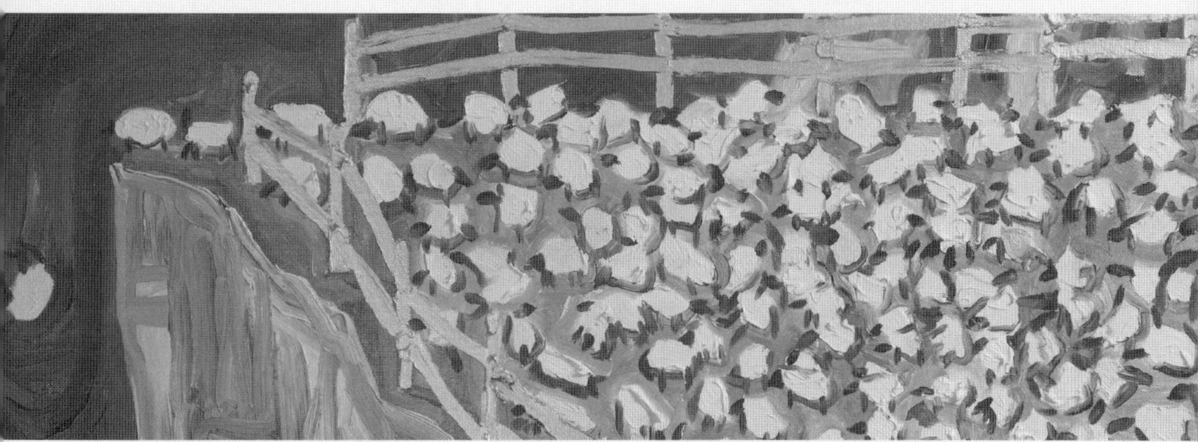

아픈 어린이와 이야기를 나누다 보면 어른들에게선 느낄 수 없는 어려움에 부딪치게 된다.

대부분의 어른들은 아이들과 이야기하는 것에 익숙치 못해 실수를 저지르게 마련이다.

어린이와 이야기를 잘 나누기 위해서는 어른과는 다른 그들만의 생각과 세계를 우선 잘 이해하려는 노력이 필요하다.

무엇보다 염두에 두어야 할 것은 어린이의 나이에 따라 대화의 방법이 달라져야 한다는 것이다.

어른이라면 한두 살 차이는 물론, 스무 살 차이가 나는 경우에도

크게 다를 바가 없지만 아이들의 경우 한두 살 차이라도 아이를 대하는 자세며 표정, 어투까지 세심하게 주의하여

아이가 편안함을 느낄 수 있는 분위기 속에서 이야기를 풀어가는 것이 중요하다.

27

영아 및 걸음마기의 환자

The Infant and Toddler

두 돌이 되기 전의 유아는 말을 하지 못한다. 그러나 아기가 말을 이해하지는 못한다 해도 목소리를 통해 의미를 감지할 수 있기 때문에, 의사는 아기에게 하고 싶은 말을 자유롭게 해야 한다.

유아는 말 대신 대화중의 비언어적 요소들을 이해한다. 즉, 어른들의 일거일동에서 의미를 감지하는 것이다. 이것이 어린아이들의 특성이다. 즉, 말을 하거나 다른 사람의 말을 알아듣지는 못하지만, 자신의 주변에서 일어나는 일들을 예민하게 감지해 낸다는 것이다. 이런 감지력이 언제나 정확한 것은 아니지만 항상 활동하고 있고, 따라서 아이의 앞에서 일어나는 모든 일들은 중요한 의미를 갖게 된다. 그리고 이때 유아가 감지해 낸 의미가 어른이 의도했던 것과 다를 수도 있다.

실제로, 유아가 관찰해 낸 구체적인 의미가 무엇인지를 정확히 알 수는 없다. 우리가 알 수 있는 것은 유아가 뭔가를 인식했고 거기에 반응하며, 감지해 낸

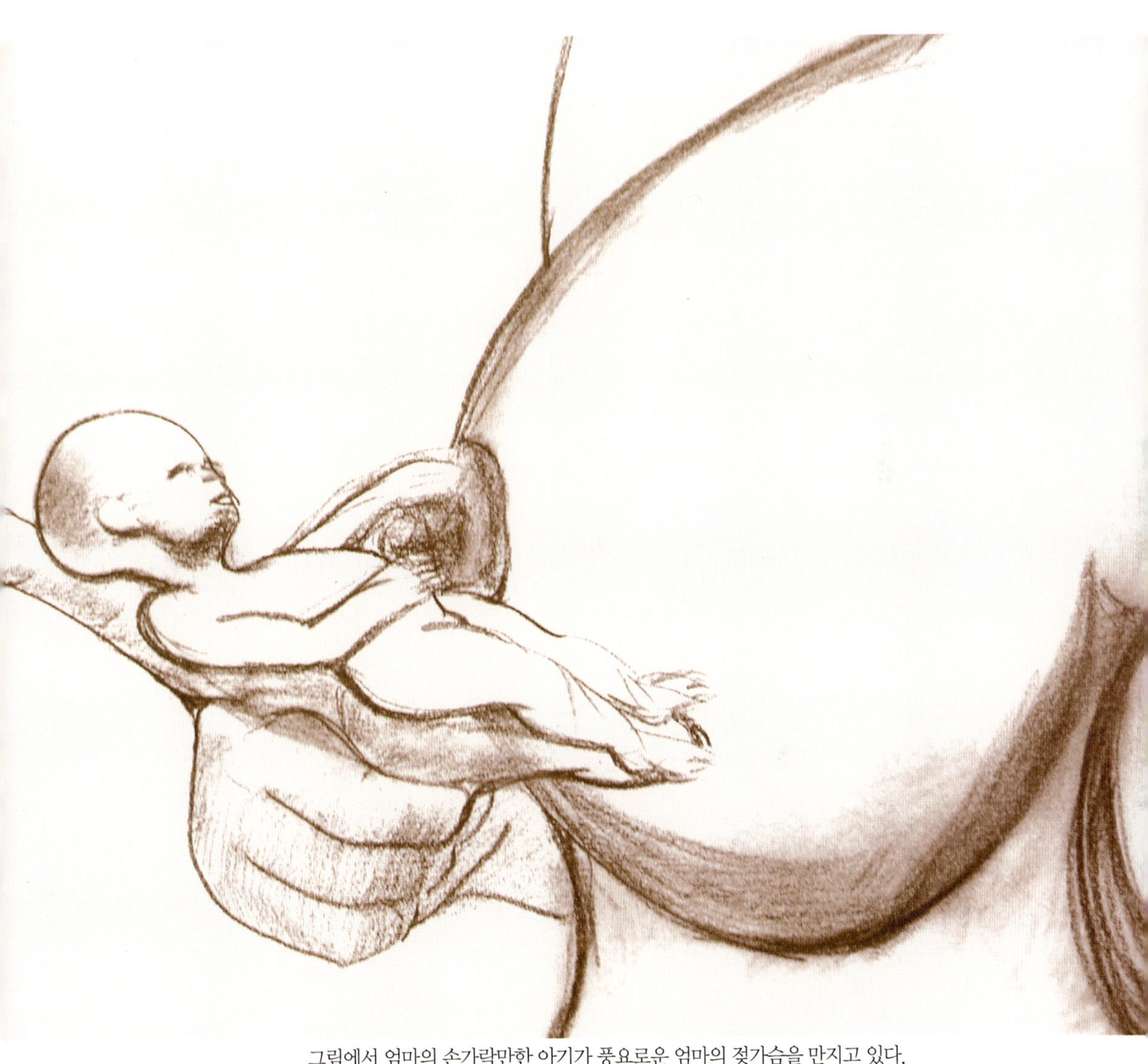

그림에서 엄마의 손가락만한 아기가 풍요로운 엄마의 젖가슴을 만지고 있다.
만족한 표정이다. 아이는 너무나 작고 무능하기 때문에 아이에게 어머니의
사랑은 절대적이며, 어머니의 보살핌은 아이의 생존과 직결되어 있다.
생존과 직결되어 있기 때문에 유아기의 손상 경험은 아이의 성격 형성에
그만큼 심각한 영향을 미친다. 이 시기의 아이는 말을 하지 못하기 때문에
엄마의 표정이나 촉감 같은 것을 통한 비언어적 의사소통을 한다.
의사는 아이 환자를 볼 때 아이를 겁먹게 해서는 안 된다. 아이가 안전한
거리에서 의사를 관찰하고 파악할 수 있도록 충분한 기회를 주는 것이 좋다.

의미와 거기에 대한 반응이 나이에 따라 모두 다르다는 것이다. 유아는 자신이 보고 들은 것을 판단하는 데 아주 제한된 시각을 가지고 있다.

유아는 자신이 보고 들은 것들로부터 공통점을 찾거나 결론을 도출해 내는 경험이 아주 적기 때문에, 대상을 인지하고 반응하는 것은 자신과 어머니에게로 집중되어 있다. 이것이 그 아이가 알고 있는 세계의 전부이기 때문이다. 유아는 처음 세상에 태어났을 때부터 자신의 욕구를 감지하고, 먹고, 자고, 싸고, 우는 등으로 욕구에 반응한다. 처음에는 이것이 그의 삶의 전부이다.

그러나 곧 엄마의 행동이나 기분에도 반응할 줄 알게 되고, 때로는 엄마 자신보다도 더 정확하게 변화를 알아내곤 한다. 엄마도 전부 다는 아니지만 비교적 정확하게 아기의 메시지를 알아듣게 된다. 따라서 아기가 칭얼댄다거나, 웃는다거나, 울고 찡그리는 모든 것들이 구체적이고 선명한 의미로 다가오게 되는 것이다.

아기들은 아주 일찍부터 엄마나 주변에 항상 있어서 익숙한 사람들의 행동은 이해한다. 하지만 낯선 사람들에 대해서는 오직 하나의 감정, 즉 위험하다는 느낌만을 갖게 된다. 어린 아기나 갓난아기에게는 모든 것이 낯설고, 특히 갑작스럽게 나타난 것들은 놀랍고 무섭게만 느껴진다. 갑작스런 움직임이나, 이상한 동작, 이상한 물건이나 상황, 그리고 모든 낯선 사람들을 아이들은 의심스럽게 본다. 아이에게는 낯선 것들이 불편하고, 갑작스런 움직임은 전혀 즐겁지가 않다. 그들은 이런 모든 것들을 그렇지 않다고 판단될 때까지 위험한 것으로 생각한다.

그러나 만약 이런 갑작스럽고 이상한 행동이 계속 반복될 때는 위험하다는 생각이 줄어들게 된다. 즉, 갑작스럽고 이상한 것에 익숙해지면 아이들은 그것을 자신의 일반적인 주변 환경이라고 받아들이게 되는 것이다. 그래서 아이에게는 상황에 익숙해질 수 있는 시간이 필요하다. 낯선 사람과의 관계에서도 마찬가지다. 물론, 아주 어린 아이는 사람들을 구별하지 못하기 때문에, 사람들이 친절하게 대해주기만 하면 그들을 위험하다고 생각하지 않지만, 6개월 이상이 되면 낯선 사람들을 모두 의심하기 시작하고, 이런 의심은 낯선 사람과 친해질 때까지 계속된다.

이 시기의 아기를 접하면서 의사가 가장 조심할 일은 겁을 먹게 하지 않는 일이다. 의심스런 눈으로 낯선 사람을 보는 어린 환자에게, 가장 효과적으로 접근할 수 있는 최선의 방법은 시선을 부딪치지 않고 무관심한 것처럼 대하는 것이다. 의사가 아무 말도 하지 않고 그냥 얼굴을 알아볼 수 있을 정도의 거리에서 있으면서 어떤 적극적인 행동도 하지 않고 얼굴을 외면한 채로 얼마 동안 있으면, 아이는 안전한 위치에서 의사를 잘 관찰할 수 있는 기회를 얻는다.

그리고 난 후, 의사는 조심스럽게 손을 내민다. 이때 장난감을 보여주거나 혹은 그냥 맨손이어도 좋다. 만약 아이가 원한다면 내민 손이나 장난감을 잡을 것이다. 의사가 위험한 사람이 아니라고 판단되면, 아이는 안심하고 이에 대한 첫 반응으로 의사를 만지려 하거나, 손을 잡으려 하거나, 혹은 의사의 관심을 끌려고 할 것이다.

중요한 것은 아이에게 의사를 관찰할 수 있는 충분한 기회를 주고, 아이가 호기심에 의해 스스로 다가올 수 있게 해야 한다는 것이다. 위협적인 행동은 절대 금물이다. 아이를 놀라게 하는 행동이란 무섭게 겁을 주는 것만이 아니다. 얼굴을 찡그린다거나, 아이를 즐겁게 하기 위해 혹은 환심을 사기 위해 큰 소리로 웃는 것도 오히려 역효과를 내어 아이를 놀라게 한다. 또한 아이를 지나치게 쳐다보는 것도 아이에게는 무서울 수 있다. 아이들은 자신을 쳐다보는 것을 위협적인 행동이라고 생각한다. 심지어 6~7개월 된 아이들도 남이 자신을 쳐다보는 것에 민감하게 반응한다. 아이들은 의사가 자신을 보지 않을 때 훨씬 편안함을 느낀다.

눈을 깜빡거린다거나 씩 웃는 행동으로 아이의 시선을 끌려고 노력하지 않는 것이 좋다. 행복한 아이라면 이런 행동들을 좋아할 수도 있겠지만, 긴장한 아이에게 이런 것들은 위협적인 것으로 보일 수도 있다.

아기에게 "자 이리 와볼래?" 하며 손을 내미는 것이 좋은 반응을 가져올 거라고 기대해서는 안 된다. 이런 식의 접근은 너무 갑작스러운 것이어서, 아이로 하여금 더욱 더 엄마에게 매달리게 하는 역효과를 가져올 수 있다. 아이가 일단 안심을 했다 싶으면, 쓸데없는 이야기를 한다거나 마냥 아이가 자신에게 올 때까지 기다리고 있지 말고, 조용히 그러나 분명히 어머니로부터 받아 안는 것이

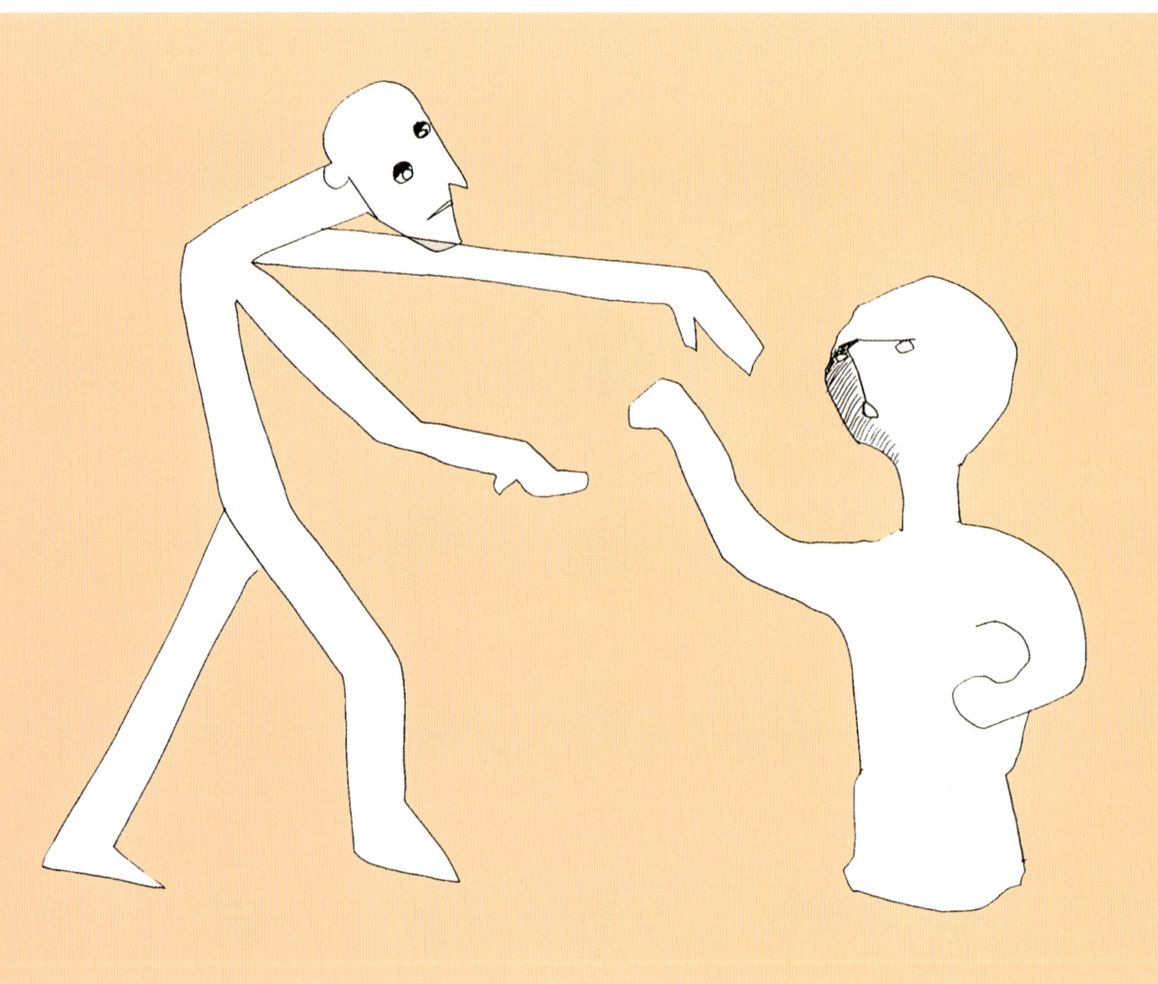

그림에서 서너 살 된 아이가 아버지의 보호를 받고 있다.
이 나이의 아이들은 말을 할 줄 알지만 추상적인 개념이 없다.
그래서 아이들은 들은 말을 액면 그대로 받아들인다.
'두 얼굴을 가진 인간' 이라고 하면 다른 얼굴은 어디 있느냐고 묻는다.
그리고 모든 물건들을 인간과 같은 것으로 이해한다.
예컨대 선풍기가 멈추면 선풍기가 너무 피곤해서 잔다고 생각한다.
그래서 아이들의 두려움은 어른의 두려움과 다르다. 어른들은 움직이는
물체를 보면 처음에는 놀라지만, 그것이 사람이 조작하는 것이라는
사실을 알고 나면 곧 안심하지만 아이들은 청진기도 무섭고 엑스레이
기계도 무섭다.

효과적이다.

아기를 안는 것 역시, 약간의 기술이 필요하다. 아기들은 각기 자기가 좋아하는 스타일이 있다. 그것은 대부분 엄마가 안아주는 방식인데, 만약 자신을 안아주는 사람이 엄마와 다른 방식으로 안았을 때는 불안감을 느낀다. 따라서 의사가 아기를 안았을 때 아기가 울거나 불편해 하는 것은 낯선 사람에 대한 두려움도 있지만, 의사가 아기를 잘못 안았기 때문이기도 하다.

현명한 의사는 엄마가 그 아기를 어떻게 안느냐를 자세히 눈여겨보고, 아기를 안을 때 엄마와 같은 방식으로 아기를 안는다. 아기의 얼굴이 아래로 향하게 하는지, 위로 향하게 하는지, 아기가 엄마 무릎에 누워 있는 것을 편안해 하는지, 세워주는 걸 좋아하는지, 약간 느슨하게 아래로 처지도록 안는지, 아니면 아기를 꼭 안는지 등등을 살펴보아야 할 것이다. 그러나 엄마가 아기를 안는 방법에 대해서 평가까지 할 필요는 없다. 엄마가 아기를 안는 습관을 고쳐주려고 하는 것은 쓸데없는 짓이다. 갑자기 아기를 안는 습관을 바꿔주려다가는 아이만 울리고 만다.

일반적으로 아기들은 반듯하게 눕히거나 비스듬하게 안는 것보다는 꼿꼿이 세워 안는 것을 좋아한다. 즉, 아기의 얼굴이 의사를 향하게 안는 것을 좋아한다. 그렇다고 얼굴과 얼굴을 마주보게 안으라는 것은 아니다. 아기의 얼굴을 의사의 어깨 위에 놓이게 한다. 아기를 더욱 안심시키려면 의사가 엄마를 등지고 서서 어린이가 엄마를 볼 수 있게 하는 것이 좋다.

말을 하지 못하는 어린이와의 대화는 물론 제한되어 있다. 그러나 아기가 말을 할 줄 모른다는 것이 의사가 말을 할 필요가 없다는 것을 뜻하는 것은 아니다. 어린이는 의사의 말보다는 그 목소리에 더 잘 반응한다. 부드럽고 친절하게 흥얼거리는 소리만으로도 충분하다.

주의해야 할 것은, 아기가 아직 말을 하지 못한다고 해서 말을 하는 의미까지 이해하지 못하는 것은 아니라는 점이다. 자라는 과정에서는 표현하는 능력보다 이해하는 능력이 더 먼저 발달한다. 따라서 아무리 말을 하지 못하는 아기 앞이라고 하더라도, 어린아이가 들어서는 안 될 말이나 오해의 여지가 있는 말은 삼가야 한다.

# 말을 할 줄 아는 아이 환자

The Child Who can Talk

　두서너 살 된 어린이의 경우 즉, 말을 하기 시작하면서 다른 사람의 말을 이해하기 시작하면 유아기와는 상황이 아주 달라진다. 말을 하게 되었기 때문에 의사와의 대화에 도움이 된다는 의미가 아니다. 그 나이의 아이들은 유아기 때와 마찬가지로 낯선 사람에 대한 강한 두려움을 갖고 있을 뿐만 아니라, 과거의 경험을 통해서 의사를 더욱 무서워하기 때문이다.

　말이 통하니까 무엇인가를 알아들을 수 있고 또 설명해 줄 수도 있기 때문에 의사로서는 으레 한결 수월할 것같지만, 사실은 그렇지 않다. 오히려 의사에 대한 두려움으로 대화를 더욱 어렵게 만든다.

　그 다음으로 나타나는 어려운 점은, 이 시기의 아이들은 무슨 말이든지 액면 그대로 받아들인다는 것이다. 말뿐만 아니라 다른 사람의 행동도 액면 그대로 받아들인다. 따라서 비유나 농담 또는 추상적인 이야기는 금물이다. 그들에게는 모든 것이 직선적이고 너무 분명하기 때문에 융통성 있는 해석을 할 수 있는

306

능력이 없다. 모든 것이 사실이고 의미는 단 하나뿐이며, 말을 하는 의도도 단 하나뿐이다. 추리를 하긴 하지만 글자 그대로의 의미에 의존하기 때문에 어려움이 따르는 것이다.

의사는 어린이에게 말을 할 때, 단어의 선택에 신중해야 하며 쉬운 단어만을 선택하되 비유적인 말은 삼가야 한다. 그리고 자신이 말한 것을 아이에게 다시 한번 말해보게 함으로써, 의미전달이 제대로 되었는지를 반드시 확인해 보아야 한다. 이렇게 조심하지 않으면, 아이들은 자기가 들은 것을 자기 나름대로 해석해 버리고 만다.

어린이들이 순진하고 매력이 있는 것은 바로 이런 논리 때문이다. 어른들은 어린이의 1+1=2라는 것과 같은, 직선적이고 단순한 사고방식 때문에 어린이를 좋아하게 된다. 만화가들도 이런 점에 착안하여 만화를 만드는 것이다. 그러나 이런 점이 때로는 어른들을 무척 당황하게도 만든다. 의사들은 그 점을 조심해야 할 것이다.

예를 들자면 끝이 없다.

엄마가 '삼촌은 돼지' 라고 말하는 것을 들은 아이는, 며칠 후 집에 온 삼촌에게 꼬리를 보여달라고 조른다. 개인적인 비유로 쓰인 말들을 어린이는 말 그대로의 의미로 해석해서 당황스런 질문을 던지곤 한다. '두 개의 얼굴을 가졌다'는 소리를 듣고는 '한 쪽 얼굴은 어디 있느냐?' 고 묻는다거나, '꼬리가 아홉이다' 라는 말에 '꼬리가 어디 있느냐?' 고 묻기도 한다. 아이들은 '개판이다', '말귀를 못 알아듣는다' 와 같이 비유적으로 쓰는 말을 이해하지 못한다. 그 밑에 깔려 있는 의미를 이해하기보다는 개나 말, 귀와 같은 낱말 각각의 의미만을 받아들일 뿐이다.

두서너 살 된 아이들이 말 그대로만의 의미를 받아들이는 것은 당연한 것이다. 그리고 이것은 어린이의 발달 과정의 일부이며, 이런 순진성 때문에 아이들이 귀여운 것이다. 이런 점을 이용한 놀이를 어른과 아이들 모두 재미있어 한다. 어른이 아이의 코를 훔쳐가서는 손가락 사이에 있는 코를 보여주는 놀이도 이런 어린이의 순진성을 이용한 것이다. 아이들은 이 놀이를 재미있어 한다.

이 놀이가 재미있는 것은 두려움을 불러일으키기 때문이다. 어린이에게 코를 떼어간다는 것은 무서운 현실이다. 그러나 코가 아직도 얼굴에 붙어 있는 것을 확인하고는 마음을 놓게 된다. 그리곤 자꾸 그 놀이를 또 하자고 조르고, 매번 자기의 코가 제 자리에 있는 것을 확인하고는 재미있어 한다.

또 다른 예로, 어른들이 아이에게 '너무 이뻐서 깨물어주고 싶다'고 말하는 것을 들어보자. 어른들에게 있어서 이런 말을 하는 것은 칭찬하는 것이지만, 아이들에게는 자신이 먹힐지도 모른다는 말로 들린다. 또한 어른들이 '네 눈 너무 이쁘다, 나한테 팔지 않을래?' 하고 물으면, 아이들은 이를 칭찬으로 여기기보다는 말 그대로의 의미가 먼저 와닿는 것이다.

이런 속임수는 아이들뿐만 아니라 어른들에게도 흥미로운 것이어서 이런 놀이를 그만두게 막을 수는 없다. 또한 아이들은 이런 놀이를 통해서 비유나 농담, 또는 추상적인 것들을 이해하게 된다. 그러나 건강과 관련된 이야기나 질병을 치료하는 심각한 상황에서, 어린이의 이런 특성들이 의사들로 하여금 어린 환자와 이야기를 할 때 엉뚱한 오해의 함정에 빠뜨리게 한다. 함정에 빠뜨리지 않기 위해서는 있는 그대로만을 이야기해야 한다. 만약 직유나 비유들을 사용하면 아이들은 문자 그대로의 의미만을 생각하게 되기 때문이다.

2~4세 아동의 사고방식을 이해하는 것은 이 나이 또래 아이들과의 대화에 있어 아주 중요하다. 그들의 또 다른 하나의 특성은 모든 물건들을 인간과 같은 특성을 가진 것으로 생각한다는 것이다. 어린아이들은 어른들이 하는 것처럼 살아 있는 것과 죽어 있는 것을 구별하지 못한다. 아이들은 책상이나 의자와 같은 집안의 모든 물건들도 자기 자신과 똑같은 감정을 가지고 있다고 생각한다. 움직일 수 있게 만들어진 물건들은 인간과 똑같은 특성을 가지고 있다고 생각하는 것이다. 예를 들어, 선풍기가 멈추면 아이들은 선풍기가 너무 피곤해서 잠을 자고 있다고 생각하고, 기계에서 소리가 나면 기계가 화를 내거나 놀라서 소리를 지르고 있다고 생각한다.

이런 순진성 때문에 어른들은 아이들을 좋아한다. 이런 점은 아이들만이 갖고 있는 특성이며 아주 자연스런 현상이다. 그리고 전혀 나쁠 것도 없다. 그러나 어른들이 계속해서 어린이의 비현실적인 경향을 부추긴다면, 어린이의 발

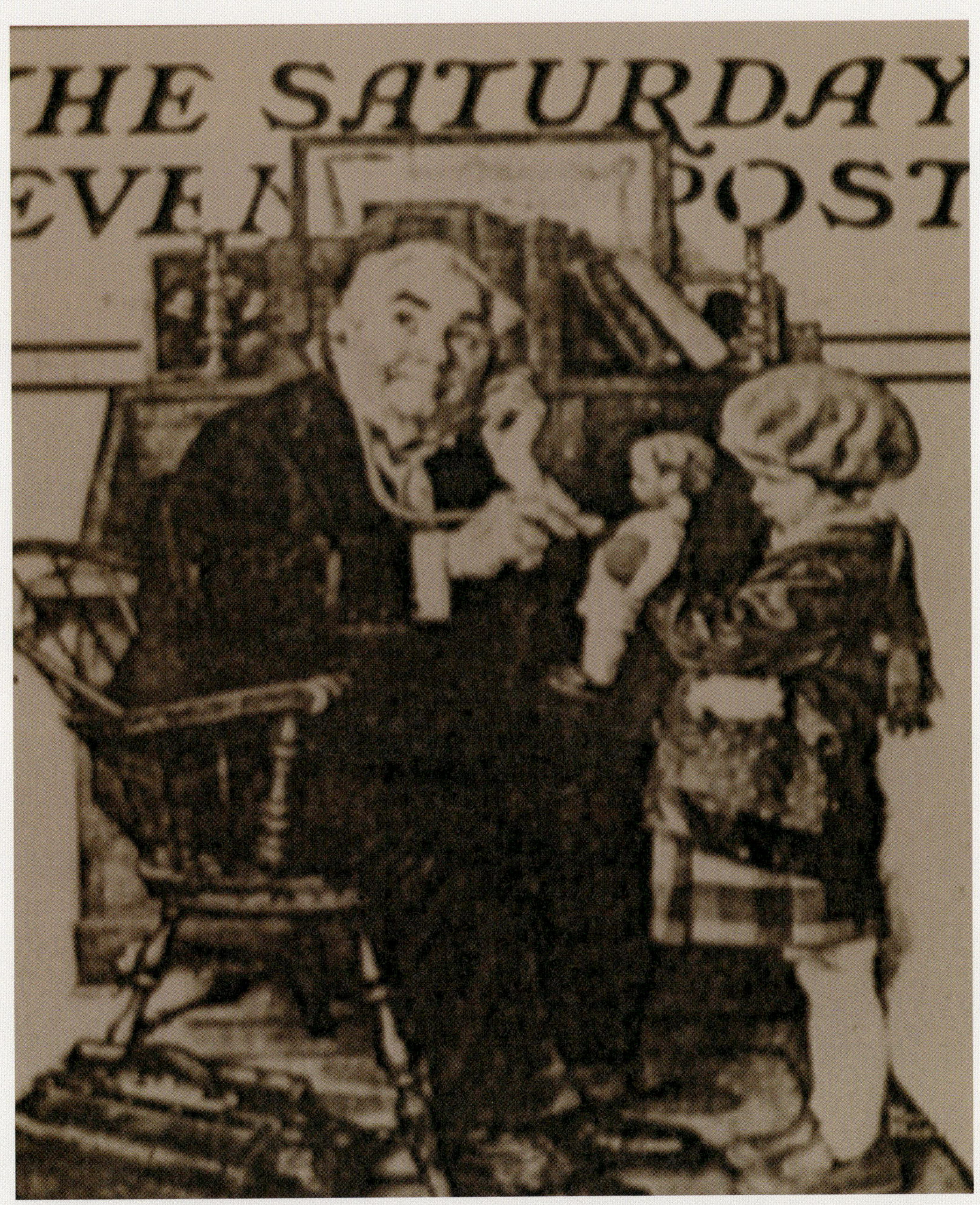

의사와 인형 (humanistic doctor) : 어린이 환자는 의사가 자신의 감정에 얼마나 많이 공감해 주는지를 생각한다. 그림에서 어린이는 의사를 만나는 자신의 두려움을 감추기 위해 인형을 환자인 자신으로, 어린이 자신이 보호자인 것처럼 의사에게 말하고 있다. 이때 의사는 아이의 생각과 말에 공감하는 인정을 보여주는 것이 좋다.

달에 전혀 도움이 되지 못하며 오히려 장애 요소가 될 수도 있다.

예를 들어, 네 살 된 남자아이가 있었는데, 장난감 딱정벌레를 무서워해서 옆에 지나가기를 두려워하고 있었다. 딱정벌레가 자기를 물지도 모른다고 생각하는 것이다. 엄마는 아이를 진정시키기 위해 장난감 딱정벌레가 멈추기를 기다렸다가, "자 이제 지나올 수 있지? 딱정벌레가 잠들었으니까 괜찮을 거야."라고 아이에게 말했다. 그렇지만 아이는 계속해서 딱정벌레를 쳐다보며, "언제 일어나는데?" 하고 묻는 것이었다.

차라리 그 딱정벌레는 진짜 딱정벌레가 아니라 장난감이고, 그것은 살아 있는 것이 아니기 때문에 누구를 물지도 못한다고, 그리고 다시 태엽을 감아주어야만 움직일 수 있다고 이야기를 해주는 것이 더 간단하고 사실적이지 않았을까? 딱정벌레가 잠들었다는 이야기는 아이의 두려움을 누그러뜨리는 데 전혀 보탬이 되지 않는다. 오히려 모든 사물을 의인화시키는 것을 부추겨 줄 뿐이었다. 그렇다고 어린아이가 물건을 살아 있는 것처럼 이야기를 할 때마다 이를 바로잡아 줄 필요는 없다. 다만, 너무 심하게 장단을 맞춰주지는 말아야 한다는 것이다.

의사는 이런 어린이의 특성, 즉 모든 물건이 사람과 똑같이 살아 있어서 자기 스스로 뛰어올라와 물거나 때리거나 할 수 있다는 두려움을 갖고 있는 아이의 특성을 잘 이해함으로써 그들과의 대화를 성공적으로 이끌어갈 수 있을 것이다. 이런 두려움은 어른이 갖는 두려움과는 다르다. 어른들은 움직이는 물체를 보면 처음에는 깜짝 놀라지만 결국 사람이 조작하는 것이라는 사실을 알고 나서는 곧 안심하게 된다. 그러나 어린이는 이러한 사실을 알지 못한다.

또 한 가지 어려운 점은 2~4세 시기의 아이들은 함께 앉아서 오랫동안 이야기를 하기가 힘들다는 것이다. 아이들은 잠시도 가만히 있지를 못한다. 설치고, 던지고, 부수고 그리고 화났다거나, 슬프다거나, 무섭다거나 하는 감정들을 드러내는 데 조금도 주저하지 않는다. 웃고, 울고, 성내고, 두려워하고, 느끼는 그대로를 곧바로 표현해 버린다. 아이들은 예측할 수 없는 존재이며, 어떤 일에도 집중하지 못한다. 따라서 아이들에게는 뭐든지 반복해서 이야기해 주어야 하며, 의사가 설명해 주는 말을 잠자코 듣고 있을 수 없다.

이러한 모든 것들이 2~4세 아이들에게는 당연한 특성들이다. 따라서 이런 아이들을 다루기 힘들다고 좌절할 것도 없다. 아이들이 흥미있어 하는 것은 단 한 가지, 지루하지 않고 계속 움직임이 있는 게임 뿐이다. 하지만 의사들에게 는 아이들만을 재미있게 해주기 위해 투자할 힘과 시간이 많지 않다. 다만 의사 에게 비협조적인 이 어린 환자를 이해하고, 할 수 있는 한 최선을 다하는 수밖 에 없다.

의사를 무서워하는 어린이 환자

A Child's Fear of Doctors

대부분의 아이들은 의사에 대해 낯선 사람 이상의 두려움을 가지고 있다. 아이들이 의사를 무서워하는 것은 너무도 당연한 일이긴 하지만, 주시해 볼 만한 가치가 있는 중요한 일이기도 하다.

어린이에게 의사는 단지 낯선 사람이기보다는, 무섭고 아픈 주사를 주는 나쁜 사람이다. 불행히도 어린이의 이런 공포증은 부모들의 태도에서도 비롯된다. 말을 안 듣는 아이를 꾸짖거나 우는 아이를 달래는 방법으로 흔히 엄마들은, '경찰이 잡으러 온다', '도깨비한테 혼난다', 혹은 '의사 선생님이 아픈 주사를 놓으러 온다'고 위협한다.

이런 말들은 일시적인 효과는 있을지 모르나, 나중에 아이가 자라서도 지나치게 의사를 두려워한 나머지, 꼭 필요한 치료마저도 받지 못하게 되는 나쁜 영향을 줄 수도 있다는 점을 기억해야 할 것이다. 아이들이 의사를 무서워하는 또한 가지 이유는 부모 자신이 병원에 가는 것을 무서워하기 때문에, 괜히 아이들

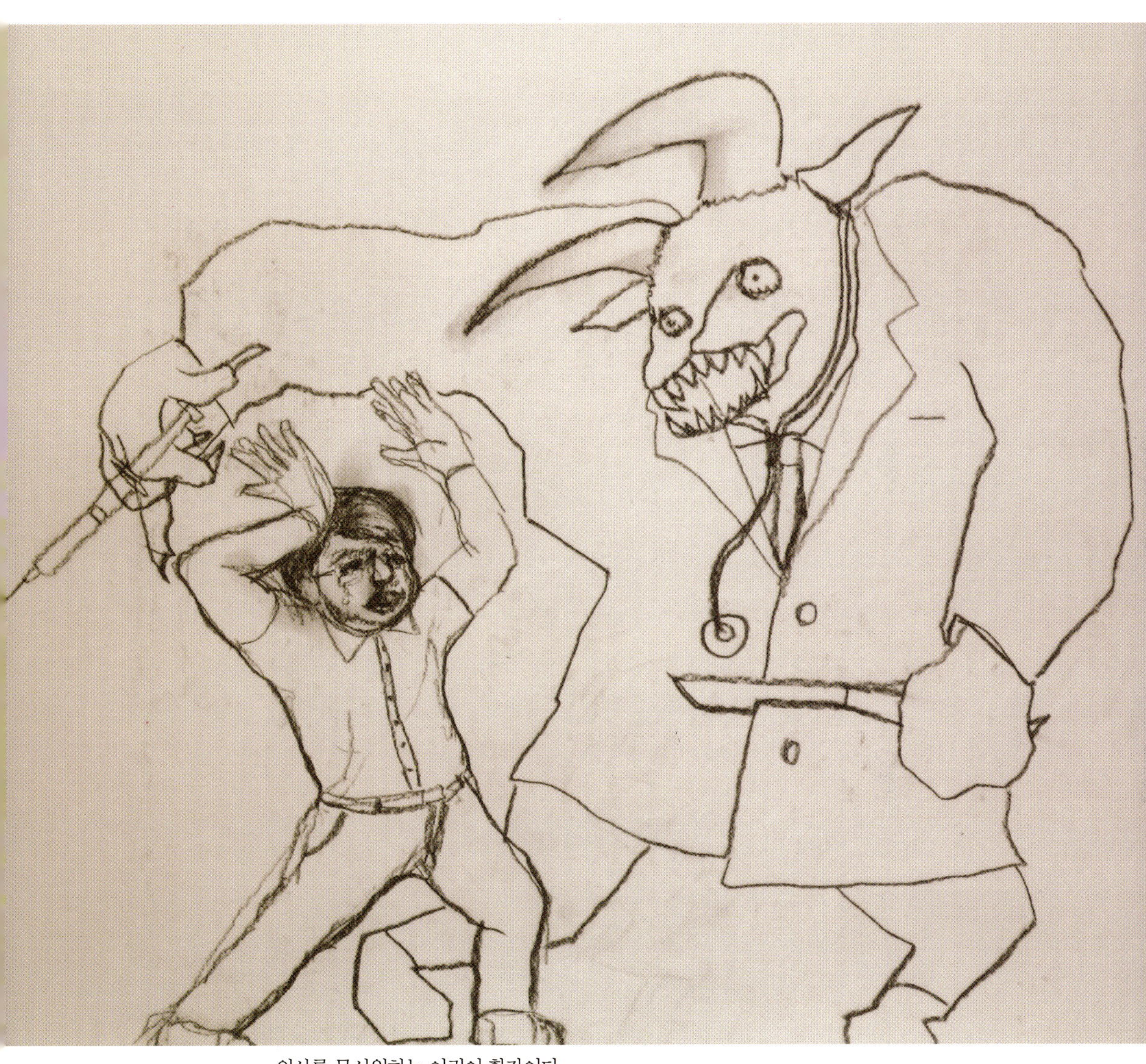

의사를 무서워하는 어린이 환자이다.

아이들이 의사를 무서워하는 것은 너무도 당연하다. 의사는 무섭고 아픈 주사를
주는 사람이다. 이 두려움을 더 조장하는 것은 부모이다. 아이가 말을 듣지 않으면
아이를 협박한다.

"너 그러면 의사 선생님이 아픈 주사를 놓으러 온다."라고 한다.

의사가 두려운 또 하나의 이유는 의사가 신비한 마력을 갖고 있다고 믿기 때문이다.
청진기를 가슴에 대는 것도 자기가 저지른 나쁜 짓을 의사가 청진기를 통해서 모두
다 알아 버릴 것이라 생각하고 두려움을 느낀다.

에게 자신의 편견을 심어주기 때문이다.

이보다 더 나쁜 경우는 아이들을 안심시킨다고 거짓말을 하는 부모다. '병원에 가도 조금도 아프지 않게 치료를 한다' 거나 또는 '약이 맛있다' 고 아이를 속이는 일이다. 물론 이런 것들이 사실이라면야 전혀 문제가 되지 않지만, 사실이 아닐 경우에는 좋지 않은 영향을 끼치게 된다.

아이에게 치료를 받게 하기 위해서 억지 거짓말을 해서는 안 된다. 물론 병원에서 주는 주사는 너무 아프고 약도 너무 쓰다는 식으로, 지나치게 겁을 주어 아이를 놀라게 할 필요는 없다. 병원에 가면 어떻다고 정확하게 이야기해 주어야 한다. 막상 병원에 와서 부모의 말과는 전혀 달리, 아픈 수술을 받거나 주사를 맞으면, 어린이는 그 이후로 어떤 치료도 받지 않으려고 할 것이다.

부모의 태도야 어떻든, 그리고 어린이의 반응이 어떻든, 의사가 해야 할 일은 어린이에게 무엇을 어떻게 할 것인가를 분명하게 미리 설명해 주는 것이다. 물론 대부분의 의사들이 성인 환자에게는 이런 설명을 많이 하지만, 어린 환자에게까지 자세하게 설명을 하는 것은 쉬운 일이 아니다. 어린이의 이해력에는 한계가 있기 때문이다. 물론 나이가 어릴수록 이해력의 한계는 더 심하다. 하지만 아주 불가능한 정도는 아니다.

아이의 나이가 몇 살이든, 이제 겨우 말을 시작한 아이든, 사춘기의 청소년이든, 앞으로 어떻게 치료할 것인가를 먼저 이야기해 주는 것이 좋다. 이런 이야기를 해봐야 아무 소용도 없겠다고 생각되는 어린 아이에게도, 의사는 앞으로 일어날 일들에 대해 꼭 설명해 주어야만 한다.

예를 들어, 아이가 전혀 무서워하지 않아서 괜히 이야기하느라 시간을 낭비할 필요가 없겠다고 생각되는 아이에게도 반드시 설명을 해주어야 한다. 또는 자기는 이런 것들을 너무나 잘 알고 있다고 말하는 아이에게도, 그런 말은 무시해 버리고 처음부터 이야기해 주어야 한다.

너무 겁을 먹은 나머지 전혀 반응을 보이지 않는 아이에게도 아주 천천히, 처음부터 차근차근 단어 하나하나에 신경을 써가면서 어떤 치료를 할 것인가를 분명하게 설명해 주어야 한다. 너무 큰 소리로 자지러지게 우는 아이에게도, 이 아이가 과연 내 이야기를 듣기나 할까 하고 의심스러워 하지 말고, 뭔가가 전달될 수 있도록 최선을 다해야 할 것이다. 이렇게 해서 손해를 보는 것은 시간이 좀 걸린다는 것 외에는 아무것도 없다.

끝으로 아이들이 의사를 무서워하는 또 하나의 이유는 의사가 신비한 마력을 갖고 있다고 생각하는 데에서 비롯된다. 아이들은 의사에게는 마술사와 같은 마력이 있어서 자신의 병뿐만 아니라 모든 비밀까지 다 알아맞힐 것으로 생각한다. 즉, 의사 앞에서 자신의 깊숙한 비밀이 탄로날까 봐 두려워하는 것이다. 청진기를 가슴에 대는 것도 자신의 나쁜 짓을 다 알아내는 것으로 알고 겁을 집어먹는 것이다. 따라서 아이들이 의사를 피하려 한다고 해서 너무 나무랄 일은 아니다.

30 우는 아이

The Crying Child

아이들이 우는 것은 가슴 아픈 일이다. 진찰할 때나 치료할 때 유난히 울어대는 아이들은 의사들을 당황하게 만든다. 그러나 그런 기분이 의사로서의 직책을 수행하는 데 방해가 되지 않는 한 별로 해로울 건 없다. 어떤 의사는 아이가 우는 것이 너무 측은해서 해야 할 일을 제대로 하지 못하거나, 심하면 어린이 환자가 우는 데 대해 죄책감마저 갖는 수도 있다.

물론 무섭고 아프기 때문에 우는 아이에겐 안심을 시키고 또 가급적이면 불안을 덜어주는 것이 좋다. 그러나 아무리 달래도 계속 울어대는 아이라면, 상관하지 말고 해야 할 처치를 다 끝내야 한다. 의사는 아이가 우는 데에 전혀 책임을 느낄 필요가 없다. 아이들은 단지 무섭고 아프기 때문에 우는 것이다. 그 이상 어떤 것도 아니다.

아이들이 우는 이유는, 아주 단순해서 누구나 알 수 있다. 아이는 어른이 아니다. 아이들은 작은 어른이나 다 자란 어린애가 아니라 그저 아이일 뿐이다.

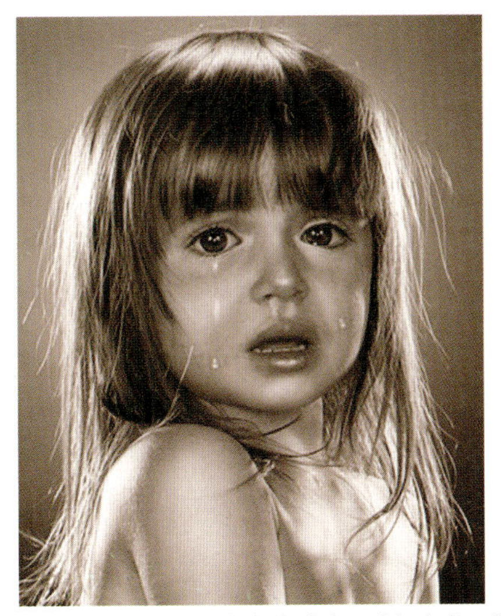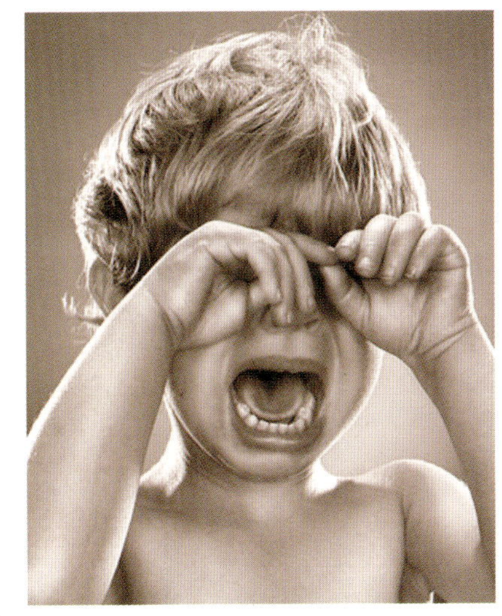

아이들이 울면 의사는 가슴이 아프다.
그러나 아이들이 울 때 의사가 죄책감을 느낄 필요는 없다.
울음을 그치게 하려고 조급해 할 필요도 없다.
아이들은 단지 무섭고 아프기 때문에 우는 것이다.
울어야 할 때 울지 못하는 아이가 문제이다.
울어야 할 이유가 있을 때 우는 아이는, 정상이고 치료 경과도 좋다.

아플 때는 자기 나이보다 더 어리게 행동할 수도 있겠지만, 자기 나이에 맞게 행동하는 그런 아이일 뿐이다. 아프고 두려운 데도 울지 않는 아이라면, 오히려 문제가 있는 것이다.

울어야 할 이유가 있을 때는 우는 것이 정상이고 건강한 아이다.

4~7세의 어린이

The Child Who Aged Four to Seven

4~7세의 어린이들은, 수술이라면 깜짝깜짝 놀란다. 그리고 실제로 수술을 받을 경우에 받는 영향이 크기 때문에, 이 나이의 어린이 환자와 이야기를 한다는 것은 쉬운 일이 아니다. 물론 아이들이 수술을 싫어하는 것은 당연하다.

특히 네 살에서 일곱 살은 자기 신체에 대해 가장 민감한 반응을 보이는 시기이다. 이 나이의 아이들, 특히 다섯 살 전후의 아이들에게는 신체의 모든 부분들이 아주 특별한 의미를 갖는다. 신체뿐만 아니라 장난감, 옷, 아끼는 동물들까지도 소중하게 느끼기 때문에, 이 중 어느 하나를 잃어버린다는 것은, 그것이 자신의 신체의 일부이거나 물건이거나 간에 이 나이의 아이에게는 심각한 영향을 줄 수가 있다.

자기의 신체에 대한 손상의 두려움과 함께, 이 나이의 아이들은 자기의 신체나 자기의 소유물 등에 지나친 애착심을 갖고 있다. 그래서 신체에 어떤 손상을 입거나, 혹은 장난감을 잊어버렸다거나, 자기 고양이가 조금만 다쳐도 이들이 받는 정신적인 충격은 대단히 큰 것이어서, 심지어는 성격 형성에도 영향을 미칠 수 있다. 아끼기 때문에 그만큼 상처도 큰 것이다.

그래서 4~7세의 아이들은 수술을 특히 두려워한다. 그런 반면 이 시기의 남자 아이들은 남자답게 힘도 과시하고 싶고, 용감한 장군이나 영웅처럼 으시대고 싶어하기도 한다. 그래서 웬만한 일에는 아주 태연하며 용감한 행동을 보이기도 한다. 수술이 두려우면서도, 또 한편 용감해 보여야 하는 두 가지 상반된 심리가 곧 이들의 고민이요, 갈등이다.

물론 이런 갈등은 어린 시절에만 볼 수 있는 것은 아니다. 일생 동안 우리는 이런 갈등을 안고 살아간다. 소유욕이 강할수록, 그것을 잃었을 때 받는 충격은 더 큰 것이다. 여하튼, 다섯 살 난 아이들의 경우에는 자신의 완벽함에 어떤 손상을 입게 된다는 것을 끔찍히도 두려워한다. 자기의 소유물에 가치를 많이 둘수록 그것을 잃는 두려움은 커져만 간다. 따라서 힘이 센 것에 높은 가치를 둔 아이라면, 자신을 위축시키거나 약점을 노출시키는 것에 특히 강한 반발을 보인다. 자기 누이에게 자신의 탄탄한 근육을 자랑하던 여섯 살 난 아이가, 어느 날 이웃집 아이와 싸우다가 두들겨 맞았다면, 그 아이에게는 단순한 싸움의 패배가 아니라 자기 인생 전체의 패배로 여겨질 것이다.

부모들은 아이를 잘 먹이고 재우는 수단으로 아이들의 이런 심리를 이용하곤 한다. 예를 들어, 힘센 것을 자랑스러워하고 힘이 약해질까 봐 두려워하는 아이에게 '이걸 먹으면 힘이 세진단다' 라는 부모의 권유는 뿌리칠 수 없는 유혹이 될 것이다.

남자 아이나 여자 아이 모두 소유물을 잃으면 과민 반응을 보인다. 이런 반응 역시 자신이 갖고 있는 것을 자랑스러워하고, 그것을 잃게 될까 봐 두려워하는 것과 같은 심리다. 어떤 물건을 어디에 두었는지 잊어버리고 금방 찾지 못할 때 아이들은 굉장히 화를 낸다. 여자 아이들은, 좋아하는 인형옷을 입히지 못할 때 불안해 한다. 여기서 중요한 것은 '옷 그 자체가 무엇을 의미하느냐' 가 아니라 '그 옷이 무엇을 대신하느냐' 이다. 그 옷은 여자 아이에게는 자신의 일부를 의미한다. 그런 옷이 사라져 버렸다는 것은 자기의 삶이 불확실해지는 것이며, 변하는 것이고, 삶이 불행한 것일 수도 있다는 것을 의미한다.

이처럼 자랑스러워하면서도 한편으로는 그것을 잃어버릴까 봐 불안해 하는 상반된 두 감정으로 인해, 아이들은 살갗을 조금 긁혔을 때에도 즉각적인 관심을 필요로 하며 아주 작은 상처에도 당황해 하고 두려워하게 된다. 머리를 잘랐거나 새 옷을 입었거나 하는 변화들도 이들에게 기쁨과 공포라는 상반된 감정을 동시에 줄 수도 있다. 아이들은 이런 변화들이 자신의 완벽함에 어떤 영향을 줄 것인지 불안해 하기 때문이다. 낡은 장난감이나 누더기 이불까지도 아이들에겐 보물처럼 귀중하고 자기 자신처럼 소중한 것이다.

자신의 소유물에 대한 자긍심은 아이들의 성기에서 비롯된다. 아이에게 성기는 아주 소중한 것이며, 또 온갖 환상이나 불안이 성기를 중심으로 해서 일어난다. 직접 이를 표현하든 그렇지 않든 간에 다섯 살 정도 된 아이들은 자신의 성기에 특별한 관심을 갖고 있다. 그래서 자신의 성기에 위협이 될 만한 일이 다가오면 아이들의 공포심도 거기에 따라 커지는 것이다.

이러한 발달 단계에서의 심리적인 특성들을 고려할 때, 응급 수술이 아닌 이상 어떤 수술도 이 나이에는 하지 않는 것이 최선이다. 선택의 여지가 있는 수술이라면, 되도록 네 살 이전에 미리 해주거나 일곱 살이 될 때까지 미루는 것이 좋다. 꼭 이 시기에 해야 할 수술이라면, 사전에 어린이와의 대화를 통해 이러한 어린이의 느낌을 충분히 이해하고 또 사전에 마음의 준비를 시킴으로써, 아이가 받을 충격을 다소 줄일 수 있도록 해야 한다.

이 연령층의 이러한 심리적 측면을 특히 강조한 것은, 이것을 이해해야만 4~7세 사이의 어린 환자와 성공적인 대화를 할 수 있기 때문이다. 작은 신체의 손상도 두려워하는 그들이 의사를 두려워할 것은 당연한 이치다. 더욱이 의사에게 가까이 가서 아픈 곳을 말하고 진찰받는다는 것은 아이들에게 큰 두려움이다. 그렇기 때문에 의사가 갑자기 자신에게 다가오는 것이 위험으로 느껴지고, 자신의 건강에 대한 직접적인 질문은 마치 곧 수술이라도 할 것처럼 느껴지는 것이다.

따라서 이들을 문진할 때는 너무 단도직입적으로 서둘러서는 안 된다. 어떤 의사가 한 소년에게 "어디가 아프냐?"고 물었더니, "내가 어딘가가 아프다고 말하면, 선생님은 내 고추를 잘라 버릴 거죠?" 라는 말을 했다고 한다.

일반적으로 4~7세의 어린 환자에게서 뭔가를 얻어내고자 한다면, 직접적인 질문 대신 불분명하고 일반적인 간접 접근을 시도해야 한다. 만약 직접 본론으로 들어가 "나는 이러이러한 의사인데, 어디가 아파서 왔지?" 하고 묻는다면 아이는 틀림없이 "난 아무 데도 안 아파요." 라고 대답할 것이다. 이런 대답은 일부러 그러는 것도 아니고 고집도 아니요, 거짓말은 더욱 아니다. 이는 단순히 위험을 피하고자 하는 방어일 뿐이다. 아이로서는, 첫째 자신의 완벽함을 유지하고 싶고, 둘째는 아픈 데에만 흥미가 있는 의사로부터 어떤 공격도 받고 싶지 않기 때문에 전혀 아픈 데가 없다고 말할 수밖에 없는 것이다.

그렇다면 이처럼 자신의 병에 대해 이야기하기를 거부하는 아이들을 어떻게 해야 한단 말인가? 여기서 우리가 알아두어야 할 것은, 4~7세 사이의 아이들에게서 흔히 찾아볼 수 있는 이런 특징들을 그보다 더 나이 많은 아이들이나 어른들에게서도 찾아볼 수 있다는 것이다. 그런 것에 상관없이, 의사는 아이들이 두려워하거나 무서워하지 않도록 세심한 배려를 기울여야 한다.

여러 가지 방법이 있겠지만 가장 중요한 것은 아이들에게 어떤 병에 걸렸더라도, 그리고 병을 치료하고 나서도, 여전히 힘이 세고 아주 튼튼할 것이라는 믿음을 주는 것이다. 따라서 의사는 아이에게 보다 많은 관심을 갖고, 그가 얼마나 많이 자랐으며 얼마나 튼튼해 보이는지, 그리고 얼마나 얼굴색도 좋아 보이는지 등을 이야기해 주면서 아이의 좋은 점들을 칭찬해 주어야 한다. 또는 아이가 쉽게 대답할 수 있는 것들을, 예를 들어 야구나 수영 같은 것들에 대해 먼저 물어본 후, 점점 신체에 관한 이야기로 접근해 가는 것이다.

물론 이때도 아픈 부위에서 먼 곳부터 질문해 나가야 한다. 때로는 아이의 건강한 부분들을 하나하나 짚어감으로써 아이가 자기에게 적어도 건강한 부분이 있다는 생각을 갖게 하는 것이다. 건강한 곳들을 몇 군데 언급한 후에 "배가 좀 아프다 그랬던가?", "아침을 안 먹었다면서?" 하고 이야기를 시작하는 것이다. 반대로, 의사가 아이에게 처음부터 어디가 아프냐고 묻는다면, 아이는 자신의 신체적 완전함을 유지하기 위해 아무 데도 아픈 데가 없다고 이야기할 것이다.

한편 아이에게 취미나 장점, 건강한 신체 부위들을 언급하면서 충분히 안심을 시킨 다음 차차 증세로 접근하게 되면, 아이는 쉽게 한두 가지쯤 자기의 아픈 곳을 이야기해 줄 것이다. 형제 자매가 있는 아이라면, 본인에 관한 이야기 대신 주변 아이들에 관한 이야기를 하는 것도 좋다. 의사의 목표가 자신이 아니라고 생각되면 아이는 적극적으로 이야기를 할 것이고 간간이 자신의 이야기도 해줄 것이다.

4~7세의 어린이와 이야기를 할 때 유용한 화술이란, 결국 누군가에게 공격을 당하거나 자신의 귀중한 신체에서 뭔가 잘못된 것을 찾아낼까 봐 두려워하는 어린이의 심리를 이해하는 데서 나온다. 다시 말해서, 의사는 아이들이 자신의 신체에 대해 대단한 자신감을 갖고 있으며 그만큼 신체적 손상에 대한 두려움도 크다는 것을 알고, 이를 바탕으로 아이들이 하는 말을 잘 이해해서 대화를 이끌어나가야 한다는 것이다.

예를 들어, 이 나이 또래의 용감한 아이가 하는 말을 그대로 받아들여서는 안 된다. 어떤 아이들은 자제심이 강하고 두려워하지도 않으며, 협조적이고 용감한 꼬마 어른처럼 보이기도 한다. 그러나 속지 말라! 그 아이는 속으로 덜덜 떨고 있다. 그 아이 속에는 무서워 떨고 있는 다른 아이가 있는 것이다. 이렇게 용감한 척하는 아이로부터는 어떤 정보도 얻어낼 수 없을 뿐더러, 의사로서 전혀 도움을 줄 수가 없다.

의사는 이런 아이에게 이끌려가서도 안 되겠지만, 아이가 계속 그렇게 하도록 부추겨서도 안 된다. 이런 아이들에게는 무서워해도 괜찮다는 것, 그리고 용감한 척, 무섭지 않은 척하고 싶은 걸 다 안다는 것, 하지만 무섭거나 아프면 울어도 괜찮으며 운다고 해서 약하고 못난 남자라고 아무도 생각하지 않는다는 것을 이야기해 주어야 한다.

또 이 나이 또래의 아이들에게는 의사가 할 처치에 대한 두려움을 갖고 있을 것이라고 말해주는 것도 도움이 된다. 의사가 단지 진찰만 하겠다거나, 주사만 놓을 것이라거나, 혹은 편도선만 제거할 것이라는 말들이 믿기지 않을 것이라고 말해주는 것도 때로는 도움이 된다.

아이들에게 이런 얘기도 해줄 수 있다. 예를 들어, 진찰을 받을 때 굉장히 아플 것이라는 생각을 하고 있고, 어쩌면 무시무시한 기계를 쓸지도 모른다거나,

혹은 마치 시계나 자동차를 검사할 때처럼 자신의 몸을 완전히 분해해 버릴 것이라는 생각을 갖고 있을지도 모른다는 얘기를 해줄 수도 있다.

아이들이 주사를 무서워하는 것은, 주사바늘이 정원에 물을 주는 호스만 하고 길이는 발 길이만 한데, 그 바늘로 주사를 맞으면 주사를 맞은 구멍이 영원히 남아서 그 구멍으로 계속 피가 흘러나와 죽게 될지도 모른다고 생각하기 때문이다. 따라서 주사바늘이나 주사기, 혹은 청진기 등을 직접 만져보게 함으로써 공포를 없애고 친숙해질 수 있게 하는 것이 효과적이다.

편도선 절제술 같은 경우에는, 위에서 언급했던 그런 공포와 더불어, 편도선은 없으면 살 수 없는 아주 중요한 것이라거나, 편도선을 드러내려면 자기를 머리끝에서 발끝까지 절개할지도 모른다는 생각 때문에 두려워하는 것이다. 이런 두려움들은 모든 아이들이 갖고 있는 것이므로, 차분하게 이야기를 해주고 안심시켜 주는 것이 무엇보다도 효과적이다.

주사를 맞은 후 어린이 환자의 반응

Example of Reaction to Injection

밖으로 표출된 감정이 속으로 감춰진 감정보다 신체에 해를 덜 미친다. 이는 피하주사를 맞으려고 병원에 온 7세 가량의 두 어린이의 사례에서 잘 나타나고 있다.

이 두 아이는 주사를 맞을 때 정반대의 반응을 보였는데, 그 결과가 크게 달랐다.

한 아이는 진찰실에 들어오자마자 자신은 의사를 싫어하며 믿지도 않을 뿐더러, 주사를 맞을 필요도 없다고 노골적으로 적대감을 표현했다. 주사기를 보여달라고 떼를 쓰다가 막상 주사기를 보여주니, 주사바늘이 너무 크고 뾰족하다며 큰소리로 울고 아우성을 쳤다. 그 아이는 계속해서 질문 공세를 펴다가 자신은 그렇게 큰 주사를 맞을 수 없다고 버텼다. 마침내는 진찰실 주위를 도망다니다가, 문 밖으로 뛰쳐나가면서 욕까지 해댔다.

그러나 다른 아이는 이 아이와는 반대로 진찰실 벽에 걸린 그림을 자세히 보기도

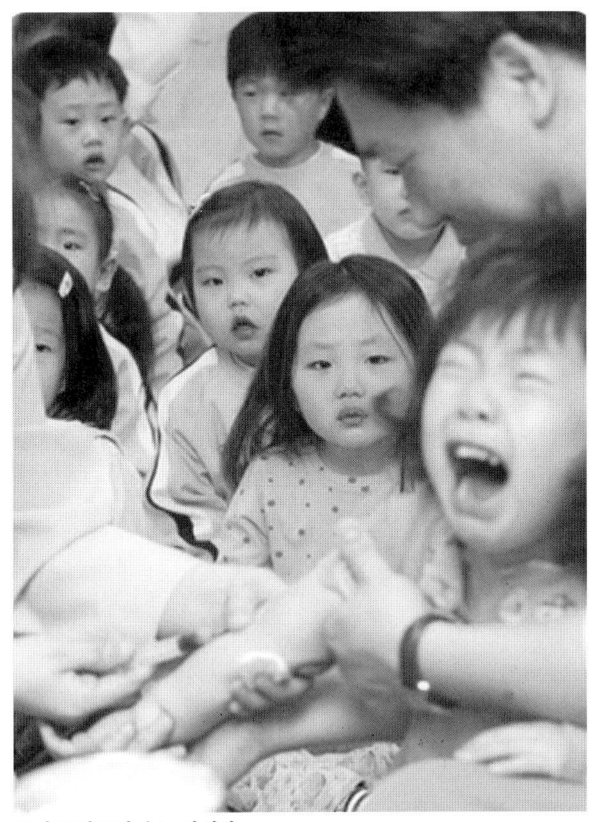

주사를 맞으며 우는 아이다.
예방주사를 맞으며 두려웠던 어릴 때의 기억이 떠오른다. 주사를 맞지
않겠다고 떼를 쓰던 아이가 있었다. 그러나 다른 아이는 태연했다.
진찰실의 그림을 자세히 보기도 하고 잡지를 보기도 했다. 주사를
맞을 때도 한 번 씩 웃을 뿐이었다.
그런데 주사를 맞은 후, 두 아이의 반응은 아주 달랐다. 떼를 썼던
아이는 투덜거리며 주사 맞은 자리를 문질렀다. 그리고 그것뿐,
평소처럼 잘 놀았다. 그러나 태연했던 아이는 심한 편두통이 생겼다.
일반적으로 슬픔이나 분노 같은 부정적인 감정을 자유롭게 표출하면
할수록, 신체에 미치는 손상은 적다.

하고, 잡지책을 뒤적거리기도 하는 여유를 보였다. 의사에게도 매우 친절하고 우호

적이었다. 두려워하고 있다거나, 의심스러워 한다거나, 또는 적의를 품고 있는 것 같

은 행동은 전혀 하지 않았다.

　그 아이가 먼저 주사를 맞았는데, 주사바늘이 살을 찔렀을 때에도 살짝 웃으면서

아무 소리도 내지 않았다. 하지만 첫번째 아이는 자신의 차례가 돌아와 아주 작은 바늘의 주사를 맞게 되었을 때 죽기라도 할 듯이 큰 소리를 질러댔다.

그러나 주사를 맞은 후, 두 아이의 반응은 아주 달랐다.

반항적이었던 아이는 투덜거리면서 주사를 맞은 팔을 문지르다가 곧바로 평소의 상태로 돌아갔다. 즉 자기가 이전에 하던 일을 다시 시작했고, 집에 돌아가서는 저녁이 될 때까지 신나게 뛰어놀았으며, 밤새 잠도 잘 잤다. 어떤 신체적 반응도 없었다.

그러나 의사에게 우호적이고 여유를 보였던 아이는 주사를 맞은 후에는, 밖에 나가 놀려고도 하지 않았다. 가만히 집에 앉아서 코미디 프로를 보다가 심한 두통을 호소하면서 일찍 잠자리에 들었다. 아이의 두통 증세는 급격히 악화되었고, 토하기까지 하다가 마침내 지쳐 쓰러져 버렸다.

주사에 대한 두려움을 표현하는 방식과, 또 주사를 맞은 후의 반응이 두 아이가 완전히 달랐다. 첫번째 아이는 주사를 맞을 당시에는 두려움과 화남을 마음껏 표출하다가, 일단 주사가 끝나면 어떤 역반응도 보이지 않았다. 그러나 두번째 아이는 두렵고 불안한 마음을 감추면서 주사를 맞을 당시에는 잘 견뎌냈지만, 정신적으로 전혀 표출되지 못했던 그의 감정은 심한 편두통 증세를 일으키면서 신체 증세로 표출되었다.

일반적으로 공포나 화남, 슬픔 등과 같은 부정적인 감정을 정신적으로 보다 자유롭게 표출하면 할수록, 신체에 미치는 손상은 더 적다고 할 수 있다.

어린이 환자들에게 두려움을 주는, 마취

Anesthesia

어린이들이 가장 두려워하는 것 중의 하나가 마취이다.

어른들은 마취를 하면 곧 잠이 들 것이라고 안심시켜 줄 수 있지만, 이런 말을 들은 어린아이는 자신이 잠을 자고 있는 동안 어떤 무시무시한 일이 일어날지도 모른다는 막연한 두려움에 사로잡히게 된다. 그 때문에 편도선 수술이나 맹장 수술을 당연히 무서워한다. 그 외에도 수술중에 불구가 되거나 큰 상처를 입을지도 모른다는 상상으로 두려움에 빠진다. 그러나 이런 두려움은 쉽게 이해할 수 있지만, 영영 마취에서 깨지 못할지도 모른다는 두려움은 이해하기가 어렵다.

개나 고양이와 같은 애완동물이 죽고 나면, '깊은 잠을 자고 있다'고 말한 것을 부모로부터 들은 적이 있는 아이는 마취를 할 때 죽음에 대한 공포가 더욱 심해진다. 특히 친척이 죽었는데 부모가 '그가 깊은 잠에 빠져 있다'고 설명했다면, 마취와 잠, 그리고 죽음을 같은 것으로 생각하게 된다. 잠, 죽음, 마취 사이에는 많은 연관성이 존재하기 때문에, 마취를 받아야 하는 아이는 선입관을 갖게 된다.

아이가 마취에 대해서 가지고 있을 수 있는 또 다른 두려움은 잠을 자고 있는 동안, 즉 무의식의 상태에서 자신을 제어할 수가 없기 때문에 좋지 않은 행동이나 부끄러운 행동을 할지도 모른다는 것이다. 부지중에 이불에 오줌을 싼 적이 있는 아이라면, 잠을 자는 동안 자신도 모르게 어떤 일이 생길 수 있다는 것을 너무나 잘 알고 있다. 그래서 마취 상태에서 이불에 실례를 하거나, 혹은 자신이 잘 모르는 의사나 간호사 앞에서 더 부끄러운 실수를 저질러서, 그들이 그에게 화를 내거나 그를 싫어할지도 모른다는 두려움을 가지게 되는 것이다. 잠꼬대를 하는 아이는 마취 상태에서 마음속에 감춰 두었던 부끄러운 비밀들을 모두 말하게 될까 봐 걱정을 하게 된다.

어린아이가 가질 수 있는 또 다른 두려움은 일단 의식적인 자기 통제력을 잃게 되면 자신이 난폭해져서 주위 사람들을 해칠지도 모른다는 것이다. 이는 예컨대, 마취중의 무의식 상태에서 갑자기 난폭해져서 엄마를 공격했다는 것을 마취가 깬 후에 주위 사람들이 우스갯소리로 말하는 것을 들었던 열 살 난 소년의 사례에서 잘 나타난다.

주위 사람들의 이야기에 깜짝 놀랐지만 자신의 행동이 너무 부끄러워서 이야기조차 할 수 없었다. 그런데 몇 달이 지난 후 그의 엄마가 갑자기 돌아가셨다. 그 아이가 엄마의 갑작스런 죽음에 대해서 느꼈던 슬픔은 보통아이들이 겪는 슬픔보다 훨씬 더 컸고, 급기야 그를 심한 우울 상태에 빠뜨렸다.

그러나 아무도 그 이유를 알지 못했다. 정신과 치료를 받는 동안 그는 점차적으로 우울증과 죄의식의 이유를 밖으로 표현할 수 있게 되었다. 그는 자신이 어머니를 죽였고, 마취 상태에서 그가 날렸던 살인적인 주먹이 어머니의 죽음을 가져온 것이라고 믿고 있었다. 그는 너무나 끔찍해서 죽고 싶었지만, 이런 비밀을 함부로 말할 수도 없었다.

34 신체 손상에 대한 어린이 환자들의 반응

Example of Reaction to Injury

여기서는 아이들이 가질 수 있는 신체 손상이나 외과적 처치와 마취에 대한 두려움을 보여주는 또다른 증례를 소개하겠다. 여기서 소개하고자 하는 증례는 자신의 신체 손상에 대한 두려움을 좀 특별한 방식으로 처리하는 일곱 살짜리 소년의 이야기다.

어느 날 일곱 살 난 남자 아이가 비행기를 만들려고 칼로 두꺼운 판자를 자르다가 심한 상처를 입게 되었다. 그렇게 날카로운 칼을 사용해서는 안 된다는 말을 여러 차례 들었으나, 칼을 가지고 논다는 것이, 부모가 정해준 규칙들 중의 하나를 어길 수 있다는 즐거움도 주었다. 그런데 놀이에 빠져서 그만 손을 베었다. 손가락의 상처는 크고 깊어서 피를 계속 흘리고 있었다. 놀란 아이는 비명을 지르면서 엄마에게 달려 갔다. 엄마는 상처 입은 손을 즉시 붕대로 감아 지혈을 시켰고, 곧 아이를 병원으로 데리고 갔다.

상처가 깊어서 봉합을 하려면 전신 마취가 필요했다. 수술은 성공적이었고, 아이는 마취에서 무사히 깨어났다. 그러나 이것은 표면적인 성공담일 뿐이었고, 소년은 정신과의사에게 그가 그동안에 경험한 숨은 얘기를 털어놓았다.

아이는 담담한 어조로 자기의 손이 거의 잘릴 뻔했다고 얘기했다. 엄마가 병원에 가자고 했을 때 아이는 몹시 무서워했다. 그 이유는 엉뚱하게도 병원에서 팬티를 벗길지도 모른다는 두려움 때문이었다. 이 엉뚱한 두려움이 너무 커서 다른 것을 생각할 겨를이 없었다. 그래서 병원으로 가는 차 안에서 계속해서 엄마에게 "병원에서 내 팬티를 벗기면 어떻게 해?"라고 물으면서 "내 팬티를 못벗기게 해줘." 하고 애원했다. 엄마는 그러지 않을 것이라고 일단 아이를 안심시켰다.

병원에 도착했을 때, 소년은 접수를 보는 직원과 그의 손을 검사하는 의사, 그리고 간호사에게도 똑같은 부탁을 했다. 그들은 아이의 겉옷을 벗기고 가운으로 갈아입혔다. 그리고 나서 속옷을 벗기려 하자 소년은 완강히 거부했다. 아이가 너무나 큰 소리로 비명을 질러댔기 때문에 할 수 없이 팬티를 계속 입고 있도록 허락할 수밖에 없었다. 수술실에서도 간호사와 마취 전문의사가 다시 그의 팬티를 벗기려 해보았지만 실패했다.

수술이 끝나고 마취에서 깨자마자 아이의 생각은 오로지 팬티밖에 없었다. 손을 뻗쳐 자기가 팬티를 아직도 입고 있는가를 확인해 보았다. 그러나 팬티는 어디론가 사라져 버리고 홑이불 속에 발가벗긴 채로 누워 있는 것이었다. 그가 두려워했던 바로 그 일이 일어나고야 만 것이다. 모든 사람들이 그렇게도 감쪽같이 자신을 속인 것이 슬프기도 했고 한편으론 화가 났다.

엄마와 마취의사, 그리고 주변의 모든 사람들이 그와의 약속을 어긴 것이다. 아이가 어른들의 속임수에 대해서 분개하는 것은 당연하다. 변명의 여지가 없다. 그러나 어른들이 잘못을 시인한다고 해도 의문은 남는다. 왜 팬티가 벗겨지는 것을 그렇게도 무서워했을까? 팬티를 계속 입고 있으려 하는 아이의 주장을 이해하지 못한 것은 6세~12세 나이의 어린이와 대화하는 방법에 문제가 있었기 때문이다.

아이의 주장은 어이없는 것이나 의미가 있을 것이다. 의사가 "이 아이는 왜 이렇게 어리석은 주장을 하는 거지?" 또는 "팬티를 입고 있는 게 뭐 그렇게 중요한가?" 하면서 어깨를 으쓱하고 그냥 무시해 버린 채, 그것은 '일시적인 변덕에 지나지 않는다'

고 말해 버린다면 결코 어린 환자의 마음을 이해할 수 없을 것이다. 아이가 뭔가 중요한 것을 말하고 있을지도 모른다고 생각할 때 아이의 마음에 도달하는 문이 열린다.

아이가 팬티를 벗으려 하지 않는 이유로서 우선 생각할 수 있는 것은, 아이가 점잖아서 성기와 항문을 어느 누구에게도 보여주기 싫어했기 때문이라고 추측해 볼 수 있다. 그러나 그렇다 하더라도 이건 너무 지나친 것이다.

또 다른 이유로 생각해 볼 수 있는 것은, 만지지 말라는 날카로운 칼을 만졌던 것과 같이 성기를 만져서는 안 된다는 말을 듣고도 금지된 고추를 몰래 만진 죄의식이 있었는지도 모른다. 그렇다면 한 가지 금기(禁忌) 사항을 어기다가 자신의 손을 심하게 베었듯이, 또다른 금기사항인 고추 만지기를 했기 때문에 고추를 베일지도 모른다는 두려움에 빠진 것이다. 그래서 그는 팬티를 계속 입고 있음으로써, 고추를 만진 증거를 숨기려 했을 것이다.

이러한 해석은 아주 그럴 듯하다. 하지만 다소 분명하지 않은 점이 있으며, 아이의 두려움에 대한 근본적인 설명은 아닌 것 같다. 왜 이 아이가 만나는 사람마다 자기 팬티를 벗기지 말아 달라고 애원했을까? 우리는 보다 더 직접적이고 단순한 이유를 일곱 살짜리 소년이 자기의 불안을 방어하는 방법에서 찾을 수 있다. 손의 상처가 깊어서 피가 많이 흘렀다. 엄마는 놀라서 급히 병원에 데리고 갔다. 그렇다면 바로 그때 그가 가장 두려워했던 것은 무엇일까?

오직 한 가지, 손을 잃을지도 모른다는 두려움, 즉 의사들이 그의 손을 잘라 버릴지도 모른다는 두려움이었을 것이다. 그러나 인간은 어떤 두려움이 너무나 강하게 자신을 압도하면, 두려움의 원래 형태로는 그것을 견딜 수가 없게 된다. 그래서 이 두려움을 대신할 수 있는 다른 형태의 두려움이 필요해진다.

이 소년의 경우, 자신의 손을 잃을지도 모른다는 두려움이 너무나 크기 때문에, 자신의 문제를 팬티 문제로 바꾸어 놓았다. 그래서 팬티는 사실상 손을 상징하게 되었다. 소년이 팬티를 벗기지 말아 달라고 애원도 하고 고집을 피웠던 것도, 사실은 의사나 간호사를 포함한 주위 모든 사람들에게 자신의 손을 자르지 말아 달라는 간곡한 애원이었다.

만일 소년의 불안에 대한 이 해석이 옳은 것이라면 우리는 그것을 확인해 볼 수 있어야 할 것이다. 이 소년의 경우에는 그가 정말로 걱정하고 있다고 여겨지는 것을 그에게 말해줌으로써 확인되었다. 나는 그가 정말로 걱정하는 것은 팬티가 벗겨지는 것이 아니라 손을 잃는 것이라고 말해주었다.

좀 더 자세히 말하자면, 아이가 마취에서 깨어나자마자 손을 아래로 뻗어 팬티가 벗겨진 것을 알고 절망감에 빠진 것을 보면, 팬티를 확인하는 그 행동 속에는 뭔가 다른 이유가 있는 것 같다고 말했다.

"네가 마취에서 깨어나서 확인해 보고 싶었던 것은 팬티가 아니었고, 네 손이 잘리지 않고 그대로 있는가 하는 것이었을 거야. 팬티가 벗겨진 것을 알았을 때, 너는 그것을 네 손이 잘려 나간 것으로 알았을 거야. 그래서 그때 네가 그렇게 크게 놀랐던 것이 아닐까?"

내가 말을 다 끝마치기도 전에 아이는 울기 시작했다. 마취에서 깨어나 자기의 손을 보니, 붕대에 칭칭 감겨서 손가락이 하나도 보이지 않았었다고 했다. 몹시 놀랐으며, 분명 손이 잘려 나간 것이라고 생각했다고 했다.

이 증례에서 특이한 것은, 소년이 두려워한 것이 손을 잃는 것이 아니라 팬티가 벗겨지는 것이었다는 점이다. 결국 표면상의 두려움은 하나의 이동이었다. 그에게 손을 잘라내는 것은 상상하기조차 싫은 너무나 무서운 일이었기 때문에, 이 두려움을 밖으로 표현할 수 있을 정도의 적은 상실(喪失)로 바꾸어 놓던 것이다. 그러나 이 대체된 두려움은 너무나 앞뒤가 맞지 않는 것이어서 의사를 포함한 어떤 병원 직원도 알아채지를 못했다.

손을 베이고 수술을 받는, 이런 손상 경험은 아이들에게 큰 충격이 아닐 수 없다. 그리고 이를 피할 길은 아무 데도 없다. 사고와 수술은 하나의 위험이다. 그리고 이런 위험을 가능한 한 피하고 싶지만 위험이 없는 세상은 없다. 그리고 아이가 무서운 손상 경험을 한다고 해서, 그때마다 그의 인격이 붕괴되는 것은 아니다. 다만 그 경험이 그 아이의 성장에 영향을 줄 것이며, 또 모든 다른 경험과 마찬가지로 아이의 인생에 좋을 수도 있고 나쁠 수도 있다.

여기에서 우리가 알아두어야 할 것은, 손상 경험이 심했다고 해서 반드시 그 결과가 나쁜 것은 아니라는 것이다. 그보다는 그 정신적 외상을 받아들여서 자신의 삶의 일 부분으로 통합시키고, 그 정신적 쇼크에 대한 자신의 감정과 반응을 이해할 수 있는 아이의 능력에 따라 그 결과가 달라진다는 것을 알아둘 필요가 있다.

　만일 의사가 아이들의 언어로 자유롭게 의사소통을 할 수 있다면, 그리고 아이들이 자주 보이는 상징적 요구들을 이해할 수 있다면, 또 아이에게 일어나고 있는 현상이 무엇인지를 적절하게 설명해 줄 수 있다면, 정신적 외상을 삶의 일부로 융합시키는 아이의 능력은 향상될 것이며 위험은 줄게 될 것이다. 만일 의사가 이러한 두려움의 실체를 감지하여 아이에게 '걱정할 거 하나도 없다' 거나, '두려워하지 말라' 고 말하는 것을 잠시 자제하고, 대신에 아이가 자신의 두려움을 표현할 수 있게 도와준다면, 그 두려움은 어느 정도 감소될 수 있을 것이며, 최소한 그가 품고 있었던 잘못된 생각을 교정해 줄 수 있을 것이다. 일단 말로 표현하지 못하던 두려움을 말로 표현하고 나면 그로 인한 위험은 현저하게 줄어든다.

35 어린이 환자에게서 부모를 떼어 놓는 문제

Separation from Parents

어린아이를 치료하기 위해 엄마와 떼어 놓아야만 할 때, 또다시 대화는 난관에 부딪치게 된다. 어린이를 대부분 부모와 떼어 놓게 되면, 아이는 굉장한 불안과 슬픔에 빠지게 되지만, 이 두려움을 잘 표현하지 못한다.

이럴 때 어린이의 감정 표현 방식 중 가장 많은 것은 엄마와 떨어지자마자 울음을 터뜨리거나, 헤어지기 직전에 큰 소리로 엄마를 불러대는 것이다. 그렇지만 어린아이가 항상 이런 식으로 행동하는 것은 아니다. 엄마가 자신을 떼어 놓고 떠나도 전혀 울지 않는 아이가 있고, 또 울더라도 금세 언제 울었느냐는 듯이 울음을 멈추는 아이도 있다. 이런 아이들은 엄마가 떼어 놓고 가도 무관심하고 찾지도 않는다.

어찌 보면 이런 아이들은 자신에게 일어나고 있는 모든 상황에 대해 무감각한 것처럼 보인다. 그러나 아이가 온순하고 태연해 보여도 아이는 불안과 슬픔을 느끼고 있다. 지나치게 태연하거나 조용하고, 긴장하고 있는 모습이나, 혹은 짜증을 잘 내거나 공격적인 행동을 하는 것 등은 이 아이도 엄마와 떨어지는 것이 불안하다는 것을 보여주는 증거다.

남들이 자신을 보고 있지 않을 것이라고 생각되면, 슬며시 슬픈 표정을 짓는 경우도 있다. 그러한 기색이 보이건 말건 간에 엄마와 떨어지는 아이는 두려움과 상실감을 느낀다. 이럴 때 의사가 대화를 통해서 아이의 슬픔과 두려움을 숨김없이 자유롭게 이야기할 수 있도록 도와준다면 아이의 상황은 좋아진다.

의사가 어린이에게 그의 두려움에 대해서 이야기해 주면, 반응이 없던 아이는 큰 소리로 울고 울던 아이는 더욱 더 세게 울게 되겠지만, 그런 반응은 결코 나쁜 것이 아니다. 어떤 경우 아이가 자신의 두려움을 자각하게 되면 의사나 간호사에게 대들거나 비협조적이 될 수도 있다. 그리고 이런 반응은 치료자들에게 좋지 않은 것처럼 보일지도 모른다. 하지만 궁극적으로는 아이가 두려움을 인식하게 되면 상태는 한결 나아지고, 치료에도 협조적이 되며, 다음에 의사들에게 진찰을 받을 때에도 훨씬 덜 무서워하게 된다.

엄마와 떨어질 때 아이가 가장 걱정하는 것은, 엄마가 다시는 돌아오지 않을지도 모른다는 것이다. 엄마가 떠나면 언제 돌아올지 확실히 알 수가 없다. 엄마가 꼭 돌아오겠다고 말해주어도 아이는 안심이 안 된다. 부모와의 이별 불안의 정도는 엄마와 아이의 관계가 실생활 속에서 어떻게 이루어져 왔느냐에 달려 있다.

보통, 아이들은 하루에도 몇 번씩 잠시 없어졌다가 다시 나타나는 엄마의 모습을 보게 된다. 하루에 몇 번씩 사라졌다가도 배가 고프거나 필요할 때면 언제나 나타나 주는 엄마, 이런 엄마라면 떠날 때 언제 돌아온다는 약속을 하지 않아도 큰 걱정을 하지 않는다. 그러나 이렇게 엄마와 짧은 시간 동안 떨어지는 것에 익숙해 있는 아이라고 하더라도 아플 때는 오랫동안 내재되었던 두려움이 크게 노크를 하고 나오기 일쑤다.

아이들의 이러한 심리 상태를 아는 의사는 아이와 두려움에 대해서 이야기할 수 있게 되어, 아이가 엄마랑 떨어지는 것이 얼마나 무서운 일이며, 엄마가 돌아오지 않을지도 모른다는 불안감이 얼마나 큰가를 그에게 이야기해 줄 수 있게 된다. 아이는 두려움을 말로 완전히 바꾸어 표현할 때 안심이 된다. 그래서 의사는 아이가 이별의 불안을 말로 표현하도록 도와야 한다. 이렇게 해야 엄마가 꼭 돌아올 것이라고 아이를 안심시킬 수 있다.

대개의 의사들은 어린아이가 울면 괜히 자기가 불안해져서 우선 안심만 시키려고 서두른다. 하지만 아이를 안심시키고자 한다면 앞서 이야기했듯이 어린이의 걱정, 불안, 그리고 상심(傷心)을 충분히 이야기하고 난 뒤에 하는 말이라야 효과가 있다. 아이가 두려워하고 있는 것이 무엇인지도 모른 채 걱정하지 말라고 안심시키는 것은, 성인 환자에게 그의 이야기를 듣고 검토하지도 않은 채 잘못된 것이 없다고 이야기해 주는 것과 같다. 자신을 걱정스럽게 만드는 것이 무엇인지도 정확히 모른 채 안심시키려고만 하는 의사의 말을 믿는 아이가 있다면, 그 아이는 바보일 것이다. 따라서 아이가 걱정하는 것이 무엇인가를 많이 알면 알수록 아이가 그 두려움을 이해하고 극복하게 하는 데 더 많은 도움을 줄 수 있게 될 것이다.

엄마와 떨어질 때의 불안은 엄마가 돌아오지 않으리라는 걱정 이외에 또다른 이유가 있다. 이러한 이유 중에서 가장 두려운 것은 엄마가 이제는 자기를 사랑하지 않아서 자기를 버렸다고 생각하는 것이다. 더구나 자신이 나쁜 아이여서 엄마가 자신을 사랑하지 않는 것이라고 믿거나, 엄마가 자신을 버리고 떠나는 것은 지금까지 엄마의 말을 잘 듣지 않은 것에 대한 벌일지도 모른다는 생각은 아픈 아이에게 특히 심각한 일이다.

나쁜 짓을 하면 병에 걸린다는 말을 수 차례 들었고, 실제 엄마의 말을 듣지 않아 상처를 입은 경험이 있는 아이는, 그가 나쁜 짓을 했기 때문에 이렇게 아프게 되었다고 믿게 되는 것이다. 어린이가 아플 때 이런 죄책감을 갖게 만드는 많은 원인들을 우리 가정에서는 쉽게 찾을 수 있다.

아이들은 '착한 일을 하지 않고 제때에 밥을 먹지 않으면 피의 색깔이 점점 엷어진다', '나쁜 짓을 하고, 일찍 잠자리에 들지 않으면 결핵에 걸린다', '엄마 말을 듣지 않고 신발도 신지 않은 채 놀러 다니면 폐렴에 걸린다' 는 등 수많은 위협을 들으며 산다. 그렇기 때문에 어린이가 아프면 그것은 곧 자기가 잘못해서 아픈 것으로 생각하고, 따라서 이제 엄마는 자기가 싫어져서 버리고 어디론가 떠나 버렸다고 생각하지 않을 수 없다.

이런 종류의 두려움은 어린아이에게는 너무나 무서운 것이어서 표현하기 어렵다. 그래서 의사는 아이가 두려운 감정을 밖으로 표현할 수 있도록 도움을 주어야 한다. 아이로 하여금 자신이 엄마가 돌아오지 않을지도 모른다는 사실을 걱정하고 있음을 인정하게 한 후에 다음과 같이 말을 해주는 것이 좋을 것이다.

"나는 네가 엄마가 돌아오지 않을 것을 두려워하는 이유를 잘 알고 있단다. 넌 엄마가 네가 나쁜 짓만 하는 것에 질려서 다시는 안 돌아올 것이라고 생각하기 때문에 그렇게 걱정하고 있는 거야."

만일 어린이가 이 말에 관심을 보이는 듯하면 의사는 "넌 좋지 않은 일을 해서 아픈 거라고 생각하는 거지?" 하면서 좀 더 자세히 아이의 생각을 확인해 볼 필요가 있다. 아이가 의사의 이런 주장을 인정하는 듯한 태도를 보이면, 이제 그 부분에 대해서 좀 더 상세하게 이야기할 수 있으며, 어린이를 자신의 이야기 속으로 끌어들여 아이 스스로 자신이 품어왔던 불안, 공포를 말하게 할 수 있다. 그래서 아이가 의심스러웠던 모든 것을 말하게 되면, 이제 의사는 안심하고 그 오해를 풀어줄 수 있게 된다. 병이 난 것은 아이가 나쁜 짓을 했기 때문도 아니고, 엄마는 그것 때문에 화도 나지 않았으며, 약속한 대로 꼭 돌아올 것이라는 이야기를 차분히 말해줄 수 있다.

엄마와 떨어지게 된 아이들이 갖는 감정은 두려움만이 아니다. 두려워할 뿐만 아니라 잔뜩 화가 나 있다. 자신을 버리고 떠나 이토록 고통스럽게 만든 엄마에게 화가 난 것이다. 이렇게 화가 나 있으면서도 대부분의 아이들은 현재 자신에게 엄습해 오는 두려움이 너무나 엄청나서 그것을 미처 깨닫지 못한다. 그런 아이들은 자신의 감정을 표현하지 않고 감춰 두었다가 어떤 특별한 경우에 위장된 형태로 표현된다. 엄마에 대해서 화가 난 아이들이 자기의 감정을 표현하는 한 가지 방법은 주위에 있는 다른 사람, 특히 엄마를 대신할 수 있는 사람들에게 화를 내는 것이다.

엄마에 대해서 화가 나 있는 아이들이 자신의 분노를 표현하는 또다른 방법은 엄마에게 일어날 수 있는 모든 무시무시한 사건들을 상상하는 것이다. 이런 상상들은 엄마의 안전을 걱정하는 내용이다. '엄마가 왜 안 오는 거지?' '엄마가 어디 아픈 것은 아닐까?' '다리가 부러졌거나 교통사고를 당한 것은 아니겠지?' '혹시 엄마가 죽었을지도…….' 하면서 엄마를 걱정하는 상상을 하는데 어린이는 '엄마가 잘못되었으면 어쩌나' 하는 현실적인 걱정과 동시에, '날 버리고 떠났으니 마땅히 그 벌을 받아야 해.' 하며 엄마에게 무슨일이 생기기를 바라는 마음이 표현되고 있는 것이다.

대체로 화가 난 아이들은 엄마가 돌아왔을 때에야 비로소 엄마를 향해서 그 성난 감정을 터뜨릴 수 있게 된다. 엄마가 눈에 보이지 않는 동안, 아이들은 자기가 엄마에게 화가 나 있다는 것을 견디지 못한다. 그러나 일단 그 위험의 상황이 다 지나가고, 엄마가 다시 아이에게로 돌아오게 되면 – 특히 얼굴에 환한 미소를 띠며 친근한 태도로 나타났을 때 – 그때서야 비로소 아이는 자신의 성난 감정을 표현할 수 있게 된다.

그래서 화가 난 아이들은 막상 엄마가 돌아왔을 때, 엉뚱한 방향으로 자신의 감정을 표현한다. 거의 미칠 듯이 엄마를 찾으면서 아우성치던 아이가 막상 엄마가 돌아오자 '엄마' 라는 대상에 대해서는 전혀 관심이 없는 척하면서 엄마는 거들떠보지도 않고, 그 대신 엄마가 없을 때는 손도 대지 않던 장난감을 집어든다거나, 또는 의사나 간호사에게 짓궂은 웃음을 지어 보이기도 한다.

어쨌든 아이는 모든 가능한 방법을 다 동원해서 가련한 엄마를 외면해서 슬픔에 빠뜨리려고 한다. 이것은 엄마가 자신을 버리고 떠난 것에 대해 아이가 줄 수 있는 벌이다. 하지만 아이는 자기 자신이 견디지 못해서 이런 행동을 오래 지속할 수가 없다. 곧 침묵을 깨고 엄마에게 달려가서는 기쁨과 안도감에 엉엉 울어 버린다.

대부분의 경우, 이렇게 엄마를 다시 만나는 순간에야 비로소 어린이의 진짜 감정이 노출된다. 특히 엄마와 떨어졌을 때 아무런 불평도 하지 못했던 아이는 그제서야 자신의 감정을 남들에게 보여줄 만한 여유를 갖게 된다. 이런 아이들은 엄마가 없는 동안 울지도 않고 방실방실 웃으면서 다른 아이들이랑 자유롭게 뛰어논다. 마치 엄마가 없는 그 순간을 즐기고 있는 것처럼 보인다. 그래서 이런 아이들은 병원에서 '착한 아이' 혹은 '적응을 잘하는 아이' 로 통한다. 그것은 사실일 수도 있지만 대부분의 경우에 이런 착한 행동은 사실은 두려움에서 비롯된 경우가 많다. 너무나 놀라고 두려운 나머지, 자신의 진짜 감정을 밖으로 내보일 수가 없는 것이다.

엄마가 자신에게 돌아왔을 때 아이들의 반응은 다양하다. 역시 화가 난 아이처럼 엄마를 곤경에 빠뜨리기 위해서 무관심한 척할 수도 있다. 그러나 대부분은 엄마가 나타나자마자 울음을 터뜨린다. 참았던 설움의 둑이 터진 듯, 엄마가 없는 동안 울지 못한 것에 대한 보상이라도 받으려는 듯 서럽게 울어댄다. 이런 행동은 엄마와 떨어져 있는 동안 엄마가 돌아오지 않으면 어쩌나 하는 두려움 때문에 어린이가 내심 얼마나 걱정하고 있었던가에 대한 좋은 증거이다. 엄마가 돌아와 자신의 눈앞에 서 있으니 이젠 엄마와 떨어져 있는 동안 가슴속에 묻어 두었던 그 상실감을 밖으로 내비칠 수 있을 정도로 안심이 된 것이다.

엄마를 본 순간 억눌려 있던 아이의 두려움은 갑자기 물밀듯 밀려나온다. 엄마에게는 이렇게 심하게 울면서 자신을 맞이하는 아이를 보는 것이 기쁜 일만은 아니다. 엄마는 당황한다. 아이가 자신을 보고 기뻐서 활짝 웃어줄 것을 기대하기 때문이다. 이때 의사는 아이의 엄마에게 아이가 울거나 화를 내는 것은 엄마를 보고 너무 좋아서 그러는 것이며, 이런 행동은 자신의 슬프고 화난 감정을 남에게 보여줄 수 있을 정도로 안정감을 느끼고 있는 것이라고 설명해 줌으로써 당황하는 엄마를 안심시킬 수 있다.

가끔 병원 직원들은 이러한 광경을 보고, 엄마가 오면 아이의 버릇이 나빠져 치료에 역효과가 나기 때문에 부모의 방문을 금하는 것이 좋겠다는 결론을 내린다. 병원에서 내내 협조적이고 착하게 굴었던 아이들이 부모의 방문과 동시에 망쳐진다는 것이다. 그러나 사실은 그와는 정반대이다. 겉으로 보기에 조용한 아이는 사실은 조용한 것이 아니라 겁을 먹고 있는 것이고, 엄마가 나타나서 울고 버릇이 나빠진 것은 그만큼 안도감을 찾았다는 증거이다.

아이가 자신의 감정을 억제하거나 표출하는 방법이 다양하고, 이러한 방법을 아이나 부모 모두가 잘 모르고 있기 때문에 당황하게 되는데, 의사는 대화를 통해서 이들을 도울 수가 있다. 아이가 엄마랑 떨어지게 될 때 일어나는 이런 여러 가지 부작용이 치료에 영향을 미친다. 그래서 의사가 이러한 부작용들을 발견하여 그것을 아이에게 지적해 주면, 그 해로움을 없앨 수 있어서 치료 효과를 높일 수 있다.

어린이뿐만 아니라 부모도 문제다. 많은 부모들은 아이들의 병이 마치 자기들의 잘못 때문에 생긴 것이라고 생각하여 죄책감을 느낀다. 그래서 아이를 입원시키는 것이 괴롭고 미안해서 입원을 거부하거나 다른 의사에게 데려가겠다고 하는 등으로 아이의 치료를 방해할 수도 있다. 의사는 아이를 치료하기 전에 부모의 이러한 감정을 잠시 이야기해 주어야 한다. 죄책감은 이해되지만, 그렇기 때문에 치료에 더 협조적이어야 한다는 것도 강조할 필요가 있다.

어린이들만의 언어

The Child's Special Language

어린이와 대화할 때 또 한 가지의 어려움은 그들만이 쓰는 특수한 단어나 화법이 따로 있다는 것이다. 어린이들은 어딘가 분명치도 않고 불합리하고 때로는 전혀 엉뚱한 방향으로 대화를 끌고 간다. 묻는 말에는 대답도 하지 않고 그 대신에 자기가 질문을 해온다. 별 의미도 없는 질문을!

사실 아이들은 그들 자신만의 비밀스럽고도 상징적인 언어를 가지고 있다. 연령에 따라서 차이가 있기는 하지만 어린이들은 자기들만 아는 상징적이고 비밀이 담긴 말이 있어서 가까이 지내는 부모들도 때로는 그 말을 이해하지 못할 때가 있다.

알고 있는 단어가 몇 개 안 되는 아주 어린 아이는 몸짓이나 손짓으로 자신의 의사를 표현한다. 말할 수 있는 단어가 거의 없다고 하더라도 화가 날 때는 울거나 때려 부수거나 물건을 흐트러 놓는다. 또 어떤 아이는 화가 나도 이런 직접적인 표현 대신, 아주 다른 방법으로 대화를 하기도 한다.

주사를 놓는 의사에게 잔뜩 화가 난 아이가 소꿉장난을 통해 의사를 때리기도 하고 혹은 주사기를 부숴 버리기도 한다. 의사놀이는 그 자체로도 아주 유쾌하고 재미있는 놀이다. 그런데 의사놀이를 하는 도중에 인형에게 하는 어린이의 행동은 의사와 의사의 진찰 및 치료 과정, 환자였던 당시의 자신에 대한 감정을 아주 솔직하게 표현하고 있다.

의사의 역할을 맡은 아이는 진찰 받을 당시의 자신을 상징하는 인형을 땅바닥에 내동댕이치고, 옷을 찢고, 머리를 마구 쥐어박은 후 날카로운 핀으로 인형을 세게 찌른다. 만일 그가 그러한 진찰을 받을 때 그런 대우를 실제로 받았다면, 이런 행동은 상상력에 의한 것이 아니다. 그러나 주관적인 감정의 경험을 표현할 때 아이들은 상상력을 동원한다.

아이들은 환자에게 그러한 행동을 할 수 있는 특권을 의사에게만 주는 것이 아니라, 인형에게도 환자의 역할을 하게 하여 의사에 대해서 나름대로의 행동을 취한다. 대부분의 아이들은 그 자신의 분신이라고 할 수 있는 인형에게, 불쌍하게는 보이지만, 그대로 누워서 아무런 저항도 하지 말고 의사가 하는 거친 치료를 참아 내라고 강요한다.

그래서 마침내는 그 인형을 죽게 만들고 장례식까지 치른다. 드문 경우이기는 하지만, 어떤 아이들은 인형이 전혀 다른 행동을 취하게 만든다. 갑자기 반항하면서 벌떡 일어나 의사를 공격하거나 심지어 죽이기까지 한다. 이런 다양한 방식으로 어린이들은 자신이 겪어야만 했던 두렵고 성난 감정을 표현한다.

좀 나이가 든 6세~13세 가량의 잠복기(latency period)에 있는 아이들은 더 이상 자신의 두려움의 감정을 이런 상징적인 놀이를 통한 표현보다는 말로써 한다. 그러나 그 말은 묘하게도 상징적이거나 비밀스러워서 종잡을 수가 없게 되는 수가 많다.

여덟 살 난 사내아이가 불쑥 이런 질문을 했다.

"도대체 왜 정부에서만 돈을 만들 수 있는 거죠? 다른 사람도 만들 수 있어야지, 이
   건 불공평해요."

그럴 듯한 논리로 진지하게 물어왔다. 처음 얼마간 나는 당황했다. 처음에 그 소년

이 질문한 내용은 정상적이고도 논리적인 것처럼 들렸다. 그래서 나 역시 논리적으로 설명해 주려고 애썼다. 그러나 그 아이는 내 말은 들으려 하지도 않았고, 또 내가 무슨 말을 해도 이해할 수 없다는 투로 "왜요?" 라고 되받았다. 그때서야 비로소 나는 그의 질문이 비밀스러운 아이의 언어라는 것을 알게 되었다.

그 질문 속에는 다른 중요한 의미가 숨어 있었던 것이다. 그 아이는 사실은 돈이 아니라 다른 중요한 문제에 대해서 이야기를 하고 싶었기 때문에, 그와 비슷하다고 생각되는 돈 문제를 가지고 이야기를 시작했던 것뿐이었다. 그가 진짜 분개하고 있는 것은 독점 문제 같았다.

이러한 추측과 더불어 그의 엄마가 최근에 아이를 낳았다는 사실을 알고, 비교적 쉽게 그 수수께끼를 풀 수 있었다. 그 아이가 말하고자 했던 것은 돈을 만들어 내는 일의 독점이 아니라 아이를 만드는 일의 독점에 관한 것이었다.

그래서 나는 그 아이에게 슬쩍 물어보았다.

"왜 정부만 돈을 만들 수 있는가에 대한 너의 질문은, 실은 왜 아빠만 아이를 만들 수 있는가에 대한 물음인 것 같은데?"

그러자 그 아이는 내 추측이 맞다면서 금세 빙긋이 웃었다. 그러더니 더 이상 기다릴 수 없다는 듯이 엄마의 임신과 관련된 자신의 감정과 환상들을 서둘러 털어놓았다. 아이는 수 개월 동안이나 이와 같은 생각들을 가지고 있었지만, 용기가 없어 어느 누구에게도 – 간접적으로라도 – 물어볼 수가 없었다는 것이다. 이제 아이는 나에게 모든 것을 말하고 싶어했고, 내가 아이를 만드는 것에 대해서, 그 중에서도 특히 아빠의 역할에 대해서 이야기해 주기를 바랐다. 그는 아빠만 아이를 만들 수 있고 자신은 안 된다는 것이 너무나 불공평하다고 생각했던 것이다.

아홉 살 난 다른 소년이 다음과 같은 심각한 질문을 했다.

"전기는 어떻게 만들어지는 거죠?"

나는 전기에 대해서는 아는 바가 없기 때문에 장난으로 대답을 했다. 그러자 그 아이는 갑자기 발을 동동 구르며 화를 내더니 급기야 나를 바보라고 불렀다. 그런데 그 소년이 나를 바보라고 부른 것은 내가 전기에 대해서 아무것도 몰라서가 아니고, 그의 위장된 질문의 본뜻을 제대로 파악하지 못했기 때문이었다. 내가 곧 추측해 낸 그 질문의 숨은 뜻은 "어떻게 생명이 만들어지는 거죠?" 라는 것이었다. 생명의 근원에 대한 그의 깊은 관심은 이제 아이가 만들어지는 법에 집중되었다.

어른들을 귀찮게 만드는 아이들의 그 많은 질문과 이야기들은 숨겨진 의미를 가지고 있다. 일반적으로 아이들은 자신이 겉으로 이야기하고 있는 주제에 관하여 기본적인 관심을 가지고 있기는 하다. 하지만 대부분의 주제는 두 가지의 목적을 가지고 있으며, 그 뒤에 다른 어떤 의미를 숨기고 있다.

우주, 왕의 권위, 마술, 전기, 무한성, 죽음…… 등의 상징적인 화법으로 표현하는 그들의 이야기는 때로 철학적이기까지 하다. '어떻게요?', '왜요?' 등등 그들의 질문은 끝이 없다. 그들이 하는 말은 비밀스럽고 상징적이다. 말 속에 숨은 뜻은 완전히 다른 것일 수가 있다.

아이들이 흔히 하는 비밀스런 질문 속에는 생명의 근원이라든지, 아이의 탄생, 또는 성별의 차이와 같은 것들이 숨어 있다. 남자 아이와 여자 아이의 차이점은 특히 아이들의 호기심을 자극하며, 끝없는 질문을 하게 한다. 그리고 모든 대상의 크기, 색깔, 형태, 숫자, 모양, 기능 등을 비교한다.

어떤 의사들은 어린이들의 이와 같은 특별한 언어를 쉽게 이해하는 능력을 갖고 있는데, 이런 능력은 어린이와의 대화를 이끌어가는 데 큰 도움이 된다. 그들은 어린이들의 관심을 쉽게 파악하며 "애들 말은 도무지 알아들을 수가 없단 말이야!" 하는 따위의 말은 하지 않는다.

# 청소년 환자

The Adolescent Patient

사춘기에 이른 10대 청소년들과 대화를 할 때는 어린이들과는 또 다른 양상을 고려해야 한다. 우선 10대 청소년들은 그들끼리만 통하는 어휘가 따로 있어서, 어른들이 그들의 최신 은어들을 올바로 해석하는 것은 거의 불가능하다.

10대 청소년들은 정신적으로나 신체적으로 급격한 변화가 일어나는 사춘기를 겪는 시기이므로 안정감이 결여되어 있어 함께 대화를 나누기가 힘들다. 이들은 어른이라고 할 수도 없고, 그렇다고 또 아이라고 할 수도 없다. 그래서 하루는 어른처럼 행동하지만, 그 다음 날은 아이처럼 행동하고, 또 그 다음 날이 되면 아이와 어른 사이를 왔다갔다한다.

이렇게 청소년기에 있는 환자들은 불안정 상태에 있기 때문에, 만약 의사가 이들과 대화를 할 때 마치 어른과 하는 것처럼 하면, 이들의 어른 부분은 만족시키지만 어린이 부분은 상처를 받게 된다. 어떤 부분이 어른이고 또 어떤 때가 어른의 상태인가를 미리 짐작한다는 것 또한 거의 불가능한 일이기 때문에 대화에서 많은 혼란을 가져오게 된다.

의사가 10대 청소년을 아이로 생각하고 이야기를 시작했다면 똑같은 혼란에 빠질 수가 있다. 즉 대화중에 아이의 태도를 보면 한 편으로는 만족하는 듯한데, 다른 한 편은 모멸감을 느낀다는 것을 알 수 있다. 청소년의 아이 부분은 만족시켰지만 어른 부분은 상처를 받은 것이다.

청소년과의 대화가 쉽지 않은 것은 이런 이유에서이다. 아무리 좋은 대화 방법이라 하더라도 한쪽으로만 접근하면 10대 청소년을 만족시킬 수 없다. 왜냐하면 청소년은 한 가지 방법으로 접근하기에는 너무나 복잡하기 때문이다. 한 가지 접근이 적중하더라도 다른 많은 것들을 놓치게 마련이다. 그러나 의사가 청소년의 이러한 특성을 이해한다면 대화에서 마주치게 될 어려운 상황을 예견할 수 있고, 대화의 상대인 10대 환자가 기분이 상해 보이거나 적대적인 반응을 보이더라도 당황하지 않고 대처할 수가 있다. 경우에 따라서는 그들과의 대화에서 솔직히 이런 난점이 있다는 걸 미리 이야기해 두는 것도 좋다.

"네 나이 또래와는 어떻게 이야기를 해야 하는지 도무지 알 수가 없단 말야. 널 아이로 생각하고 이야기하기에는 어른스러운 데가 너무 많고, 그렇다고 어른 취급을 하기에는 넌 어른들의 생활에 대해서 모르는 것이 너무나 많잖니?"

이런 솔직한 이야기는 의사와 청소년 환자와의 대화를 훨씬 부드럽고 효과적이게 한다.

청소년과 대화를 할 때 흔히 범하는 실수는 그들이 하는 말을 액면 그대로 받아들이는 데서 발생한다. 청소년들이 하는 말을 액면 그대로 받아들여서는 안 된다. 청소년의 생각은 다원적이고 다변적이어서 그들도 자신이 진정 바라는 것이 무엇인가를 모르는 경우가 많기 때문이다.

의사는 청소년들이 어른 같은 인내심과 지혜와 자제력을 지녔다고 생각해서는 안 된다. 인내심, 지혜, 자제력 등은 청소년들이 열망하는 요소이기는 하지만, "어른들처럼 나도 해낼 자신이 있어요.", "난 더 이상 어린애가 아닙니다.", "나도 알 것은 다 알아요." 라고 하는 청소년들의 말을 그대로 믿어서는 안 된다. 바로 이렇게 이야기한다는 사실 자체가 자신이 무지하다는 사실의 뼈아픈 증거이기 때문이다. 그들에겐 무엇이든 자신들의 부족함을 인정하기 싫어하는 강력한 심리적 욕구가 있다는 것을 이해해야 한다.

흔히 10대의 청소년들은 완전한 자유와 독립을 외치면서 간섭받는 것을 싫어하지만, 한편으로는 자신들이 자제력을 잃고 아주 엉뚱한 짓을 하지나 않을까 하는 두려움을 갖고 있다. 그래서 어른의 간섭을 싫어하면서도 누군가가 엄격한 규칙에 따라 자기를 강력히 통제해 주고 규제해 주기를 바라며, 또 그런 사람이 있다고 느낄 때 그들은 비로소 안심한다.

10대 청소년 환자와 대화를 할 때 있을 수 있는 또 한 가지의 어려움은 – 어린 아이들에게 흔히 나타나는 것인데 – 감정을 말로 분명하게 표현하지 않는 것이다. 말은 하지 않고 관심 없다는 듯이 어깨를 한 번 으쓱한다든지, 당황한 것처럼 히죽히죽 웃는다든지, 대답을 한다고 하더라도 모든 것에 "그저 그렇지요, 뭐." 라는 식이다.

10대의 또 한 가지 특징이라면 변덕이 심하다는 것이다. 처음에는 달변에다가 모든 것에 열정적이어서 대화하기가 쉬웠던 청소년이 다음에는 무슨 이유에서인지 시무룩하거나 화가 나 있어 한 마디도 건넬 수 없을 때가 있다.

청소년을 이해하고 그들과의 대화를 성공적으로 이끌기 위해서 알아두어야 할 사항은, 이 시기의 청소년들의 모든 문제점들이 제2의 성 특징 및 갑작스런 신체적 변화와 밀접한 관련이 있다는 것이다. 특히 소녀인 경우, 월경은 새롭고 두려운 현상으로 다가오고, 유방이 갑자기 커지는 등 갑작스러운 신체적 변화들이 혼란스러운 감정을 일으킨다. 때로는 자신이 어엿한 여성으로 성장한 것에 대한 긍지를 느끼기도 하지만, 또 때로는 그러한 변화를 창피스럽게 생각하거나 당황해 하고, 심한 경우는 자신의 이러한 변화를 혐오스러워 하는 경우도 있다. 10대의 여학생을 관찰하고 치료를 해보면, 무슨 병이든 자신의 성 특징에 대한 감정으로 채색되어 있거나 악화되어 있다는 것을 알 수 있다.

사춘기의 여학생이나 사춘기를 갓 지낸 여학생들은 대체로 남자 의사와 이야기하기를 꺼려한다. 이런 경우는 의사를 단순히 병을 고쳐주는 사람이라고 생각하기보다는 한 남자로 보기 때문에 여자 의사가 진료를 보는 것이 효과적일 경우가 많다.

남학생들도 신체 변화에 적응하기가 어렵기는 마찬가지다. 갑자기 목소리가 굵어지고 없던 수염이 자라며, 키도 갑자기 커지고 몸무게도 많이 늘게 된다. 소년들은 이런 변화에 적응하기가 쉽지 않고, 자신이 정말 어른이 되는 것인가 의심도 한다. 특히 사정(射精)을 경험한 남학생의 경우는 자신의 성적인 변화를 실감하고 당황하며, 이러한 신체적 변화와 함께 여성에 대한 관심도 크게 증가하여 새로운 문제들을 야기시키기도 한다.

남학생이나 여학생 모두에게 자위행위는 중요한 문제이며 큰 고민거리다. 특히 남학생들은, "자위행위는 해로운 것일까?", "어떻게 하면 자제할 수 있지?" 등 자위행위에 대한 모든 것을 알고 싶어한다. 의사에게 그런 것을 이야기해 달라고 조르기도 한다.

의사가 청소년들에게 어떤 말을 해야 하고, 하지 말아야 하는가를 확실하게 구분할 수는 없지만, 10대 환자들이 얼마나 혼돈의 상태에 있고 갈등하고 있으며, 잘못 생각하고 있는 것이 얼마나 많으며, 자신이 억제할 수 없는 충동 때문에 얼마나 두려워하고 있는가를 이해한다면, 청소년과의 대화를 효과적으로 이끌어갈 수 있을 것이다.

# 38 자위행위에 대한 청소년과의 대화

Talking with the Adolescent about Masturbation

  솔직히 청소년의 자위행위(自慰行爲)에 대해서 '이것이 전부다' 라고 자신 있게 말할 수 있는 의사는 없다. 따라서 의사가 무슨 말을 어떻게 해야만 실언을 적게 할 것인가를 이야기하는 것이 옳을 것 같다.

  먼저 자위행위에 대해서 이야기를 할 때에는 조심스럽게 접근해야 한다. 이 책의 제 8장 『지나치게 친절한 환자(The Overly Affectionate Patient)』에서 환자에게 충고할 때 일어날 위험과, 조심해야 할 점 등을 이야기한 바 있다.

  자위행위와 성행위에 대해서 충고를 할 때는 특히 조심해야 한다. 따라서 자위행위에 대한 질문을 받았을 때는, 의사가 개인적이고 전문적인 견해를 가지고 있다고 하더라도, 충분한 시간을 가지고 천천히 지혜롭게 환자의 자위행위를 책망하거나 용서해야 한다. 의사가 청소년에게 궁극적으로 이야기하려고 하는 것이 무엇이든지 간에 가장 중요한 것은 그 행위에 대해 청소년 자신이 어떻게 생각하고 있는지를 먼저 알아보아야 하는 것이다.

　10대 환자가 성행위에 대해서 물어볼 때에는, 먼저 환자 자신이 성행위에 대해서 대체로 어떻게 생각하고 있는가를 넌지시 물어보거나, 그 문제에 대해서 다소 간접적인 방법으로 접근하는 것이 더 효과적이다. '자위행위를 하는가 하지 않는가, 한다면 얼마나 자주 하며, 어디서 어떻게 하는가' 등을 직접적으로 물어보는 것은 좋지 않다. 자위행위에 대해서 환자가 가지고 있는 견해를 듣는 것은 환자 자신의 이야기를 듣는 것 이상의 효과가 있다.

　환자에게 자신의 이야기를 직접 하게 하면, 그는 자신의 이야기를 너무 과장해서 말을 하거나, 아주 일부만을 말해서 정보가 불완전하거나, 혹은 상대방을 너무 의식한 나머지 너무 조심스럽게 이야기를 해서 치료에 아무런 도움이 되지 않을 수도 있다. 하지만 일반적인 견해를 이야기하게 하면 자신에 관한 얘기가 아니기 때문에 아주 자세하게 환자의 생각에 대한 이야기를 해준다. 그 뿐 아니라 자위행위에 대해서 자신이 알고 있는 것 모두를 솔직히 이야기해 준다. 환자의 이런 이야기는 자위행위에 대한 환자 자신의 습관과 생각을 그대로 보여주는 것으로 의사에게는 매우 귀중한 자료가 된다.

　한 예를 들어보자.

　　열두 살 난 남자 아이가 있었다. 그는 자위행위에 대해서 많은 걱정을 하고 있었지만, 자신은 그런 짓을 하지 않는다고 완강히 부인하는 바람에 이야기를 해야 할 것이 아무것도 없었다.

　　하지만 형의 이야기를 하게 했더니 말문이 열렸다. 마침내 그 아이는 편한 마음으로 형의 자위행위에 대해서 이야기하더니, 형이 자위행위를 그만두려고 여러 번 시도했지만 실패했다고 했다. 자위행위를 자제하지 못해서 성기를 다치기라도 하면 어떡하나 하고 걱정하는 형에 대해서 동정어린 어투로 이야기했다. 얼마가 지나서야 자신이 형의 이야기라고 말했던 이런 모든 것이, 자신에 관한 이야기라는 것을 사실대로 실토했다.

　흔한 일은 아니지만 청소년이 자위행위 문제로 고민하고 있는 친한 친구를

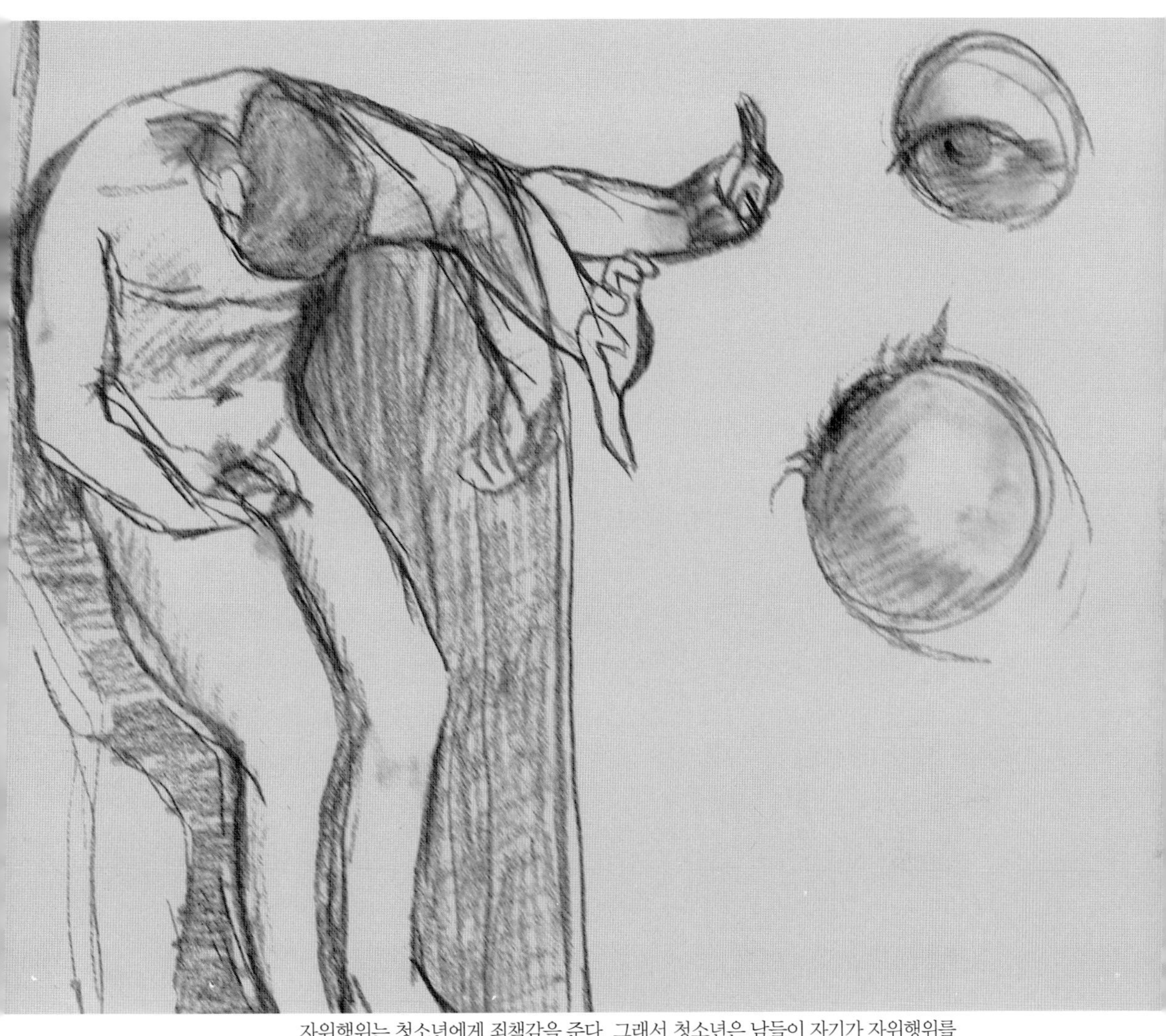

자위행위는 청소년에게 죄책감을 준다. 그래서 청소년은 남들이 자기가 자위행위를
한 것을 다 알고 있을 것이라고 생각하고 위축된다.
그림에서는 타인들의 눈으로 표현되어 있다. 그리고 건강에 대한 걱정을 일으킨다.
정액을 다 쏟아 버려서 이젠 피만 나올 거라든지, 아이를 낳을 수 없을 거라든지,
심장이 나빠져서 곧 죽을 것이라든지 하는 걱정이다. 무기력증에 빠지고 의욕
상실증에 빠지기도 한다. 기운이 빠진 소년은 어머니에게 비타민이나 영양제를
사달라고 조르기도 한다.
이런 청소년과 상담할 때 주의할 것은 자위행위가 해롭지 않다는 것을 설명하기
위해서 "실은 나도 자위행위를 했는데 이렇게 아무 이상 없이 의사 생활을 하고
있다."고 말해서는 안 된다는 것이다.
청소년 환자는 의사의 이 말에 안심하기보다는, 의사에 대한 존경심을 잃어버린다.

대신해서 의사에게 자문하는 경우가 있다. 물론 고민하고 있는 친구는 바로 자기 자신이고 너무나 부끄러워서 자신임을 밝히지 못하는 것이다.

어린 환자 ― 때론 그렇게 어리지 않을 수도 있지만 ― 는 대개 자위행위에 대한 잘못된 생각을 감춘다. 의사는 환자가 잘못 알고 있는 자위행위에 대한 지식을 올바로 고쳐주면서 자위행위에 대한 이야기를 시작하는 것이 좋다. 만일 한 남자 아이가 자신은 자위행위를 하면 뼈가 무르게 되고, 더 이상 성장하지도 않고 바보가 된다고 믿고 있다고 말한다면, 그렇지 않다고 말하기만 하면 된다.

자위행위에 대한 두려움의 대부분은 '이것이 나에게 해를 끼치면 어떻게 하나?' 하는 것이지만 항상 그런 것만은 아니다. 그 외에도 육체의 충동을 억제하지 못하는 두려움을 비롯해서 자기 자신을 제대로 통제하지 못하는 것에 대한 두려움이 크다. 자위행위를 유치하고 타락한 행위라고 여기며 중독될 수도 있다고 생각한다. 따라서 의지력이나 자제력을 기르는 것이 중요한 과업이라고 생각하고 있는 청소년은 성적인 감정과 행동을 조절하지 못하는 자신이 부끄러워서 어쩔 줄을 모른다.

청소년이 자신을 억제하지 못한 것을 자책하고 있다는 것을 알았을 때, 의사는 단순히 "자위행위란 전혀 나쁜 것이 아니란다. 혹시 자위행위를 했다고 해도 몸에 이상이 생기는 것은 아니야." 하고 안심시키려고만 해서는 안 된다.

자위행위가 해로운가, 그렇지 않은가 하는 것은 2차적인 문제다. 청소년들은 자신이 하는 모든 행동에 대해서 완전한 통제력을 가지기를 원한다. 의사는 자위행위에 대한 염려 뒤에 숨어 있는 이러한 세부적인 측면들을 잘 이해하고 있어야, 이런 두려움과 자책감을 말로 옮기게 해서 도움을 줄 수 있다.

의사는 이렇게도 얘기해 줄 수 있다.

"청소년들은 자신의 욕구를 참고 조절하는 자제력을 아주 중요시한단다. 때문에 자신의 자제력이 부족하다는 것을 알게 되면 아주 부끄러워하고, 자위행위를 참지 못했기 때문에 자신은 아무것도 자제할 수 없을 것이라고 결론을 내려 버리기도 한단다. 사실 너만이 아니고 모든 남자 아이들이 이런 고민을 하고 있단다. 그러나 성장해 가면서 언젠가는 자위행위를 자제할 수 있게 될 거야.

그리고 자위행위를 한다고 해서 무슨 끔찍한 일이 벌어지는 것은 아니란다.”

그 나이 또래의 모든 청소년들이 비슷한 문제로 고민하고 있다고 말해주는 것은 치료에 도움이 되지만, 의사 자신도 어렸을 적에 같은 문제로 고민한 적이 있다고 말하는 것은 좋지 않다.

“나를 봐. 나도 자위행위를 한 적이 있어. 그렇지만 어떤 해도 입지 않았어. 그리고 지금은 이렇게 존경받는 의사가 되었잖니? 그러니까 너도 걱정할 필요 없어. 너도 언젠가는 그것을 극복하고 훌륭한 사람이 될 수 있을 거야.”

이처럼 이야기하면 일시적으로는 환자를 안심시켜서 두려움은 사라질 수도 있다. 그러나 역효과가 나타나는 경우가 더 많다. 의사가 자신도 어렸을 적에 자위를 한 적이 있다는 말을 듣자마자 의사에 대한 존경심은 사라져 버린다. 그리고 그렇게 말한 의사를 성공한 사람으로 보지 않고 부끄러운 실패자로 여기게 되어 그의 말에는 더 이상 귀를 기울이려 하지 않는다.

자신의 나약함에 대해서 너무 부끄러워한 나머지, 이 아이는 비록 수십 년 전의 일이지만, 의사가 자위행위를 했다는 사실을 알게 되면 그가 나약한 인간으로 보인다. 소년이 찾고 있던 사람은 자신과 같이 나약한 사람이 아니라 자제력 있는 강한 사람이었으며, 그런 강한 어른에게 도움을 받고자 의사를 찾아왔던 것이다. 자신처럼 나약한 사람에게 기대어 도움을 청한다는 것은 또다른 유형의 두려움을 낳게 된다.

청소년은 자신이 비난을 받을까 봐 남들 앞에서 자위행위에 대한 이야기를 꺼내는 것이 두렵다. 그러나 자위행위로 고민하는 그를 아무것도 아닌 문제를 가지고 고민하는 사람 취급을 할까 봐 두려워서 함부로 이야기하지 못하는 경우도 있다. 자신과 대화하고 있는 사람이 “그건 아무것도 아니야. 나도 그랬는데 뭐.” 라고 말할까 봐 두려운 것이다. 성에 대해서 이야기를 할 때 의사는 자신의 이야기를 하지 않되 너무 잘난 체하는 인상을 주어서도 안 되고, 너보다 나을 게 없다는 인상을 주어서도 안 된다.

의사는 10대 환자들이 설치해 놓은 함정에 빠지기 쉽다. 함정에 걸려들면 의사는 하지 말아야 할 말을 하고 마는 것이다. 의사는 함정에 빠져 자신의 어린 시절을 이야기하는 일이 없어야 하며, 충분히 증명할 수 있는 것이 아니면 자위행위에 대하여 일반적인 정의를 한다거나 경솔한 이야기를 해서는 안 된다.

의사가 함정에 빠지게 되는 가장 흔한 경우는 청소년에게 '자위행위가 전혀 나쁜 짓이 아니다' 라고 말하고 나서, '너무 많이 하지 않는다면……' 이라는 단서를 붙일 때이다. 이는 자위행위가 너에게 해를 입히지는 않겠지만 안 하는 것이 더 좋다는 말과 같다. 환자는 의사가 한 말에서 보여지는 명백한 모순을 재빨리 알아차린다. 그렇다고 그 일관성이 없는 말에 대해서 비판을 가하지는 않지만 당황하거나 의사를 비웃으면서 도망치려고 할 것이다.

만일 환자가 의사의 말을 질책하려 든다면, 의사를 아주 어렵게 만들 수도 있다. 하지만 의사가 너무 자주 하지는 말라고 했을 때 너무 자주라면 어느 정도를 말하는 것이냐고 아주 적절한 질문을 할 것이다. 의사가 자신의 의견을 일반화시키거나 애매하게 해서 곤경에서 빠져나오려고 하면 청소년은 아주 구체적인 것을 질문하고, 질문의 횟수를 늘려서 재빨리 의사를 구석으로 몰고 간다.

"일 년에 한 번 정도 자위행위를 하는 것은 괜찮은가요? 아니면 한 달에 한 번, 혹은 일 주일에 한 번은 어때요? 하루에 한 번은?" 하며 의사를 진퇴양난의 상태로 몰고 간다.

청소년이 자위행위를 얼마나 자주 해도 괜찮은가를 물을 때에는 반문하는 것이 가장 좋은 방법이다. 너는 얼마나 자주 하는 것이 좋을 거라 생각하느냐고 물었을 때 그가 얼마라고 자신의 의견을 말하면, 그 이상도 해롭지 않다고 말하는 것으로 그치는 것이 좋다. 청소년들은 흔히 너무나 많이 자위행위를 하면 정액이 모두 흘러나와 성인이 되었을 때에는 아이도 못낳고, 또 정액이 바닥이 나면 나중엔 정액 대신 피가 나올 것이라고 믿고 있다.

횟수에 대해서 어떤 아이들은 너무 자주하는 것을 걱정하기보다는 너무 오랜 동안 자위행위를 하지 않는 것도 해로운 것이라고 믿고 있다. 배출될 곳이 없는 정액은 계속 축적되다가 어느 순간 갑자기 터져 나올 것이라고 믿고 있는 것이다. 사정(射精)을 안전 밸브 장치라고 생각하는 것이다.

또다른 걱정의 유형은 성욕이 너무 지나치면 자제력을 잃고 성폭행이라도 저지를지 모른다는 생각이다. 많은 청소년들이 생각하고 있는 위험은 실제로는 자위행위 그 자체가 아니다.

많은 의사들은 밤에 몽정(夢精)을 하기 때문에 정액이 배출되므로 자위행위를 할 필요가 없다고 말한다. 하지만 이런 말로 청소년들을 안심시킬 수는 없다. 사실 청소년들은 몽정 자체를 아주 무서워하고 있다. 잠자는 동안 자기도 모르게 일어나는 일이기 때문이다. 몽정을 자제할 수 없는 성적 행위라고 생각하기 때문이기도 하다. 몽정을 예방하기 위해 자위행위를 하는 아이들도 많다.

자위행위에 대해서 청소년이 자문을 구하면, 의사는 환자가 자기에게 오기 전에 다른 사람들로부터 어떤 이야기를 들었는가를 알아보는 것이 가장 중요하다. 환자의 부모들은 어떤 이야기를 해주었으며, 목사님이나 다른 의사, 학교 선생님, 혹은 보이스카웃 단장, 친구들은 어떤 충고를 해주었는가를 물어보아야 한다. 어떤 청소년들은 남에게 자문을 구하기보다 그에 관련된 여러 가지 책을 구해서 읽는 경우가 있다. 의사는 각 학교의 도서관에서 성에 관한 주제의 책들이 엄청나게 많이 열람되어 있다는 사실에 놀랄지도 모른다.

의사는 아이들이 중요한 대화의 대상인 엄마, 아빠, 목사님, 그리고 책으로부터 성에 대해서 무엇을 알게 되었는가를 듣고 나서 충고할 때 주의해야 할 것이 있다. 대뜸 틀렸다고 비난을 하기보다 아이가 자신이 들은 이야기라고 한 그 말들을 재분석해 보아야 한다. 환자가 다른 사람들보다 의사를 더 믿어야 하는 이유가 하나도 없으므로, 비교하거나 대조하는 것은 혼란만 가중시킬 수가 있기 때문이다.

아이가 극심한 두려움에서 벗어나야 하는 것이 우선이라고 생각한 사람들은 안심을 시키느라고, 지금껏 해온 자위행위는 해로운 것이 아니니 괜찮다고 말하면서 심지어 자위행위를 부추기기까지 한다. 이는 "자위행위로 자신을 해치는 일은 없으니까 너 하고 싶은 대로 얼마든지 해라."고 하는 것과 다름없다. 이것은 결코 좋은 충고가 아니다. 자위행위가 해로운 것이 아니라는 것은 사실이지만, 계속하라는 암시를 하는 것은 결코 적절한 말이 아니다. 이는 이미 위협받고 있는 아이의 자제력을 더욱 약화시키는 역할만 할 뿐이다.

자위행위가 해롭거나 창피한 일이 아니라는 것은 부인(否認)할 수 없는 사실이지만, 청소년이 자위행위를 멈추려고 하거나 횟수를 줄이고자 한다면 그것은 자신이 결정할 일이다. 만일 아이가 그런 자신의 바람을 이야기한다면, 의사는 "내가 생각하기에도 그렇게 하는 것이 옳을 것 같은데?" 라고 말해주는 정도가 바람직하다.

지나친 죄책감, 창피, 두려움 때문에 거의 광적으로 자위행위를 그만두려 하는 것은 정신적으로 건전하지 못한 증거다. 하지만 청소년이 아무런 죄책감이나 창피도 느끼지 못하고 자유롭게 자위행위를 한다면 이는 더더욱 정신적으로 건전치 못한 것이다.

청소년이 성에 대해서 약간의 죄책감을 갖거나 부끄러워하는 것은 나쁘지 않다. 그러한 감정은 내적 자제력으로 작용할 수 있고, 청소년으로 하여금 적절한 사회적, 개인적 책임감을 느끼게 하는 데 도움을 줄 것이다. 물론 이런 감정들이 너무 지나쳐서 청소년의 성격 형성 및 성장에 지장을 초래하는 정도라면 좋지 않다.

성의 문제가 심각한 불안감을 가져온다든지 의사와의 대화에 응할 수 없을 정도로 심할 때는, 또 다른 정신의학적 도움을 받는 것이 필요하다.

성의 문제는 언제라도 신경증을 초래할 수 있기 때문이다.

39 어린이 환자를
둔 부모와의 대화

Talking with Parents

정신과 치료에서 어린이의 치료는 어린이뿐만 아니라 그 부모도 함께 치료해야 하는 것이 어려운 점 중의 하나다. 부모들이 치료에 협조적이든 아니든 어린이의 치료에서 부모를 제외할 수는 없기 때문에 그들과의 대화를 위한 충분한 준비가 필요하다.

우선 진단 과정에서 자세한 병력을 얻는 데 부모, 특히 엄마의 도움은 절대적이다. 어린이 환자를 둔 대부분의 부모는 아이의 질병에 대한 내력과 아이의 출생에서부터 성장에 이르는 모든 것을 이야기해 주어야 한다. 어린 아이는 엊그제 일어난 일도 제대로 이야기할 수 없는 것이 보통이다. 그래서 의사는 부모에게서 아이의 병력에 대한 거의 모든 정보를 얻어내야만 한다. 어떤 부모들은 의사 이상으로 관찰력이 예민하고 또 필요한 부분을 요령 있게 의사에게 말해주기 때문에 치료에 많은 도움이 된다.

그러나 대부분의 부모들은 관찰력도 예민하지 못하거니와 아는 것도 요령 있게 얘기하지 못한다. 마치 맹인이나 귀머거리라도 된 듯이 아이에 대해서 아무 것도 아는 것이 없어서 할 말이 없다는 부모들도 있다. 더한 경우는 부모의 이 야기가 갈팡질팡이어서 도움은커녕 의사가 어느 말을 믿어야 할지 혼란만 가 중시키기도 한다. 그렇게 되면 의사는 잘못된 정보를 근거로 계속 아이를 치료 하게 되고, 따라서 적절한 치료는 이루어지지 못하게 된다.

또 어떤 부모는 표현력이 부족해서 정확한 정보를 주지 못하는 경우도 있다. 그들은 지나치게 자기 억제가 심해서 말을 아끼는 듯하다. 아이의 출생에 대해 서 이야기를 할 때에도 단순히 아이가 태어났다는 사실 이외에 다른 어떤 것도 생각해 내지 못한다. 아이가 여섯 살이라면, 그런 부모가 할 수 있는 이야기는 겨우 "다른 여섯 살짜리 애들이나 같아요."일 뿐이다. 현재 아이의 질병에 대한 구체적 질문을 해도 "오늘 아침밥을 하나도 못먹었어요." 라고 말하고, 아이의 생활에 대해서는 한 마디도 덧붙이지 못한다.

이런 부모들은 의식적으로 이야기를 하지 않으려는 것이 아니고, 또 지금까 지 아이에게 일어난 일들이 전혀 중요하지 않다고 생각하기 때문에 말을 하지 않는 것이 아니다. 단순히 무슨 말을 어떻게 해야 할지 모를 뿐이다. 이런 부모 와 대화를 해서 아이에 대한 정보를 얻어내려고 하는 의사는 가장 절망적인 기 분을 느끼게 된다. 이런 부모에게 의사가 할 수 있는 일은 용케 알아맞힐 수 있 기를 바라면서 수십 가지의 직접적인 질문을 쏘아대는 것뿐이다.

그러나 이런 방법은 결코 만족스럽지 못하다. 왜냐하면 그 질문이 실제로 일 어났던 일들을 꼬집어 내지 못한다면 아무것도 얻어내지 못할 것이기 때문이 다. 예를 들어 의사가 "아이가 토한 적이 있나요?" 라고 물으면 아이의 엄마는 "아니오." 라고 대답을 하겠지만, "아이가 먹은 것을 토한 적이 있나요?" 라고 물으면 "예." 라고 대답을 할 수도 있다. 이런 사람들은 생각이 너무 경직되어 있기 때문에 한 가지 사건을 다른 사건과 연결시키지도 못하고 여러 가지 일들 을 하나의 연결된 이야기로 표현하지도 못한다. 이는 어떻게 할 수 없는 어려운 문제이기는 하지만 희망이 아예 없는 것은 아니다.

한 가지 방법은, 그와 같이 자기 생각에만 사로잡혀 있는 부모에게 사실을 표 현하는 방법을 가르쳐 주는 것이다. 표현하는 방법을 가르쳐 주기 위해서 예를 제시하거나 어떤 가상의 사건을 이야기해 준다. 이런 방법을 사용할 때, 그렇게 융통성이 없는 부모는 의사가 예로 든 것을 자신의 이야기로 믿어 버릴 수도 있으므로 의학적인 예를 드는 것은 피하는 것이 좋다.

먹는 이야기를 예로 드는 것이 좋고, 여행이나 영화에 대해서 말하는 것도 괜찮다. 먹는 것을 예로 들 때, 이야기의 순서를 이렇게 하는 것이 좋다. "내가 당신에게 당신의 아들에 대해서 이야기해 달라고 했을 때, 당신은 간단하게 '여섯 살인데요. 더 이상 말할 게 있나요?' 라고 말했지요. 그러나 내가 바라는 대답은 예컨대, 당신이 어떤 사람에게 최근에 식당에서 먹은 식사에 대해서 이야기해 달라고 했을 때의 대답이나 마찬가지입니다. 만약에 상대방이 당신 식으로 대답을 하는 사람이라면 '그냥 식사였어요. 그밖에 또 할 말이 있나요?' 라고 말하겠지요? 그러나 어떤 사람은 똑같은 식사에 대한 질문을 받아도 그 식사에 대해서 30분 이상 이야기할 정도로 할 말이 많을 것입니다. 예컨대 이렇게 말할 수도 있겠지요. 남편이 나를 아주 좋은 레스토랑에 데리고 갔는데 우리는 아주 즐거웠어요. 버스를 타고 갔어요. 차창으로 보이는 날씨는 화창하고 아름다운 꽃들이 만발했어요. 우리는 레스토랑에 도착하기도 전에 이미 너무 너무 행복했어요. 그런데 그 레스토랑의 음식은 형편없었어요. 그래서 우리는 좀 더 나은 게 없느냐고 물었지요. 그 레스토랑의 종업원들은 무척 친절해서 나름대로 최선을 다해 주었어요. 그때 우리의 주문을 받은 웨이터는 좀 나이가 든 사람이었는데 기분이 좀 나쁜 것 같았어요. 아마 다리를 다친 것 같았어요. 그래도 자신의 일에는 최선을 다했어요. 우리에게 그날의 특별 메뉴가 수프라면서 맛있을 거라고 해서 우리는 수프부터 주문을 했지요. 맛은 그런 대로 괜찮았어요. 국수와 향료를 듬뿍 넣은 뜨거운 수프였어요.' 라고 말할 것입니다. 뭔가 좀 다르지요?"

이렇게 말해주어도 어떤 부모들은 말귀를 못 알아먹고, "우리 아이는 착한 애에요. 그런데 지금 많이 아파요. 도와주실 수 있나요?" 라고밖엔 말을 못한다.

어떤 부모들은 아이의 어떤 약점에 대해 지나치게 민감한 나머지, 의사한테도 감추려 한다. 그리고 어떤 부모들은 아이의 병 증세를 과장해서 말한다. "기절할 정도로 무섭게 먹어대요", "잠을 한숨도 안 자요", "매주 감기에 걸려요",

“신장(腎臟)이 나빠요”, “한 달에 한 차례씩 구토 증세가 나요”…… 등 아주 과장해서 이야기한다. 이렇게 과장해서 말하는 부모들의 의도가 항상 분명하게 드러나는 것은 아니다. 그러나 대부분은 아이의 상태가 나쁘지 않기를 바라기 때문에 그런 과장된 말을 하는 것이다.

또 어떤 부모들은 의사의 관심이 심한 증세나 큰 사건에만 있을 거라고 지레짐작하고 별것도 아닌 사건은 말하려 하지 않는다. 또 어떤 부모들은 의사에게 꾸지람이라도 들을까 봐 좀처럼 말을 하려 하지 않고 웬만한 일은 감춰 버리기도 한다.

의사들은 이런 특성들을 고려해서 환자의 부모와 대화를 할 때, 한 쪽 귀로는 말하는 내용을 듣고 또 한 쪽 귀로는 말하는 어투를 살펴야 한다. 계속해서 아이의 엄마가 전달하고자 하는 사실과 더불어 그녀가 만들어 내려고 하는 이미지를 조사해야만 한다.

이런 문제들은 어른 환자를 진찰할 때도 흔히 경험하는 일이다. 그러나 어린이의 부모로부터 아이의 병력을 알아낼 때 의사는 어린이와 부모, 그리고 의사라는 삼각 관계 위에서 생각해야 하기 때문에 더 복잡해진다.

또 한 가지 문제는, 부모와 이야기할 때 아이의 앞에서 할 것인가, 아니면 아이가 없는 곳에서 이야기를 나누어야 하는가 하는 점이다. 의사는 꼭 아이의 앞에서 이야기를 해야 하는가? 아이가 있는 곳에서 아이의 엄마로부터 병력을 얻어내야만 하는가? 아이가 걸려 있는 병에 대한 설명도 아이 앞에서 해야만 하나? 수술에 대해서는? 만일 아이가 그런 대화를 이해할 수 있을 정도의 나이라면 상관이 없지만, 그렇게 철이 든 아이라면 아이와 단둘이 이야기하는 것도 고려해 봄직하다.

하지만 나이가 아주 어린 아이의 경우에는 위와 같은 질문을 해볼 필요가 있다. 물론 전혀 못 알아듣는 갓난아기라면 문제시할 것이 없다. 그러나 말은 거의 하지 못해도 겨우 아장아장 걸을 수 있을 정도의 아이의 경우는 다르다. 아이의 이해력은 말보다 앞서 발달한다. 아이가 말을 못하거나, 겨우 한두 마디 정도밖에 할 수 없을 때에도 그 이해력은 엄청나다. 어느 정도 철이 들어 어른들의 대화를 큰 오해 없이 들을 수 있는 연령이라면 함께 이야기를 해도 좋다.

그러나 말은 알아듣되 자기 나름의 괴상한 환상이나 오해를 할 가능성이 있는 아이들 앞에선 피하고, 부모와 단독으로 만나 아이의 병세나 앞으로의 치료계획을 이야기하는 것이 안전하다.

부모와 대화를 할 때 고려해야 할 것이 하나 있다.

즉, 부모가 의사에게 들은 말을 아이에게 다시 말해준다는 것이다. 환자에게 전달되지 않을 것이라 믿고 부모에게 어떤 말을 하는 것은 안전하지 않다. 그런 내용은 가끔 왜곡된 채 전달되어 아이에게 좋지 않은 영향을 끼칠 수도 있기 때문이다. 예방수단으로 의사는 어떤 것을 아이에게 말하지 말라고 부탁할 수도 있다. 하지만 그 부탁이 받아들여질 것이라고 확신할 수는 없다.

환자의 부모와 대화를 하는 데 일어날 수 있는 가장 심각한 문제점은 부모와 의사의 사이가 나쁜 경우다. 대개 부모가 의사에게 화가 나 있거나, 의사가 부모에게 화가 나 있는 경우가 그렇다. 어떤 경우는 부모가 아예 협조를 안 하거나, 의사 모르게 방해를 하기도 한다. 어떤 경우이든 부모와 의사의 사이가 악화되면 아이를 치료하는 노력들이 허사가 되기 쉽다.

대부분의 의사들이 어린 환자의 잘못은 잘 참고 견디면서도 부모의 잘못에 대해서는 아주 인색하다. 이렇게 좋은 사람과 싫은 사람을 구분하는 태도는 성인 환자를 돌보는 의사들에게서는 잘 나타나지 않는 일이지만 소아과의사의 경우에서는 종종 나타난다. 이런 상황이 벌어질 때 어떻게 해야 할지는 나도 잘 모르겠다.

문제는 의사가 부모에게 화를 내는 것이다. 의사의 지시를 어기거나 할 때는 그들을 꾸짖고, 그 따위로 아이를 키우기 때문에 아이가 병이 났다고 몰아세우기도 한다. 의사들은 어린이의 병을 흔히 부모의 탓으로 돌린다. 사실 부모 때문에 병이 난 경우도 많긴 하다. 그렇다고 나쁜 부모라는 결론을 내려서는 안 된다. 어린이에게 나쁜 영향을 끼쳤다는 결론은 부모의 긍정적인 면도 고려한 다음에 내려야 한다.

사실 모든 부모의 행동을 아주 비판적으로 냉정하게 조사해 본다면, 거의 대부분의 부모들이 이런저런 식으로 아이를 천대했거나, 또 아이에게 나쁜 영향을 끼치고 있는 것을 볼 수 있을 것이다. 그러나 그런 부모의 악영향은 따뜻한 부모의 보살핌을 경험할 때는 사라져 버린다. 집은 어질러져 있어 불결하고, 끼니도 제대로 챙겨주지 못하고, 말도 거칠게 해서 아이에게 결코 좋은 환경이 못되는 경우에도 엄마가 자녀를 따뜻하게 대해주기만 한다면 그 집에서 살고 있는 아이가 부모로부터 악영향만 받고 있다고 단정할 수는 없는 것이다.

반대로 아이의 음식이며 수면에 신경을 쓰고, 일정한 체온과 청결함을 유지하게 하고, 의사가 처방한 대로 꼼꼼하게 지시에 따르는 등 철저하게 보호자의 역할을 잘 한다 해도, 부모와 자식 사이에 진실된 애정이 결핍되어 있다면 치료의 효과는 믿을 수 없을 정도로 감소될 것이다.

또 한 가지 생각해야 할 것은, 의사가 환자의 부모에게 화를 내는 이유는 많은 경우에 부모의 비협조 때문이 아니라는 것이다. 의사는 아이에게 해를 끼치거나 치료에 방해를 주기 때문에 환자의 엄마에게 화를 낸다고 생각하지만, 사실은 자신의 충고를 제대로 받아들이지 않거나 자신의 지시를 그대로 따르지 않기 때문에 화를 내고 있는 것이다. 아이의 엄마가 가정치료를 주장한다거나, 할머니의 민간요법을 쓴다거나, 이웃의 충고를 따르겠다고 하면 의사는 감정이 상한다. 사실 의사가 듣는 그런 치료법은 비과학적인 것들이다. 그러나 어머니 세대나 할머니 세대로부터 이어져 내려온 그런 미신을 뿌리 뽑아야 한다고 생각할 필요는 없다. 그리고 그런 주장들이 아이에게 해를 입히지 않는다면 불쾌하게 느낄 필요가 없는 것이다.

의사는 자신이 화가 나 있다는 것을 알았을 때, 그 이유가 부모의 행동이 정말 어린이에게 나쁜 영향을 미치고 치료에 방해를 주기 때문인가, 아니면 단지 의사의 감정을 상하게 했기 때문인가를 분명하게 구별해야 한다. 후자의 경우라면 싫어도 아이의 엄마가 하는 대로 지켜볼 수 있는 여유를 가질 필요가 있다.

그러나 만약 부모가 실제로 아이의 치료를 방해하고 의사의 지시를 완전히 무시해 버린다면 상황은 달라진다. 그렇다면 아이의 건강이 위협을 받게 되므로 즉각적으로 처리해야 할 문제다. 지시 사항을 똑똑히 알아들을 수 있도록 반복해서 말해주고 정확히 따라야 한다고 당부했지만 부모의 태도가 바뀌지 않을 때는, 부모에게 어떤 심각한 일이 일어나고 있음을 알아차려야 한다. 아이에게 너무 태만한 부모는 정신병적인 혼란 상태에 빠져 있는 경우가 많다.

이런 경우에 의사는 다음 몇 가지 심각한 이유를 생각할 수 있다.

1. 정신 박약증 부모의 지능이 너무 낮아서 부모가 해야 할 일에 대해서 의사가 지시를 해주었지만 그 말의 의미를 도무지 알아듣지를 못하는 부모들이다. 자신은 하고 싶지만 이해력이 부족해서 행동으로 옮길 수 없다.

2. 정신병 이전에는 아이를 잘 보살펴 주었는데 언제부턴가 주의를 기울이지 않고 무관심해진 부모들이다. 정신병적인 태만은 질병과 치료에 대해서 망상적인 해석을 할 수도 있다. 그런 부모들은 아이에게 어떤 확실한 치료약을 주는 것을 거부하고 초자연적이고 미신적인 치료를 하려고 한다.

3. 히스테리 의사가 지시한 대로 하려고 열심히 노력하지만 무의식적인 갈등 때문에 노력과는 반대로 엉뚱한 결과를 가져오는 부모들이다. 의사가 꾸지람을 하면 할수록 더 열심히 하려고는 하지만 자신과 아이는 점점 더 혼란에 빠지게 된다.

4. 반사회적 성격(Psychopathic state) 아이에게 사랑을 주지 않는 부모들이다. 이런 부모들은 처음에는 자발적으로 병원을 찾지만, 아이를 돌보는 것이 귀찮아지면 그냥 방치해 버린다.

이러한 부모들의 태만은 의사 혼자서 해결하려고 해서 될 문제가 아니다. 만일 정신병적인 문제가 있다면 대화만으로는 그 문제를 해결할 수 없다. 그보다는 적극적이고 효율적으로 도움을 줄 수 있는 여러 시설이 갖추어진 사회기관의 협조를 구하는 것이 더 낫다.

이제까지 나는 부모가 아이의 치료에 방해가 되는 경우들을 얘기했다. 그러나 의사는 말과 행동으로 부모의 행동 양식을 치료적인 것으로 바꾸어 놓을 수 있다. 어떤 의사는 부모가 치료에 협조적이 되도록 하는가 하면, 어떤 의사들은 부모로 하여금 자기들은 아이를 치료함에 있어서 귀찮고 불필요한 존재라는 느낌을 갖게 한다.

환자와 쉽게 대화를 잘 통하는 의사와 그렇지 못한 의사의 가장 큰 차이점은 의사가 환자의 부모를 대하는 방식에서 찾을 수 있다. 대화를 잘 하는 의사는 환자의 부모를 치료하는 데 없어서는 안 될 사람으로 여기며, 동시에 어느 부분에서는 치료자의 역할을 대신할 수도 있는 사람이라고 생각한다. 부모나 의사 모두 아이의 질병이라는 공통의 적을 상대로 싸우고 있다고 생각하는 것이다. 반면에 환자의 부모를 골칫거리로 여기는 의사는 그들이 치료에 방해가 될 뿐 아무런 도움도 안 된다고 생각한다. 또 환자의 부모를 너무 멍청해서 아무리 간단한 의료 절차나 의사의 설명도 이해하지 못할 사람들로 취급한다. 그래서 그들에게 무슨 이야기를 해주어도 소용이 없고, 그들이 차라리 치료에 대해서 모르는 것이 치료를 망치는 기회를 줄이는 것이라고 생각하는 것이다. 이런 타입의 의사는 환자인 아이에게 도움을 줄 수 있는 사람은 오직 의사인 자신뿐이고, 부모는 아이의 질병을 악화시킬 뿐이라고 생각해서 아이의 근처에 얼씬도 하지 못하게 한다.

전자의 예가 후자의 예보다 반드시 바람직하다고 말할 수는 없다. 하지만 환자 부모의 편에 서는 의사가 더 효과적인 대화를 이끌어 갈 수 있으므로 적절한 의학적 치료를 수행하기가 더 쉽다고 하겠다. 환자 부모에게 항상 짜증이 나 있는 의사도 때로는 치료에 성공할 수도 있겠으나, 그런 결과를 얻으려면 훨씬 더 많은 노력이 필요하다.

서두에서 언급했듯이, 치료에 방해를 주고 우둔해서 의사의 설명을 이해하지 못하며, 부주의하게 아이를 돌보는 부모들이 이상한 행동을 할 때는 참아내기가 힘들다. 그러나 그들의 이상한 행동에는 항상 그럴 만한 이유가 있으며, 의사는 그 행동의 의미를 알아봐야 한다.

첫째, 아이의 병에 대해서 지나치게 겁을 먹고 있는 경우인데, 이런 경우는 어린 아이들을 치료할 때 그 부모에게서 흔히 볼 수 있다. 그들은 너무 두려운 나머지 자신의 평소 감각을 잃은 것이다. 이때 의사는 환자의 부모로 하여금 그들이 두려워하고 있음을 알게 해주는 것이 좋다.

그리고 환자의 엄마, 아빠에게 강하고 용감해져야 한다고 하기보다, 큰 소리로 울어서 가슴에 쌓여 있는 불안감을 떨쳐 버리라고 조언해 주는 것이 더 좋다. 용감해져야 한다는 생각에 사로잡히면, 환자의 부모는 아이를 치료하는 데 적극적으로 방해하고 나설 수도 있기 때문이다. 그들이 자신이 품고 있었던 두려움을 밖으로 표현하고 나면 마음이 진정될 것이고, 그렇게 되면 아이의 치료에 도움을 줄 수 있게 될 것이다.

둘째, 부모들이 아이의 병이 자기들 때문에 생겼다는 죄책감을 피하기 위해서 치료에 비협조적인 경우로, 가장 중요하게 여겨져야 할 문제다. 그들은 자기들이 잘못했기 때문에 아이가 병이 들게 된 것이 아닌지 걱정한다. 즉, 가정불화나 음식을 잘못 먹여서 병이 난 것은 아닐까 걱정하고, 부모인 자신이 아이한테 병균을 감염시킨 것은 아닌지, 혹은 부모가 잘못해서 외부로부터 감염된 것은 아닌지 걱정을 한다. 또 자신들이 해야 할 일을 제대로 하지 못해서 아이가 병에 걸렸을 수도 있다고 생각한다. 그들은 아이를 될 수 있는 대로 빨리 병원에 데리고 가서 의사의 지시를 받고 초기에 병을 발견해 버림으로써 그런 생각으로부터 벗어나려고 애쓴다.

이런 죄책감은 아픈 아이를 가진 부모에게는 어떤 형태로든 조금씩은 나타나기 마련이다. 그러나 그 죄책감이 너무나 클 때는 환자 부모가 좀 이상한 행동을 하기도 한다. 즉, 자신의 잘못에 대한 보상이라도 하듯이 지나친 열성을 보인다. 더 많은 치료를 요구하거나, 약을 처방대로 먹이지 않고 한 번씩 더 먹이기도 한다. 때로는 더 많은 의사에게 진찰을 받을 수 있게 해달라고 조르기도 하고, 자기 아이에게만 좀 더 신경을 써 달라고도 한다. 이와 같이 내재된 감정과 행동은 자신들도 모르게 무의식적으로 나타나기 때문에, 부모들은 아무런 죄책감도 의식하지 못한다.

사실 자신의 죄책감을 인식하지 못하고 있기 때문에 그와 같은 행동을 하는 것이다. 따라서 부모가 이런 내재된 죄책감을 보일 때, 의사가 "부모라면 자기 아이들이 병들었을 때 어떤 식으로든 책임을 느끼게 되는 것이 보통이지요." 라고 설명을 해주어서 굳이 죄책감을 느끼게 할 필요가 없으며, 오히려 지금 그들은 아이의 치료에 많은 도움을 주고 있다고 안심시켜 주면 상황은 호전된다.

광적(狂的)으로 아이의 치료를 도우려는 엄마는 아이를 위해서 무슨 일이든지 다 하고 싶다고 말하지만, 실제로 의사가 부탁한 간단하고 쉬운 일까지도 쉽게 잊어버리거나 제대로 실행하지 못한다. 그녀는 계속해서 “왜 아이가 아픈 가?”, “이 병의 원인은 무엇인가?” 등을 묻는다. 그러나 그녀는 의사의 설명을 제대로 듣지를 않고, 머릿속에는 아무 생각도 없는 것처럼 불과 몇 분이 지나지 않아서 똑같은 질문을 해댄다. 어떤 엄마는 의심스럽다는 말투로 “최선을 다 하시고 계신 거죠?” 또는 “의사가 이 정도 병에 대해서도 잘 알지 못한다면 그 건 말도 안 되죠?” 혹은 “저는 선생님만 믿어요.” 라고 말하기도 한다.

환자의 엄마에게서 이런 행동이 나오면, 의사는 곧 그녀가 불안과 죄책감에 휩싸여 있다는 것을 알게 된다. 의사가 이것을 지적해 주지 않으면, 그녀는 자 신이 불안해 하고 있고 죄책감에 쌓여 있다는 것을 알지 못한다. 그리고 이것을 지적해 줄 수 있는 사람은 의사뿐이다. 의사는 “어머니의 불안을 이해할 수 있 습니다.” 라고 말함으로써 이야기의 서두를 꺼낼 수 있다.

다음과 같은 식으로 말을 하는 것이 좋다.

“무척 괴로워하고 있군요. 아이가 걱정되시겠지요. 아이는 아프고, 엄마로서 는 어떻게 해야 할 줄을 모를 때 두려울 수밖에 없지요. 그래서 엄마들은 그냥 앉아 있을 수만은 없고 어떻게든 도우려고 애를 쓰지요.”

뭔가 할 일을 주는 것도 불안해 하는 엄마를 돕는 방법이다. 대부분의 엄마들 은 그냥 집에 앉아서 약이 배달되기만을 기다리기보다 그녀 자신이 약국으로 달려가서 처방을 받아오기를 바란다. 엄마들은 입원해 있는 아이에게 먹을 것 을 주고, 목욕을 시켜 주고, 옷을 입혀 주는 등 뭔가 아이를 위한 일을 해주는 것 이 허락될 때 안도감을 느낀다. 그들의 죄책감을 무겁게만 하는 무기력감을 없 앨 수 있기 때문이다.

아픈 아이에 대한 불안감과 죄책감에 대한 부모의 또다른 행동은 자신의 감 정을 숨기거나 그 상황을 회피해 버리는 것이다. 이런 부모들은 너무나 괴롭고 죄스러워서 도저히 아픈 아이와 함께 있을 수가 없다. 아이가 아파서 고통스러 워하는 것을 지켜보는 것은 부모로서는 참기 힘들기 때문에 외면하려고 하는 것이다. 아이가 우는 것조차도 견딜 수가 없어 아이와 멀리 떨어지려고 하고, 이러한 반응이 심해지면 의사와 상담하는 것도 견딜 수 없게 된다. 의사가 그들

에게 나쁜 소식을 전하거나 자신의 무관심에 대해서 꾸지람을 할까 봐 두려워
하는 것이다. 이런 부모들의 행동은 좋을 게 하나도 없다.

아이는 버림을 받았다고 느낄 것이고, 부모의 소심한 행동은 아이로 하여금
훨씬 더 많은 죄책감을 가지게 한다. 의사나 친지들도 그런 부모의 행동을 싫어
하여 부모가 너무 냉담하고 무관심하다고 생각한다. 그러나 그 부모가 정신병
자가 아니라면, 그렇게 회피하는 것은 그렇게 하고 싶어서 일부러 하는 행동은
아니다. 그리고 그들은 회피하기 때문에 또다른 고통을 당한다. 불안감과 죄책
감이 너무 커서 도망칠 수밖에 없었던 것이다.

아픈 아이에 대한 부모의 죄책감은 아이가 느끼는 죄책감과 아주 흡사하다.

아픈 아이는 자신이 잘못해서 병이 났다고 생각한다. 그리고 이런 믿음에 도
달하게 되면, 그렇게 자주 자신에게 착한 사람이 되라고 타이르고 나쁜 짓을 하
면 병에 걸린다고 했던 엄마, 아빠의 말씀이 생각난다. 그래서 아이는 자신이
아픈 것은 나쁜 일을 많이 했기 때문이라고 생각하게 되어, 자신이 했던 모든
행동들에 대해서 죄책감을 가지게 된다.

이와 비슷하게 부모들도 자신이 나쁜 부모였기 때문에 아이가 병에 걸렸다고
여기고, 좀 더 좋은 엄마, 좋은 아빠였다면 아이가 그런 병에 걸리지 않았을 텐
데 병에 걸리고 말았으니, 자신들이 무언가 부모의 역할을 잘 하지 못한 것이라
고 생각한다.

이런 생각은 병든 아이를 둔 부모들이 흔히 하는 생각이며, 치료에 방해인자
가 될 수 있기 때문에 의사가 이런 부모의 반응을 이해하고 도울 필요가 있다.
의사는 "부모들은 아이가 아프면 항상 죄책감을 느끼며 자신들을 비난하지
요." 하고 말해준 뒤에, "아이의 병은 부모의 잘못 때문이 아닙니다." 라고 말해
주면 부모는 안심한다.

의사가 환자의 부모와 그들이 느끼고 있는 죄책감에 대해서 터놓고 이야기할
수 없다 하더라도, 또 그럴 필요성을 느끼지 못한다 하더라도, 죄책감에 휩싸
여 있는 환자의 부모에게 아이의 병의 책임을 묻는 일만은 피해야 한다. 놀랍게
도 어떤 의사들은 부지중에 그런 느낌을 준다. 이런 의사들의 단순한 질문도 부
모에게는 끔찍한 심문처럼 들린다.

"아이가 무엇을 먹었지요?"와 같은 간단한 질문도 "무슨 썩은 음식을 먹였길래 이 가엾은 아이가 이렇게 아픈 거죠? 아이를 죽일 셈인가요? 아니면 뭐였죠? 당신 바보 아니오?" 라고 들리도록 말하는 의사가 있다. 이런 성향을 가진 의사가 자신이 한 말을 녹음한 후, 다시 들어본다면 큰 충격을 받을 것이다. 그들이 한 말 자체는 아무렇지도 않지만 그 말이 풍기는 느낌은 끔찍하다. 이것이 바로 이미 강한 죄책감을 가지고 있는 부모들을 괴롭히는 의사의 무의식적인 공격이 된다.

죄책감은 부모를 무능력하게 하고 치료를 방해하는 요인이 될 뿐 아니라 의사를 공격하는 행동을 유발하기도 한다. 보통 죄책감에 쌓여 있는 부모들은 의사가 치료에 태만하다고 비난한다. 이런 비난은 자신이 아이에 대해서 태만했던 것에 대한 자책감을 의사에게 뒤집어씌운 것이다. 부주의한 사람은 의사이지, 자기 자신이 아니라고 생각하는 것이다.

어린 환자의 부모는 다른 방식으로 죄책감과 불안감에 대응할 수 있다. 어떤 형태로 대응을 하든지, 환자의 부모가 어찌할 바를 모르고 비협조적이며, 치료에 비효율적이고 화가 나 있는 듯한 행동을 보이면, 의사는 그 행동의 밑에 부모의 죄책감과 불안이 있다는 것을 쉽게 알 수 있다. 의사가 부모의 그런 감정을 밖으로 자유롭게 표현할 수 있게 도와주면 부모들은 자신들이 한 어리석고 설명하기 어려운 여러 가지 행동들을 보다 잘 이해할 수 있게 될 것이고, 행동의 개선이 일어날 것이다.

환자의 부모들이 아이의 의학적 치료를 복잡하게 만드는 경우가 많지만 아이를 성공적으로 치료하기 위해서는 부모의 도움이 필수적이다. 사실상 아이는 부모의 도움없이는 성공적으로 치료할 수가 없다. 이 필요성을 부인할 의사도 없고 환자의 부모와 적대 관계에 서 있다고 생각할 의사도 없을 것이다. 의사는 환자 부모들의 특별한 행동이 아이의 치료에 도움이 될 수 있도록 잘 평가하고 이해하려고 노력하면서, 의사 자신이 부모의 입장에 서 보기도 해야 한다.

의사가 부모의 도움을 기꺼이 받아들이고, 그들을 도와줄 때에 아이의 치료는 성공적이 될 수 있을 것이다.

40 어린이 환자를 둔 부모와 나눈 대화의 실제

Talking with Parents – A Clinical Example

「부모와의 대화」라는 주제에 덧붙여서, 의사의 충고를 따르지 못한 한 환자의 보호자를 임상 예로 들어보겠다.

엄마들이 의사가 지시한 사항이나 충고를 따르지 못하는 데에는 그럴 만한 이유가 있다. 의사의 조언을 들었을 때 엄마의 과거 경험이나, 친구나 친지에게서 이미 들은 이야기, 그리고 유아에 관계된 책이나 신문에서 읽었던 내용과 비교해 보고 다른 점이 있다면 함부로 따를 수가 없는 것이다.

그러나 그 외에 어떤 명백한 이유가 없을 수도 있다. 심지어 어떤 부모들은 자신이 의사의 조언에 따르지 않고 있다는 사실조차도 모른다. 망각해 버렸거나 혼란을 일으켜서 따르지 못할 수도 있고, 우선 자신이 원하는 대로 그 조언의 내용을 바꿔 버리는 수도 있다. 그밖에 의사의 충고를 곡해해서 무시해 버릴 수도 있다. 또 경우에 따라서는 의사가 지시하거나 조언한 것과는 정반대로 행동하는 부모도 있다.

이와 같이 모순된 행동은 환자를 치료하고 있는 의사에게 좌절감을 주며, 겉으로 드러나지는 않지만 잠재적으로 아이에게 해를 줄 수도 있다. 물론 어떤 이들은 저절로 문제가 해결될 수도 있지만, 많은 사람들은 그 모순된 행동의 원인을 찾아서 제거해야만 비로소 그 문제가 해결될 수 있다. 엄마와의 대화가 아이의 치료에 큰 효과를 주었다면 이는 바로 이런 경우라 하겠다.

여기서 보여주고자 하는 첫딸을 가진 25세 된 엄마의 행동은 특별한 연구 대상이며, 임상에서 자주 볼 수 있는 사례이다.

그녀는 아주 진지하게 여러 가지 사항에 대해서 조언을 구해왔고, 아이를 위해서라면 무슨 일이든지 최선을 다하겠다는 태도였다. 그러나 놀랍게도 그녀의 말처럼 의사의 충고를 그렇게 열심히 따르지는 않았다. 사실상 아주 가끔 그 충고를 따랐을 뿐이다. 그럼에도 불구하고 그녀는 계속해서 내게 조언을 바랐고, 내 조언에 늘 감사하는 것 같았다.

8개월이 된 그녀의 아이는 낯선 사람들만 보면 불안해 하고, 또 새로운 일을 경험하면 괴성을 지르거나 발버둥을 쳤다. 그러다가 마침내는 고립되어 침울한 상태가 되어 버린다. 많은 사람들이 이 문제에 대하여 충고를 해주었다. 그러나 그런 충고를 따르면 따를수록, 아이의 상태는 더욱 더 악화될 뿐이었다. 그 충고에 잘못이 있어서 상태가 악화되었을 수도 있고, 아무리 좋은 충고라도 아이에게 효과가 없을 수도 있다. 그러나 아이가 두 살이 되었을 때, 어떤 한 사건이 있었는데 그것이 아이의 엄마에게 다른 영향을 주었다.

그 사건은 엄마가 정맥류결찰(ligation of varicose veins) 때문에 병원에 가는 데서 비롯되었다. 이미 언급했지만 아이가 낯선 사람들에 대해서 특별한 반응을 보인다는 것을 고려해서, 나는 그녀와 함께 그녀가 진료를 받기 위해서 닷새 또는 엿새 동안 집을 비워야 하는 것과, 이렇게 엄마가 없는 동안 아이를 돌봐주기 위해서 해야 할 조처에 대해서 주로 대화를 나누었다. 나는 엄마와 떨어져야만 하는 상황은 아이를 아주 힘들게 할 것이며, 심한 상실감과 질투, 걱정, 그리고 성난 감정을 일으키게 한다는 것을 이야기해 주었다. 그리고 덧붙여서 엄마와 떨어져 있는 아이를 낯선 사람과 있게 해서는 안 되며, 아빠나 할머니, 아니면 다른 낯익은 사람이 집에서 돌보도록 하는 게 좋다고 조언을 해주었다.

그녀는 나의 이러한 충고를 받아들여 곧 따를 것 같았다. 하지만 그녀는 불과 3주 전에도 아이를 낯선 사람에게 맡겼지만 아무 일도 없었다고 단호하게 말했다. 내가 "아이를 그냥 집에 있게 할 수는 없나요?" 라고 물으니 "안 돼요." 하고 딱 잘라 말했다. "남편에게 일 주일 휴가를 받도록 하는 것은 어때요?" 라고 말하자 "사장이 허락하지 않을 거예요." 라고 되받았다. 마지막으로 "외할머니께 부탁하는 건 어때요?" 라고 하자 다시 무뚝뚝하게 "안 돼요!" 라고 대답했다. 그래서 그 문제를 가지고 이야기하는 것은 거기서 그만두어야 했다. 그녀가 다른 방법이 없다고 확신하고 있어 다른 사람의 충고를 좀처럼 듣지 않으려고 했고, 나는 예기치 못한 반응이라서 더 이상할 말이 없었다. 그래서 이 문제는 나중에 다시 의논하기로 했었다.

그러나 그녀를 계속해서 만나는 사이에 그녀가 왜 나의 충고를 거부하는지 그 여러 가지 이유를 발견할 수 있었다. 가장 그럴 듯한 이유는, '분노' 였다. 그녀 자신은 그러한 분노를 인식하지 못하고 있다 하더라도, 그 분노는 다른 사람들이 정성스럽게 해준 충고에 등을 돌리게 했다. 심지어는 그녀 자신도 좋다고 생각했던 것들까지 외면해 버렸다.

그런데 그 분노라는 것이 도대체 어디서 오는 것인가? 그녀에게 그동안 일어났던 여러 가지 일들을 종합하여 그 실마리를 찾을 수 있었다. 의사들은 모두 그녀의 건강보다는 아이에게만 신경을 써주었다. 그녀 자신의 병이나 수술에 대해서는 거의 한마디도 하지 않았다. 나도 그녀가 입원을 했을 때, 아이에게 미치게 될 영향에 대해서만 이야기를 했던 것이다. 이러한 면에서만 보면 그녀가 화날 만도 했다. 그래서 남들의 조언을 따르는 게 쉽지 않았던 것이다.

그녀가 진료를 받기 위해서 병원을 다시 찾았을 때, 나는 문제의 어머니의 측면을 꺼내어 이야기를 시작했다. 나는 그녀가 개인적인 도움이나 알아주는 사람도 없이 그 힘든 엄마의 역할을 한다는 것이 얼마나 어려운 일이며, 자기 자신의 건강에는 거의 신경도 못쓰면서 아이의 불편만을 돌봐야 한다는 것이 얼마나 힘든 일인지 예전에는 미처 몰랐었다고 말했다.

그러자 그녀는 처음에는 살짝 부인하는 듯하더니 이내 동의했다. 자신감을 얻은 나는 그녀가 입원한 후에 아이를 위해서 마련할 조처에 대해서 다시 이야기를 시작했다. 이제 대화는 이전과는 다른 방향으로 흐르고 있었다. 이번에는 아이와 엄마와의 관계에 대해서 이야기의 초점이 맞춰졌고, 마침내 아이와 엄마를 떼어 놓는 것은 아주 좋지 않은 일이라는 결론에 도달했다.

나는 그녀에게 원인 모를 불안감에 싸인 아이를 다른 집에서 돌보지 않고 집에서 돌보게 하면, 아이는 가정의 분위기 속에서 엄마를 계속해서 느낄 수 있으며, 항상 보아왔던 주위의 모습, 냄새, 소리 등과 같이 자신에게 친숙한 환경이 마치 엄마와 함께 있는 듯한 효과를 줄 것이라고 말해주었다. 그리고 아빠가 곁에 있으니 엄마의 기억은 사라지지 않을 것이고, 아빠의 주위에 있는 모든 것은 엄마에 대한 생각을 떠올리게 할 것이라는 이야기도 덧붙였다.

여기서 그녀는 나의 말을 중단시키고 남편이 혼자서 아이를 돌보는 것이 걱정이라고 고백했다. 자신이 없는 동안 아이가 아빠하고 더 친해질까 봐 두렵다는 것이다. 나는 그녀를 안심시키면서 모순이 있는 것같이 들리겠지만 사실은 그 반대라고 분명하게 말해주었다. 아빠는 엄마를 기억시키게 하는 대상이 될 것이고, 아빠에 대한 애정은 엄마의 부재에 대한 위로가 되어줄 뿐 엄마와의 사이를 갈라 놓는 것은 아니라고 설명해 주었다.

내가 외할머니에 대해서도 남편의 경우와 같은 심정으로 혼자 아이를 돌보게 하고 싶지 않았느냐고 묻자, 그녀는 거기에 동의했다. 그녀는 외할머니가 엄마인 자신보다 아이를 더 좋아한다는 것을 이미 알고 있었다. 둘이서 너무나 사이가 좋기 때문에 때로는 질투를 느낄 때도 있었다. 그래서 둘이 함께 지내게 하면 별로 편하지 않을 것 같았다고 했다. 이렇게 말하고 나서, 그녀는 자신의 어린 시절에 대해서 몇 분 동안 이야기를 했다. 그녀의 어머니는 자신에게 아주 엄하고 무서웠기 때문에 어린 시절이 별로 행복하지 않았다며, 그것을 생각하면 지금도 화가 난다고 했다.

그녀의 말 속에는 여러 가지 감정이 교차하고 있었고, 반드시 고려되어야 할 사실들이 숨어 있었다. 그래서 나는 잠시 동안 아무 말도 하지 않았다. 할머니는 손자, 손녀와는 즐겁고 유쾌한 시간을 보낼 수 있지만, 친자식인 자신과는 그럴 수가 없었다. 나는 아마 그녀의 어머니가 딸인 그녀가 손녀딸과 같은 어린 아이였을 때 함께 재미있게 지내주지 못한 것을 후회하고 있어서, 이제서야 그 기쁨을 만끽하고자 최선을 다하는 것일지도 모른다고 이야기를 해주었다.

　할 말을 거의 다한 뒤에 그녀는 웃으면서 자신보다는 자기 아이와 어머니에 대해서 너무 많은 이야기를 한 것 같다고 말하고 대화를 마무리 지었다. 그녀는 이번 대화에서도 역시 자신이 무시되었다고 느끼기 시작한 것이다. 그녀는 아이에 대해서 어떻게 하겠다는 말도 하지 않은 채 그냥 가버렸다.

　며칠 후에 그녀는 전화를 걸어 아주 즐거운 목소리로 아이를 집에서 돌보기로 했다고 이야기를 했다. 남편이 일 주일의 휴가를 얻기로 했고 그녀의 어머니도 와서 집안일을 돌봐주기로 했다는 것이다. 그렇게만 되면 모든 게 다 잘될 것이라는 말도 덧붙였다. 수술 때문에 적어도 가족이 분열되는 일은 없게 되었으니 안심하는 것 같았다. 내가 그녀의 두려움과 분노에 대해서 이야기한 것은 가치 있는 일이었다.

돌이켜 생각해 보니, 당시에는 그녀가 한심하게 보였다. 하지만 실제로 이와 비슷한 에피소드는 얼마든지 있다. 이런 일들은 어린이 환자에게서만 일어나는 것이 아니고, 성인의 경우에도 친척이 환자를 돌보는 경우에는 얼마든지 볼 수 있다. 예컨대 외과 환자나 정신과 환자, 그리고 노인 환자들이 그런 환자들이다.

그런데 의사들은 가끔 이런 문제들을 간과한다. 우선 눈앞에 있는 환자를 돌봐야 한다는 생각에 사로잡혀 있기 때문이기도 하고, 환자의 친척들까지 돌봐야 할 이유가 없다고 생각하기 때문이기도 하다. 다 자란 성인들인 친척들의 감정 문제까지 의사가 책임져야 한다는 것이 얼른 납득이 가지 않기 때문이다.

의사가 가족들의 감정 문제까지 생각할 필요가 있을까? 위에서 소개한 엄마의 증례가 구체적인 대답을 준다. 이 아이의 엄마가 의사의 조언을 제대로 따르지 못한 이유는 자신의 문제 때문이었다. 의사가 그녀를 무시한 채 아이에게만 관심을 쏟는 데 대한 분노 때문이었다. 엄마의 두려움과 질투가 이해되고 그것에 대한 대화가 이루어진 후에야 비로소 의사의 충고를 따를 수 있었다.

그러나 한 가지 말해둘 것은, 이렇게 의사의 조언에 대한 거부 반응이 해결되었다고 해서 완전히 해결된 것이 아니라는 것이다. 그런 반응은 언제라도 다시 나타날 수 있기 때문에, 계속해서 지켜봐야만 한다. 예컨대, 이런 유형의 엄마는 자주 비슷한 거부 현상을 보이는데, 보통은 협조적이지만 종종 어떤 뚜렷한 이유도 없이 상담을 취소하거나, 그동안 일어났던 사건이나 병에 대한 이야기 하기를 거부하며, 때로는 의사의 권고를 무시하기도 한다. 대부분 이런 행동이 나타날 때는 의사가 엄마의 문제를 잊고 아이의 건강에만 신경을 쓸 때이다.

그래서 의사는 환자의 보호자가 자신의 조언에 대해서 거부 반응을 보이면, 그 보호자의 감정이나 문제점들이 무시되지는 않았는지를 진지하게 생각해 볼 필요가 있다.

41 사춘기 자녀를 둔 부모들과의 대화

Talking with Parents of Adolescents

사춘기 자녀를 둔 부모들은 여러 가지 고충을 겪게 마련이다. 아이들은 감성적이고 변덕이 심하여 좀처럼 다루기 힘들고, 또 그들의 행동을 쉽게 이해할 수도 없다. 좋지 않은 아이들과 어울리며 밤늦도록 돌아다니기도 하고, 번번이 약속을 어기고 말대꾸를 해대며, 다른 사람의 말이나 충고는 귀담아 들으려고도 하지 않는다. 이런 청소년들의 행동은 이미 잘 알려진 것들이다.

그러나 우리가 아직 잘 모르는 사실이 하나 있는데, 사춘기를 겪고 있는 청소년들의 부모들 또한 어려움을 겪게 되며, 때로는 이로 인해 심각한 상태에 빠지기도 한다는 사실이다.

사춘기에 나타나는 현상 중 특히 다음 두 가지가 이런 문제들을 일으키는 주요한 원인이 된다. 먼저, 가장 가시적이고 또 자주 거론되며 부모들의 화를 돋우는 것은 사춘기를 맞은 자녀들이 자신들의 독립을 쟁취하기 위해 취하는 반항적인 태도이다. 또 다른 하나는 성적(性的)인 면에서의 급속한 성장이다.

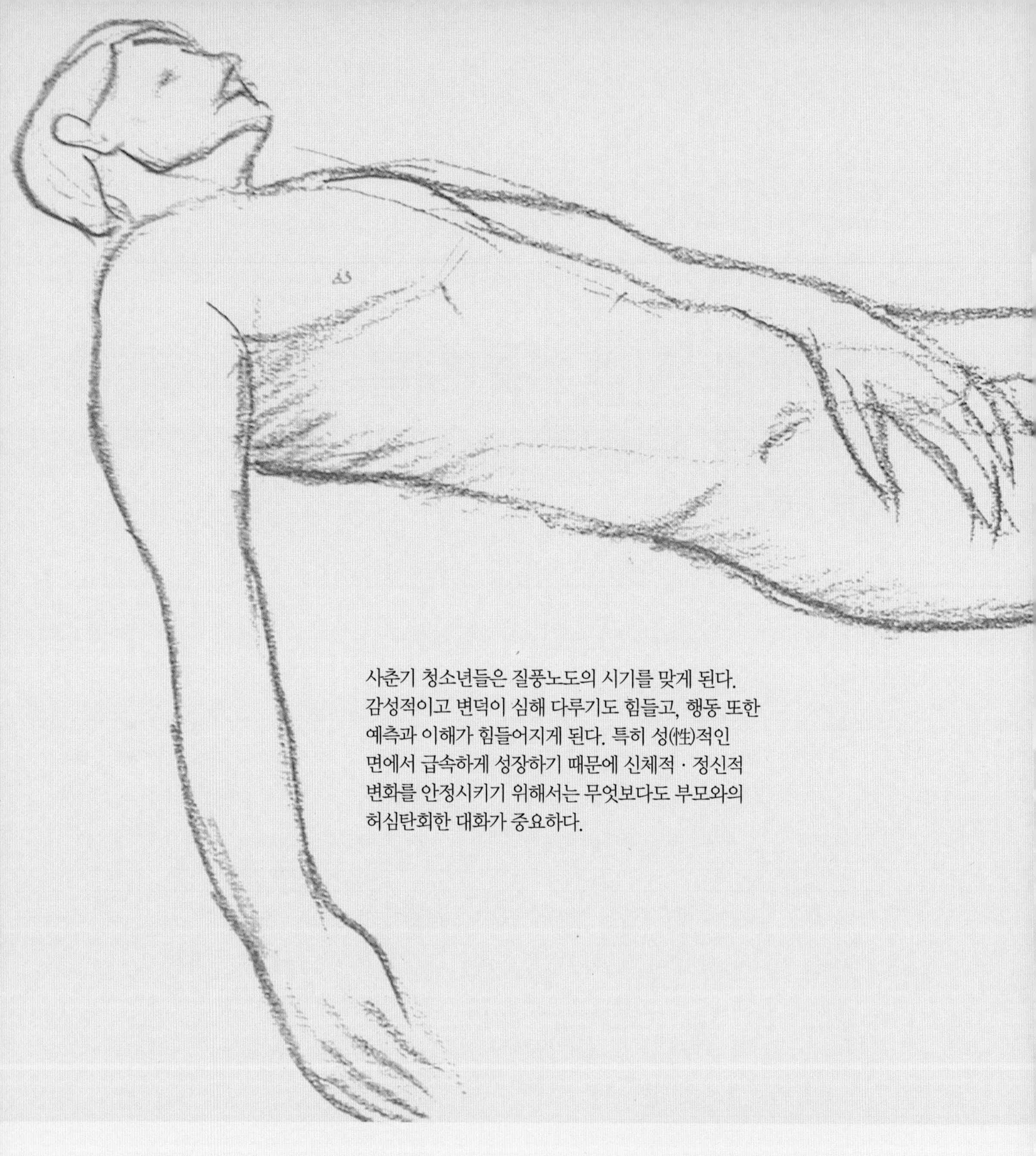

사춘기 청소년들은 질풍노도의 시기를 맞게 된다.
감성적이고 변덕이 심해 다루기도 힘들고, 행동 또한
예측과 이해가 힘들어지게 된다. 특히 성(性)적인
면에서 급속하게 성장하기 때문에 신체적 · 정신적
변화를 안정시키기 위해서는 무엇보다도 부모와의
허심탄회한 대화가 중요하다.

10대 청소년들의 독립을 위한 투쟁은 근본적으로는 정상적인 자립의 과정이라고 할 수 있지만, 그것이 아무리 정상적이라 할지라도 이것을 겪는 부모들의 입장에서는 당황되고 혼란스러운 경험이다.

이와 같이 부모로부터 벗어나려고 하는 아이들의 행동은 육체적인 측면에서 뿐 아니라 부모들이 세운 기준이나 이상을 탈피하려고 할 때 심각한 것이 된다.

아이들은 부모로부터의 독립을 확실하게 보여주기 위해서 부모에게 무관심하

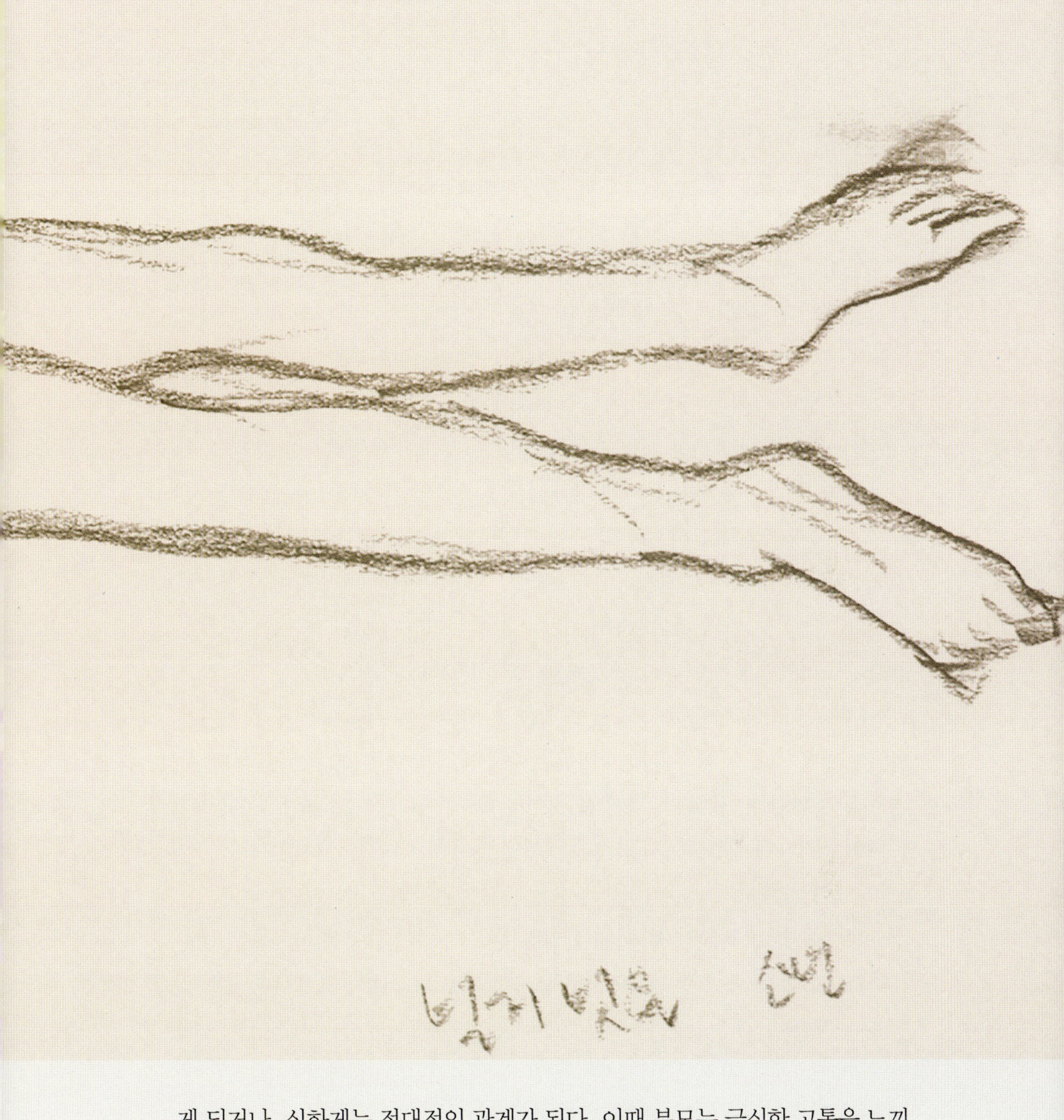

게 되거나, 심하게는 적대적인 관계가 된다. 이때 부모는 극심한 고통을 느끼게 된다. 이런 경우 부모들은 심각한 분노나 비통함, 또는 우울증에 빠지게 되며 심하게는 신체적 행동 장애를 일으킬 수도 있다.

한편 반항적인 양상을 보이지 않는 청소년의 경우는 어떤가? 즉 부모에게 변함없는 애정과 존경을 표하고 순종하여, 부모에게는 일종의 자랑이자 기쁨인 청소년의 경우는 어떤가? 마땅히 이런 부모들은 아이들의 문제로 어떤 고통도 겪지 않아야 할 것이다.

그러나 그런 부모 역시 가끔은 비슷한 어려움을 겪는다. 청소년이 사춘기를 힘겹게 거치든 순조롭게 거치든지 간에, 그것은 지금까지의 유년기에 종지부를 찍어야만 하는 어려운 일이다. 사춘기 아이들은 어린 시절을 끝내고 이제는 낯선 성인의 길로 접어드는 것이다. 결국 아이가 자라서 어른이 되고 부모로부터 독립을 하여 스스로의 일을 해야 할 나이가 되었을 때, 부모는 피할 수 없이 어려움을 당할 것이며, 당연히 이런 어려움을 예상하고 있어야 할 것이다.

부모들을 어렵게 만드는 요인 중의 또 하나는, 부모가 아이의 어떤 변화도 인정하려 하지 않는 것이다. 성장에 대한 뚜렷한 증거와 기록들이 눈앞에 있는데도, 자기의 아이는 여전히 예전의 모습 그대로라고 믿고 있다. 부모의 이런 낭만적인 믿음은 문제를 일으킨다. 자식이 어른이 되어 결혼을 하고 아이까지 있는데도 여전히 10대의 아이로 보는 것이다. 자식이 자신보다 더 나은 직업을 가졌어도 아이때처럼 여전히 꾸중을 하고 지시를 하고 싶어한다. 무엇을 먹고 마실 건지, 어떻게 투표를 하고 옷을 입을지, 아이들은 어떻게 키울 것인지를 일일이 간섭한다. 이런 부류의 아버지는 아들의 집을 방문했을 때 가장으로서의 아들의 위치를 인정해 주지 않을 것이다. 만약 어머니라면 35세나 된 딸과 10대의 손녀딸에게 연달아서 잔소리를 해댈 것이다.

사춘기 초기에 나타나는 이러한 부모들의 간섭은 자연스러운 현상이다.

10대란 대략 13세에서 19세까지를 일컫는데, 이 기간 동안에 아이들은 성숙해져서 스스로에 대한 통제력도 점차로 강해지고 마침내 부모로부터 독립을 할 수 있게 된다. 부모들은 이 기간 동안 자신의 책임 하에서 아이들이 성숙해가며 커가는 것을 지켜보고, 그러는 동안 자식을 더 이상 통제할 수 없다는 단념을 할 수 있는 시간도 갖게 된다. 물론 사춘기 초기에는 부모가 아이들에게 자신의 생각이나 신념 그리고 윤리 기준을 가르쳐야 한다.

부모로부터의 독립은 사춘기의 초기부터 꾸준히 진행되는데, 단지 그 속도의 빠르고 늦음만이 다를 뿐 마침내는 완전한 독립에 이른다. 이러한 성장의 속도는 아이의 사회적·정서적 적응 능력이나, 어릴 때는 부모의 전유물이었던 책임감이나 권위를 자기 것으로 얼마나 잘 가지게 되는가에 따라서 달라진다.

그리고 아이가 부모로부터 독립하기 위한 준비가 어느 정도나 되었는가를 측정하는 것은 부모들의 역할 중에서 가장 어려운 부분이다. 이것은 어린 아이가 혼자서 밥을 먹고, 대·소변을 가리고, 옷을 입을 줄 알고, 길을 건널 수 있는 시기를 판단하는 것만큼이나 어려운 일이다. 가끔씩 자신의 자식을 잃어버릴지도 모른다는 부모들의 두려움이 자식의 이런 준비를 정확하게 판단하는 것을 방해하기도 한다. 심지어 이러한 두려움은 너무도 강해서 자식들의 성장을 보여주는 분명한 현상들까지도 보지 못하게 만든다. 이런 부류의 부모들은 자식이 독립의 준비가 되었다는 것을 받아들일 수가 없다. 그들은 자식이 이미 부모로부터 독립을 해서 살고 있는데도, 부모의 집에 왔을 때는 전에 함께 살던 시절의 모든 규칙들을 준수하도록 강요하는 어리석은 경우도 있다.

부모들이 아이의 독립을 방해하는 데 사용하는 방법은 다양하다. 가장 은밀하게 이런 힘을 발휘하는 것이 바로 돈이다. 자식은 아무리 나이가 들고 부유해지더라도 돈의 힘에 말려들지 않을 수 없다. 용돈, 가구의 구입, 휴가 비용, 밀린 저당금의 지불, 옷의 구입, 수북이 쌓인 영수증, 비싼 치과 진료비, 교육비 등과 같은 것은 모두 돈이면 해결될 수 있다.

하지만 부모가 자식의 협조없이 이런 일을 할 수 있다고 생각해서는 안 된다. 만일 부모가 자식에게 자신의 영향력을 계속해서 행사하고 있다면, 여기에는 자식의 은밀한 동조가 있다고 봐야 한다. 이런 경우, 부모와 자식 간에는 이런 관계를 지속시킬 만한 상호 이해 관계가 분명히 존재한다. 좀 더 정확히 말하자면, 어떤 부모도 나이든 자식이 원치 않는다면 더 이상 간섭을 할 수 없다는 것이다.

그러나 자식이 부모의 간섭을 항상 의식할 수 있는 것은 아니다.

세 아이를 둔 35세의 여성 환자는 억압적인 어머니에 대해서 고통스럽게 불평을 했다. 그녀의 어머니는 그녀의 생일은 물론 남편이나 세 아이들의 생일까지도 모두 참견을 한다. 단순히 참견만 하는 것이 아니라, 그 간섭이 도를 지나쳐서 생일 파티를 아수라장으로 만들곤 했다. 왜 어머니를 생일 파티에 초대했느냐고 묻자, 그녀의 어머니는 초대하지 않아도 온다고 했다. 그러면 파티가 그토록 엉망이 되는데 왜 생일 파티를 계속 하느냐고 하자, 그녀는 돈이 필요하기 때문이라고 대답했다.

그래서 무슨 돈이냐고 하자, 생일 파티를 열 때마다 그녀의 어머니가 돈을 주었다고 했다. 얼마나 주었느냐고 묻자 놀랍게도 그 돈은 단지 10달러에 불과했다. 나는 매우 놀랐고, 그 놀라움을 거리낌없이 드러냈다. 환자의 남편은 부자여서, 단돈 10달러 때문에 이런 고역스러운 일을 겪는다는 것이 이해가 가지 않았기 때문이다. 나의 이런 생각을 넌지시 말했을 때, 환자는 자신을 놀리는 것이냐며 가볍게 웃고 넘어갔다. 그러나 그녀의 관심을 이렇게 고역스런 생일 파티들을 계속하게 만드는 이유로 가져갔더니, 그녀는 그 상황에 대해서 좀 더 생각해 보기 시작했다.

몇 가지 이유 중에서 그녀는 어린 시절의 어머니에 대한 이미지를 깨뜨리는 것에 주저함이 있었다. 어린 시절의 어머니의 이미지는 억압적이고 공포적인 면뿐만 아니

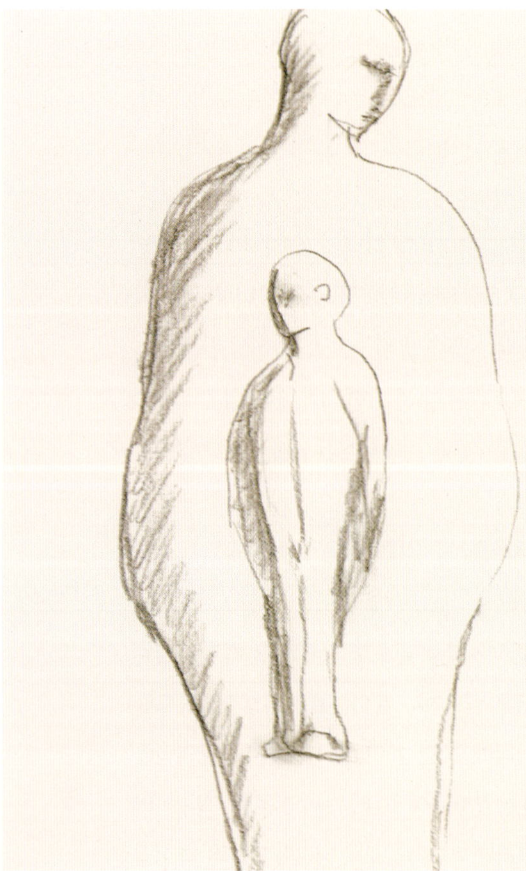

'마음 속의 아이(child-within)'
우리 어른들의 내면세계에는 어린아이가 살고 있다. 한 부인은 어릴 때 어머니가 그녀를 버렸었다. 그녀의 마음 속에는 외로운 아이가 살고 있었다.
대학도 나왔고 사랑하는 남편과 아이들도 있었지만 그녀는 문득문득 알 수 없이 처절한 우울증에 빠진다.
눈 내리는 날이면 어김없이 외로움이 엄습한다. 시골길을 걸을 때나 석양에도 한없이 외로워진다.
어머니에게 버림 받고 시골 할머니 집에서 살 때 느꼈던 그 외로움이었다.
엄마를 그리워하는 마음속의 아이가 어른 속에서 살고 있었다.
그 아이의 감정이 부인을 점령할 때, 부인은 우울증에 빠졌다.

라 강인하고 지적인 이미지의 어머니였다. 환자는 어머니가 가지고 있는 많은 결점과 마주치게 되자 괴로움을 느꼈고, 그것을 외면하려고 했었다. 그래서 실제로 어머니의 힘이 약해질수록 더욱 억압적이고 강인한 어머니로 보여지도록 노력했다. 한편 어머니도 딸이 계속 자신에게 의존하기를 바랐기 때문에, 딸이 부모와 부모의 돈을 필요로 한다는 사실에 매달렸다.

어떤 부모들은 돈이 아닌 애정을 이용하여 커가는 자식들에 대한 통제력을 계속 유지하려 한다. "네가 날 사랑한다면 내 말을 들어야지. 네가 내 마음을 아프게 하지 않을 거라는 것을 나는 안다." 하는 식의 말을 하거나, 무엇이든지 하고 싶은 대로 하라고 하고서는 "하지만 이렇게 하는 것이 더 좋겠지?"라는 말을 덧붙인다.

한 10대 환자의 아버지는 자식의 머리를 자르지 못하게 하는 데 "네 스스로 결정할 일이지만, 이 아빠에게는 너의 긴 머리를 보고 그 머리칼을 쓰다듬는 것이 큰 기쁨이란다."고 말함으로써 소기의 목적을 달성했다. 그 환자는 이런 식으로 사랑이란 말을 사용하는 것이 머리카락을 자르지 말라고 직접적으로 말하는 것보다 훨씬 더 거절하기 힘들다고 말했다.

많은 부모들이 10대의 자식들의 독립을 방해한다는 것은 꽤 잘 알려져 있는 사실이고, 어떤 방법이 여기에 사용되는가도 또한 많이 알려져 있지만, 정작 왜 그런가에 대해서는 많이 다루어지지 않았다. 최상의 대답은 아니지만 가장 쉬운 대답은, 부모들이 자식의 성장 변화를 받아들일 수 없을 정도로 생활방식이 굳어져 버렸다는 것이다. 그러나 비록 이런 경직성이 보편적이라고 하더라도, 이것만이 대답의 전부는 아니다. 이와는 반대로 10대의 자식들처럼 자신들의 인생에서도 새로운 변화를 갖고자 하는 강한 충동을 느끼게 되는 부모들은 자식의 행동을 모방하고 싶은 유혹을 느낀다.

청소년기는 새로운 방향과 목적을 모색하고자 하는 강한 충동의 시기라고 말할 수 있다. 이런 성향은 전염성이 아주 강해서 여기에 전염된 많은 부모들은 10대들처럼 행동하고 자식들처럼 변화하는 일종의 제 2의 청소년기를 겪고 싶어진다. 대부분의 부모들은 이런 유혹을 두려워하며, 유혹으로부터 자신을 보호하기 위해서 그 유혹의 원인을 제거하려고 한다. 즉 자식의 독립 자체를 반대하려고 하는 것이다.

아이의 내면세계에서, 청소년기에 이루어진 중대한 결정은 독립에 대한 도전이다. 인생의 목표나 방향, 야망 그리고 앞으로 도약할 수 있는 기회들이 모두 이 시기에 결정된다. 즉 어디에서 어떻게 살고, 무슨 일을 하고, 누구와 결혼을 할 것인가에 대한 결정이 바로 이때에 이루어진다. 이와 같이 미래를 좌우할 만한 중요한 결정들을 해야 하기 때문에 이 시기가 두려움과 불확실성으로 채워진다는 사실은 이해할 만하다. 그러나 이것은 10대뿐만 아니라 그 부모까지도 흥분시킨다는 것을 알아야 한다.

부모가 자식이 올바른 결정을 내리는가에 대해서 걱정하는 것은 당연하다. 하지만 실상 부모가 자식에게 줄 수 있는 도움은 흥분하여 자신이 청소년기에 내렸던 결정들을 되돌아보고 나서, 이런 결정들이 어떤 결말을 초래했었는가에 대해서 생각해 보는 것말고는 아무것도 줄 것이 없다.

많은 부모들은 자신의 청소년기를 되짚어 보고 충고해 주는 데에 그치지 않는다. 청소년기의 자식을 보면서 자신의 청소년기로 돌아가 그때의 충동을 다시 경험하는 것이다. 지루한 중년의 쇠고랑을 벗어 던지고, 다시 인생을 출발하고, 새 직업을 찾고, 자신에 대한 새로운 이미지를 만들고, 지금과 다른 곳에서 살고 싶은 충동을 느낀다. 심지어 주위의 모든 것을 새롭게 바꾸고 친구나 취미도 새롭게 하려고 한다.

이 같은 현상은 대다수의 성인들이 현재의 자신의 생활방식에 만족하지 못하기 때문에 생겨난다. 그들은 사춘기 시절에 자신이 내렸던 결정들이 옳았던 것인가에 대해서 의심해 본다. 현재의 자신이 좀 더 모험적이고 자유롭게 꿈을 꾸면서, 상상의 나래를 펼 수 있기를 바란다. 중년이 되어 이제 안정을 찾기는 했지만 한편으로는 지루한 생활을 위해서 자신이 쏟았던 정성에 대해서 그럴 만한 가치가 있었던가 하는 회의가 생긴다. 지금 옆에 있는 이 사람말고 다른 사람을 배우자로 선택했더라면 인생이 달라지지 않았을까 하는 생각도 한다.

그러한 불만족이 강해지면, 부모들은 사춘기의 자식들로부터 자극을 받지 않아도 즉시 행동으로 옮기기 쉬운 상태에 빠진다. 중년기의 높은 이혼율은 이러한 예의 하나라고 할 수 있다. 그렇지 않은 부모들은 엄청난 스트레스와 긴장을 대가로 치르면서도, 10대의 자식이 겪는 자극적인 변화를 잘 참고 견딜 것이다. 그리고 어떤 부모들은 10대의 자식들처럼 새로운 생활을 하고 싶은 욕망과 늘어가는 불행감 속에서도 지금의 안정된 생활을 계속 유지하고자 하는 마음 사이에서 고전을 하게 된다. 이런 유혹과 억압 사이의 갈등이 설명할 수 없는 육체적·정신적 질병이나 행동의 변화, 그리고 결혼생활에서의 변화를 야기시킬 수가 있다.

이런 부모의 행동은 잘 알려져 있는 편이어서, 많은 부모들이 자신들의 반응이 지나칠 경우에도 그다지 놀라지는 않는다. 그리고 이런 상처들은 대부분 시간이 지나면서 저절로 치유된다.

자식들의 청소년기가 부모들에게 더 큰 긴장을 주고 더 큰 상처를 야기시키는 것이 있다. 그것은 바로 청소년들의 성(性) 문제이다. 청소년들에게 있어서 성행위는 단지 매력적이라는 사실말고도 또 다른 의미를 갖기 때문에 다른 성격을 파악할 수 있어야 한다. 즉, 사정(射精)을 하고 월경(月經)을 하는 것은 이제 중요한 현실이다. 이제 성행위는 공상만이 아니고 현실적인 결과를 낳을 수 있다. 특히 자위를 하는 동안의 성행위에 대한 환상은 이제 현실적인 생각, 특히 임신에 대한 생각을 포함하게 된다.

사춘기 이전까지의 남자 아이들은 기분 좋게 학교 선생님이나 여자 친구, 여동생 또는 어머니를 대상으로 현실적으로는 아무런 해를 주지 않고 혼자만의 생각 속에서 그들과의 성 관계를 공상할 수 있었으나, 사정이 시작됨과 동시에 그의 공상의 형태는 달라지게 된다. 생기가 넘치고 이전보다 더 흥분되기는 하지만, 성행위는 더 이상 무해하지만은 않다. 이제 당사자가 누구이건 간에 '나는 여자를 임신시킬 수 있다'는 사실을 인식해야만 한다. 성적으로 성숙한 것을 자랑스럽게 여기든지 아니면 두려워하든지, 혹은 이 둘을 공감(共感)하고 있던지 간에 그의 공상은 예전 같을 수 없고, 그의 어머니나 다른 여자들을 두고 하는 상상 또한 예전과 같을 수만은 없을 것이다.

여자 아이들도 마찬가지다. 초경과 함께 아버지나 다른 남자들을 대상으로 하는 공상 속의 성행위는 갑자기 그 낭만적인 순결함을 잃고 만다. 이때부터 어머니로부터 종종 듣게 되는 주의(注意)와 함께 '이제 나는 임신을 할 수가 있다'라는 사실을 인식해야만 한다. 이런 성숙함이 기쁘건, 혹은 귀찮건 간에, 이제 아버지나 다른 남자를 대상으로 했던 공상 속의 성 관계 또한 결코 예전과 같을 수만은 없을 것이다.

또한 청소년기에는 성행위에 대해서 명확한 개념을 갖추게 된다. 공상 속에서만 실재했던 성행위에서 현실적인 성행위로, 혼자만의 자위행위에서 상대방과 함께 하는 성행위로의 전환이 일어나고, 이성과 동성 사이의 갈등을 해결해 보려는 시도 또한 행해진다. 요약하자면 성행위는 사춘기에 겪는 모든 과정들 중에서 가장 두드러진 부분이라 할 수 있다.

그러나 대부분의 부모들은 이런 성적(性的)인 변화에 대한 질적인 차이점들에 대해서 깊게 이해하려고 하지 않는다. 그들은 이런 성(性)에 대한 두드러진 특징을 완전히 인식하지 못한 상태에서 자녀의 변화를 본다. 어떤 이들은 기뻐하기도 하고 혹은 무시하기도 하며, 또 어떤 이들은 불쾌하게 여기거나 병(病)으로 취급하기도 한다. 또 다른 부모들은 청소년의 성행위가 부모에 대한 반항적인 행동의 일환이라고 보고 억누르려고 애쓰기도 한다.

부모를 가장 걱정시키는 것 중에 하나가 청소년기의 가장 보편적인 성행위 형태인 자위행위이다. 부모 자신들도 자위행위로부터 아직 벗어나지 못한 상태에 있어, 잠재의식 속에 숨어 있던 자위행위에 대해서 다시 갈등을 일으킬지도 모른다는 두려움이 있기 때문이다. 그래서 어떤 부모들은 자신의 내적 고통에 대한 반응으로 자식들을 아주 가혹하게 대한다. 잔소리 하고 꾸짖고 야단치면서 자위행위를 그만둘 것을 종용한다. 또 어떤 부모들은 자위행위를 하는 자식의 문제를 해결하기 위해서 은밀히 한다고는 하지만 그렇게 숨겨주지 않고 조혼(早婚)을 주선하거나, 이성과의 정사, 심지어는 매춘(賣春)을 이용하기도 한다. 많은 남자 아이들이 은밀하게 자위행위를 계속하면서 부모의 눈을 속이려고 하지만, 그렇지 않은 경우도 많다.

어떤 청소년들은 자위행위를 걱정하면서 부모가 도움을 주길 바라고 있다. 이런 경우, 자위를 숨기려는 노력은 역설적으로 일부러 들키고 싶어하는 현상과 함께 나타난다. 흔히 남자 아이들은 자위행위를 하는 동안 방문을 열어 놓거나, 정액이 묻은 속옷이나 침대 시트를 어머니가 발견하도록 놓아 두거나, 발기된 상태를 부모들이 눈치챌 수 있게 한다. 이런 자식들의 암시적인 행동에 대한 부모들의 반응은 다양하지만, 대부분 자위 문제를 해결하기 위해서 도움을 청하려고 고의적인 행동을 하고 있다고는 생각하지 못한다. 그 대신 이 모든 것을 아예 무시해 버리려고 한다.

이런 상황에서 부모들이 해야 할 일이 무엇인가를 얘기하기는 어렵다. 아마도 그런 일을 무시해 버리고 아무런 언급도 하지 않는 것이 최선일지 모른다. 그러나 자식이 자위행위를 구태여 숨기지 않는 것은, 이를 고백하고 도움을 구하기 위한 하나의 시도라고 이해하는 것이 현명한 일일 것이다. 만일 아버지가 자위행위로 걱정하고 있는 아들과 얘기를 하려고 마음 먹는다면, 아버지 자신이 하고 있는 자위행위와 이에 관련된 고민을 자식에게 말하지 않는 것이 좋다. 아무리 환경이 좋다고 할지라도, 이 또래의 소년들은 아버지에 대해서 이상적인 이미지를 구축해 놓고 있는데, 아버지도 자위 문제를 겪는다는 사실로 그 이미지가 깨진다면 아들은 더 이상 참을 수 없는 고통에 빠지게 된다.

월경도 자위행위만큼이나 부모를 괴롭히는 문제이다. 딸의 초경에 대한 어머니의 반응은 자신의 사춘기 시절 초경 경험을 명확히 드러내 준다. 속옷에 묻은 핏방울에 대해서 걱정스런 태도로 묻는 딸을 대하는 어머니는 자신이 무얼 말하는지도 모르는 채, 지금껏 이 순간을 위해서 준비해 왔던 말과는 전혀 다른 말들이 튀어나올 수가 있다. 어떤 어머니는 자신이 초경 때 경험했던 두려움과 기억들을 쉴 새 없이 털어놓기도 하고, 자신의 어머니가 예전에 자신에게 해주었던 것과 똑같이 딸의 얼굴을 토닥거려 주기도 한다.

과거로부터 내려오는 이런 수많은 유형의 반응들은 어머니의 말하는 방식이나 태도, 얼굴 표정 또는 어조에 나타나게 되고, 궁극적으로는 딸에게 엄청난 영향을 끼치게 된다. 어머니는 해주어야 할 적절한 말을 생각해 두고 딸의 초경에 대해서 흥분하지 않고 침착해야겠다고 미리 다짐을 해놓지만, 막상 그때가 되면 상황은 믿을 수 없을 만큼 달라져 버린다.

갑자기 신경질적이 되거나 무서워 떨면서 초조해 하다가 화를 내기도 하고,

중대한 사건을 조급히 마무리 지어 버릴 수도 있다. 또한 과장된 관심이나 예측을 해보일 수도 있다. 어떤 어머니는 월경이 얼마나 고통스럽고 더러우며 여자에게 얼마나 불리한 것인가를 딸에게 심어주려고 애쓴다. 또 다른 어머니들은 딸에게 공포심을 심어준 경우도 있다.

어떤 경우는 "이제 남자 아이들과는 떨어져 있어야 한다."라든가 "이제는 사내아이들과 키스를 하면 안 된다."고 말하기도 한다. 이런 어머니들이 말하고자 했던 것은 결국 월경이 시작됨에 따라 성행위는 이제 임신을 유발시킬 수도 있으므로, 성교로까지 연결될지도 모르는 너무 깊은 관계나 키스는 조심하라는 얘기였을 것이다. 그렇지만 그 말을 들은 딸은 여자들이 남자들과 키스나 접촉만 해도 임신이 될 수 있다고 잘못 오해하게 된다. 그런 의도가 전혀 없었고, 그러지 않으려고 노력을 했던 어머니들까지도 결국에는 월경의 불결함과 비위생적인 점만을 강조하고 만다. 그들은 자신도 모르는 사이에 딸들에게 '악취가 날 거야.', '옷도 버리게 될 거야.', '그 기간에는 수영하거나 춤도 출 수가 없어, 쉬어야 해.', '괴로운 생리통도 경험할 거야.', '매달 학교를 결석해야 될지도 몰라.' 라고 말하고 만다.

어떤 어머니들은 자신의 어머니가 그랬던 것처럼, 너무 딸들을 놀라게 하여 겁먹게 하지 않으려고 한 나머지, 너무 태평스럽고 냉정한 무관심을 보이기도 한다. 이런 표현들은 대부분 과장되고 불합리하여 진실되지 못하고, 딸에게는 별 도움이 되지 못하지만 그 어머니가 어리석거나 악의가 있다는 것을 의미하지는 않는다.

일반적으로 이런 반응은 어머니 자신이 청소년기에 경험했던 반응일 수 있다. 어머니의 이런 반응은 오래 전 기억의 재생에 불과하다. 자기 딸에게는 그렇게 반응하지 않으려는 노력에도 불구하고, 판에 박힌 듯한 반응을 무의식중에 한 세대에서 다음 세대로 전달하는 것이다.

사춘기 자식들에게 별 도움이 되지 못하는 부모의 또다른 행동은, 자식들이 발전적으로 향상되는 것에 대해서 두 가지의 감정으로 반응하는 일이다. 의식적으로는 자신이 겪었던 것보다 딸이 월경에 대해 더 편안하고 나은 경험을 하기를 바란다. 하지만 마음 한 구석으로는 아이가 자신보다 더 편하게 그 경험을 극복하는 것을 보고 분개할지도 모른다. 이런 식의 양가적 반응은 부모와 자식이라는 상호 관계 속에서 흔히 나타난다.

예로써 아이가 자랑스럽게 평균 B학점을 들고서 집에 왔을 때의 부모의 반응에 대해 생각해 보자. "다음에는 더 열심히 하거라. 너는 A학점을 받았어야 했는데……." 라고 말하는 부모는 정말로 아이가 최고가 되기를 원한다. 하지만 한편으로는 반대로 더 못하기를 바라기도 한다. 대부분의 아이들은 이 모순을 알아차리고도 다음에는 A를 받을 수도 있고, C나 또는 D를 받아올 수도 있다.

청소년들의 동성애 또한 부모들에게는 심각한 문제가 될 수 있다. 만일 아이가 너무 많은 동성(同性) 친구들을 사귀거나 이성(異性)과의 데이트에서 재미를 느끼지 못하는 등, 여타 아이들과는 다른 면들을 보인다면 부모들은 극도로 당황하게 된다. 조급해져서 아이를 일찍 결혼시키려고 할 수도 있다. 또 아버지는 동성애에 대한 공포감 때문에 아들을 멀리할 수도 있다. 마찬가지로 어머니는 딸에게 철저한 냉담을 보이고 소외시킨다고 말해도 좋을 만큼의 거리를 두고 딸을 대할 수도 있다.

부모들의 입장에서 보자면, 자식과 관련된 가장 중요한 성 문제(性問題)는 배우자(配偶者)의 선택이라고 할 수 있다. 이것만큼 부모에게 스트레스를 주는 문제도 없을 것이다. 배우자를 선택할 때, 한편으로는 자랑스러워하고 또 한편으로는 질투를 느끼면서, 어떤 청년은 내 자식에게 좀 부족하고, 또 어떤 청년은 너무 과분하다는 생각에 갈팡질팡한다. 아직 배우자로 완전한 결정이 내려진 것도 아닌데 미리 걱정을 한다. 그리고 드물지 않게 이런 걱정을 직접 말로 표현하기도 한다.

"저 애는 생긴 것만큼이나 멍청할 것 같다.", "저 꼴불견은 자고 있는 거니, 깨어 있는 거니?", "저 꼴에 남자라고, 할 수 있는 건 먹는 것 뿐이로구나!", "저 여자 아이를 괜찮게 꾸미려면 한 밑천 들겠구나."

좀 더 돌려서 말하는 경우로는 "너의 데이트 상대는 괜찮아 보이기는 한데……." 라고 할 수도 있고, 부모가 훨씬 더 교활한 경우에는 상대방을 헐뜯지도 않고 칭찬하지도 않으면서 좀 더 나은 상대를 자식들에게 만나게 해주려고 애쓴다.

그러나 자식들의 성(性)과 관련된 문제 중에서 가장 어려운 것은 부모 자신이 자식에게 느끼는 성적 흥분이다. 많은 부모들이 이럴 가능성을 생각하는 것조차 끔찍해 하기 때문에, 경험하는 것은 상상도 하기 싫어한다. 하지만 그런 흥분은 실제로 일어나며 이런 가능성을 부인하는 것만이 해결책은 아니라는 것을 알아야 한다.

앞에서 언급했듯이, 청소년들은 어른들의 눈에는 아주 특이하게 보인다. 청소년은 상대가 누구든지 그를 자극하기 위해서 어떤 특별한 행동을 할 필요가 없다. 단지 있는 그대로도 그들은 성적 매력이 넘친다. 어른들이 기분좋게 쳐다보고 말을 걸고 손을 대기가 쉬워서 사춘기 아이들에 대한 열정을 식히기란 쉽지 않다.

그런 열정은 부모에게 뿐만 아니라 의사에게도 역시 문제가 된다. 의사는 부모가 자식에 의해서 성적(性的) 흥분을 느끼고 있다고 의심하는 것을 싫어하고, 또 좀처럼 이 부분에 대해서는 언급을 하려 하지 않는다. 그러나 현실을 직시해야만 한다. 부모는 자식으로부터 종종 성적 감정을 느끼며, 어떤 사람들은 이로 인해 많은 고민을 한다. 이런 부모들은 정말로 도움이 필요한 사람들이며, 만일 의사의 도움을 원한다면 자신이 먼저 그런 감정을 인정하고 그 문제에 관해서 의사들과 터놓고 얘기를 해보아야 한다. 그리고 의사는 환자들이 상대를 가리지 않고 행하는 성행위나 간통, 정사, 부부 문제 또는 어떤 종류의 가족 문제를 가지고 상담을 하러 왔을 때에는 이런 문제들과는 별도로 부모 자식 간의 성 문제를 특히 의심해 보아야 한다. 이런 경우에 환자들의 행동은 모두 자식과의 성적 접촉을 예상하게 하기 때문이다.

부모들이 10대의 자식들에게 성적 흥분을 느끼게 되었을 때, 어떤 행동을 취하는가? 대부분의 의사들이 알고 있는 것처럼, 어떤 부모들은 충동에 못 이겨서 자식과 성적 접촉을 한다. 비록 부모 자식 간의 실제적인 성교는 드물다고는 하지만, 의사들이 믿고 싶어하는 만큼 그렇게 희귀한 일은 아니다. 실제로 그런 일이 일어나면 관련된 부모와 자식 모두 아무에게도 이런 이야기를 하지 않고 몇 달 혹은 몇 년 동안 그런 관계를 지속시키는 경우도 있다. 다만 몇 년이 지난 후에 둘 중 어느 하나가 – 대부분의 경우, 자식이지만 – 그 이야기를 하게 되고, 일반적으로 이야기의 상대자는 의사가 된다.

껴안거나 키스, 좀 심할 때는 성기(性器)에 손을 대는 것과 같은 정도가 덜한 행동들이 훨씬 더 자주 볼 수 있는 것이다. 이런 행동들은 흔히 우발적이었다거나 순수한 동기나 정상적인 현상이라는 이유로 얼버무리고 넘어간다. 예를 들어 진한 키스는 자기 가정의 관습으로, 과도하게 밀착된 춤은 아이에게 춤을 가르쳐 주기 위한 것으로 변명되어진다. 또 아이가 부모의 무릎 위에 앉는 것은 지금까지 그래왔다는 이유만으로도 그냥 지나칠 수 있다.

사춘기를 지난 이성의 자식과 함께 목욕을 하는 것은 어릴 때부터 지금까지 그래왔는데 무슨 문제가 되겠느냐고 변명을 할 수 있다. 발가벗은 몸을 서로 마주보는 것은 성에 대한 그릇된 관념을 자연스럽게 막아줄 수 있다고 얘기할 수도 있다. 이런 자연스러운 것이 좋다는 생각이 바로 오산이다. 이런 생각이 잘못된 변명이라는 것은 그런 부모에게 "만일 아이가 당신의 성행위 장면을 보기를 원한다면 허락할 것인가요?" 라는 질문으로 쉽게 드러난다. 그 대답은 예측컨대 "물론 안 되지요."이기 때문이다.

직업이 의사인 부모들은 자식들에 대한 성적 접촉을 진찰이라는 이름으로 합리화를 시키려 한다. 소수의 의사들은 심지어 자식들의 성기까지 진찰하기도 한다.

부모 자식 간의 성 관계 중에서 가장 보편적인 형태는 말로 행해지는 경우다. 이것은 주로 건강상담 또는 성교육이라는 명목 하에 이루어진다. 예를 들면 자위행위에 대해서 대화를 한다면 부모는 자식에게 아주 세세(細細)한 것까지 물을 수 있고, 자신의 청소년기나 지금 현재의 자위행위에 대해서 구체적이고도 자세히 말하기도 한다. 그리고 아이가 다른 사람과의 성 경험을 얘기하면 이런 부모들은 어떻게, 언제, 몇 번이나 어떤 식으로 하는지, 그리고 느낌이 어떠했는지 등에 대해서 알려고 한다. 이런 대화가 오가는 동안, 아이는 부모가 성적으로 흥분하고 있다는 것을 눈치챈다.

부모가 충동에 못이겨서 실제로 아이에게 성 접촉을 하려고 했다면, 그것은 부모로서의 양심 문제다. 부모의 선악에 대한 관념이 흐릴수록 성 접촉이 일어나기가 쉽다. 유감스럽게도 이런 부모일수록 양심의 기능이 마비되어 의사를 찾아오지도 않는다.

그래도 양심의 가책을 느끼고 의사를 찾아오는 부모들은 경미한 접촉을 했거나, 실제적인 행동은 없었지만 아이에게 성적 흥분을 느끼는 것만으로 몹시 시달려온 부모들이다. 그들은 거의 저지를 뻔한 일들에 대해서 털어놓거나, 꼭집어 말할 수 없는 신체적 문제나 부부생활, 직업에 관계된 문제만을 제시하기 때문에, 의사가 도움을 주어야만 자신의 성적인 문제를 상담할 수 있는 상태에 이를 수 있게 된다. 이들은 먼저 혼외정사 같은 흔치 않은 성 행동에 대해 얘기할 것이다. 만일 불륜의 성 관계가 있었다면 그 대상은 젊음과 정열, 그리고 사춘기 자식과 같은 성적 매력을 가진 젊은이일 것이다. 의사는 항상 그런 정사들이 혹시 근친상간의 유혹을 피하기 위한 일종의 대리 만족이 아닌가 의심해 보아야만 한다.

바로 이 같은 예가 있다.

지나치게 유혹적이고 매력적인 환자와 갑자기 사랑에 빠져 버린 의사의 이야기다. 그 의사는 한 여자 환자에게 갑자기 주체할 수 없을 만큼 강한 애정을 느껴 고민을 하다가 나에게 상담을 요청해 왔다. 우리는 그의 열아홉 살 난 딸에 대해서 이야기하는 도중에 그의 딸이 이 환자와 놀랄 만큼 유사한 점들을 많이 가지고 있는 것을 알게 되었다. 이것은 그가 딸에 대한 성적 매력 때문에 지금껏 고민해 왔음을 명백하게 보여주는 것이었다.

또 다른 예로는, 여행 공포가 있는 열세 살 난 소년이 있었다.

몇 주 전, 그 소년은 아버지의 출장에 따라가기로 했다. 그러나 비행기 출발 시간 직전에 그는 공포에 질려서 비행기를 탈 수 없었다. 다음 주에 다시 시도를 해보았으나 결과는 똑같았다. 다시 일 주일 후에 그의 아버지는 차로 갈 것을 제안했고, 이때는 아무 문제가 없었다. 하지만 그 다음 날 또 아이는 몹시 불안해 하며 집에 돌아가겠다고 떼를 썼다.

아버지는 그의 일이 아직 끝나지 않았기 때문에 자동차로 데려다 줄 수가 없어서 비행기로 돌아가라고 얘기해 보았다. 여전히 비행기에 대한 두려움은 있었지만 소년은 비행기를 타기로 결심했고, 별 어려움 없이 집에 올 수 있었다.

그 당시 소년의 부모들은 이혼 직전이었고, 아버지가 이혼 후 결혼하게 될 여자와 바람을 피우고 있는 중이었는데, 소년의 어머니의 표현을 빌리자면 그 아버지는 여자 같은 면이 많고 동성애적 경향을 가지고 있다고 했다.

이런 특성 때문에 그녀는 남편이 아들을 끌어안거나 키스하는 등의 이상한 동성애적 애정 표현을 하는 것에 마음이 쓰였다. 그러나 남편이 아들과 함께 보내는 시간은 거의 없었고 오히려 아이를 피하는 것 같았다. 아들 역시 아버지와 함께 있으면 불안해 했고 아버지가 안아주거나 키스를 해줄 때는 싫어했다는 것이다.

소년과의 상담도 매우 중요한 정보를 제공해 주었다. 소년의 아버지는 아이와 함께 시외로 출장을 가거나 시골로 여행할 때, 심지어 야구장에 갈 때에도 자기의 여자 친구를 꼭 데리고 갔다는 것이다. 처음에는 소년의 말을 듣고서, 이 아이를 괴롭히는 것이 아버지의 불륜이고, 소년이 여행공포를 가지게 된 것은 바로 아버지의 여자 친구와 동행하는 데서 비롯된 것으로 생각했다.

그러나 좀 더 깊이 들어가 보니 상황은 정반대였다. 소년은 아버지의 여자 친구와는 아무 문제가 없었으며, 오히려 그녀가 동행했을 때가 더 즐거웠다고 말했다. 소년이 비행기 타기를 거부했던 것은 그 여자가 동행을 하지 않았기 때문이었고, 또 불안을 느끼며 집에 다시 돌아갈 것을 고집했던 것은 그 여자가 첫날은 함께 지냈지만, 둘째 날에는 친척을 만난다는 이유로 떠나 버렸기 때문이었다.

이러한 모든 정보를 종합해 볼 때, 이 어린 환자가 느끼는 공포는 아버지와의 너무 가까운 접촉에 대한 두려움이었으며, 그 아버지 역시 그와 유사한 두려움을 가지고 있음을 추측할 수 있었다. 그리고 아버지의 불륜은 적어도 부분적으로는 아들에 대한 성적 감정을 피하기 위한 수단이었다는 결론을 내릴 수 있었다. 여자 친구가 있다는 것과 아들에게 여자 친구를 보여준 것은, 자신은 여성처럼 나약하지 않고 오히려 여성을 보호하는 사람이라는 것을 강조하기 위한 것이었다.

환자의 아버지와의 상담은 이런 나의 생각이 맞았음을 입증해 주었다. 그는 자신의 동성애적 성향이 아들에게 좋지 않은 영향을 미칠까 봐 지난 몇 년 동안 고민해 왔다고 말했다. 그의 부인이 남편의 동성애적 성향에 대한 방패 역할을 해주지 못했기 때문에, 여자 친구를 사귀는 것이 최선의 방책이라고 생각하게 된 것이었다.

또다른 경우로서, 응급실에 실려온 한 부부를 예로 들어보자.

남편은 부인에게 가벼운 상처를 입힌 후, 자신은 손목의 정맥을 끊으려 했었다. 치료를 받는 동안 남편은 겁에 질려서 아무 말도 하지 못하고 후회하고 있는 듯 풀이 죽어 있었지만, 이에 반하여 부인은 마구 화를 내며 욕설을 퍼부어 댔다.

그 부부는 결혼한 지 4년이 되었는데, 결혼할 당시 부인에게는 이미 아홉 살 난 딸이 있었지만 아이는 친척과 함께 살고 있었다. 약 일 년이 지난 후 딸을 데려와 함께 살게 되었고, 그때부터 그들의 결혼생활은 나빠지기 시작했다. 아이가 하는 일에 대해서는 무엇이든 의견이 대립되었고, 부부가 싸울 때는 언제나 이 딸 때문이었다. 만일 둘 중 누군가 딸을 칭찬하면, 상대방은 여지없이 아이를 헐뜯곤 했다. 일 년 동안 언쟁을 계속하다 보니 계부는 항상 딸만을 두둔하고 있었다.

이런 첨예한 대립 끝에, 부인은 남편이 딸과 사랑에 빠졌다고 믿게 되었고, 심지어는 성행위까지를 원하는 인간이라고 비난하기 시작했다. 남편은 이런 비난을 부인하지 않고 오히려 아무 거리낌없이 딸을 안아주고 키스해 주며, 무릎에 앉히곤 했다. 그 아이도 계부의 사랑을 거부하지 않았고 오히려 좋아하는 듯 응해주었다. 결국 가족 사이의 언쟁은 갈수록 험악해져서 여러 번 경찰까지 출동해야만 했다.

남편은 응급실에 오기 몇 주 전, 갑자기 부인이 자신과 딸을 죽이려 한다는 공포감에 사로잡혔다. 그는 딸에게 계속해서 엄마와 떨어져 있으라고 했으며 친척집에 딸을 보내기도 했다. 그 자신도 잘 때 침실 안에서 문을 잠갔다.

그러던 어느 날 남편은 망치를 사가지고 와서 부인에게 그 망치가 호신용이라고 경고했다. 어느 날 아침에는 부인을 죽여 버리겠다며 망치를 휘두르기 시작했다. 그러나 정말로 죽일 작정을 하고 때린 것은 아니어서 그녀는 쉽게 도망쳐 나올 수 있었다. 경찰이 그 집에 도착했을 때, 남편은 정맥을 끊어서 상당한 피를 흘리고 있었지만 치명적인 것은 아니었다.

이 증례가 의미하는 것은 무엇일까?

이 남자의 마음속에는 무슨 일이 일어났으며, 왜 이런 엉뚱한 폭력을 휘두르게 되었을까?

환자와 그 부인 그리고 의붓딸과 많은 얘기를 나눈 결과, 몇 가지 납득할 만한 해답이 나왔다. 그의 문제는 결혼과 함께 시작되었고 의붓딸이 들어오면서 더 깊어졌지만, 실제 문제는 그 아이에 대한 자신의 감정이 예전과 달라졌다는 데서 비롯되었다. 이런 감정의 변화가 있기 전까지 그녀에 대한 그의 마음은 순수했다. 그러다 갑자기 그의 순수한 애정이 육체적 욕망이나 음부의 자극, 그리고 딸과의 성행위를 하고 싶은 충동으로 바뀌어져 갔다. 이런 변화는 그를 공포로 몰아넣었으며, 의붓딸과 부인의 행동에 의해 더욱 더 악화되었다. 그는 의붓딸이 자신의 유혹을 거절하지 않을 것이라고 생각했고, 부인이 알게 되더라도 별다른 조치를 취하지 못할 것이라고 확신했다. 실제로 부인이 했던 것은 단지 비난하고 힐책하는 것뿐이었다.

그는 딜레마에 빠져 버렸다. 이젠 그의 양심만이 근친상간을 막아줄 안전 장치였으나, 이 양심마저도 금지 신호를 내리기에는 너무 나약해져 있었다. 하지만 그의 비틀거리는 양심에도 이 딜레마에 간접적이나마 어떤 해결책을 내놓을 정도의 힘은 남아 있었다. 이 해결책이 바로 정신이상이었다. 정신이상에 빠지면 폭력을 비롯한 다른 모든 문제들을 일으킬지도 모르지만, 근친상간만은 막아줄 수 있을 것이라고 믿었기 때문이었다. 이 특이한 정신이상의 상태에서, 그 남자는 이미 딸을 성 폭행해 버렸다고 믿었고 또 그런 짓을 범한 사람처럼 행동했기 때문에, 부인이 여타 다른 어머니들처럼 그런 짓을 한 자신을 죽이려 할지도 모른다는 생각을 했다.

이런 정신 내면의 과정으로 인해서 그는 갑자기 그의 부인을 두려워하게 되었고, 그녀가 자신과 딸을 죽일지도 모른다는 두려움에 빠지게 되었던 것이다. 또한 딸을 먼 친척집으로 보내고, 자신은 문을 잠근 채 방에 틀어박혀 있었던 행동도 이해가 되며, 부인을 망치로 공격한 것도 납득이 갔다. 딸을 보호하지 않고 오히려 성 관계를 조장하는 부인에 대한 분노가 부인을 공격하게 된 진짜 이유였다. 그는 도대체 세상에 이런 끔찍한 짓을 하는 어머니가 있을 수 있는가에 대해서 분노하고 고민했을 것이다.

과연 어머니가 그럴 수 있을까? 어떤 어머니가 딸과 남편 사이의 성 관계를 적극적으로 조장할 수 있을까? 믿어지지 않겠지만 이런 어머니들이 꽤 있다. 언뜻 있을 수 없는 일처럼 보이지만, 아버지와 딸 사이에 성적 접촉이 일어났다면 항상 어머니가 공범일 수 있다는 사실을 의심해 보아야 한다. 근친상간은 어머니의 묵인 없이는 지속될 수 없고, 지속된다고 하더라도 그리 오래 가지 못한다. 어머니가 알면서도 아무런 조치도 취하지 않았기 때문에 근친상간을 조장하는 것처럼 보여질 수밖에 없다.

중요한 것은, 아버지와 어떤 형태로든 성 관계를 가진 적이 있는 여자 아이라면 엄마가 왜 한번도 말리지 않았을까 하는 궁금증을 가지고 있다는 것이다. 어머니가 자신은 그런 줄 몰랐다고 변명하면, 그 딸은 엄마라는 사람이 어쩌면 그걸 모를 수 있는지에 대해서 몹시 의아해 한다.

딸이 그런 질문을 하면, 대부분의 어머니들은 매우 놀라고 당황하면서 그런 일을 전혀 눈치채지 못했다고 부인한다. 그러나, 자신이 근친상간과 관련이 있을 뿐 아니라, 근친상간의 공범자 역할을 해왔다는 사실을 알고 있는 경우가 많다. 그런 어머니의 심리는 첫째로, 딸과 남편을 시기하고 있었기 때문에, 그 둘이서 성 관계를 갖게 하여 상처를 주려 했을지도 모른다. 또 자신이 딸에 대해서 느끼는 동성애적 감정을 두려워했을 수도 있다. 말하자면 무엇보다도 큰 죄악이라고 여겨지는 근친상간적 욕망으로부터 탈피하기 위해서 딸과 남편의 관계를 묵인했을지도 모른다는 것이다.

자식에 대해 느끼는 성적인 감정 때문에 부모들이 겪게 되는 심각한 문제를 하나 더 소개하겠다.

이번에는 열세 살 난 아들을 둔 마흔 살 어머니의 증례이다.

그녀는 한 차례의 심각한 자살 소동을 벌인 후라서, 너무 약해져 있었고 의기소침

한 상태여서 며칠 동안은 아무 이야기도 나눌 수가 없었다. 얼마 후 그녀는 안정을 되찾고 남편의 이야기를 시작으로 말문을 열었다. 남편은 바람을 피우다가 끝내는 그녀를 버리고 떠나 버렸다고 했다. 남편이 떠난 후 약 일 년 동안을 아들과 단둘이서만 살았다. 친구와 교제도 끊고 사회 활동에도 거의 흥미를 느끼지 못한 채, 시간이 흐를수록 점차로 사람들로부터 고립되어 간다는 것을 느꼈다.

그런데 대화를 하는 중에 이상하게도 아들에 대해서는 한 마디도 하지 않았다. 내가 이 점을 지적하자, 처음에는 착한 아이라는 말뿐 더 이상 다른 말은 하지 않았다. 아들에 대해서 좀 더 얘기해 달라고 하자, 남편이 떠나고 난 이후 결혼생활이 파탄에 이르자 아이도 힘들어 했으며, 지나치게 예민하고 화를 잘 내는 외로운 아이가 되어 버렸다고 했다. 그리고는 그들 두 모자(母子)가 서로만을 의지하며 외롭게 살아왔다고 말했다.

그 후로 또 며칠이 지났지만 그녀는 아들에 대해서는 더 이상 언급하지 않았다. 이번에는 아들에 대해서 직접 묻지 않고 아들과 함께 먹는 식사나, 함께 시청하는 TV 프로그램 등과 같은 일상생활에 대해서 얘기해 보도록 했다. 그녀는 늦게까지 잠을 못자고 뒤척이는 때가 많다고 하소연을 했는데, 그때 나는 별 생각없이 아들의 수면(睡眠) 습관에 대해서도 물어보았다.

별 생각없이 던진 이 질문이 순간적으로 그녀를 난처하게 만든 것 같았다. 그녀는 얼굴을 붉히더니 무슨 말을 하는 거냐고 되물었다. 나는 그냥 궁금했을 뿐이라고 대답을 하고선, 내 질문에 그렇게 놀라는 것을 보면 아들의 잠버릇에 관해서 뭔가 할 얘기가 있을 것 같다고 넌지시 말해주었다.

그녀는 조금 머뭇거리더니 아직 얘기하지 못한 것이 있다고 고백했다. 아들이 어릴 때 종종 부모의 침실로 찾아왔었다는 얘기를 하더니, 다시 머뭇거리면서 내 표정을 살폈다. 나는 그냥 고개만 끄덕이고 있었다. 그러자 그녀는 이야기를 계속 이어갔는데, 남편이 밤새 집에 돌아오지 않을 때가 종종 있었으며, 그럴 때는 아들이 남편의 잠자리에서 잠을 자곤 했다는 것이다. 그때는 아무런 문제도 없었다. 아이는 단지 외로웠을 뿐이었다. 그런데 남편이 아주 그녀를 떠나 버리자, 아들은 더 자주 그녀의 침대로 올라왔다.

이 말을 하고 나서 그녀는 나를 쳐다보더니 "이것이 잘못된 것인가요?" 라고 물었다. 나는 대답 대신, 이야기할 것이 더 있지 않느냐고 물었는데 과연 나의 예상은 적중했다. 부모와 함께 자는 것은 아이에게 나쁜 영향을 미치고, 또 아이에게 너무 자극적이라는 것을 들어 알고는 있었지만, 아들을 막을 수는 없었다는 것이다. 하지만 매일 밤 자신의 침대로 찾아오는 것은 아니고 잠을 잘 수가 없을 때에만 그랬다고 변명하듯 덧붙였다.

다음 날 그녀는 전날 내게 했던 말들이 너무 끔찍한 것이었다고 했다. 나는 내가 들은 그녀의 말 중에 이해가 잘 되지 않는 부분이 있다고 말했다. 예를 들어서, 그녀가 자살기도를 할 당시에도 아들이 그녀의 침실로 찾아오곤 했는지 궁금하다고 했더니, 그녀는 아니라면서 그 사건이 있기 한 달 전에 그 버릇을 완전히 고쳐주었다고 했다.

그래서 나는 한 달 전에 무슨 일이 있었기에 그 버릇을 고칠 수 있었느냐고 물었다. 그녀는 매우 곤혹스러워하면서 아들이 성적으로 흥분한 것을 보았기 때문에 더 이상 오지 못하도록 했다고 대답했다. 나는 그녀가 말한 아들의 성적 흥분이 발기한 것을 의미하느냐고 물었고, 그녀는 그렇다고 말하면서 그 일이 있고 나서야 아들이 자신과 함께 자는 것이 나쁜 이유를 깨닫게 되었고, 다시는 그러지 못하게 했다고 말했다.

이런 얘기를 다 마치자, 그녀는 눈물을 흘리면서 자신이 아들에게 끔찍한 짓을 한 것 같다며 걱정을 했다. 나는 이 사건이 그녀의 자살 소동과 관련이 있느냐고 물었고, 그녀는 그렇다고 대답하고는, 약간 신경질적으로 "아들을 흥분시킨 엄마라면 죽어 마땅하다고 생각하지 않으세요?" 라고 물었다. 내가 이 사건 이후로 아들이 어떻게 변했는지 궁금하다고 하자, 그녀는 짜증을 내며 "그 아이는 조금도 개의치 않고 계속 내 침실로 왔어요." 라고 대답했다.

여전히 전체의 이야기가 머릿속에서 명확히 정리가 되지 않아서, 나는 아들이 그녀와 한 침대에 있는 동안 발기한다는 사실을 언제 알게 되었느냐고 물었고, 그녀는 자살기도를 하기 약 6개월 전이라고 했다. 곧 나는 그녀가 아들이 자신의 침실로 찾아오는 것을 금한 것은 겨우 한 달 전이라고 말했음을 상기시켜 주었다. 그러자 그녀는 깜짝 놀라서 얼굴을 붉히더니, 도리어 내게 화를 내면서 내가 그녀를 혼란스럽게 하니까 이제 더 이상 얘기를 하지 않겠노라고 했다.

다음 날에도 그녀는 역시 뾰로통하여 화가 나 있는 듯했다. 나는 괴롭게 해서 미안하다는 얘기와 함께, 좀 더 얘기할 것이 분명히 있을 것 같으니 우리의 대화를 계속하는 것이 중요할 것 같다고 설명해 주었다. 그녀는 비꼬는 말투로, 만일 내가 할 이야기가 더 있다는 걸 알고 있다면, 그것이 무엇인지 말해보지 그러느냐고 했다. 나는 그녀가 원한다면 내 생각을 말해볼 수도 있다고 했다.

나의 이런 대답에 놀란 것처럼 보였지만, 그녀는 용기를 내어 나에게 얘기를 한번 해보라고 했다. 나의 추측은 그녀의 침대에서 아들이 발기한 것이 신경 쓰이기는 했지만, 그것이 최악의 사건은 아니었을 것이며, 더 나빴던 것은 약 한 달 전에 그녀 자신이 침대에 올라온 아들의 성기를 자극해서 성행위를 하려고 했던 것이 아닐까 한다고 말해보았다. 그러자 그 환자는 눈물을 흘리며 자신의 행동을 인정했고, 매우 고통스럽게 그 당시 그녀가 얼마나 성적으로 욕구불만의 상태였으며, 얼마나 외롭고 화가 나 있었으며, 절망적이었는지도 얘기해 주었다. 급기야는 아들과 성행위를 할 찰나에 있는 자신을 발견하고서 얼마나 겁에 질렸었는지도 말해주었다. 그 일로 그녀는 자신을 증오하게 되었고, 많은 고민을 해오다가 자살을 시도하게 되었다고 했다.

이러한 증례들은 자식에 대한 성욕 때문에 여러 부모들이 겪게 되는 다양한 문제들 중 극단적인 경우이기는 하지만, 이로 인해서 발생되는 문제들을 비교적 잘 보여주고 있다. 앞에서 얘기한 경우보다 가벼운 것들이 훨씬 더 많고, 그 유형은 다양하다.

부모와 자식 간에 발생할 수 있는 문제의 마지막 유형을 다루기에 앞서 가족에 관한 일반적인 이야기부터 해보자.

보통 가족은 여러 개의 삼각 관계(multi-triangular)로 얽혀 있다. 이 중 가장 보편적인 삼각 관계가 낭만적인 에디푸스 콤플렉스(romantic or oedipal triangle)다. 예컨대, 어머니와 아들의 사이가 너무 가까우면 아버지의 질투를 불러일으킨다.

또 어머니와 아버지가 아들과 딸의 질투심을 자극하기도 한다. 딸은 어머니를 자극하면서 아버지의 사랑을 독점하려 한다. 아들은 어머니를 차지하려고 아버지에게 감히 도전을 시도해 본다. 자식들 둘이 서로 좋아하는 것을 질투하는 부모도 있다. 이런 모든 삼각 관계에서 섹스와 공격성은 서로 어울려서 사랑과 증오, 질투와 부러움, 자부심과 영예, 경쟁과 대등, 방해와 도움 등 서로 상반된 감정들을 만들어 낸다. 가족의 삼각 관계는 보통 안정된 상태를 유지하지만, 만약 가족 내 삼각 관계의 한 사람이 상처를 받으면, 다른 구성원들도 심한 영향을 받게 된다.

아이가 어릴 때는, 이런 삼각 관계는 부모의 결혼생활에 그리 큰 영향을 미치지 않는다. 오히려 부모들은 이런 관계를 재미있어 하기도 한다. 하지만 아이들이 커서 사춘기나 성인이 되었을 때는 문제가 그렇게 단순하지만은 않다. 시기나 분노, 질투심, 그리고 어느 한 쪽만을 좋아하는 행위는, 결국 부모를 당황하게 하는 여러 가지 심각한 문제들을 야기시킨다. 앞에서 말한 경우처럼 이런 반응 중 어떤 것은 결혼생활을 파국으로 몰고가기도 한다.

지금 소개하려고 하는 부모의 행동 유형은 앞서 소개한 부모와는 반대이다.

결혼생활을 끝냄으로써 자식과 연관된 난감한 문제들을 해결했던 부모들과는 달리, 이 부모들은 불안정한 자신들의 결혼생활을 유지하는 하나의 도구로 아이를 이용하고 있다.

이 경우, 아이는 가족을 위한 한 마리의 희생양(scape goat)이 되는 것이다.

희생양들은 옛날부터 이런 용도로 이용되어 왔다. 적대 관계에 있는 사람에게 희생양을 제공하면 화해가 일어나고 협조 관계가 된다. 현재 우리의 주변에서도 이런 희생양을 볼 수 있다. 적대적인 두 사람이 공동의 관심사나 공동의 적인 희생양을 갖게 되면, 두 사람 사이에 마음이 통하는 공통의 동기가 생겨서 적대감이 줄어들게 된다. 예를 들어, 사이가 나쁜 부모가 아픈 아이에 대한 걱정을 같이 하게 되면 서로 더 가까워지게 된다.

그러므로 의사는 아이가 병들거나 혹은 사고를 당하거나, 무단결석 또는 청소년 비행과 같은 사건을 저지르는 것을 보게 되면, 이들 사건의 배후에 또 다른 어떤 일들이 진행되고 있을지도 모른다는 의심을 해보는 것이 좋다. 왜냐하면 이런 사건들은 서로 싸우던 부모들에게 함께 걱정할 수 있는 공동의 걱정거리, 즉 희생양을 제공해 주어서 두 사람의 싸움을 멈추게 해주는 역할을 하기 때문이다.

물론 별다른 부작용만 없다면 이런 방법이 가장 손쉽기는 하다. 아이나 부모가 모두 가정생활 중에 나타나는 불화의 조짐을 느끼면 이것을 처리하기 위한 사건을 만들어 낸다. 예컨대, 건강한 아이가 부모 사이의 심각한 돌발 사태를 예감하고, 자신의 생명에 위기를 주는 질병에 빠지거나 사건을 일으켜서 폭발할 듯한 상황을 가라앉히는 것을 볼 수 있다. 어떤 이들은 부모와 자식 간에 이렇게 서로 속고 속이는 관계가 지속될 수 있을까를 의심하겠지만, 이런 일들은 우리 주변에서 흔히 볼 수 있다. 가족들이 어느 한 사람을 계속 희생양으로 삼는다면, 이는 여기에 관련된 사람들이 겉으로 드러나지는 않지만 서로 공조하고 있다는 것을 의미한다.

이런 희생양 현상은 여기에 관련된 사람들 자신들도 이것을 보기를 두려워하기 때문에 이런 현상이 진행되고 있다는 사실을 알아채기란 거의 불가능하다. 다만 여기에 관련되지 않은 사람, 예를 들면 주치의 같은 사람만이 가족들 사이에 무슨 일이 진행되고 있는가를 발견할 수 있다.

'가족 간의 희생양 만들기 현상'은 아이를 개입시키지 않고 부부 사이에서도 가능하다. 남편이 부인과의 언쟁이 위험 수위까지 달했다고 느꼈을 때 갑자기 복통이 일어난다. 남편이 아프니까 아내는 그를 간호하고, 그러는 중에 부부 사이의 위기는 지나간다. 부부 문제를 이런 식으로 해결하는 것은 단둘이 사는 부부가 상호 묵인 하에 상대에게 해를 끼치지 않을 경우에는 그리 나쁠 것 없이 넘어간다. 하지만 이 경우도 다른 가족이 관여되게 되면 문제가 복잡해진다.

이상하게도 아이들을 여럿 둔 가정에서도 그 중 어느 한 아이만이 희생양으로 선택된다. 희생양으로 선택되는 아이는 부모의 결혼생활이 위기에 처했을 때, 그때 우연히 병들었던 아이나, 어려운 일을 당했던 아이, 부모의 관심을 끌었던 아이이다. 만일 그때 아이의 문제가 부모의 위기를 성공적으로 막아주었다면 그 아이는 그때부터 자연스럽게 가족의 희생양으로 쓰이기 시작한다.

하지만 항상 똑같은 것은 아니다. 어느 아이가 한 번 우연히 희생양으로 쓰여졌다고 해서 계속 희생양이 되는 것은 아니다. 하지만 자신도 모르는 사이에 그런 곤란에 끼어들게 되고 그런 희생양의 역할에 익숙해지면, 점점 더 그 역할에 빠져들게 되기도 한다. 일반적으로 알려진 바와 같이 아이들의 행동은 서로 다른 상반된 두 가지 모습을 보인다. 만성 질환으로 시달리고 무기력하며 불행한 아이들도 자신이 결코 이런 상황에서 희생양으로 이용되는 것을 허락치 않고 거부한다. 그러나 어떤 아이들은 이런 역할을 환영하고 요구하며 오히려 그런 관계 속으로 들어가려고 한다.

여기에서 또 한 가지 짚고 넘어갈 것이 있다.

희생양의 역할이 항상 나쁜 것은 아니라는 점이다. 물론 한 사람을 평생 동안 고질적인 실패자로 고정시켜 버리는 경우라면, 당연히 나쁘고 당사자에게 악영향을 미칠 수 있다. 그러나 이와는 다르게, 가끔씩은 희생양이 가족의 중심이 되기도 한다. 그가 맡은 역할이 항상 가족들의 관심의 초점이 되기 때문에 가족에 대한 막강한 영향력을 휘두르는 것이 가능해진다. 그는 이러한 힘을 의식해서 자신을 이용하는 상대방을 오히려 자신의 뜻대로 조종할 수도 있다. 자신의 희생을 통해서 가족에게 평화를 가져다줄 수도 있고, 때에 따라서는 그 역할을 거부함으로써 자신의 마음대로 상대방을 다시 싸움으로 몰아넣을 수도 있다.

여기에서 한 가지 꼭 알아두어야 할 것은, 이런 희생양이 가족들 중에서 반드시 무능하고 시시한 인물이 되는 것은 아니라는 것이다. 오히려 이들은 십중팔구 간교하고 남을 교묘히 잘 다루며 속일 줄도 아는 기회주의적 성격의 소유자이며, 동시에 지적이며 영리하고 품위도 있어서 여러 면에서 자신을 이용하려는 사람들을 훨씬 능가하는 사람일 경우가 많다.

다시 몇 가지의 임상 증례를 살펴보자.

스무 살이 거의 다 된 젊은 남자가 자기 생활을 엉망으로 만들고 있었다. 그는 술이 취한 채 어머니의 차를 몰고 가다가 박살을 냈고, 일 주일도 채 못되어 또 형의 차를 박살냈다. 응급실에서 상처를 치료하는 동안, 당직의사는 무심코 한 주간에 똑같은 사고를 두 번이나 당한 것이 좀 이상하다고 이야기했다. 응급실 의사와의 대화중에 환자는 자신이 정신과의사와 상담할 필요가 있다고 생각하게 되었고, 그 의사의 추천으로 내게 오게 되었다. 그 환자는 스스로 의사와의 상담을 자청한 경우였고, 의사와 상담을 하기 위해서 두 대의 자동차를 부수는 힘든 과정을 거친 셈이 되었다.

그는 상담을 요청한 이유가 자신이 선천적으로 패배자이기 때문이라고 했다. 다른 형제들은 모두 잘 지내는데 자신만은 항상 문제에 부딪쳤다. 잔소리를 듣고, 다른 사람의 도움을 필요로 하며, 주의하라는 경고를 수없이 받으면서도 모든 사람들에게 걱정의 대상이었으며, 남에게 의심받고 구속받으며, 잘못을 고백해야 하는 그런 사람이었다.

학교를 중퇴하고서 여러 직업을 전전했지만, 그는 도무지 자신을 찾을 수가 없었다. 때로는 술도 마셨다. 이런 상황에 처한 사람들이 흔히 즐기는 약물에 빠져들기도 했다. 가족들의 차를 몰래 몰고 나가기도 했다. 그로서는 그럴 수밖에 없었다. 어느 누가 선뜻 차를 빌려주려고 했겠는가? 심지어 어머니조차도 그를 믿지 못해서 다시는 어머니의 차를 몰고 나가지 않겠다는 다짐을 받았으며, 행여나 이 약속을 어기기라도 하는 날에는 몹시 화를 내셨다. 그래서 그는 더욱 더 술에 빠져들었고, 직업을 자주 바꾸며 방황하였다.

언뜻 보기에 그 환자는 성격에 타고난 문제가 있는 듯했다. 천성적으로 제대로 일을 처리하지 못하여 하는 일마다 말썽을 일으키는 사람 같았다. 그런데 나는 환자 자신이 그러한 패배자의 이미지를 일부러 만들어 가는 것 같은 느낌을 받고 그 이면에 무엇이 있을까 궁금해지기 시작했다.

그러던 중 어느 날 환자의 어머니가 나를 만나고 싶다는 전화를 해왔다. 난 보통은 청소년기 환자의 가족을 만나는 것을 꺼리지만 그 제의를 수락하기로 했다. 젊어 보이는 그녀는 상냥하고 예의 발랐으며, 아들에 관한 긴 이야기를 들려주었다. 정말로 그는 그때까지 말썽투성이였으며 다른 형제들과는 전적으로 달랐다. 그녀의 말에 의하면, 이 모두가 지금은 고인이 된 전남편의 영향이라 했다. 거친 운전 솜씨에 술고래이자 성격 또한 포악했으며 아이들한테도 심하게 대했는데, 특히 이 환자에게는 더욱 그랬다는 것이다. 이런 그의 아버지처럼 이 아들도 역시 약속도 지키지 않고 늦도록 돌아다니며 반항적이고 무책임했다는 것이었다.

나는 그녀가 재혼을 생각해 보았는지를 물었다. 놀랍게도 이미 2년 전에 재혼을 한 상태였다. 그 사실을 몰랐다는 나의 말에 그녀는 순간 당황한 듯했고, 곧 그녀의 새

그림은 **희생양**(scape goat)을
보여주고 있다. 다른
가족들의 행복을 위해서 양들이
한 마리씩 절벽 아래로 몸을
던지고 있다.
자신을 희생양으로 만들고
있다(scape goating).

예컨대, 성실했던 여학생이
갑자기 문제아가 되었다.
학교를 자퇴해 버리고 밤새
불량배들과 어울려 다니더니
임신까지 했다. 의식적인 것은
아니었지만, 아버지와 어머니의
이혼을 막아보려는 노력이었다.
자기가 문제를 일으킬 때마다
어머니와 아버지는 머리를
맞대고 상의했다. 둘 사이가
좋아졌다. 이 여학생은 자기가
희생양 역할을 하고 있다는
것을 깨달았다. 그리고 이
역할을 중지했다. 그러자
여동생이 이 역할을 하기
시작했다.

문제아 뒤에는 문제 부모가
있다. 청소년과 대화를 할 때는
아이의 문제가 아이 개인의
문제인지 가족 간의 관계에서
생긴 문제인지를 정확하게
구별해야 한다.

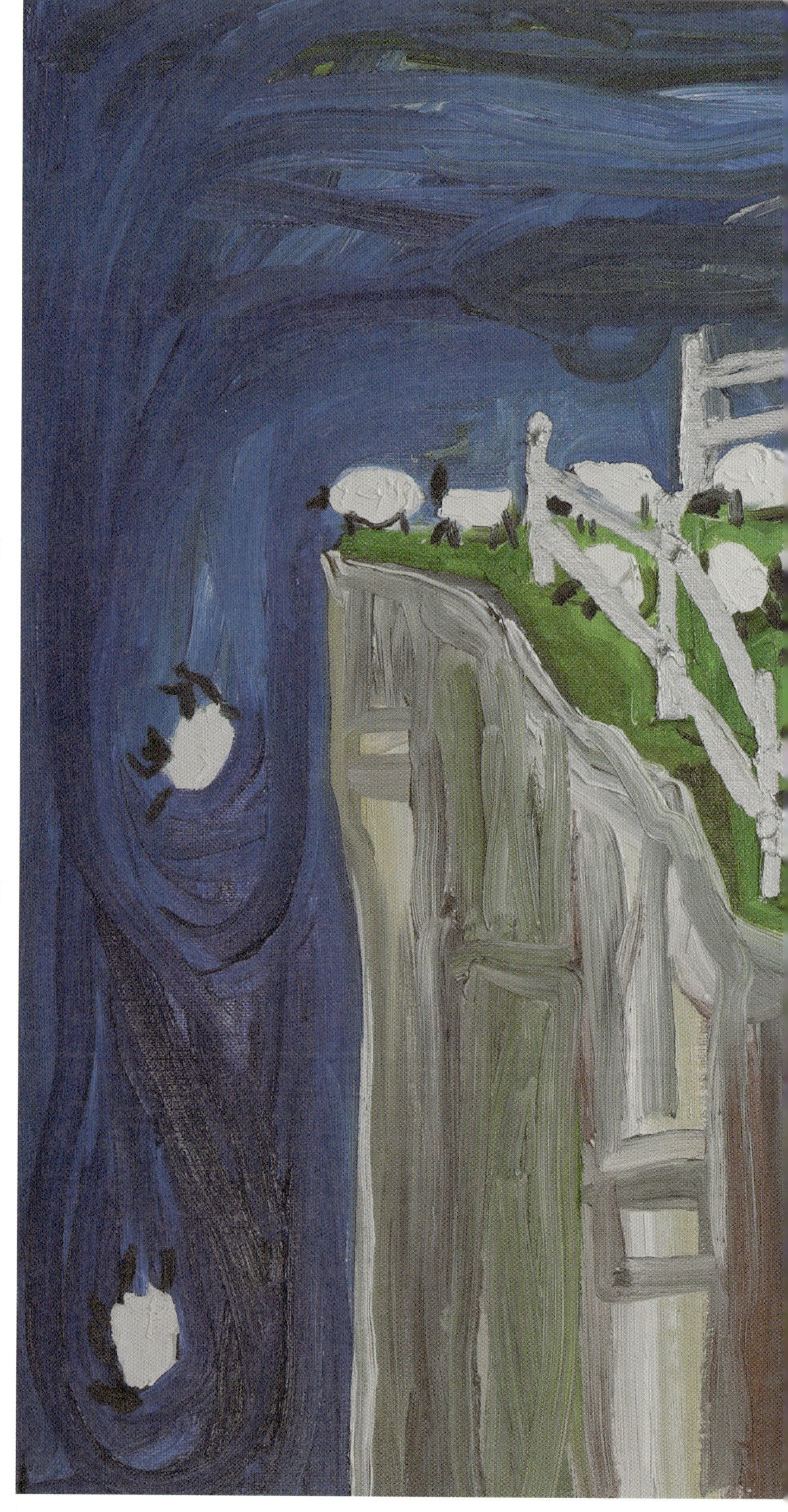

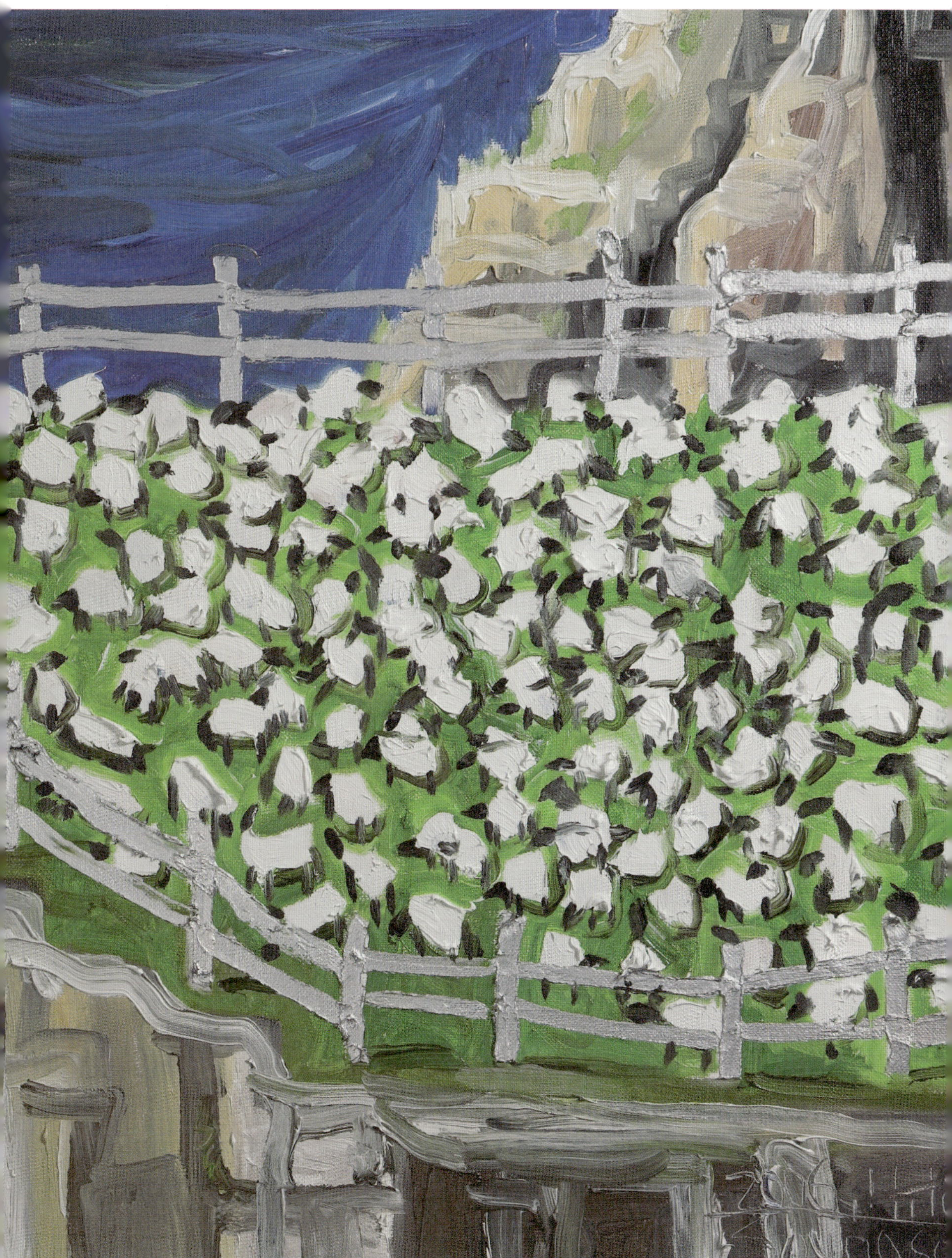

남편을 지나칠 정도로 칭찬하기 시작했다. 그녀는 새 남편을 전남편과는 전혀 다른, 온화하고 조용한 성격에 사려깊고 지적인 남자이며 술도 마시지 않고 외도도 하지 않는 사람으로, 돈도 잘 벌고 사회에서 존경받는 인물이라고 했다. 다른 아이들은 계부를 어떻게 생각하느냐는 질문에, 이 아이만 제외하고는 모두 문제가 없다고 했다. 그러나 이 아들만은 계부를 싫어하고 자꾸 계부의 성질을 돋우지만 계부가 곧 참아버린다고 했다.

환자 어머니와의 대화를 통해서 나는 이 환자의 행동이 어머니와 계부 사이에서 발생하는 전형적인 삼각 관계임을 거의 확신할 수 있었다. 환자와의 계속된 상담을 통해서 계부에 대한 질투와 경쟁이 자기 파괴적인 반응으로 나타나고 있으며, 이런 것이 마음속 깊은 곳에 자리잡고 있어서 단순한 정신 치료만으로는 도움이 되지 않을 듯했다.

이 외에도 지금 현재 그를 이런 상황으로 내몰고 있는 직접적인 원인을 해결하는 것만이 그를 치유할 수 있는 유일한 방법이라는 것을 직감했다. 겉으로는 부모가 잘 지내는 것 같지만 실제로는 그렇지 못한 부모의 결혼생활의 심각한 위기를 인식하고, 이를 걱정한 그가 말썽을 일으켜서 부모들의 관심을 딴 데로 돌리는 일종의 희생양의 역할을 하고 있을 것이라는 생각이 들었다.

일 주일 후 환자를 만났을 때, 여느 때처럼 자신이 새로 일으킨 문제들을 얘기하려는 걸 가로막고서, 나는 내가 생각하고 있는 바를 얘기했다. 이상하게 들릴지라도 한 번 들어보라고 말문을 연 뒤, 아주 간략하게 그가 부모의 결혼생활이 흔들리는 것을 진심으로 염려하고 있는 것 같다고 말해주었다.

그는 퉁명스럽게 바보 같은 생각을 했다는 반응을 보였다. 내가 그저 어깨를 으쓱해 보이자, 그는 계속 말을 했다.

"내가 그들을 걱정한다고요? 왜 내가 걱정해야만 하나요? 내가 걱정을 하는 게 아니라, 그들이 내 걱정을 하고 있다는 게 옳을 거예요. 그들은 끊임없이 나를 들볶느라고 서로 다툴 시간도 없는 걸요."

나는 그에게 내가 말하려던 것이 바로 그것이라며, 그가 부모의 결혼생활을 걱정하기에 고의로 그들의 신경을 건드리면서 자신에게 관심을 쏟게 하려 하고 있으며, 이렇게 함으로써 그는 그들이 자신을 들볶는 데 정신이 없도록 만들어서 두 사람이 서로 다툴 시간을 가질 수 없도록 하고 있다고 했다.

그는 또다시 나의 생각이 어리석다고 말하며, 자신의 부모들은 절대로 싸우지 않으며 자신을 들볶는 데 열심이라고 했다. 나는 고개를 저으며 그가 부모의 결혼생활의 위기를 해결하기 위해서 노력하고 있다는 나의 생각을 다시 말해주었다. 그는 손을 내저으며 도대체 내가 무슨 말을 하는지 모르겠다고 부인했고, 나는 여기에 대해서 아무 대꾸도 하지 않았다. 잠시 침묵이 흐른 뒤, 그가 말문을 열었다.

"선생님은 내가 단지 부모님의 위태로운 결혼생활을 계속 유지시키려고 나의 생활을 고의로 엉망으로 만들고 있다고 생각하십니까? 그건 말도 되지 않아요."

내가 대답했다.

"한 주간에 두 대의 차를 부수어 버렸다는 것을 생각해 보아요."

그는 잠깐 동안 생각해 보더니, 이윽고 자신의 계부가 어머니에게 대하는 것을 차마 볼 수가 없다고 시인을 했다. 어머니는 첫남편인 자신의 아버지 때문에 많은 고통을 겪었지만, 그 생활은 최소한 이렇게 지루한 것은 아니었다는 것이다. 그러나 이 두 번째 남편은 지루할 뿐만 아니라 냉정하고 비열했다고 말했다. 그는 숨을 한번 돌린 후, 내게 물었다.

"내가 선생님이 말한 대로라면 나는 지금 제 정신이 아니겠지요?"

일 주일 후에 있었던 다음 면담에서는 그는 더 깨끗해지고 좀 더 정상의 생활로 되돌아와 있었다. 직업을 찾았으며 집으로부터 멀리 독립해 나갈 계획도 세웠다. 그는 점차로 자신의 일에 몰두했으며, 그의 부모들은 자기들의 일에 관심을 돌리는 등 모든 게 잘 풀려 나가는 듯했다. 하지만 그 다음 방문시에 그는 아주 당황하고 있었다. 거의 용서를 비는 듯한 어조로 부모들이 다시 싸움을 시작했으며, 자신을 윽박지르던 때보다 상태가 더 심각하다고 했다.

이런 상황 속에서 그는 다시 밖으로 떠돌며 술을 마시거나 직장을 집어치우고 싶은 유혹을 느꼈으며 이러는 자신에게 두려움을 느낀다는 것이었다. 그는 또 그가 부모들을 서로 싸우지 못하도록 하기 위하여 고의로 말썽을 일으켜 왔다는 것은 아마도 사실인 것 같으며, 만약 그랬다면 이제 더 이상 그 역할을 하고 싶지 않다고도 했다.

나는 바로 이 부분에서부터 치료를 시작해야 한다고 생각했지만, 그것은 힘든 일이었다. 지금껏 해오던 희생양의 역할을 벗어 던진다는 것이 그에게는 쉽지가 않았다.

부모가 다툴 적에는 다시 끼어들고 싶은 유혹이 강했으며, 또한 예전의 자기 파괴적인 습성으로 빠져들고 싶어했다. 그러나 그는 이러한 유혹으로부터 벗어나려고 자신의 일에만 몰두했으며, 열심히 노력한 결과 한 달 후에는 드디어 집에서 독립해 나올 수 있었다. 집에서 나와 이사한 몇 주 후에, 그는 이제는 동생이 말썽을 일으키며 부모의 언쟁의 대상이 동생에게로 옮겨졌다고 말했다. 이번에는 그 대신에 동생이 희생양의 역할을 짊어지고 있었다. 그는 동생에게 죄의식을 느끼고 있었다.

아이가 희생양이 된 또 다른 증례를 보겠다.

18세 된 여자 아이였다. 그녀와의 상담은 그녀의 어머니에 의해서 이루어졌다. 내게 상담을 의뢰한 가족주치의의 말에 의하면, 환자의 어머니는 그에게 딸의 임신 여부와 성병, 약물중독 검사를 의뢰했다고 한다. 6개월 전, 딸이 학교를 그만둔 이후로 나쁜 아이들과 줄곧 어울려 다녔기 때문에 검사를 해봐야겠다고 했다는 것이다. 예전의 그 아이는 신중한 성격이었고 대학에 진학하려고 열심히 공부하는 학생이었다. 그러던 중 특별한 이유없이 학교생활에 흥미를 잃고 공부를 하지 않으며 부모들이 알 수 없는 부류의 아이들과 온종일 어울려 다니기 시작했다.

집에만 오면 시무룩해져서 부모의 말에는 대꾸도 하지 않은 채 항상 시비만 걸었다. 집안일을 좀 도와달라고 부탁을 하거나, 어디에 가는지, 누구와 같이 갈 것인지를 물으려 하면 그녀는 잔소리 좀 그만하라고 화를 냈고, 자신을 아이 취급한다며 불평을 터뜨렸다. 결국은 부모가 아이의 뒷조사를 하게 되었고 엄청난 사실을 발견했다.

그녀는 자기보다 나이가 많은 남자애와 차를 타고 싸돌아다녔으며, 새벽 1, 2시까지 동네 술집에서 술을 마신 적도 있었다. 부모들은 그녀의 밤 외출을 금지시켰다. 한 주일은 아무 말없이 따르는 듯했다. 그러나 곧 여기에 반항을 하더니 부모로서는 도저히 통제할 수 없는 상태에 이르렀다. 상태는 갈수록 심각해져서 급기야는 집에서 한바탕 싸우고 나간 어느 날, 이틀 동안을 집에 들어오지 않게 되었다. 다시 돌아왔을 때, 그녀는 얼굴이 창백했고 어딘가 아파 보였다. 딸의 가출에 놀란 부모는 한편으로 아이의 귀가에 안심도 되었지만 그녀를 주치의에게 데리고 갔다.

나에게 이런 이야기를 들려준 후 주치의는 그 환자가 성병에는 걸리지도 않았고,

임신한 것도 아니지만 마약 사용 여부는 정확히 알 수가 없다고 했다. 검사가 진행되는 동안에 환자는 자발적으로 정신과의사와의 상담을 주선해 줄 것을 요구했다고 했다. 주치의는 자신이 수 년 동안 그 가족들을 맡아왔으나, 그가 아는 한 그들은 모두 예의바르고 존경할 만한 사람들이라고 했다. 환자의 아버지는 잘은 모르지만 좋은 직장에 다니고 있으며 어머니는 지역사회 봉사에 적극적이었다.

내가 그 환자를 만났을 때, 그녀는 긴장된 채 진심으로 자신의 잘못을 뉘우치고 있어서 측은한 생각이 들 정도였다. 아이의 얼굴은 눈물로 범벅이 되어 있었고, 가련한 모습으로 자신은 절망이라고 했다. 자신은 부모들에게 실망을 안겨주었으며 가족의 불명예이고, 무엇을 하든지 꼭 잘못되고 만다고 말했다. 주위 사람들은 그녀가 남자 친구들에게 너무 잘해준다고 하지만, 그녀로서는 그들과 함께 있을 때가 즐겁고, 자기의 생활 중 유일하게 자기 자신에게 혐오감을 느끼지 않을 때는 바로 그때라고 했다. 그들과 함께 차를 타고 돌아다닐 때도 다정하고 편한 느낌을 주기 때문에 그들이 어떤 질의 사람인가 하는 것은 중요치 않다고 했다.

그녀도 인정했지만 가족들은 모두 좋았다. 어머니는 항상 올바른 일만 했고, 환자는 그런 가족을 자랑스러워했으며, 이런 가족의 체면을 손상시키고 싶지 않지만 결과적으로 가족에게 누를 끼치게 된 자신이 싫다고 했다. 그러나 달리 방법이 없다고 했다. 어머니는 항상 자신을 믿지 못해 다짐을 시키고는, 자신이 막상 다짐을 한다 하더라도 그것 역시 믿지를 못했다. 그녀의 아버지가 어떤 사람인지 파악하기는 조금 힘들었다. 평소에도 말이 없었으며 딸이 이런 증세를 보인 이래로는 거의 딸에게 말조차 건네지 않았다. 하루에 한 번 정도 하는 말이 고작 "말썽을 피우면 쫓아내 버린다."는 위협이었다. 아버지의 본래의 성격은 난폭했지만 잘 드러내지 않았으며, 좀처럼 집안일에 관여도 하지 않았다.

나는 부모들이 그녀에게 섹스나 약물 또는 성병에 관해 평소에 어떤 말을 해주었는지 물어보았다. 그러나 그녀의 부모들은 한번도 딸에게 섹스는 언급조차 하지 않았으며 단지 '조심해라', '말썽 피우지 마라', '남자들과 너무 친하게 지내지 마라.' 등이 그 전부였다. 내가 부모의 그런 말들이 무엇을 암시하는 줄 알겠느냐고 하자 그녀는 "섹스." 라고 대답했다.

그녀가 자기는 부모들에게 걱정만 끼쳤다는 강박관념에서 어느 정도 벗어나게 되었을 때, 나는 그녀의 학교생활과 하고 싶은 일들이 무엇인지에 관해 물어보았다. 그녀는 자신이 고등학교를 마치기 전까지는 모범생이었으나 마지막 기말고사 직전에 자포자기 상태에 빠져서 학교를 그만두었다고 했다. 그녀는 자신이 나쁜 아이들과 어울리게 된 것이 이 모든 것의 원인인 것같다고 했다. 그 아이들은 모두 나이도 많았는데, 그 애들과 어울릴 때만 재미가 있었고 학교생활은 지루했었다.

결국 그녀는 자신의 미래에 대해서 깊게 생각해 보지도 않은 채 자퇴라는 성급한 결정을 내렸고, 또 그 당시에는 이런 일들이 그리 중요하게 여겨지지도 않았다고 했다. 어울렸던 아이들이 자신보다 훌륭해 보이지 않았느냐는 질문에, 그들은 그렇게 어리석어 보이지는 않았지만 꿈도 없고, 직업도 없는 사람들이 대다수였다는 것을 인정했다. 그럼에도 불구하고 그녀가 그들과 어울릴 수 있었던 것은 그녀에게 모두들 친절히 대해주었기 때문이라는 것이었다.

그 아이들 중에서 어느 한 명과 결혼할 생각이냐는 나의 말에 그녀는 당황해 하며, 물론 아니라고 대답했다. 대학에 진학하고자 하는 마음이 없었느냐고 하자, 그녀는 정말 가고 싶었고 또한 응시한 학교에 합격까지 했으나 그럴 만한 가치가 없는 듯해서 진학을 포기했다고 했다. 그 후로도 몇 번인가 더 상담을 했지만, 그 환자는 누구와 만났는지, 어느 술집에 갔는지, 얼마나 늦게 집에 돌아왔는지 등에 대해서 세세하게 보고하는 게 전부였다. 그리고 나서는 자신의 어머니가 그녀를 밤늦게까지 기다리고 앉아 있다가는 귀가한 그녀를 나무라며, 술이나 마약을 복용한다고 야단치는 것을 아주 재미있어 하며 나에게 말하곤 했다. 실제로는 그녀는 술도 마시지 않았고 약물도 복용하지 않았었다.

어느 날 나는 그 환자가 자신이 문제아라는 것을 나에게 확신시키기라도 하는 듯 지나치게 이 부분들을 강조하는 것 같아서, 그녀가 일부러 자신의 부모들에게 근심을 끼치려 하는 것이 아니냐고 얘기했다. 그 순간 아이는 얼빠진 표정을 지으며 무슨 말인지 모르겠다고 했다. 다시 그녀가 고의로 자신의 이미지에 먹칠을 하고 있다고 하자, 전에도 그런 말은 들었으며 이미 많은 사람들이 자신에게 그러한 말을 해왔다고 했다. 그러면서 "왜 내가 그런다고 생각하지요?" 라고 물었다.

나는 짐작컨대 그녀가 부모들의 결혼생활이 파국을 맞는 걸 걱정하고 있는 것 같다고 말해주었다. 그녀는 고개를 저으며 자신의 부모들은 절대 싸우지 않으며, 둘 사이에는 아무 문제가 없다고 했다. 내가 "그러면 둘 사이에 좋은 점은 무엇이냐?"고 묻자, 그 환자는 내가 모든 걸 꾸며 내고 있다며 항의했다. 하지만 그녀의 호기심이 다시 살아나자, 그 다음 면담 때에는 자신의 부모들에 대해서 나에게 좀 더 얘기를 해보려고 애썼다.

결국 그녀가 인정했지만, 그 환자의 아버지는 매우 특이했다. 술을 많이 마시기는 했으나 정말로 가족들을 외면해 버리는 그런 가장은 아니었다. 그러나 어머니는 자식들만 없었어도 오래 전에 남편을 버렸을 거라고 했다. 그리고는 말을 멈추자, 나는 그녀가 부모들의 이런 상황을 어렴풋이나마 느껴서 부모들이 자신 때문에 고민을 하도록 만들어 가지고 그들 사이의 거리를 극복하게 하려 했다는 나의 생각을 말해주었다. 그녀는 부모가 둘이서 함께 자신을 걱정해 주고 꾸짖으며, 고함을 질러댄 것은 인정하지만, 자신이 그들을 결합시키기 위해 고의로 그러한 일을 벌렸다는 것은 동의할 수가 없다고 했다.

그날 이후로는 매주 면담 때마다 부모들의 결혼생활의 문제점이 드러났고, 부모들이 자신들의 결혼을 유지하기 위해서 아이들을 – 특히 이 딸을 – 이용해 왔다는 사실들이 점차로 밝혀졌다. 이 환자는 자신이 이용당해 온 것을 분개했다. 이런 분노에 대항이라도 하듯이 그녀는 빠른 속도로 예전의 모습으로 돌아갔으며, 옷도 훨씬 단정하게 입고, 전에 자주 어울리던 불량한 아이들과도 점차로 멀어졌다. 그 후로 오랜 시간이 지나지 않아서 그녀는 곧 직업을 찾았고 가족으로부터 독립하기 위한 계획을 세우기 시작했다.

그러자 예측했던 대로, 그녀의 부모 사이에는 심각한 문제가 발생했다. 이제 그들은 거침없이 신랄하게 싸웠다. 아버지는 더 심한 술고래가 되었으며 직장도 결근하기 시작했다. 어머니는 며칠 동안 계속해서 울면서 딸에게 자신의 불행을 하소연했다. 급기야는 그녀가 집을 떠나면 어머니인 자신도 역시 어린 동생을 데리고 집을 나가겠다고 했다.

그 환자는 이런 모든 사건들이 자신의 행동 변화로 초래된 것임을 깨닫기는 했지만, 부모에게 무슨 일이 일어나더라도 이젠 자신과는 무관한 것으로 생각하기로 했다고 나에게 말해주었다. 계속된 나와의 면담을 통해서 그녀는 자신의 일에만 충실하겠다고 단언을 했다.

그러나 몇 달 후에는 심히 괴로워하면서 자신의 결심이 무너져 버렸음을 고백했다. 나에게 얘기하지는 않았지만 다시 예전처럼 술집을 돌아다니고, 불량한 친구들을 만나기 시작했다. 그리고 자신이 다시 말썽을 피우기 시작한 순간부터 부모들의 싸움이 멈췄다고 말했다.

그리고는 이제는 더 이상 그 어느 쪽도 신경쓰기 싫으며 자신이 걱정스럽다는 말을 했다. 그녀는 임신을 한 것 같으나 부모에게는 말을 할 수가 없다고 했다. 이 말을 들었을 때의 어머니의 반응은 상상만 해도 두렵다고 했으며, 아버지는 심장 발작을 일으킬지도 모르기에 그녀는 혼자서 이 일을 해결하려고 했다. 그녀는 애인이 임신 중절 비용을 준비해 줄 것이므로 부모에게는 아무 말도 하지 않을 것이라고 했다.

이때 나는 별다른 얘기없이 그저 묵묵히 그녀의 얘기를 듣고만 있었다. 하지만 다음 주에 애인이 돈을 마련할 수 없다고 했다며 이제는 어떻게 해야 하느냐고 내게 물었다. 나는 그녀가 총명하니까 어떻게 할 것인지는 미리 생각해 보았을 것이라고 말해주었는데, 과연 나의 생각처럼 그녀는 벌써 임신 테스트 받는 것을 준비해 놓고, 만일 임신이 확실하다면 그녀의 어머니에게 사실을 말할 계획이었다. 며칠이 지난 후 그녀의 임신은 확인이 되었고, 그녀는 어머니에게 얘기를 꺼냈으나 어머니는 의외로 차분한 반응을 보였다. 그리고 자신과 함께 임신 중절에 대해서 의논하기 시작했고 내게 전화로 알려왔다.

환자의 임신으로 인해서 가족 내에는 위기 상황이 다시 발생했으나, 이번의 경우는 과거와 그 양상이 달랐다. 그래서 나와의 상담도 그 성격이 변하였다. 그녀는 이제 자신을 파괴하지 않으려는 굳은 결심을 했고, 부모들이 자신을 희생양으로 이용하려는 것 자체에도 강력히 반발했다. 그리고 이성적이 되어서, 임박한 자신의 임신 중절 수술에 관하여 아버지에게 알려야겠다고 생각했다.

그 이야기를 아버지에게 꺼냈을 때, 아버지도 역시 어른답게 자신을 잘 제어할 수 있었다. 이번의 위기 상황에서 그녀가 자신을 잘 통제해서 예전 같은 희생양의 역할을 하지 않은 결과로, 부모는 지난 몇 년 동안의 결혼생활 중 어느 때보다 서로 가깝게 지낼 수가 있었다.

수술 이후 환자는 한동안 우울해 했으나, 이번 사건을 계기로 부모가 서로 가까워진 것을 발견하고 더 이상 자신을 희생양으로 쓰지 않고서도 그들의 문제를 해결할 수 있음을 깨달았다. 그 후 몇 달이 지나자 그녀는 자신의 능력에 걸맞는 좋은 직장을 찾았고, 새 직장과 더불어 그녀는 집을 떠나서 독립을 하고 새로운 친구를 사귀었으며, 새로운 분야로 자신의 관심을 돌렸다. 그녀의 상황이 다소 안정되고 우울증도 사라져 가자 나와의 상담 역시 더 이상 필요치 않음을 깨닫고 점차적으로 면담을 정리해 나갔다.

그러나 그 후 몇달이 지나서 그녀는 힘든 시간을 보내고 있다는 편지를 내게 보냈다. 자신의 어머니가 동생을 데리고 집을 나왔다는 소식이었다. 이제 환자의 진짜 고통은 어머니가 자신에게 이런 모든 일들을 하소연하지만, 그녀는 아직 그런 역할을 맡을 준비가 되어 있지 않다는 것이었다.

물론 희생양의 역할을 하는 자식들이 모두 이런 식으로 거슬리는 행동이나 자기 파괴적인 극단적인 행동을 취하는 것은 아니다. 많은 경우에 냉담과 무반응으로 나타난다.

집 밖에서는 여느 아이와 다름없었지만, 집에만 들어오면 냉담해지는 15세 소년이 있었다. 반항적인 행동을 한다거나 부모에게 대드는 일은 없었지만, 무슨 일을 하든지 제대로 하는 것이 없었다. 아침마다 늦잠을 자고 숙제도 미루기 일쑤였다. 목욕도 잘 하지 않고 옷을 갈아입는 일도 귀찮아 하며, 대부분의 시간을 TV 앞에만 앉아 있었다. 그는 특별한 불만이 있는 것 같지는 않았는데 어떤 일에든 무관심했다.

이와는 대조적으로, 그 아이의 부모는 활동적이고 능동적이며 야심에 차 있는 사람들이었기 때문에, 이런 아들의 무관심이 못견디게 답답했고 그럴수록 더욱 잔소리를 하게 되었다. 하지만 이것은 아들을 더욱 무관심하게 만들 뿐이었다. 그의 부모에게는 이런 무반응과 수동적인 반항보다는, 차라리 다른 아이들처럼 괴상한 행동을 하는 것이 훨씬 쉬울 것 같았다. 몇 개월 동안 부모들의 생활은 이 아들에 대한 걱정으로 가득찼고, 아들과 싸워보기도 하고 전문가와 상담도 해보았으나 모두 허사였다. 결국 그들은 어찌할 바를 알 수 없게 되어 난감해졌다.

15세 소년의 이런 행동은 여러 가지 외적, 내적 이유가 있을 수 있다. 예를 들어 부모에 대한 반항이라기보다는 단지 자기의 문제 때문에 우울증에 빠져 있을 수도 있다. 만일 그렇다면 우울의 원인은 무엇이 있는가? 그것은 어떤 내적 갈등, 즉 자위행위에 대한 고민, 부모와의 삼각 관계, 성욕이나 성에 대한 공포와 같은 것일 수도 있다. 사춘기 아이들이 수동적이 되거나 무관심하게 되었을 때는 그 이면에 이런 종류의 문제들이 숨어 있는지를 생각해 봐야 한다.

나는 이러한 가능성들을 생각하면서 아들의 행동 변화에 대한 부모들의 지나친 관심에 대해서도 생각해 볼 필요가 있을 것 같았다. 나는 '이 소년이 부모들의 관심을 자신에게 돌리려고 하는 이유가 있다면 그것이 무엇일까?' 하고 자문해 보았다.

그의 행동이 어떤 식으로 나타났든지 간에 그가 부모들을 괴롭히려 했다면 그 이유는 무엇일까? 환자와 그의 부모를 계속 만나면서 나는 그 부모가 어떤 상당히 곤란한 문제를 가지고 있으며, 환자는 부모의 이 걱정을 자신에게로 돌리려 하고 있을지도 모른다는 추측을 하게 되었다. 그가 부모에게 주고 있는 걱정거리는 어머니와 아버지가 아무리 심한 싸움을 벌리고 있다고 하더라도, 이 싸움을 말리기에 충분한 것이었기 때문이다.

내가 환자에게 부모를 진심으로 염려하고 있는 것 같다고 넌지시 이야기를 꺼내자, 그는 "그렇게 생각하는 무슨 근거라도 있나요?" 라고 오히려 반문해서 순간 놀라지 않을 수 없었다. 내가 아마도 부모의 결혼생활이 문제인 것 같다고 이야기하자, "이혼이라도 할 것 같다는 말이에요?"라고 물었다. 나는 그것이 단순한 의견 차이나 말다툼 정도일지도 모른다고 얘기했다. 그러자 그는 머리를 가로저으며, 그가 부모들을 걱정하고 있기는 하지만 결혼생활 때문은 아닌 것 같다고 했다.

처음에는 이것이 사실인 듯 들렸으나, 이것은 다만 그렇지 않기를 바라는 그 환자의 바람일 뿐이라고 생각했다. 그러나 몇 번의 상담을 더 거친 후에 나는 '내가 틀린 것이 아닌가?' 하는 의심이 났고, 이제까지의 추측에서 벗어나서 또다른 가능성을 생각해 보았다. 어떤 다른 이유가 이 소년으로 하여금 그의 부모들을 걱정하게 만드는 것은 아닐까?

나 자신의 편견에서 벗어나자, 이 소년이 육체의 건강과 질병에 대한 얘기를 자주 한다는 것을 곧 알아차릴 수 있었다. 그는 여러 가지 증세를 호소하면서 이런 증세들이 무슨 병과 연관이 있느냐고 내게 물었다. 의사들이 병을 진단하는 방법에 대해서도, 그리고 어떻게 환자가 스스로 자신이 병이 들었다는 사실을 알 수 있는지에 대해서도 물었다.

어느 날 그는 아버지가 보통 때와 다르다고 얘기하자, 나는 그가 아버지의 건강을 염려하고 있다고만 생각했다. 그러나 내가 알기로 그의 아버지는 아주 건강했으며, 내가 그의 부모를 만났을 때도 누구 하나 아픈 기색이 없었다. 아니면 그들이 아팠는데도 내가 눈치채지 못한 것일까?

여하튼 나는 나의 환자에게 아버지나 어머니의 건강을 걱정하는 것 같다고 말해주었다. 그러자 그는 실제 몇 가지 사실들이 이상하다고 했다. 먼저, 아버지가 예전보다 자주 병원에 가는 것 같고, 몸 상태나 먹는 것에 더 많은 관심을 보이며, 자기가 방에 들어가면 부모가 하던 얘기를 중단해 버린다는 것이다. 또 어머니도 전화를 하시다가 그가 방에 들어가면 몇 번이나 황급히 끊어 버리더라는 것이다. 또한 아버지가 체중이 빠지신 것도 기억해 냈다. 이 모든 것을 나에게 얘기한 후, 그는 마치 화제를 바꾸고 싶은 듯 "선생님의 말이 맞을지도 몰라요. 이 모든 것이 부모님이 이혼하려는 걸 암시하는지도 모르죠?" 라고 말했다.

나는 그 점에 대해서는 아무 얘기도 하지 않았다. 그리고 그의 예측처럼 실제로 집안에서 어떤 건강상의 문제가 곧 나타날 것 같았다. 나의 이런 예측은 적중했다. 그후 일 주일도 안 되어서 그는 어머니에게 자연스럽게 무슨 일이 생겼느냐고 물었다. 그의 어머니는 조금 당황하기는 했으나, 아버지가 당뇨병 진단을 받은 일과 그동안에 일어났던 일들에 대해서 설명해 주었다. 지난 몇 개월 동안 아버지에게 심상치 않은 증세들이 나타나서 진찰 결과 당뇨병이란 진단을 받았는데, 아버지는 큰 충격을 받았으며, 또한 병을 치료하기 위해서 생활 습관을 바꾸는 것도 어려웠고 자신이 병에 걸렸다는 사실을 받아들이기조차 힘들어 했었다는 것을 알려주었다. 아들이 걱정할까 봐 이런 사실을 숨기는 것은 부모에게도 매우 고통스러운 일이었다고 했다.

대부분의 아이들이 그러하듯이, 이 어린 환자도 무엇인가 심상치 않은 일이 일어나고 있다는 것을 감지하긴 했으나, 그때는 이것을 효과적으로 처리하지 못하고, 대신 우울해 하고 불평을 터뜨리며 부모에게 무관심의 반응을 보였던 것이다. 무의식적으로는 이런 무관심을 이용하여 부모님의 관심을 자신의 문제로 돌려서 어머니와 아버지가 건강에 대한 걱정에서 벗어나도록 했었다. 물론 이렇게 해서 얻는 이익은 부모의 고통과 자신의 고통을 덜어주는 것이었다. 일반적으로 부모는 자신들에게 큰 고

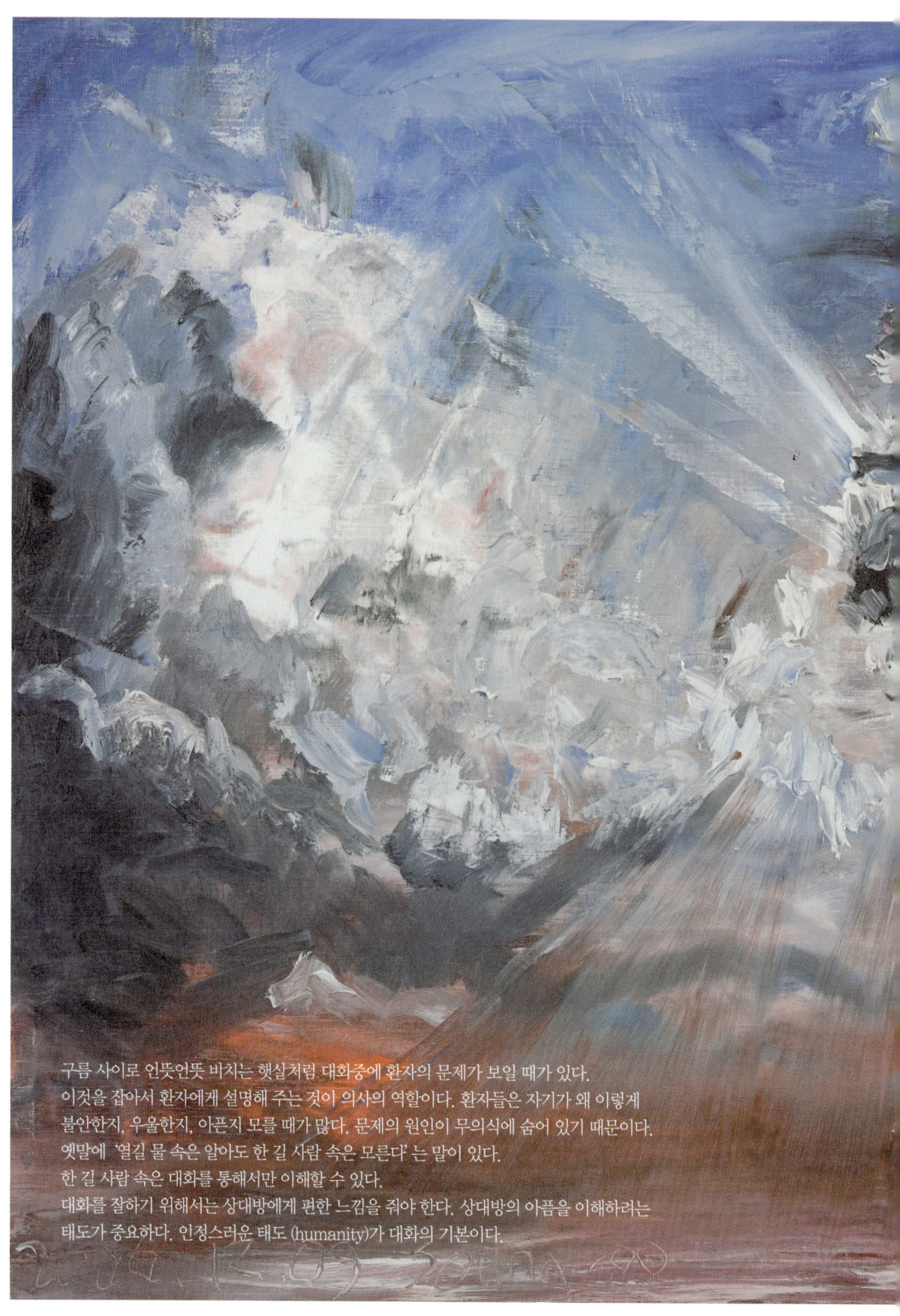

구름 사이로 언뜻언뜻 비치는 햇살처럼 대화중에 환자의 문제가 보일 때가 있다.
이것을 잡아서 환자에게 설명해 주는 것이 의사의 역할이다. 환자들은 자기가 왜 이렇게
불안한지, 우울한지, 아픈지 모를 때가 많다. 문제의 원인이 무의식에 숨어 있기 때문이다.
옛말에 '열길 물 속은 알아도 한 길 사람 속은 모른다' 는 말이 있다.
한 길 사람 속은 대화를 통해서만 이해할 수 있다.
대화를 잘하기 위해서는 상대방에게 편한 느낌을 줘야 한다. 상대방의 아픔을 이해하려는
태도가 중요하다. 인정스러운 태도 (humanity)가 대화의 기본이다.

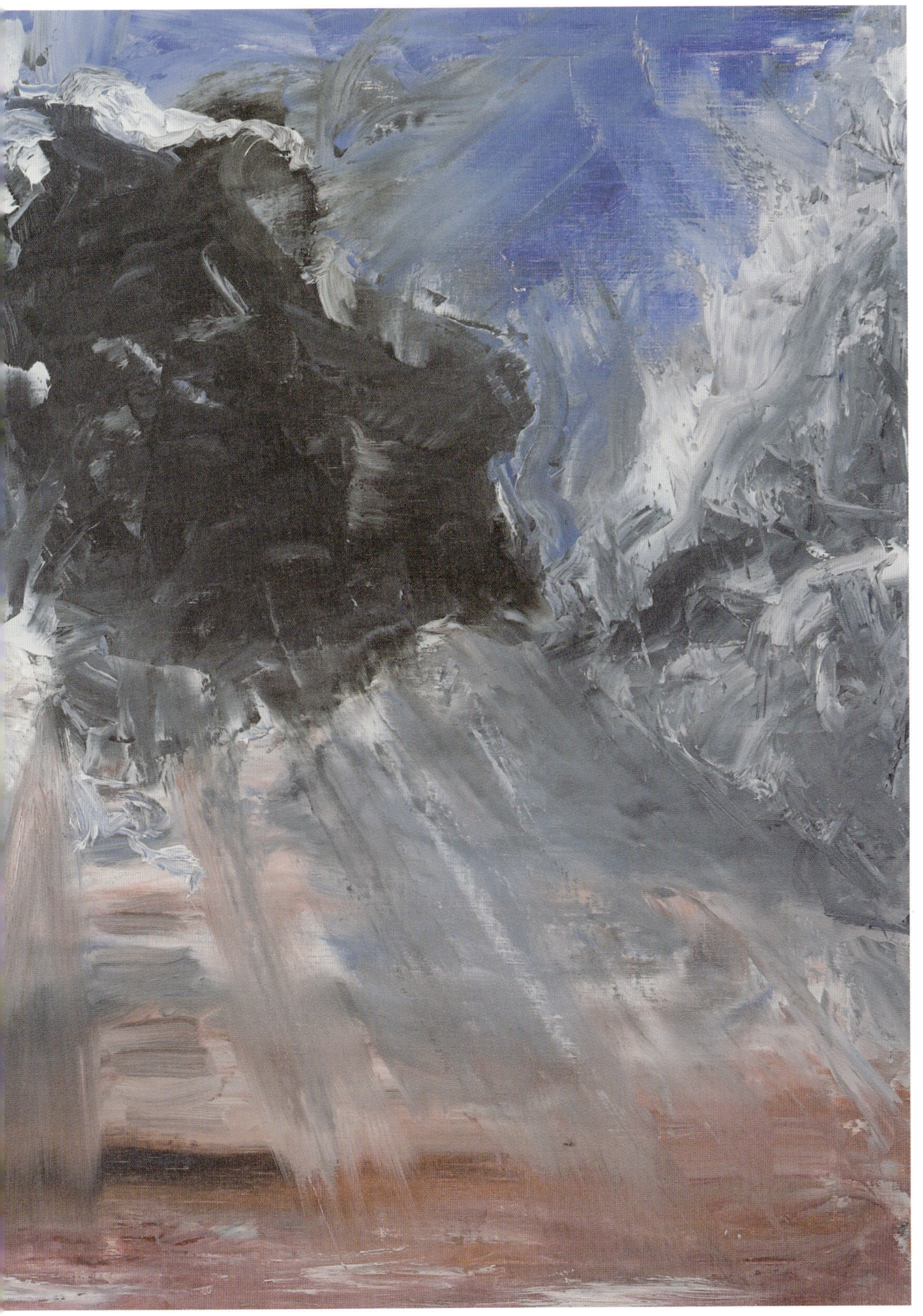

민거리가 생기면 아이들로부터 멀어지게 되고, 또 그만큼 아이들에게 소홀해지기 마련이다. 따라서 아이는 부모가 아이 자신의 문제로 고민하게 함으로써 부모의 관심을 자기에게로 끌기도 한다.

『사춘기 자녀를 둔 부모들과의 대화(Parents of Adolescents)』에 대한 내용을 마치면서 가족 간의 상호 관계란 참으로 복잡한 것이라는 점을 강조하고 싶다. 다른 여타의 복잡한 요인들은 제쳐 두고라도, 가족 내에서 발생하는 거의 모든 문제들은 두 가지의 주요한 요인에 의해서 일어난다.

가족 구성원들 간의 갈등이 그 중 하나이고, 구성원들 각자가 자신의 내부에서 겪는 갈등이 또다른 하나이다. 특히 기억해 두어야 할 것은 우리 인간은 다른 사람 때문이 아니라 자기 자신 때문에 끊임없이 갈등하며, 실은 이 갈등이 다른 사람과의 관계를 복잡하게 만든다는 것이다. 내면적인 욕구와 이를 가로막는 힘의 싸움이 갈등이며, 좌절감, 열등감, 죄책감, 소외감 등은 내적 갈등의 산물이다. 이런 갈등과 그 부산물은 타인(他人)때문에 일어나는 것이 아니고 자신의 성격 특성에서 유래한 것이다. 전적으로 개인적인 문제다.

그런데 이 갈등은 대인 관계를 할 때에는 상황에 따라 강력한 힘을 가지고 문제를 일으킨다. 그러므로 의사가 가족 내의 문제로 상담 요청을 받았을 때에는, 가족 구성원 중 어떤 개인의 내적인 문제가 가족 내에서 어떤 영향을 미치고 있는지 잘 살펴보아야 한다.

개인의 사적인 문제로 상담을 요청받았을 때에도 마찬가지로, 이 환자의 내적 갈등과 가족 내의 갈등 사이에 어떤 연관 관계가 있는지를 주의해서 살펴보아야 한다. 이런 광범위하고 전체적인 통찰을 통해서만 한 가족이나 개인 내에서 발생하는 문제점들을 제대로 진단할 수가 있다.